W0256021

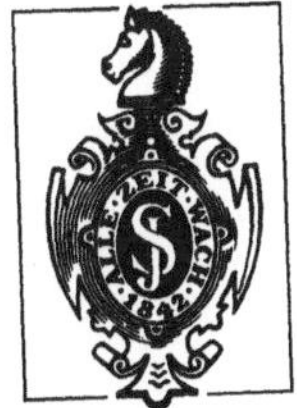

J. Kilian · H. Benzer · F. W. Ahnefeld
(Hrsg.)

Grundzüge der Beatmung

Zweite, unveränderte Auflage

Unter Mitarbeit von
F. W. Ahnefeld, M. Baum, H. Benzer, H. Bergmann, H. R. Brunner, H. Burchardi, A. Deller, W. Dick, S. Fitzal, W. Hackl, M. Halmágyi, U. Hartenauer, G. Hossli, H. Jantsch, J. Kilian, W. Koller, F. Konrad, S. Krayer, G. Lechner, P. Lotz, T. H. Luger, W. Mauritz, N. Mutz, Th. Pasch, J. Peters, E. Pfenninger, Ch. Putensen, G. Putz, E. Rügheimer, D. Scheidegger, P. Sporn, K. Steinbereithner, M. Sydow, D. Weismann

Mit 123 Abbildungen und 84 Tabellen

Springer-Verlag
Berlin Heidelberg New York
London Paris Tokyo
Hong Kong Barcelona
Budapest

Herausgeber

Prof. Dr. J. Kilian
Universitätsklinik für Anästhesiologie
Klinikum der Universität Ulm
Prittwitzstraße 43, D-89075 Ulm (Donau)

Univ.-Prof. Dr. H. Benzer
Vorstand der Universitätsklinik für Anaesthesie
und allgemeine Intensivmedizin
Anichstraße 35, A-6020 Innsbruck

Prof. Dr. Dr. h.c. F. W. Ahnefeld
Universitätsklinik für Anästhesiologie
Klinikum der Universität Ulm
Steinhövelstraße 9, D-89075 Ulm (Donau)

1. Auflage erschienen 1991 unter gleichem Titel als Band 39 innerhalb der Reihe:
Klinische Anästhesiologie und Intensivtherapie

ISBN-13:978-3-540-57904-5 e-ISBN-13:978-3-642-78933-5
DOI: 10.1007/978-3-642-78933-5

Die Deutsche Bibliothek - CIP-Einheitsaufnahme
Grundzüge der Beatmung / Kilian J.; Benzer H.; Ahnefeld F. W. (Hrsg.);
... - 2. unv. Aufl. - Berlin ; Heidelberg ; New York ; London ; Paris ; Tokyo ;
Hong Kong ; Barcelona ; Budapest : Springer, 1994
ISBN-13:978-3-540-57904-5

Umschlaggestaltung: Erich Kirchner, Heidelberg
SPIN: 10468284 19/3130-5 4 3 2 1 0 - Gedruckt auf säurefreiem Papier

Vorwort zur 2. Auflage

Das in 1. Auflage in der Schriftenreihe Klinische Anästhesiologie und Intensivtherapie erschienene Buch gibt Beiträge und Diskussionsbemerkungen wieder, die anläßlich eines mehrtägigen Workshops gehalten wurden. Es hat sich gezeigt, daß wir heute technisch mehr als je zuvor Beatmungsmuster angeboten bekommen, wir im Grunde genommen aber gar nicht wissen, ob wir diese Muster brauchen oder wofür wir sie einsetzen sollen; dazu fehlen sichere Kriterien.

Ausgangspunkt und Grundlage unserer Bemühungen muß daher die Rekapitulation der ätiologischen Faktoren des akuten Lungenversagens sein. Hier sind einmal die anatomischen und die physiologischen Grundstrukturen zu nennen; gleichzeitig mit einzubauen sind die pathophysiologischen Veränderungen mit ihren Auswirkungen auf die pulmonale, aber auch auf die Funktion anderer Organe. Neben der Beurteilung der mechanischen Faktoren und der Größen des Gasaustausches steht uns zur Diagnostik die röntgenologische Befundung des Thorax und der Lunge zur Verfügung. Bei der Beschäftigung mit diesem Thema wird klar, daß diesbezüglich noch manche diagnostische Beurteilungsmöglichkeit nicht optimal ausgenutzt wird.

Es verwundert nicht, daß bei der Vielzahl von auslösenden und sich beeinflussenden Faktoren die Behandlung der akuten respiratorischen Insuffizienz eine ebenso breite Palette von Möglichkeiten bietet. Dies beginnt bei den bereits erwähnten vielfältigen Beatmungsformen, deren endgültige Bewertung noch aussteht, und setzt sich fort in den gegenseitigen Beeinflussungen der zerebralen, der kardialen, der hepatischen und der renalen Funktion.

Zu oft wird vergessen, daß die Randbedingungen einer Beatmung das Ergebnis ebenso beeinflussen wie die Beatmung selbst. Bronchialtoilette, Physiotherapie, Inhalationstherapie, Überwachung der mikrobiologischen Flora, Anfeuchtung der Atemluft seien hier als Beispiele genannt.

Bei allen therapeutischen Fortschritten sollten wir uns stets darüber im klaren sein, daß wir uns bei der Beatmung des Organs bedienen müssen, das uns zur Beatmung zwingt! Wir entlasten das insuffiziente Organ nicht, sondern belasten es noch weiter. Die diskutierten Alternativverfahren, wie z.B. die extrakorporale CO_2-Elimination, sind technisch zweifellos inzwischen ausgereifter, dennoch sind sie noch mit einem so großen Aufwand verbunden, daß sie Spezialzentren vorbehalten bleiben sollten.

Es freut die Herausgeber besonders, daß der Springer-Verlag sich entschlossen hat, die 2. Auflage nun als Fachbuch herauszubringen. Wir hoffen, daß es auch in dieser Ausgabe breite Resonanz finden wird.

Ulm, im April 1994

Für die Herausgeber:
J. Kilian

Vorwort zur 1. Auflage

Im Rahmen dieser Schriftenreihe haben wir uns schon wiederholt mit dem Thema der respiratorischen Insuffizienz und den Möglichkeiten ihrer Behandlung beschäftigt. Ein Blick in die Literatur und die tägliche Erfahrung zeigen, daß die letzten Jahre neue Erkenntnisse auf dem Gebiet der Ätiologie, der Beatmungstechnik, der adjuvierenden Maßnahmen, aber auch der Diagnostik gebracht haben. Es erschien daher angebracht, eine Bestandsaufnahme über die heute möglichen und üblichen Maßnahmen und Methoden zu erstellen.

Grundlage für weitere Fortschritte in der Behandlung ist die Erforschung der ätiologischen Faktoren des akuten Lungenversagens. Hierzu sind zum einen die anatomischen und physiologischen Grundstrukturen zu rekapitulieren, um die möglichen Störfaktoren einordnen zu können, zum anderen die pathophysiologischen Veränderungen zu diskutieren, ihre Auswirkungen auf die pulmonale, aber auch auf die anderen Organfunktionen zu definieren. Die diagnostischen Möglichkeiten umfassen neben der Beurteilung der mechanischen Faktoren und der Größen des Gasaustausches auch die röntgenologische Beurteilung des Thorax und der Lunge. Bei der Beschäftigung mit diesem Thema wird klar, daß auf diesem Sektor manches diagnostische Beurteilungskriterium noch nicht optimal ausgenutzt wird, sei es durch nicht ausreichende Erfahrungen in der Beurteilung, sei es durch unzureichende Aufnahmetechnik. Hier kann mit vergleichsweise geringem Aufwand viel verbessert werden.

Es verwundert nicht, daß bei der Vielfalt von auslösenden und sich beeinflussenden Faktoren die Behandlung der akuten respiratorischen Insuffizienz eine ebenso breite Palette von Möglichkeiten bietet. Für den mit der Beatmung befaßten Arzt ist es immer wieder verblüffend, wie viele Beatmungsverfahren technisch möglich sind und anscheinend auch ihren therapeutischen Stellenwert besitzen. Ebenso überrascht jedoch auch, daß immer noch kein Konsens gefunden worden ist, nach welchen Kriterien die Güte einer Beatmungsform zu bewerten ist. Die in mehreren Beiträgen diskutierten Meßgrößen können hier eventuell etwas mehr Klarheit bringen. Wie notwendig eine solche Bewertungsgrundlage wäre, zeigt sich beim Studium der technischen Möglichkeiten der Beatmung, die nahezu grenzenlos erscheinen, und der daraus resultierenden verwirrenden Zahl der Beatmungsformen. Die kritische Bewertung schließt eine subjektive Komponente bewußt mit ein, solange objektive Kriterien fehlen.

Daß eine maschinelle Beatmung nur so gut sein kann, wie es die adjuvierenden Maßnahmen erlauben, ist einsichtig. Die betreffenden Beiträge zeigen, wie außerordentlich wichtig die Randbedingungen sind, unter denen die Beatmung stattfindet. Hier werden noch gravierende Fehler gemacht bzw. Möglichkeiten nicht optimal genützt, sei es die medikamentöse, die Inhalationstherapie, sei es die Lagerung, die Physiotherapie oder die Anfeuchtung der Atemluft. Unter der Überschrift „Pflege der oberen Luftwege" sind die Möglichkeiten der Bronchoskopie, der Tracheostomie, des Absaugens ebenso zu verstehen wie die Überwachung der mikrobiologischen Flora. Ein wesentlicher Faktor zur Beurteilung verschiedener Beatmungsformen dürfte in Zukunft das Ausmaß ihrer Auswirkungen auf andere Organfunktionen sein. Über direkte, humorale oder hämodynamische Effekte kommt es zu einer Beeinflussung von Organen, die keineswegs immer nur negativ zu sein braucht, zum Beispiel Verbesserung der Oxygenation, Senkung des Hirndrucks, Senkung der kardialen Vorlast. Dennoch muß die Umkehr der intrathorakalen Druckverhältnisse unter einer Beatmung insgesamt als kritisch betrachtet werden. Wir müssen uns immer wieder klar werden, daß wir uns bei der Beatmung des Organs bedienen müssen, das uns zur Beatmung zwingt. Wir entlasten das insuffiziente Organ nicht, sondern belasten es noch. Auf der Suche nach schonenderen Verfahren wurde der Hochfrequenzbeatmung anfangs noch große Bedeutung zugemessen. Die hochgespannten Erwartungen erfüllten sich bis heute nicht. Dennoch bieten sich technisch so viele Möglichkeiten an, daß dieses Kapitel sicherlich noch nicht fertiggeschrieben ist. Ähnlich zu beurteilen sind die extrakorporalen Austauschverfahren, die vom Prinzip her bestechen, da sie eine Schonung des kranken Organs Lunge erlauben. Die Schwierigkeiten in der Realisierung liegen in den unerwünschten Wirkungen und den Randbedingungen, die erfüllt sein müssen.

Allen Referenten und Diskutanten sei an dieser Stelle noch einmal herzlich gedankt für die engagierte Mitarbeit, ohne die der Band nicht zustande gekommen wäre. Die umfassende Darstellung in den einzelnen Beiträgen erlaubt eine Standortbestimmung über die Möglichkeiten der Beatmung, aber auch ihrer Grenzen. Dem Praktiker seien differentialtherapeutische Hilfen gegeben, dem Forschenden hoffen wir Anregungen vermittelt zu haben, wo offene Fragen auf eine Antwort warten. Schließlich sei noch der Firma Drägerwerk AG, Lübeck, und der Firma Dr. Karl Thomae GmbH, Biberach, gedankt, ohne deren wertvolle Unterstützung der Workshop, der diesem Band zugrundeliegt, nicht durchführbar gewesen wäre. Dem Springer-Verlag sind wir wie stets für die gute Zusammenarbeit bei Drucklegung zu Dank verpflichtet.

Ulm, im Januar 1991

Für die Herausgeber:
J. Kilian

Inhaltsverzeichnis

IV Beatmungstechnik

V Therapie der akuten respiratorischen Insuffizienz

VI Wechselwirkung zwischen Beatmung und Organfunktion

VII Spezielle Techniken

Anhang

Verzeichnis der Referenten und Diskussionsteilnehmer

Ahnefeld, F. W., Prof. Dr. Dr. h.c.
Universitätsklinik für Anästhesiologie
Klinikum der Universität Ulm
Steinhövelstraße 9
D-89075 Ulm (Donau)

Baum, M., Ing.
Universitätsklinik für Anaesthesie
und Allgemeine Intensivmedizin
Anichstraße 35
A-6020 Insbruck

Benzer, H., Univ.-Prof. Dr.
Vorstand der Universitätsklinik
für Anaesthesie
und Allgemeine Intensivmedizin
Anichstraße 35
A-6020 Innsbruck

Bergmann, H., Prof. Dr.
Ludwig Boltzmann-Institut
für experimentelle Anaesthesiologie
und intensivmedizinische Forschung
– Bereich Linz –
Krankenhausstraße 9
A-4020 Linz

Brunner, H. R., Dr.
Oberarzt am Institut für Anästhesiologie
Universitätsspital Zürich
Rämistraße 100
CH-8091 Zürich

Burchardi, H., Prof. Dr.
Zentrum Anaesthesiologie,
Rettungs- und Intensivmedizin
Georg-August-Universität Göttingen
Robert-Koch-Straße 40
D-37075 Göttingen

Deller, A., Dr.
Oberarzt an der
Universitätsklinik für Anästhesiologie
Klinikum der Universität Ulm
Prittwitzstraße 43
D-89075 Ulm (Donau)

Dick, W., Prof. Dr.
Direktor der Klinik für Anästhesiologie
Klinikum der
Johannes Gutenberg-Universität Mainz
Langenbeckstraße 1
D-55131 Mainz (Rhein)

Fitzal, S., Univ.-Prof. Dr.
Universitätsklinik für Anaesthesie
und Allgemeine Intensivmedizin
Spitalgasse 23
A-1090 Wien

Hackl, J. M., Univ.-Prof. Dr.
Universitätsklinik für Anaesthesie
und Allgemeine Intensivmedizin
Anichstraße 35
A-6020 Innsbruck

Halmágyi, M., Prof. Dr.
Klinik für Anästhesiologie
Klinikum der
Johannes Gutenberg-Universität Mainz
Langenbeckstraße 1
D-55131 Mainz (Rhein)

Hartenauer, U., Priv.-Doz. Dr.
Klinik für Anästhesiologie
und operative Intensivmedizin
der Universität Münster
Albert-Schweitzer-Straße 33
D-48149 Münster

Hossli, G., Prof. Dr.
Im Brächli 55
CH-8053 Zürich

Jantsch, H., Dr.
Röntgenabteilung der
I. Chirurgischen Universitätsklinik
Allgemeines Krankenhaus der Stadt Wien
Alser Straße 4
A-1090 Wien IX

Kilian, J., Prof. Dr.
Universitätsklinik für Anästhesiologie
Klinikum der Universität Ulm
Prittwitzstraße 43
D-89075 Ulm (Donau)

Koller, W., Dr.
Universitätsklinik für Anaesthesie
und Allgemeine Intensivmedizin
Anichstraße 35
A-6020 Innsbruck

Konrad, F., Dr.
Oberarzt an der
Universitätsklinik für Anästhesiologie
Klinikum der Universität Ulm
Steinhövelstraße 9
D-89075 Ulm (Donau)

Lechner, G., Univ.-Prof. Dr.
Leiter der Röntgenabteilung der
I. Chirurgischen Universitätsklinik
Allgemeines Krankenhaus der Stadt Wien
Alser Straße 4
A-1090 Wien IX

Lotz, P., Prof. Dr.
Leitender Arzt der Anaesthesiologischen
Abteilung der Klinik für
Hals-Nasen-Ohren-Krankheiten
in der Karl-Hansen-Klinik
Burgstraße 8
D-33175 Bad Lippspringe

Mauritz, W., Dr.
Universitätsklinik für Anaesthesie
und Allgemeine Intensivmedizin
Spitalgasse 23
A-1090 Wien

Mutz, N., Priv.-Doz. Dr.
Universitätsklinik
für Anaesthesie und Allgemeine
Intensivmedizin
Anichstraße 35
A-6020 Innsbruck

Pasch, Th., Prof. Dr.
Direktor des Instituts für
Anästhesiologie
Universitätsspital Zürich
Rämistraße 100
CH-8091 Zürich

Peters, J., Priv.-Doz. Dr.
Zentrum für Anaesthesiologie
Abteilung für Experimentelle
Anaesthesiologie
Universität Düsseldorf
Universitätsstraße 1
D-40225 Düsseldorf

Pfenninger, E., Priv.-Doz. Dr.
Oberarzt an der
Universitätsklinik für Anästhesiologie
Abteilung Experimentelle
Anästhesiologie
Albert-Einstein-Allee 11
D-89081 Ulm (Donau)

Rügheimer, E., Prof. Dr.
Direktor des Instituts für
Anästhesiologie der
Universität Erlangen-Nürnberg
Krankenhausstraße 12
D-91054 Erlangen

Scheidegger, D., Prof. Dr.
Departement für Anästhesiologie
der Universität Basel
Kantonsspital
Schöngrundweg 20
CH-4031 Basel

Sporn, P., Univ.-Doz. Dr.
Universitätsklinik für Anaesthesie
und Allgemeine Intensivmedizin
Spitalgasse 23
A-1090 Wien

Steinbereithner, K., Prof. Dr.
Leiter der Experimentellen Abteilung
der Universitätsklinik für Anaesthesie
und Allgemeine Intensivmedizin
Spitalgasse 23
A-1090 Wien

Sydow, M., Dr.
Zentrum Anaesthesiologie,
Rettungs- und Intensivmedizin
Georg-August-Universität Göttingen
Robert-Koch-Straße 40
D-37075 Göttingen

Weismann, D., Dr.
Drägerwerk AG
Moislinger Allee 53/55
D-23558 Lübeck

I Anatomie und Physiologie

Anatomie und Physiologie des Respirationstrakts

P. Lotz

Der Begriff Atmung beschreibt sämtliche Systeme und Prozesse für Transport und Verbrauch bzw. Bildung von O_2 und CO_2 innerhalb des Organismus einschließlich der Kräfte, die hierauf eine fördernde oder limitierende Wirkung ausüben.

Die innerhalb der körpereigenen Zellen ablaufenden Reaktionen, die zum O_2-Verbrauch (Vereinigung von Sauerstoff und Wasserstoff in der Atmungskette) und zur CO_2-Bildung (Dekarboxylierungsreaktionen im Zitronensäurezyklus) führen, werden auch als innere Atmung bezeichnet (Abb. 1).

Die schon genannten Transportprozesse zwischen Atmosphäre und in der Körperperipherie gelegenen Gewebszellen nennt man in ihrer Gesamtheit äußere Atmung, welche Gegenstand der nun folgenden Ausführungen sein wird (Abb. 2).

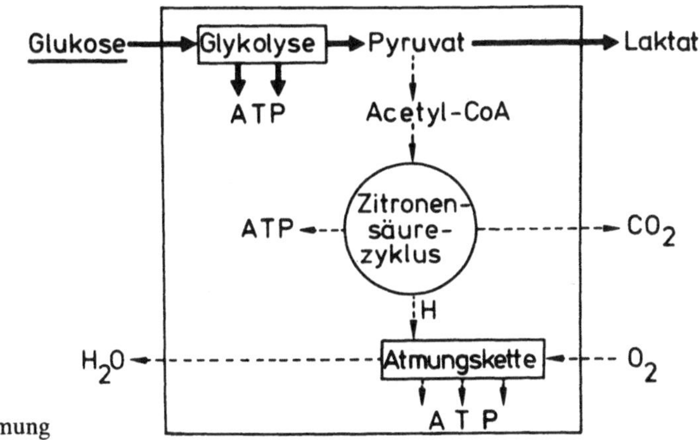

Abb. 1. Die innere Atmung

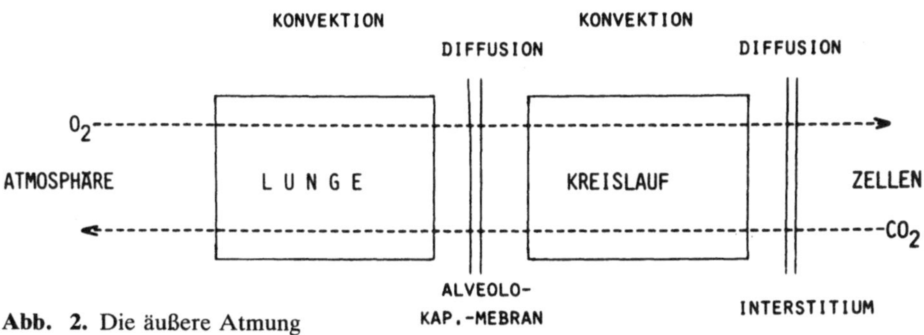

Abb. 2. Die äußere Atmung

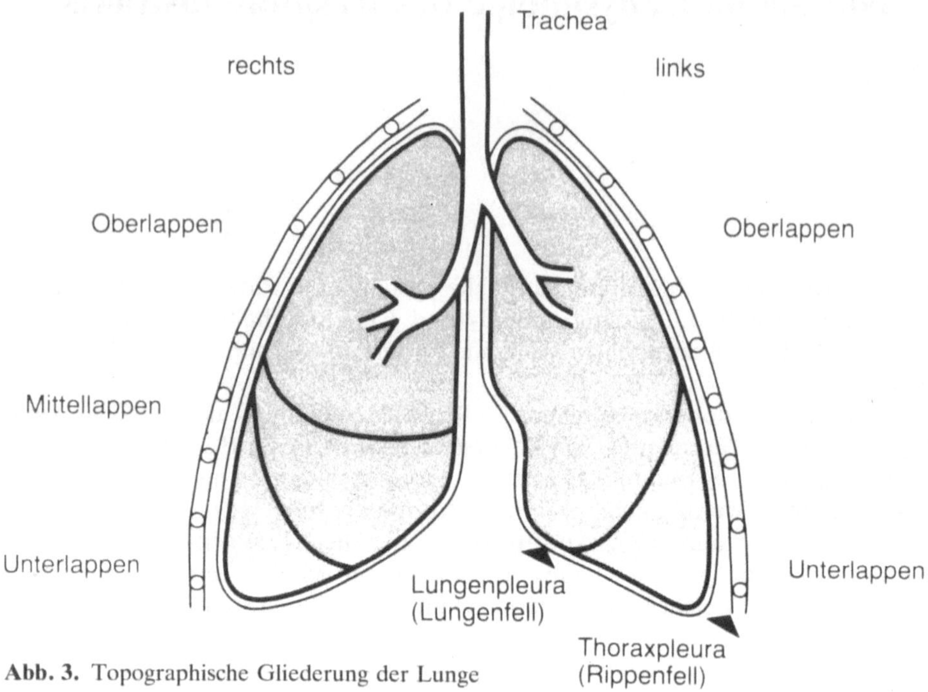

Abb. 3. Topographische Gliederung der Lunge

Bau und Funktion des Respirationstrakts

Die Lunge

Die Lunge besteht makroskopisch aus Luftleitungen, Gefäßen und dem Parenchym. Sie weist topographisch eine Gliederung in zwei Hälften mit der charakteristischen Flügelform auf. Die linke Lunge besteht aus Ober- und Unterlappen, die rechte aus Ober-, Mittel- und Unterlappen. Die Lappengrenze verläuft von hinten oben nach vorn unten, wobei der rechte Mittellappen als Bestandteil des Oberlappens in Form eines nach vorn offenen Keils ausgebildet ist. Die Grenze zum Unterlappen verläuft etwa entlang der vierten Rippe. Damit hört man bei der Auskultation den Ober- und Mittellappen überwiegend von der vorderen Brustwand, den Unterlappen überwiegend vom Rücken aus (siehe Abb. 3).

Luftführendes System der Lunge

Bronchialer Verzweigungsbaum und Strömungsverhältnisse (Abb. 4)

Beginnend mit der Trachea entsteht durch fortschreitende Aufzweigung des luftführenden Systems der Lunge der sogenannte Bronchialbaum. Er besteht

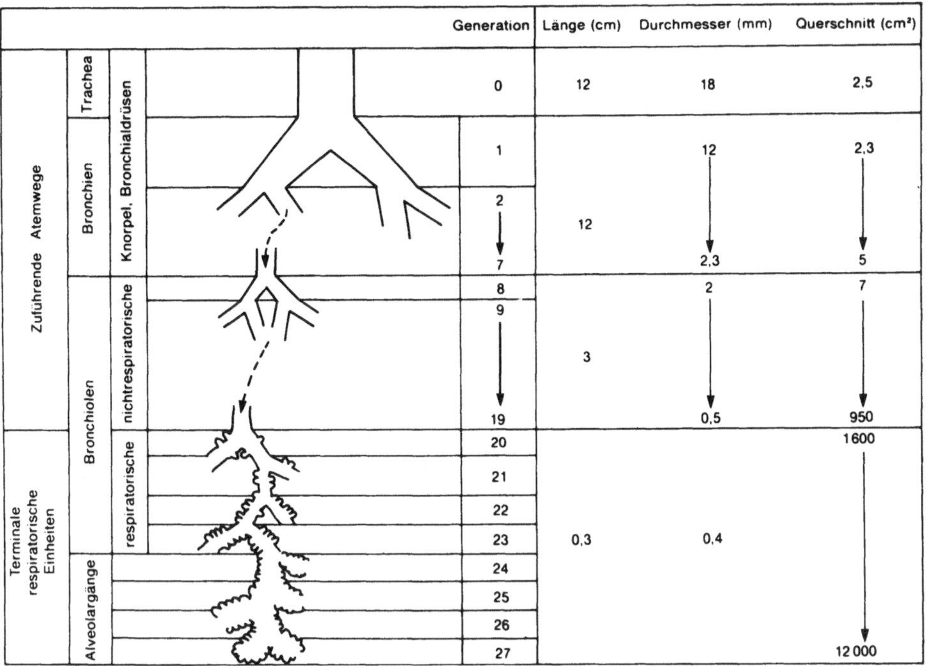

Abb. 4. Schema des Verzweigungsbaumes der Luftwege mit morphometrischen Daten

aus den Bronchien, deren Wand durch Knorpel stabilisiert ist, den knorpelfreien Bronchiolen sowie den Alveolargängen.

Die Schleimhaut von Trachea und Bronchien besteht aus einem zylindrischen Epithel von zilienbesetzten Flimmerzellen und schleimproduzierenden Becherzellen mit vereinzelt dazwischenliegenden Bürstenzellen ohne bekannte Funktion. Unter dem Epithel befindet sich ein Netz von Blut- und Lymphgefäßen, Nerven sowie elastischen und kollagenen Fasern.

Das Stützskelett der Trachea besteht aus nach hinten offenen U-förmigen Knorpelspangen, die durch eine bindegewebige Membran mit darin eingelagerten glatten Muskelfasern verbunden sind. In den Bronchien sind die Knorpelringe geschlossen und dazwischen befinden sich spiralig gewundene Muskelfasern.

Bronchien finden sich von der zweiten bis zur siebten bis neunten Verzweigungsgeneration. Ihre Gesamtlänge von der Carina aus gesehen ist gleich derjenigen der Trachea. Ihr Einzeldurchmesser hat sich auf 1 – 2 mm verkleinert, das ist weniger als ein Zehntel des Trachealdurchmessers. Der Gesamtquerschnitt aller Bronchien auf der siebten bis neunten Verzweigungsebene beträgt etwa das Doppelte des Trachealquerschnittes.

Die Bronchiolen erstrecken sich von der zehnten bis zur 15. Verzweigungsgeneration. Ihr Durchmesser beträgt weniger als 1 mm. Die Wand ist knorpelfrei und reich an glatten Muskelfasern. Das Epithel enthält keine schleimproduzierenden Zellen mehr. Es besteht eine enge bindegewebige Verbindung zwischen Bronchiolen und Lunge. Die Gesamtlänge der Bronchiolen beträgt rund 5 mm, wobei sich ihr Gesamtquerschnitt innerhalb dieser Distanz um fast das Zehnfache vergrößert.

Mit den Bronchioli respiratorii beginnt die funktionelle Endstrecke der Luftleitungen in der Lunge. Sie reichen bis zur 18. Generation, haben einen Durchmesser von 0,5 mm, eine Länge von 1,5 mm, wobei sich ihr Gesamtquerschnitt nochmals um das Fünffache vergrößert. Das Epithel wird flacher und ist nicht mehr vollständig mit Flimmerzellen bedeckt. Auch die Muskelfasern werden spärlicher, und es gibt zunehmend alveoläre Ausbuchtungen.

Ab der 19. Generation beginnen die Alveolargänge mit den Alveolen. Das Flimmerepithel ist dem wesentlich dünneren Alveolarepithel gewichen, das aus den alveolären Deckzellen, den Typ-II-Zellen, die den Surfactant produzieren, und den alveolären Makrophagen besteht. Die Alveolen sind das blinde Ende des Respirationstrakts und stellen die 23. bis 27. Verzweigungsgeneration dar. Sie haben einen Durchmesser von 0,2 – 0,3 mm, eine Gesamtzahl von rund 300 Millionen und eine Gesamtoberfläche von 85 m^2.

Die mit fortschreitender Aufzweigung der Luftwege überproportionale Zunahme des Gesamtquerschnittes, bezogen auf die Distanz zur Trachea, führt zu einer entsprechenden Verlangsamung der Strömungsgeschwindigkeit der Atemluft in Richtung Lungenperipherie. Im Hinblick auf die Bewegungen des Atemgases in den Luftwegen unterscheidet man eine konduktive, eine transitorische und eine respiratorische Zone. In der konduktiven Zone bewegt sich die Luftsäule als Ganzes, entsprechend der Druckdifferenz zwischen Anfang und Ende des Luftweges. Sie reicht bis zu den terminalen Bronchiolen. Bereits hier hat sich die Strömungsgeschwindigkeit gegenüber derjenigen in der Trachea auf ein Hundertstel vermindert. In der nachfolgenden transitorischen Zone, die bis zu den Alveolargängen reicht, wird die Bewegung der Luftsäule als Ganzes so weit verlangsamt, daß die Eigenbewegung der Gasmoleküle zunehmend an Bedeutung gewinnt. In der respiratorischen Zone, die am Ende der Alveolargänge beginnt, ist die Strömung zum Stillstand gekommen. Der Transport der Atemgase erfolgt hier nur noch durch die Brownsche Molekularbewegung, wobei es aufgrund bestehender Partialdruckdifferenzen für die einzelnen Gase zu einer bevorzugten Wanderungsrichtung kommt (Diffusion).

Funktionelle Eigenschaften des Bronchialsystems

Weite und Stabilität des Lumens

Das Lumen der Atemwege wird im Bereich der Bronchiolen vor allem durch das Knorpelgerüst, aber auch durch den elastischen Zug des umgebenden Lungengerüstes offengehalten. Die Bronchiolen und die weiter distal gelegenen Atemwegsabschnitte, die nur muskuläre und/oder bindegewebige Wandstrukturen aufweisen, werden ausschließlich durch Zugkräfte aus der Umgebung offengehalten.

Für das Offenhalten der Atemwege ist der transbronchiale Druckgradient ausschlaggebend. Er wird bestimmt vom Atemwegsdruck auf der einen und vom negativen Pleuradruck auf der anderen Seite. Der Pleuradruck ist abhängig von der elastischen Spannung der Lunge und vom Grad der Ausdehnung des Thoraxraumes, d.h. er wächst mit der Tiefe der Inspiration. Damit besteht ein negativer Druckgradient vom Bronchus zur Umgebung. Bei forcierter Exspiration, bei der die Volumenverkleinerung des Thorax schneller erfolgt als der Luftabfluß über die Atemwege, kann sich der transbronchiale Druckgradient umkehren und damit in bestimmten Lungenabschnitten der Pleuradruck den Atemwegsdruck übersteigen (Abb. 5).

Das Lumen der großen Atemwege kann durch Kompression von außen eingeengt werden, wobei es zur Verformung des normalerweise kreisförmigen Querschnittes kommt. Dies kann durch benachbarte anatomische Strukturen geschehen, besonders wenn sie pathologisch verändert sind (Struma, Aorta). Daneben gibt es eine dynamische Kompression bei forcierter Exspiration mit der schon genannten Umkehr des transbronchialen Druckgradienten. Dieser Gradient wächst von den Alveolen aus gesehen nach mundwärts, da der Atemwegsdruck aufgrund des vorhandenen Strömungswiderstandes entlang dem durchströmten Weg abnimmt, während der Pleuradruck in allen Abschnitten gleich stark zur Wirkung kommt. Stromabwärts von einem Punkt gleichen Drucks (Equal pressure point: EPP) zwischen Bronchiallumen und dem peribronchialen Gewebe kommt es zur Atemwegskompression und damit zur Behinderung des exspiratorischen Gasflusses. Je geringer die elastischen

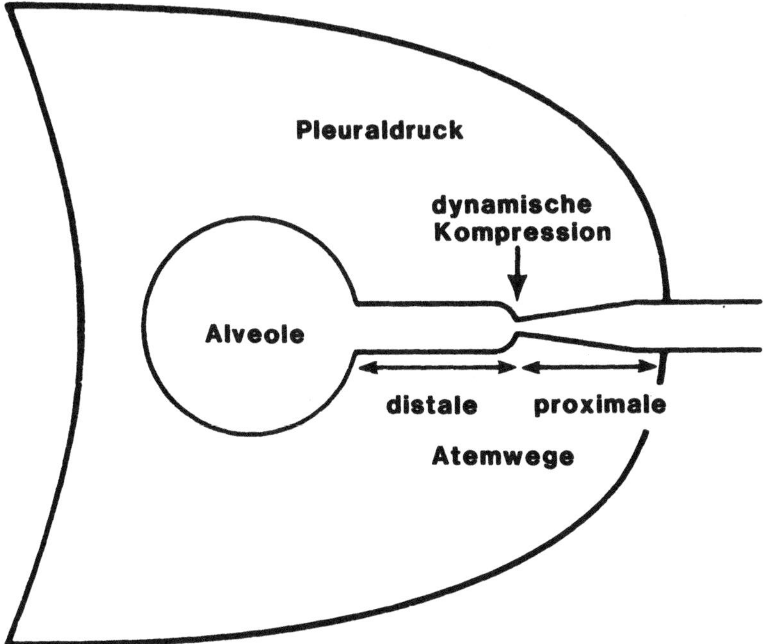

Abb. 5. Dynamische Atemwegskompression

Retraktionskräfte der Lunge sind, um so weiter wandert der EPP in die Peripherie und um so größer kann die exspiratorische Flowverzögerung werden. Durch Aufbauen eines intraluminalen Gegendrucks von mundwärts (PEEP, CPAP) kann die dynamische Atemwegskompression vermindert werden.

Eine zunehmende statische Kompression insbesondere der kleinen Luftwege ergibt sich in kaudaler Richtung infolge des Anwachsens des hydrostatischen Drucks gegenüber dem elastischen Retraktionsdruck in dieser Richtung.

Eine Einengung der Luftwege durch Schwellung der Schleimhaut, vermehrte Schleimsekretion und/oder Bronchokonstriktion führt ebenfalls zu einer Behinderung der respiratorischen Strömung und wirkt sich ebenfalls überwiegend in den kleinen Luftwegen ohne Knorpelskelett, also den Bronchiolen, aus. Dabei können sich statische und dynamische Effekte addieren.

Innerhalb des Atemzyklus verändert sich mit den Pleuradruckschwankungen das Lumen der kleinen Atemwege, wobei es inspiratorisch zur Eröffnung, exspiratorisch zum Verschluß (Airway closure) dieser Atemwege kommen kann. Bei ungünstiger Konstellation von wirksamen Drücken und Weite des Lumens können bestimmte Gebiete ständig verschlossen bleiben (Dystelektasen).

Zur stärksten intrapulmonalen Strömungsbehinderung kommt es, wenn durch Zusammenwirken von Lumeneinengung und dynamischer Kompression der EPP in den Bereich der Segmentbronchien rückt, weil hier der Zuwachs an Gesamtquerschnittsfläche gegenüber der Verkleinerung des Einzellumens am ungünstigsten im Verlauf des gesamten Bronchialbaumes ist.

Mukoziliarer Transport (Abb. 6)

Entsprechend der Ausdehnung des Flimmerepithels mit seinem mundwärts gerichteten Zilienschlag gibt es einen mukoziliaren Transport von den terminalen Bronchien bis zum Larynx. Die Zilien bewegen sich synchronisiert mit einer Frequenz von 15 – 25/s und transportieren die aufgelagerte Schleimschicht

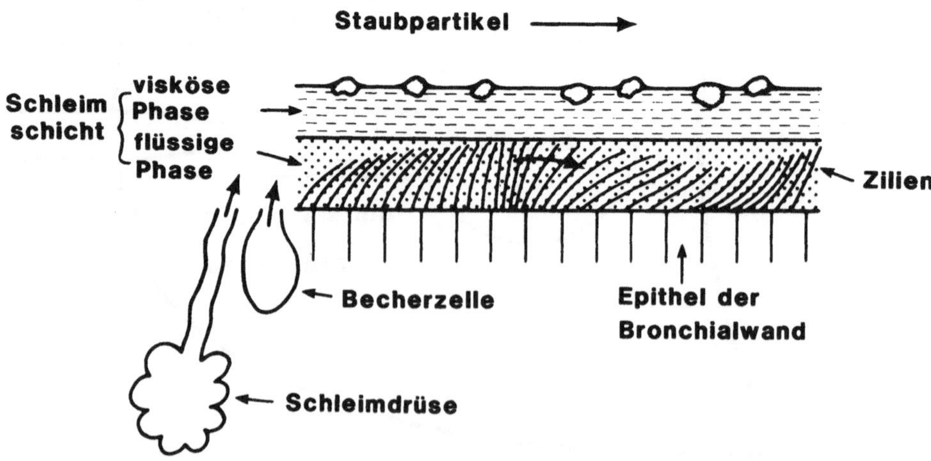

Abb. 6. Mukoziliarer Transport

und darin abgelagerte Partikel mit einer Geschwindigkeit von 1 mm/min in den kleinen Luftwegen und 2 cm/min in der Trachea.

Die Schleimschicht besteht aus einer oberflächlichen viskösen und einer tiefen, eher dünnflüssigen Lage, in der die Zilien schlagen. Die dünnflüssige Konsistenz der tiefen Lage ist notwendig für die freie Beweglichkeit der Zilien und dient quasi als Gleitschicht für die oberflächliche zähflüssige Lage, in der eingedrungene Partikel festgehalten werden.

In der Schleimschicht befindet sich auch Immunglobulin A, welches aus Plasmazellen und dem lymphatischen Gewebe stammt und wichtig für die Immobilisation eingedrungener Antigene oder Krankheitserreger ist. Unter physiologischen Verhältnissen ist die gesamte bronchiale Mukosa in weniger als 24 h von eingedrungenen Fremdsubstanzen gereinigt.

Durch unzureichende Feuchtigkeit innerhalb der Luftwege stellt das Flimmerepithel seine Transportfunktion nach kurzer Zeit ein. In gleicher Weise wirken toxische Gase (NO_2, SO_2) und Tabakrauch. Betaadrenerge Substanzen und sympathische Reize stimulieren den mukoziliaren Transport. Auch ein durch Entzündungsprozesse vermehrtes Sekret, dessen Viskosität erhöht ist, verlangsamt den Prozeß der Selbstreinigung der Luftwege.

Unterstützt wird der mukoziliare Transport durch den Hustenmechanismus, bei dem es nach Drucksteigerung unter Glottisschluß und nachfolgender plötzlicher Glottisöffnung am Druckmaximum zu enormen lokalen Stromstärken in den großen Atemwegen kommt, die mit Lineargeschwindigkeiten von bis zu 50% der Schallgeschwindigkeit einhergehen und das Herausschleudern größerer Schleimmassen ermöglichen.

In die Alveolen eingedrungene Fremdpartikel werden durch Makrophagen phagozytiert und unschädlich gemacht.

Surfactant

Das gesamte Hohlraumsystem der Lunge weist eine Wasser-Luft-Grenzfläche auf, an der entsprechende Oberflächenkräfte wirksam werden. Diese Oberflächenkräfte trachten die Grenzfläche zu verkleinern und entfalten ihre größte Wirksamkeit in den Alveolen, den Alveolargängen und bis zu einem gewissen Grade auch den vorgelagerten Bronchioli respiratorii. Einen Begriff über das Ausmaß dieser Oberflächenkräfte vermittelt der klassische Versuch von Neergaards (1929), der das Druck-Volumen-Verhalten der luftgefüllten und der flüssigkeitsgefüllten Lunge miteinander vergleicht. Durch Flüssigkeitsfüllung (0,9% NaCl) wird der Oberflächeneffekt ausgeschaltet. Hierbei ist der zur Erzielung eines bestimmten Volumens erforderliche Druck nur 20–30% desjenigen Drucks, der hierzu bei der luftgefüllten Lunge erforderlich ist. Weiterhin fällt bei der Füllung mit Luft auf, daß der zur Entfaltung auf ein bestimmtes Volumen notwendige Druck größer ist als derjenige, der bei Verkleinerung einer entfalteten Lunge auf das gleiche Volumen entsteht. Dieses typische Muster eines atemzyklisch gewonnenen Druck-Volumen-Diagrammes, bei dem der Ausgangszustand den momentanen Zustand bestimmt, wird auch mit dem Begriff Hystereseschleife umschrieben (Hysterese = Nachwirkung).

Der im Anfangsteil des Druck-Volumen-Diagrammes (Abb. 7) sichtbare Druckanstieg ohne zugeordneten Volumenanstieg macht deutlich, daß zur Entfaltung eines total kollabierten Lungenabschnittes wesentlich größere Druckdifferenzen erforderlich sind als zur Volumenvergrößerung eines bereits entfalteten Lungenabschnittes.

In den alveolaren Deckzellen vom Typ II gebildete und in das Lumen der Alveolen sezernierte Phospholipide vermindern aufgrund bestimmter chemischer Eigenschaften die Oberflächenspannung der mit ihnen ausgekleideten Hohlräume. Phospholipide bestehen aus Fettsäuren, die mit Glycerinphosphat verestert sind. Das wichtigste ist das Dipalmitoyl-Lecithin. Diese Moleküle haben ein hydrophiles Ende, das in die wäßrige Phase der Grenzschicht eintaucht, und ein hydrophobes Ende, das in den freien Luftstrom hineinragt. Weitere Bestandteile des Surfactantsystems sind Proteine und Polysaccharide, dadurch erhält der Surfactantfilm eine ausreichend hohe Viskosität. Die Halbwertszeit des Surfactant beträgt 12 – 24 h. Seine Bildung wird beispielsweise durch Kortikosteroide und Betasympathikomimetika stimuliert, durch Inhalation bestimmter Reizstoffe vermindert. Das Dipalmitoyl-Lecithin-Molekül kann durch Diffusion in die Gasphase gelangen und exspiriert werden. Durch Sauerstoff wird es oxydiert und inaktiviert.

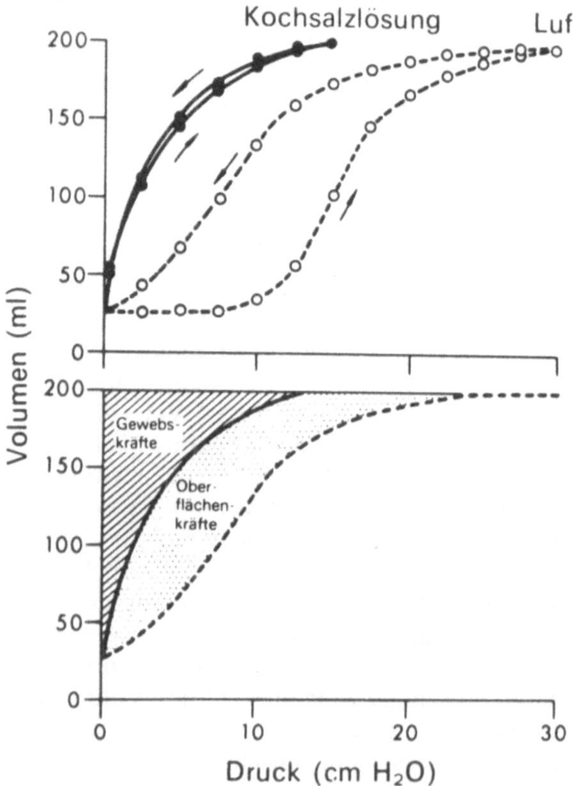

Abb. 7. Druck-Volumen-Diagramm der Lunge bei Füllung mit Luft und mit Kochsalzlösung

Durch das Vorhandensein des Surfactant wird die Oberflächenspannung in der Lunge um das Drei- bis Vierfache vermindert. Entsprechend kleiner kann dann der zur Entfaltung der Lunge notwendige Druck werden. Mit der atemzyklischen Volumenänderung der Alveolen ändert sich auch die Konzentration des Surfactant im Oberflächenfilm. Bei Volumenverkleinerung steigt sie, bei Volumenvergrößerung nimmt sie ab. Entsprechend ist die Wirkung auf die Oberflächenspannung. Damit wird ein Steigen der Oberflächenspannung mit Verkleinerung des Radius der Alveolen (Laplacesches Gesetz) verhindert.

Die Rolle des Surfactant besteht in einer Verminderung der zur Expansion der Lunge notwendigen Kräfte und damit in einer Verringerung der Atemarbeit. Weiterhin wird durch das Surfactantsystem die Stabilität der Alveolen gewährleistet. In einem System miteinander verbundener Bläschen, wie es die Alveolen darstellen, trachten kleine Bläschen danach, ihren Durchmesser zu verkleinern und dadurch den Durchmesser der benachbarten Bläschen zu vergrößern. Dies wird durch das Vorhandensein von Surfactant verhindert. Weiterhin wird durch die surfactantbedingte Verminderung der Retraktionskräfte und damit des hydrostatischen Sogs auf das Interstitium dafür gesorgt, daß kein intraalveoläres Ödem entstehen kann.

Alveolen und alveolokapilläre Membran

Die Alveolen stellen das blinde Ende des Respirationstrakts und gleichzeitig den Ort des Gasaustausches dar. Sie sind Ausstülpungen der Alveolargänge und der Alveolarsäcke, wobei letztere aus drei bis vier Alveolen bestehen. Die Alveolarsäcke bilden die letzte Verzweigungsgeneration im Bronchialbaum, die Alveolargänge drei davorliegende Generationen, denen nochmals drei Generationen respiratorischer Bronchiolen vorgelagert sind. Auch sie tragen schon vereinzelte Ausstülpungen. Die funktionelle Trennung gegenüber den weiter zentral liegenden Luftleitungen wird neben der Oberflächenvergrößerung einmal durch die Abflachung des Epithels, zum anderen durch die Blutversorgung aus dem Pulmonalkreislauf statt aus dem Bronchialkreislauf deutlich (Abb. 8).

Beim gesunden jungen Menschen befinden sich etwa 60 % des intrapulmonalen Gasvolumens in den Alveolen, 30 % in den Alveolargängen und nur 10 % in den übrigen Luftleitungen. Das Alveolarepithel beginnt in den Alveolargängen und besteht aus flachen Epithelzellen (Typ-I-Zellen) und den alveolaren Granulozyten oder Typ-II-Zellen, die den Surfactant produzieren und eine mehr rundliche Form haben. Die Epithelzellen liegen der epithelialen Basalmembran auf, der eine endotheliale Basalmembran gegenübersteht und auf der sich das Kapillarendothel befindet. Die Gesamtheit dieser Schichten wird als alveolokapilläre Membran bezeichnet, die im Mittel eine Dicke von 1 μm aufweist und damit einen kurzen Diffusionsweg für den Gasaustausch zwischen Alveolarraum und Kapillarraum der Lunge darstellt.

Zwischen benachbarten Alveolen befinden sich die interalveolären Septen, die mit einem Netzwerk von Kapillaren durchzogen sind. Verbindungen von

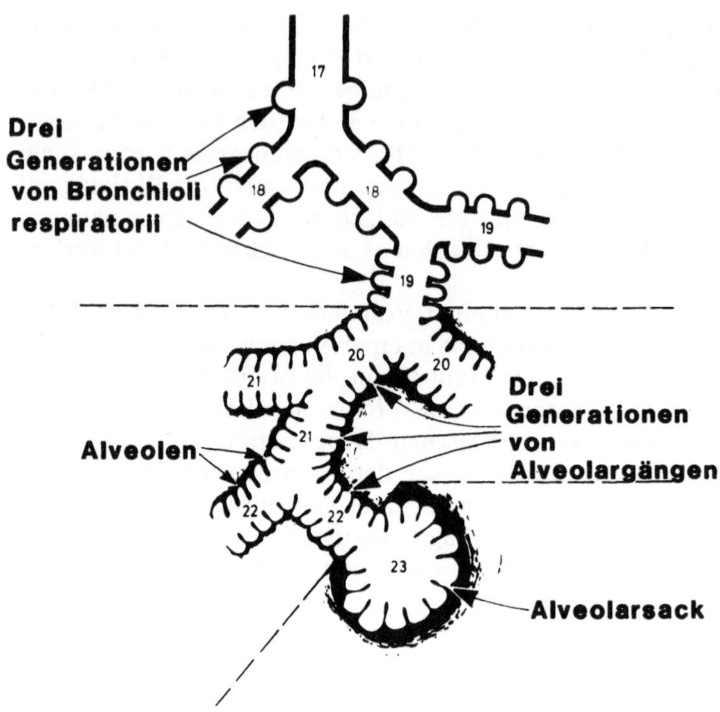

Abb. 8. Endstrecke des Luftweges von den Bronchioli respiratorii bis zu den Alveolen

Alveole zu Alveole sind durch die Kohnschen Poren, von Alveolen zu den Bronchiolen durch die Lambertschen Kanäle gegeben. Hierdurch wird die alveoläre Gasmischung bzw. alveoläre Belüftung begünstigt.

Zwischen den Typ-I-Zellen gibt es Spalten, die ein Abwandern von größeren Molekülen oder kleineren Partikeln ins Interstitium ermöglichen.

Das Bindegewebe im alveolären Bereich besteht zu etwa zwei Dritteln aus Kollagen, welches das Material für die Basalmembran und verschiedene Faserstrukturen bildet, der Rest wird von elastischen Fasern, deren wesentliche Komponente das Elastin darstellt, und aus amorpher Grundsubstanz gebildet. Die Funktion des Bindegewebes besteht in der gleichmäßigen Verteilung der Dehnungskräfte auf die gesamte Lunge und ist eine weitere stabilisierende Komponente für das Offenhalten aller Luftwege und Hohlräume der Lunge. Die Alveolen sind mit Surfactant ausgekleidet, dessen wichtige Rolle für die Senkung der Oberflächenspannung bereits erwähnt wurde. Der Surfactantfilm reicht über die Alveolargänge bis in den Bereich der respiratorischen Bronchiolen hinein.

Thorax

Der Brustraum ist von einem knöchernen Stützgerüst umgeben, das aus den Rippen, der Brustwirbelsäule und dem Brustbein besteht. Die Rippen sind mit

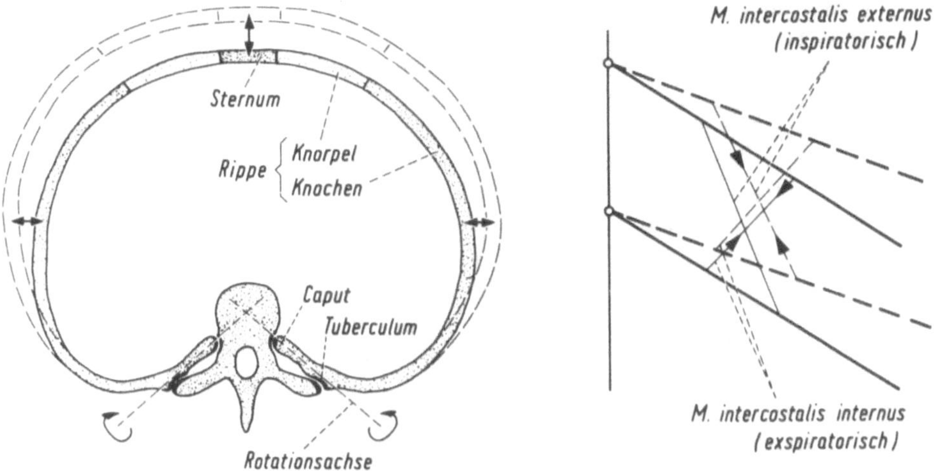

Abb. 9. Mechanismus der Rippenhebung

den Wirbeln durch Gelenke und mit dem Brustbein durch hyalinen Knorpel verbunden. Da die Rippen von hinten oben nach schräg unten verlaufen, kann durch Aufrichtung des Brustkorbs der Querdurchmesser (untere Rippen) und der Tiefendurchmesser (obere Rippen) vergrößert werden. Die Rippenhebung erfolgt durch die äußeren Zwischenrippenmuskeln. Durch den schrägen Ansatz dieser Muskeln an den Rippen kommt es bei ihrer Verkürzung zu einer Drehung der Rippen, aus der eine Anhebung resultiert (Abb. 9).

Pleurablätter

Die gesamte Lunge ist von der Pleura überzogen, die sich am Lungenhilus auf die Innenwand des Thorax fortsetzt. Die Pleura besteht aus Mesothelzellen und einer Basalmembran sowie einer relativ kräftigen Bindegewebsschicht aus kollagenen und elastischen Fasern. Von der Pleura parietalis zum Pleuraspalt besteht ein hydrostatisches und vom Pleuraspalt zur Pleura visceralis ein vorwiegend kolloidosmotisches Druckgefälle, das zu einem entsprechend gerichteten Flüssigkeitstransport führt.

Das Flüssigkeitsvolumen im Pleuraspalt beträgt beim Gesunden etwa 2 ml, ist proteinarm und enthält u.a. auch Monozyten und Lymphozyten. Der Flüssigkeitsfilm zwischen den Pleurablättern ist wenige Mikrometer dick und hat die Funktion eines Verschiebespaltes, der ein Gleiten der Pleurablätter in tangentialer Richtung erlaubt, wobei ein Abheben der Pleurablätter voneinander durch die Kohäsion der Wassermoleküle unmöglich ist. Auf diese Weise kann die Lunge den ungleichmäßigen Dimensionsänderungen des Thorax bei der Ventilation leicht folgen. Gelangt jedoch Luft in den Pleuraspalt (Pneumothorax), so wird der Kontakt zwischen den Pleurablättern aufgehoben. Die Lunge folgt nicht mehr den Thoraxbewegungen, sondern retrahiert sich entsprechend ihrer elastischen Vorspannung.

Atemmuskulatur

Die Atemmuskulatur besteht aus dem Zwerchfell, der Interkostalmuskulatur und der Atemhilfsmuskulatur.

Das Zwerchfell ist eine kuppelförmig in den Thorax ragende Muskelplatte, die an Wirbelsäule, Rippen und Sternum inseriert. Der zentrale Teil ist als Sehnenplatte ausgebildet. Die Kontraktion des Zwerchfells führt zu seiner Abflachung und damit zu einer Vergrößerung des Thoraxraumes in Längsrichtung. Unter Ruhebedingungen macht diese Volumenänderung zwei Drittel eines Atemzuges aus. Der Rest wird durch die Mm. intercostales externi und den M. sternocostalis besorgt, die als Rippenheber fungieren und somit eine Vergrößerung der horizontalen Querschnittsfläche des Thorax bewirken. Bei gesteigerter Atmung oder erschwerter Inspiration treten die Atemhilfsmuskeln in Aktion. Dies sind die Mm. sternocleidomastoidei, scaleni und pectorales. Ihre Wirkung wird verstärkt, wenn der Schultergürtel durch Aufstützen der Arme fixiert wird.

Die Innervation der Atemmuskulatur stammt für das Zwerchfell aus dem N. phrenicus (C3 – C4) sowie aus entsprechend zugehörigen zervikalen oder thorakalen Segmenten für die übrige Atemmuskulatur. Bei der Einatmung müssen die elastischen Retraktionskräfte vor allem der Lunge überwunden werden, die bei Erschlaffung der Inspirationsmuskulatur wieder frei werden. Damit kann die Exspiration als passiver Vorgang ablaufen, der nur bei vertiefter und/oder beschleunigter Ausatmung durch Exspirationsmuskeln, vor allem in der zweiten Hälfte der Ausatemphase unterstützt wird.

Als Exspirationsmuskeln fungieren die Muskeln der vorderen Bauchwand (Mm. recti abdominis und Mm. obliqui abdominis) sowie die Mm. intercostales interni, die aus den zugehörigen thorakalen Rückenmarkssegmenten versorgt werden.

Physiologische Grundlagen des Gastransports

Der Gastransport innerhalb der Lunge funktioniert als Strömung des Gesamtmediums entsprechend einem Gefälle des Gesamtdrucks zwischen Beginn und Ende der Transportstrecke in den konduktiven Luftleitungen (Konvektion) und als Teilchenwanderung der einzelnen Gasmoleküle entsprechend einem Gefälle der Partialdrücke der einzelnen Gasarten in der respiratorischen Endstrecke (Diffusion).

Die Belüftung der Lunge dient der Unterhaltung des Diffusionsprozesses, der letztlich zu einem Gasaustausch zwischen Lunge und Blut führt.

Funktionelle Volumina der Lunge

Die funktionellen Volumina der Lunge sind als Kenngrößen aufzufassen, die in Zuordnung zu Körpergröße, Körpergewicht, Geschlecht und Lebensalter charakteristische Normbereiche haben. Durch einen Ist-Soll-Wertvergleich (gemessene zu erwarteter Größe eines Volumens) sowie einen Größenvergleich (Relation zwischen zusammengehörigen Volumina) können Aussagen zur pulmonalen Leistungsbreite gemacht werden, wobei die gemessenen Größen selbst keine funktionelle Bedeutung haben.

Man kann zwischen statischen und dynamischen Volumina unterscheiden.

Statische Volumina

Die wichtigste und am häufigsten untersuchte Funktionsgröße unter den statischen Volumina ist die Vitalkapazität, die Volumendifferenz zwischen der maximalen Inspiration und der maximalen Exspiration. Sie ist damit ein Maß für die größtmögliche Atemexkursion. Sie korreliert mit der Körpergröße und dem Alter, jedoch in unterschiedlicher Weise für Männer und Frauen. Je nach Autor und untersuchtem Kollektiv existieren die unterschiedlichsten Regressionsformeln. Sie werden benutzt, um den individuellen Soll-Wert eines Patienten zu berechnen.

Der aktuelle Meßwert wird weiterhin beeinflußt von der Körperposition. Im Sitzen und Liegen sind die Werte kleiner als im Stehen. Dies gilt im übrigen auch für die anderen funktionellen Volumina und muß bei Vergleichsuntersuchungen berücksichtigt werden.

In das Meßergebnis gehen pulmonale und extrapulmonale Faktoren ein, also die Größe der Inspirationskraft der Atemmuskulatur im Vergleich zur Retraktionskraft von Lunge und Thoraxskelett sowie zur Höhe des intraabdominellen Drucks für den Punkt der maximalen Lungenfüllung. Für das Erreichen der maximalen Exspirationslage sind die schon genannten Retraktions- und Gegenkräfte sowie die Kraft der Exspirationsmuskulatur von Bedeutung. Damit ist die Vitalkapazität eine komplexe Größe, in die auch die Kooperation des Patienten bei der Untersuchung eingeht. Man darf jedoch davon ausgehen, daß alle diese Faktoren in der jeweiligen respiratorischen Situation des Patienten zum Tragen kommen.

Beim Gesunden wird die funktionelle Reserve der Vitalkapazität auch bei stärkster Ventilation nur zu zwei Dritteln ausgenützt. Andererseits kann eine massiv eingeschränkte Vitalkapazität beispielsweise keine wirksamen Hustenmanöver mehr erlauben.

Innerhalb des Bewegungsspielraumes der Vitalkapazität lassen sich weitere funktionelle Volumina unterscheiden. Ausgehend vom Atemhubvolumen (Tidalvolumen) unter Ruhebedingungen gibt es das inspiratorische und das exspiratorische Reservevolumen; beide stellen den möglichen inspiratorischen und exspiratorischen Zuwachs des Tidalvolumens dar (Abb. 10).

Das nach völliger Exspiration in der Lunge verbleibende Volumen ist das anatomische Residualvolumen. Dieses Volumen ist einer direkten Messung durch Spirometer oder Gasuhren nicht zugänglich. Es wird indirekt mit einem nicht diffusiblen Gas mit dem Prinzip des zugeschalteten Volumens oder nach der Auswaschmethode bestimmt (Abb. 11).

Eine andere Möglichkeit der Residualvolumenbestimmung besteht in der Anwendung des Boyle-Mariotteschen Gesetzes im Bodyplethysmographen,

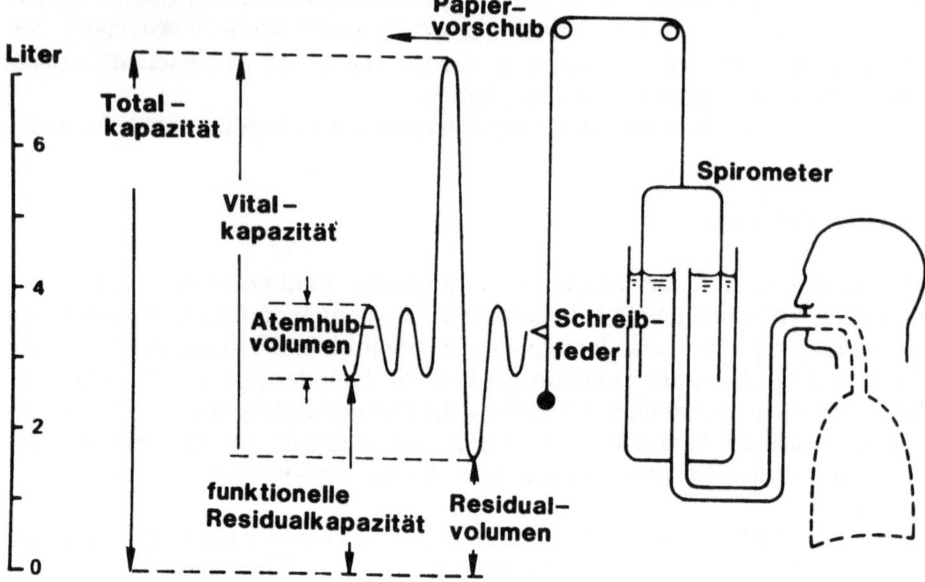

Abb. 10. Funktionelle Volumina der Lunge

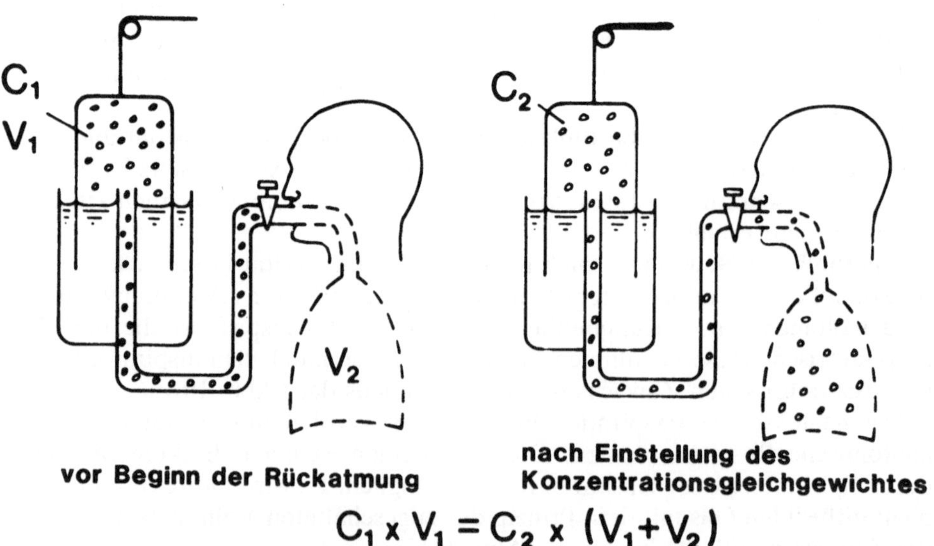

Abb. 11. Residualvolumenbestimmung mit Helium nach dem Prinzip des zugeschalteten Volumens

wobei aus Druckänderungen einer geschlossenen Kammer bekannten Volumens und Druckänderung in den (verschlossenen) Atemwegen des Patienten auf das unbekannte Residualvolumen geschlossen wird.

Bedeutungsvoller als das anatomische Residualvolumen, welches einen nur in Ausnahmefällen realisierten Extremwert darstellt, ist das funktionelle Residualvolumen, welches unter Ruheventilationsbedingungen als funktionelle Residualkapazität (FRC) bezeichnet wird.

Die funktionelle Residualkapazität ergibt sich aus der Gleichgewichtslage zwischen den entgegengesetzt wirkenden elastischen Kräften von Lunge und Thorax. Ein Verlassen dieser Atemruhelage ist in beiden Richtungen nur durch Einsatz von Atemmuskulatur möglich. Der jeweils herrschende Muskeltonus modifiziert die vorhandene Gleichgewichtslage. Die FRC wird kleiner bei Verminderung der Lungendehnbarkeit, Nachlassen des Zwerchfelltonus sowie Steigerung des intraabdominellen Drucks und umgekehrt. Damit ist sie ein empfindlicher und vor allem objektiver Parameter insbesondere bei akuten restriktiven Funktionseinschränkungen der Lunge, wie z.B. postoperativ nach großen abdominellen Eingriffen. Auf der anderen Seite ist die FRC beim längeren Vorhandensein einer chronisch obstruktiven Lungenerkrankung vergrößert.

Die FRC hat auch eine Art Pufferfunktion für den Gasaustausch. Ihr Vorhandensein verhindert den totalen exspiratorischen Alveolarkollaps und glättet die respiratorischen Schwankungen der Gaskonzentrationen in den Alveolen, da sie drei- bis fünfmal so groß wie das Tidalvolumen ist. Dadurch wird der Gasaustausch mit dem Blut gleichmäßiger. Die normale FRC beträgt 2,4 l oder 40 % der Totalkapazität der Lunge.

Die Totalkapazität gibt das Fassungsvermögen der Lunge nach maximaler Inspiration an. Sie entspricht der Summe aus Vitalkapazität und anatomischem Residualvolumen und ist damit ebenfalls nur indirekt meßbar.

In der Lunge befindliche Volumina werden aus Standardisierungsgründen von den aktuellen Meßbedingungen (ATPS: Umgebungstemperatur, Barometerdruck und Wasserdampfpartialdruck bei Raumtemperatur) auf Körperbedingungen umgerechnet (BTPS: Körpertemperatur, Barometerdruck und Wasserdampfpartialdruck bei Körpertemperatur).

Dynamische Volumina

Die dynamischen Volumina sind zeitabhängige Größen, in denen sich vor allen Dingen Veränderungen der Strömungsverhältnisse in den Luftwegen (Atemwegswiderstände) äußern.

Von der praktischen Bedeutung her steht das forcierte exspiratorische Volumen, das innerhalb 1 s gefördert wird und deshalb auch Einsekundenkapazität genannt wird, an erster Stelle. Die Messung geschieht in Form einer forcierten, d.h. maximal schnellen Exspiration nach maximaler Inspiration. Die Auswertung einer solchen Exspiration, klassischerweise mit einem registrierenden Spirometer, heute mit Hilfe von Strömungsmeßwandler, Mikroprozessor und digitaler Ausgabeeinheit, umfaßt die Größe des Atemzuges (forcierte

Vitalkapazität) und denjenigen Anteil davon, der nach der ersten Sekunde exspiriert wurde. Auf der Entleerungskurve der Lunge, die exponentiell verläuft, liegt der Einsekundenpunkt in einem Bereich, der bei Änderung des Kurvenverlaufes deutliche Volumenänderungen wiedergibt und somit sehr aussagekräftig ist.

In der Praxis wird einesteils der Absolutwert der Einsekundenkapazität benützt, da er als prospektiver Parameter für pulmonale postoperative Komplikationen gut brauchbar ist, andererseits gibt die Relation von Einsekundenkapazität zur Vitalkapazität ein einfaches Maß für die Erhöhung des Atemwegswiderstandes. Für praktische Zwecke ist die forcierte Vitalkapazität weitgehend identisch mit der statischen Vitalkapazität. Damit ist das Manöver der forcierten Exspiration ein einfacher und gleichzeitig aussagekräftiger Screeningtest für die Grobeinschätzung der respiratorischen Situation eines Patienten. Anhand der Vitalkapazität kann eine vorhandene Restriktion nachgewiesen werden, am Quotienten Vitalkapazität-Einsekundenkapazität eine Obstruktion (Abb. 12).

Ähnliche Aussagen erlaubt das Fluß-Volumen-Diagramm einer forcierten maximalen Exspiration (Abb. 13). An Informationen wird hier neben der Vitalkapazität der maximale exspiratorische Flow (Peak flow), der anstrengungsabhängig ist, und der maximale Flow bei 75 – 25 % der Vitalkapazität gemessen, der anstrengungsunabhängig ist und somit ein weiteres objektives Maß für Obstruktionen darstellt.

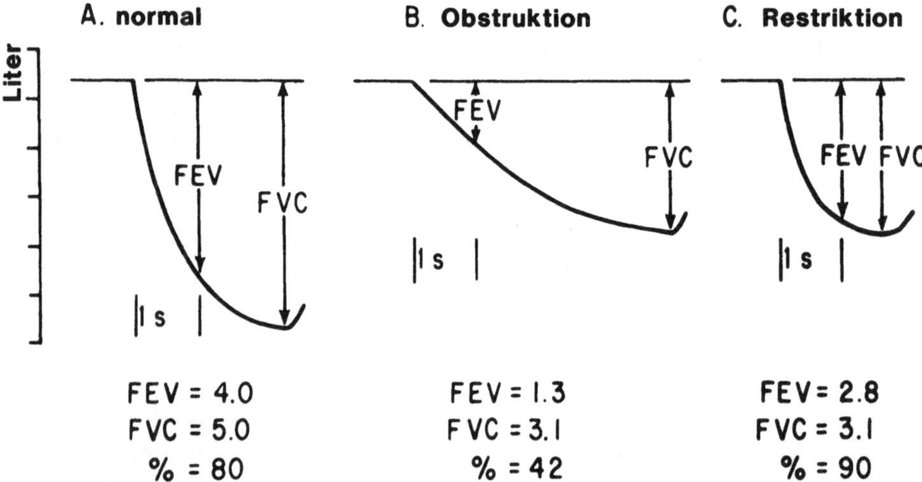

Abb. 12. Einsekundenkapazität, Vitalkapazität und Quotient der beiden Größen zur groben Einschätzung pulmonaler Funktionseinschränkungen

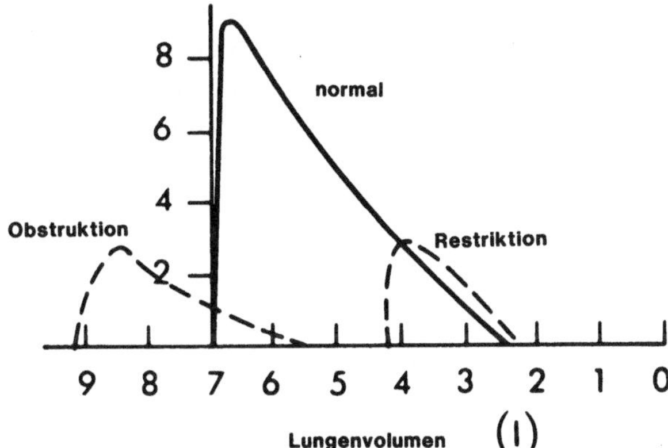

Abb. 13. Fluß-Volumen-Kurven beim Normalen, bei Obstruktion und Restriktion

Lungenventilation

Gesamtventilation

Die Ventilation der Lunge kann mit einer ventillosen Kolbenpumpe verglichen werden, die mit einem im Verhältnis zum geförderten Volumen ziemlich großen Restvolumen arbeitet. Das Restvolumen, das im Fall der Lunge als funktionelles Residualvolumen bezeichnet wird, erfüllt eine Pufferfunktion, die zur Glättung der respiratorischen Schwankungen der Gaskonzentrationen im Austauschraum beiträgt und so die Vorbedingungen für einen gleichmäßigen Gasaustausch schafft. Das geförderte Volumen beträgt in Körperruhe pro Atemzug 0,5 – 0,8 l bei einer Atemfrequenz von 10 – 15/min. Daraus ergibt sich ein Atemminutenvolumen von 6 – 10 l/min. Das Atemminutenvolumen ist eine Funktion des aktuellen Energieumsatzes. Steigerung von O_2-Verbrauch und CO_2-Produktion erfordert eine entsprechend größere Ventilation, z.B. bei Muskelarbeit oder Fieber. Zur Erhöhung des Atemminutenvolumens werden Tidalvolumen und Atemfrequenz normalerweise gleichsinnig erhöht. Eine an die Stoffwechselgröße angepaßte Ventilation wird als Normoventilation bezeichnet. Eine im Verhältnis zur Stoffwechselgröße des Organismus zu hohe Ventilation wird als Hyperventilation bezeichnet, eine zu niedrige als Hypoventilation. Die Ursachen hierfür sind atemregulatorischer Art, die Folgen Veränderungen in der Konstellation der Blutgaswerte und der Säuren-Basen-Parameter des arteriellen Blutes. Eine bei Körperruhe und normaler Körpertemperatur erhöhte Ventilation kann auch auf einen ineffektiven Gasaustausch in der Lunge hindeuten, d.h. eine ausreichende Oxygenierung des Blutes sowie eine adäquate CO_2-Abgabe kann nur (oder nicht einmal!) mit erhöhtem ventilatorischem Aufwand erzielt werden.

Totraumventilation

Ziel der Ventilation ist die ausreichende Belüftung des Alveolarraumes, um die dort am Gasaustausch teilnehmende Luft zu erneuern. Ein definierter Teil jedes

Atemzuges gelangt jedoch nicht bis in die Alveolen, sondern bleibt in den Luftleitungen liegen, die nicht am Gasaustausch teilnehmen. Damit vermindert sich der für den Gasaustausch wirksame Anteil eines jeden Atemzuges um den Betrag, der die Luftleitungen ausfüllt. Dieser für den Gasaustausch nicht verfügbare Raum, in dem weder eine O_2-Aufnahme noch eine CO_2-Abgabe stattfindet, heißt Totraum, das ihn ausfüllende Luftvolumen ist das Totraumvolumen mit einer Größe von 150 – 200 ml.

Die Totraumventilation, ausgedrückt als Minutenventilation, ist das Produkt aus Totraumvolumen und Atemfrequenz. Die Totraumventilation wächst also linear mit der Atemfrequenz.

Das Totraumvolumen ist nur auf indirektem Wege bestimmbar. Am häufigsten wird hierzu die Bohrsche Formel verwendet, welche die Tatsache benützt, daß die CO_2-Konzentration einer gesammelten Exspiration gegenüber der endexspiratorischen (alveolären) CO_2-Konzentration im Verhältnis zur Größe des Totraumes erniedrigt ist.

Alveoläre Ventilation

Das alveoläre Ventilationsvolumen ist der über das Totraumvolumen hinausgehende und für den Gasaustausch eigentlich wirksame Betrag des Atemhubvolumens. Die alveoläre Ventilation als regulierte Größe kann sowohl über die Atemtiefe als auch über die Atemfrequenz verändert werden. Reine Frequenzsteigerung ist allerdings wenig ökonomisch, da der Totraumanteil proportional mitwächst und damit die Gesamtventilation relativ vergrößert wird. Die alleinige Vertiefung der Ventilation bringt eine größere inspiratorische Atemarbeit gegen elastische Widerstände mit sich.

Die alveoläre Ventilation kann nicht direkt gemessen werden. Sie ergibt sich entweder als Differenz aus gemessener Gesamtventilation und berechneter Totraumventilation oder als CO_2-Clearance über den Quotienten aus alveolärer CO_2-Konzentration und CO_2-Abgabe (siehe Formelanhang). Aus dieser Beziehung geht auch die Proportionalität zwischen alveolärer Ventilation und Höhe der alveolären (endexspiratorischen) CO_2-Konzentration hervor, welche einesteils für die Regulation der Spontanatmung, andererseits für die Überwachung und Einstellung der Beatmung von Bedeutung ist. In einem späteren Kapitel wird noch darzustellen sein, daß sich auch Alveolen funktionell als Totraum verhalten können, nämlich unter der Bedingung einer eingeschränkten oder sistierenden Perfusion (Abb. 14).

Atemmechanik

Mit der Atemmechanik werden die statischen und dynamischen Kräfte beschrieben, die sich der Ventilation entgegensetzen und diese entsprechend begrenzen können.

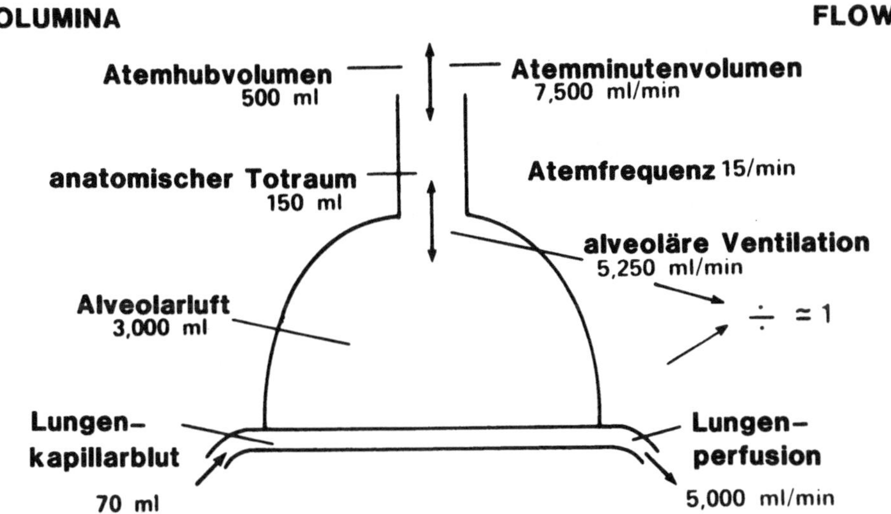

Abb. 14. Typische Daten der Ventilation

Compliance

Die Compliance ist ein Maß für die Dehnbarkeit des gesamten Atemapparates oder seiner Komponenten. Sie wird als das Verhältnis von Volumenänderung zur damit verbundenen Druckänderung definiert. Als Volumenänderung zählt die Lungenfüllung vom Beginn bis zum Ende eines Atemzuges. Eine angegebene Compliance bezieht sich immer auf dasjenige System, für das der wirksame Entfaltungsdruck bzw. dessen Änderung ,mit dem Füllvolumen der Lunge bestimmt wurde. Bei Messung des transpulmonalen Drucks (Differenz zwischen Atemwegs- und Pleuradruck) ergibt sich die Compliance der Lunge. Wird der transthorakale Druck gemessen, also die Differenz zwischen Atemwegsdruck und dem Druck außerhalb des Thorax, erhält man die Compliance von Lunge und Thorax gemeinsam.

Beim spontanatmenden Patienten wird üblicherweise die Lungencompliance gemessen. Als Äquivalent des Pleuradrucks dient dabei der Ösophagusdruck (im unteren Drittel im Sitzen gemessen). Unter der Beatmung ist es am einfachsten, die Compliance des gesamten Systems zu bestimmen, da der transthorakale Druck durch Messung des Atemwegsdrucks leicht bestimmt werden kann. Wichtig für die exakte Bestimmung der Compliance ist Atemstillstand an beiden Endpunkten der Messung.

Die Gesamtcompliance setzt sich zusammen aus der Compliance der Lunge und der des Thorax. Beim gesunden Erwachsenen beträgt die Compliance der Lungen 0,2 l/mbar, die des Thorax ebenfalls 0,2 l/mbar. Beide zusammen haben eine Compliance von 0,1 l/mbar, da sich bei hintereinandergeschalteten Compliance die Reziprokwerte addieren (siehe Formelanhang). Bei Parallelschaltung (z.B. linke Lunge + rechte Lunge) addieren sich die Werte direkt.

Die Compliance der Lunge hängt ab von der Dehnbarkeit des pulmonalen Fasergerüstes (Lungenfibrose), vom intrapulmonalen Flüssigkeitsgehalt (Lungenstauung, Lungenödem) und von der Surfactantaktivität. Eine Einschränkung der Compliance wird als Restriktion bezeichnet. Beim Emphysem ist, bedingt durch den Substanzverlust an Lungenparenchym, die Retraktionskraft der Lunge vermindert, die FRC und damit auch die Compliance erhöht. Streng vergleichbar (intra- wie interindividuell) sind nur auf die funktionelle Residualkapazität bezogene Compliancewerte (spezifische Compliance). Zu bedenken ist ferner, daß jeder Compliancewert ein Globalparameter ist, der nichts darüber aussagt, inwieweit hinter einer gemessenen Compliance mehr oder weniger massive regionale Einschränkungen stehen, oder ob es sich um eine diffuse Verminderung der Lungendehnbarkeit insgesamt handelt.

Resistance

Die Resistance ist ein Maß für den Atemwegswiderstand. Dieser ist eine dynamische Größe, die nur so lange in Erscheinung tritt, als eine Strömung in den Luftwegen anliegt. Er wird spürbar als der Druck, der zur Aufrechterhaltung einer bestimmten Stromstärke erforderlich ist. Er wird angegeben als Druckdifferenz pro Einheit der Stromstärke (siehe Formelanhang). Die Druckdifferenz gilt für den Anfang und das Ende einer Leitungsstrecke. Bei den Luftleitungen der Lunge heißt das: zwischen Atmosphäre und Alveolen. Diese Druckdifferenz ist wegen der Unzugänglichkeit der Alveolen nicht direkt meßbar. Als indirekte Verfahren werden die Ganzkörperplethysmographie oder die Oszillationsmethode angewendet, auf die hier nicht eingegangen werden kann.

Ein brauchbares Maß für Erhöhungen des Strömungswiderstandes ist einmal der Quotient aus Sekundenkapazität und Vitalkapazität, der in Teilen von Hundert nicht unter 70% liegen soll. Weiterhin geeignet ist die maximale Stromstärke bei Lungenvolumina zwischen 75 und 25% der Vitalkapazität, gewonnen aus dem Fluß-Volumen-Diagramm für eine forcierte Exspiration. Erniedrigungen unter die Norm zeigen hier einen erhöhten Atemwegswiderstand vor allem für die peripheren Atemwege an.

Der globale Atemwegswiderstand beträgt bei Gesunden 2–4 mbar/l/s. Hintereinandergeschaltete Widerstände addieren sich direkt, bei verzweigten Widerständen addieren sich deren Reziprokwerte.

Im einzelnen Luftleiter ändert sich der Strömungswiderstand mit der vierten Potenz des Radius. Damit bewirken sehr kleine Kaliberschwankungen bereits relativ große Widerstandsänderungen. Eine Lumeneinengung von 15% läßt den Widerstand auf das Doppelte anwachsen, bei Halbierung des Durchmessers steigt der Widerstand auf das 16fache des Ausgangswertes.

Erhöht wird der Strömungswiderstand durch Schwellung der Bronchialschleimhaut, Bronchokonstriktion und durch dynamische Kompression während der Exspiration, wobei eine verminderte Retraktionskraft der Lunge eine entscheidende Rolle spielt. Insbesondere im Bronchiolenbereich wird der regionale Widerstand durch Interaktion von Schwerkraft, elastischer Retraktionskraft und vorgegebener Weite des Lumens infolge Schleimhautschwellung, muskulärer Konstriktion sowie durch Schleimablagerungen beeinflußt.

Atemarbeit

Die Atemarbeit muß durch aktive Muskelkontraktion aufgebracht werden, um die statischen (elastischen) und die dynamischen (strömungsbedingten) Widerstände zu überwinden. Vor allem in der Inspirationsphase ist Atemarbeit erforderlich. Die Exspiration erfolgt passiv durch Freisetzung der in den elastischen Elementen gespeicherten potentiellen Energie. Sie wird normalerweise sogar muskulär gebremst und erfordert nur bei wesentlicher Ventilationssteigerung oder beim Vorhandensein exspiratorischer Strömungshindernisse zusätzliche muskuläre Anstrengung.

Die Bewältigung der Atemarbeit ist unter normalen Bedingungen kein Problem. Sie wird es jedoch dann, wenn atemmechanische Beeinträchtigungen mit Störungen des Gasaustausches zusammenfallen. So kann bei schwerer chronisch-obstruktiver Lungenerkrankung der O_2-Verbrauch für die Atemarbeit so hoch werden, daß die O_2-Versorgung des übrigen Organismus in Gefahr gerät. Grundsätzlich toleriert der Organismus eher einen erhöhten CO_2-Partialdruck als eine erhöhte Atemarbeit, insbesondere, wenn die Atemmechanik chronisch eingeschränkt ist.

Man unterscheidet Atemarbeit gegen elastische Widerstände und Atemarbeit gegen nichtelastische Widerstände. Die elastischen Widerstände sind nur während der Inspiration zu überwinden. Sie geben die am Ende einer Inspiration gespeicherte potentielle Energie für die Exspiration wieder ab. Die nichtelastischen Widerstände bestehen zum größeren Teil aus Strömungswiderständen, zum kleineren aus Gewebedeformations- und Reibungswiderständen. Sie sind inspiratorisch und exspiratorisch wirksam.

Die Atemarbeit kann einesteils am Energieverbrauch der Atemmuskulatur gemessen werden. Dies geschieht über den O_2-Verbrauch bzw. dessen Steigerung mit Zunahme der Ventilation. Unter Ruhebedingungen beträgt der O_2-Verbrauch für die Atmung etwa 5 ml/min, das sind rund 2 % des gesamten O_2-Verbrauchs. Pro Liter Zunahme des Atemminutenvolumens steigt der O_2-Verbrauch für die Ventilation um 1 ml/min. Bei pathologisch veränderter Atemmechanik ist die Zunahme wesentlich stärker ausgeprägt, so daß im Falle einer schweren Obstruktion schon bei geringen Ventilationssteigerungen der O_2-Verbrauch für die Atmung so stark ansteigt, daß er zum limitierenden Faktor für die körperliche Leistungsfähigkeit wird (Abb. 15).

Die direkte Messung der Atemarbeit erfolgt als Druck-Volumen-Arbeit, ihre Darstellung in entsprechenden Diagrammen mit Auftragung des Atemhubvolumens gegen den transpulmonalen Druck (Abb. 16).

Die Arbeit gegen elastische Widerstände wächst mit dem Quadrat des Atemhubvolumens. Es ist deswegen ökonomisch, bei Verminderungen der Compliance das Atemhubvolumen zu vermindern und die Atemfrequenz zu steigern. Von dieser Möglichkeit macht der Organismus durch Atemregulation automatisch Gebrauch (hochfrequente flache Atmung bei Restriktion).

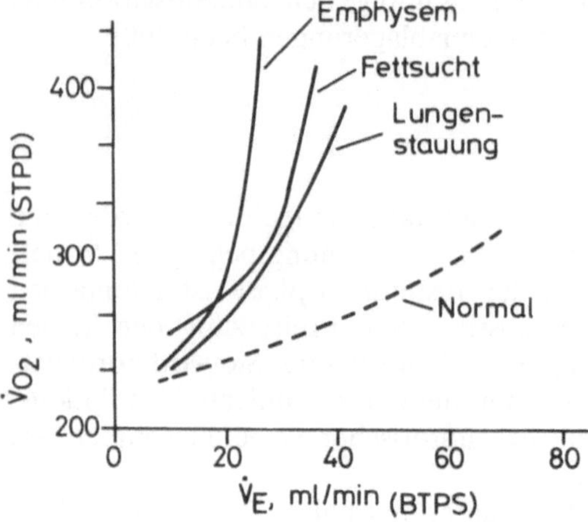

Abb. 15. O_2-Verbrauch für die Ventilation

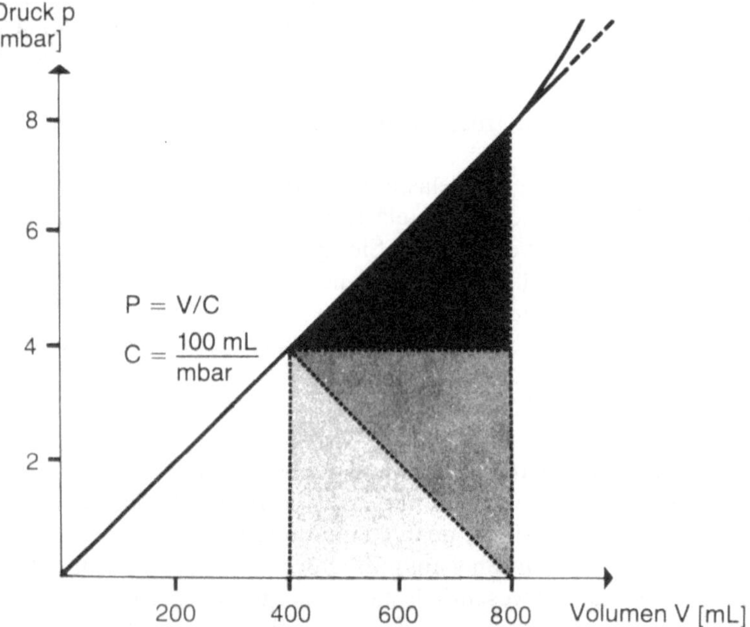

Abb. 16. Atemarbeit gegen elastische Widerstände

Die Atemarbeit gegen Strömungswiderstände ist erhöht bei Obstruktion und steigt mit Zunahme der Atemstromstärke, was automatisch bei Atemfrequenzerhöhung der Fall ist. Deswegen atmen Patienten mit einer Atemwegsobstruktion mit niedriger Frequenz und vergrößerten Atemzügen bei kleiner Atemstromstärke. Die Atemarbeit für einen Atemzug beinhaltet stets beide Komponenten: die Arbeit sowohl gegen elastische als auch gegen nichtelastische Widerstände (Abb. 17).

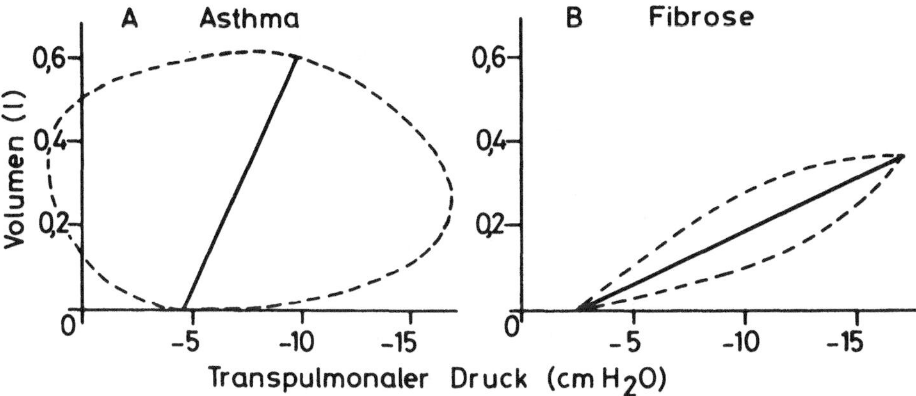

Abb. 17. Atemarbeit bei überwiegender Restriktion und überwiegender Obstruktion. Linearer Teil: Arbeit gegen elastische Widerstände
Nichtlinearer Teil: Arbeit gegen Strömungswiderstände

Die Gesamtatemarbeit hat ein Minimum bei einer bestimmten Frequenz, die regulatorisch eingestellt wird und deren Höhe von der Veränderung der elastischen oder der nichtelastischen Widerstände abhängt. Mit sinkender Frequenz steigt die Atemarbeit, weil die Arbeit gegen elastische Widerstände zunimmt, mit steigender Frequenz steigt sie, weil die Arbeit gegen nichtelastische Widerstände zunimmt. Bei Restriktion ist das Minimum für die Gesamtatemarbeit nach höheren Frequenzen, bei Obstruktion nach niedrigeren Frequenzen hin verschoben (Abb. 18).

Atemregulation

Die Atemregulation dient der Anpassung der Ventilation an den Stoffwechselbedarf des Organismus unter gleichzeitiger Optimierung des hierzu erforderlichen Arbeitsaufwandes.

Durch rhythmisch tätige Ganglienzellareale im Hirnstamm (Atemzentrum) werden über motorische Nerven die quergestreiften Atemmuskeln ebenfalls rhythmisch innerviert. Der zentrale Atemantrieb wird durch afferente Impulse verschiedenster Art, teilweise durch Größen, die selbst einer Veränderung durch die Ventilation unterliegen, moduliert. Auf diese Weise werden die Speicherinhalte für O_2 und CO_2 im inneren Milieu und damit die Versorgungs- und Entsorgungsbedingungen für die Gewebe weitgehend konstant gehalten. Durch die enge Verknüpfung von CO_2- und H^+-Konzentration in allen Körperflüssigkeiten ist die Atemregulation auch an der Homöostase des Säuren-Basen-Haushalts beteiligt.

Ziel der Atemregulation ist die Aufrechterhaltung einiger Größen des inneren Milieus, wie PO_2, PCO_2 und pH.

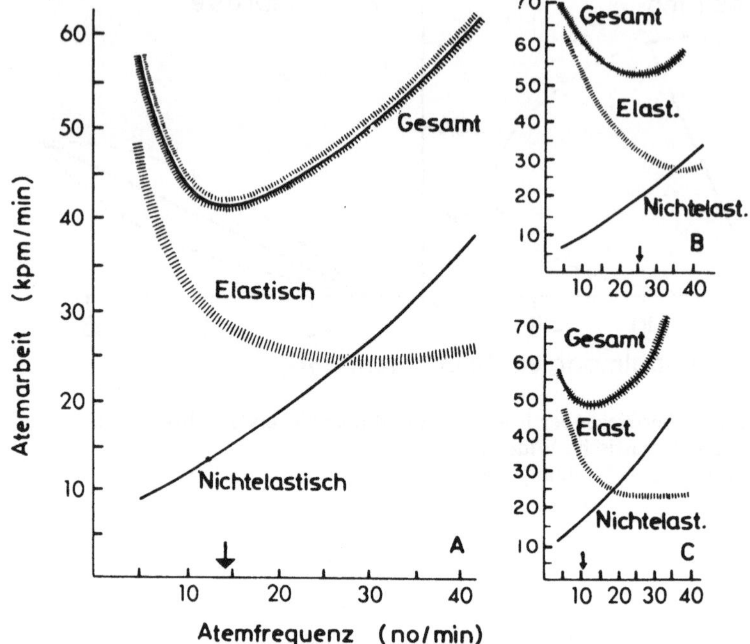

Abb. 18. Gesamtatemarbeit, Arbeit gegen elastische und gegen nichtelastische Widerstände bei verschiedenen Atemfrequenzen

Als Stellglieder im Regelkreis dienen die Atemmuskeln, Stellgröße ist die Ventilation, genau genommen die alveoläre Ventilation, Regler ist das Atemzentrum, welches seinen Ist-Wert-Status aus verschiedenen Regionen der Körperperipherie über entsprechende Afferenzen bezieht.

Humoraler Regelkreis

Der Regelkreis für die Konstanthaltung des inneren Milieus bezieht seine Afferenzen aus der Erregung von peripheren und zentralen Chemorezeptoren. Die peripheren Chemorezeptoren liegen in den Glomera des Aortenbogens und beiderseits in den Teilungsstellen von A. carotis externa und interna. Die afferenten Fasern des Glomus caroticum führen über den N. glossopharyngeus, diejenigen des Glomus aorticum über den N. vagus ins Atemzentrum.

Die Glomusorgane sind sensitiv gegenüber Änderungen des PO_2, PCO_2 und pH. Zunahme der Rezeptoraktivität ist verbunden mit einer Steigerung der afferenten Impulsrate und führt zur Aktivierung des Atemzentrums.

Die Schwelle für das Ansprechen der Chemorezeptoren auf PO_2-Reize liegt bei etwa 150 mm Hg. Bei 100 mm Hg beginnt der Bereich nachweisbarer Aktivitätsänderungen bei Änderungen des PO_2. Zu drastischen Steigerungen der Impulsrate kommt es jedoch erst unterhalb eines PO_2 von 60 mm Hg. Daraus wird die Funktion der PO_2-Rezeption als Sicherung gegen Hypoxämie deutlich.

Für PCO_2 liegt die Ansprechschwelle der Chemorezeptoren bei 20 – 30 mm Hg. Oberhalb dieser Schwelle findet sich im physiologischen CO_2-Bereich eine lineare Abhängigkeit zwischen PCO_2 und Impulsfrequenz. Unabhängig vom PCO_2 findet sich außerdem eine Aktivitätssteigerung mit fallendem pH.

Für alle drei Parameter findet eine gegenseitige Beeinflussung in der Weise statt, daß beispielsweise die Erregbarkeitskurve für PO_2 durch eine gleichzeitige PCO_2-Erhöhung in den höheren Bereich parallel verschoben wird. In ähnlicher Weise wird die Erregbarkeit für CO_2 durch fallendes pH erhöht (Abb. 19 und 20).

In der Praxis bedeutet dies, daß immer die Reizsumme aus den drei Grundgrößen über den gesamten Atemstimulus entscheidet. Andererseits bestimmt die regulatorische Stärke einer primär veränderten Größe das Ausmaß von Sekundäreffekten mit mehr oder weniger ungünstigen Nebenwirkungen, wie z.B. Hypokapnie und Alkaliämie bei primärer Hypoxie der Inspirationsluft.

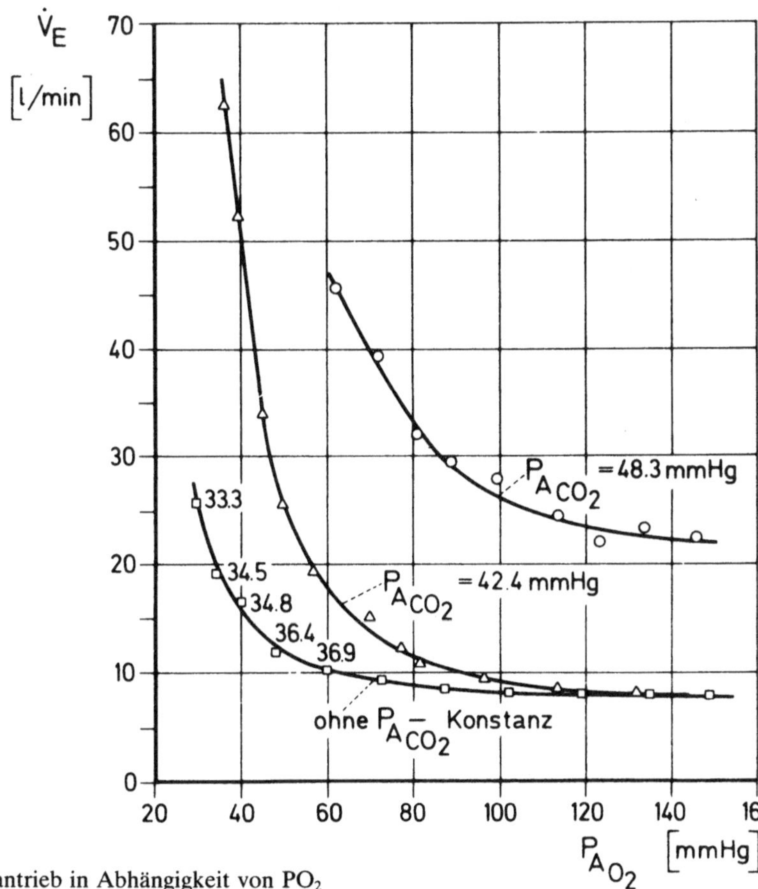

Abb. 19. Atemantrieb in Abhängigkeit von PO_2

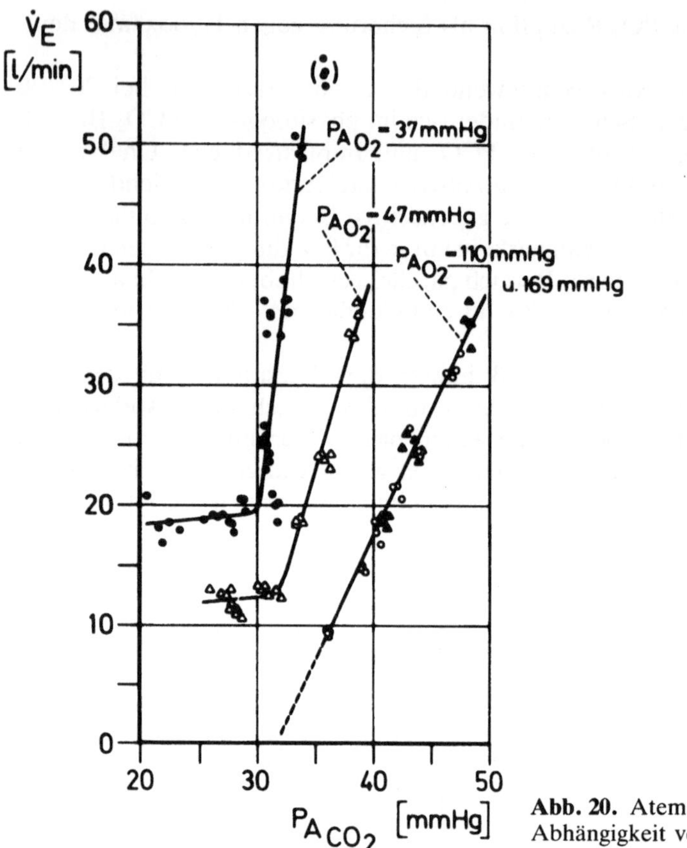

Abb. 20. Atemantrieb in Abhängigkeit von PCO_2

Für die Einstellung des Atemminutenvolumens kommt dem arteriellen PCO_2 die größte Bedeutung zu, zum einen wegen der linearen Abhängigkeit im physiologischen Bereich, zum anderen wegen der engen Verknüpfung mit dem Säuren-Basen-Haushalt.

Die ventilatorische Antwort auf definierte Erhöhungen des $PaCO_2$ ist auch der am häufigsten gebrauchte Test zur Untersuchung der Atemerregbarkeit.

Eine zentrale Chemorezeption der H^+-Konzentration (Abb. 21) findet an der Ventralseite der Medulla oblongata in der Nähe der Austrittsstellen der Hirnnerven IX und X statt. Unmittelbare Einflußgröße auf das Liquor-pH ist der CO_2-Partialdruck des Blutes. Das CO_2 diffundiert mühelos in den Liquor, dessen pH aufgrund der gegenüber dem Plasma wesentlich kleineren Pufferkapazität (geringerer Proteingehalt) entsprechend stärker auf Schwankungen des PCO_2 reagiert. Andererseits kann bei längerdauernden PCO_2-Änderungen das Liquor-pH durch Kompensationsmechanismen im Sinne von Änderungen der Bikarbonatkonzentration rascher und vollständiger normalisiert werden als das Plasma-pH durch renale Kompensation. Dies erklärt die Tatsache, daß Patienten mit chronischen Lungenkrankheiten erhebliche Steigerungen des arteriellen PCO_2 über die Norm aufweisen, ohne daß die Ventilation wesentlich

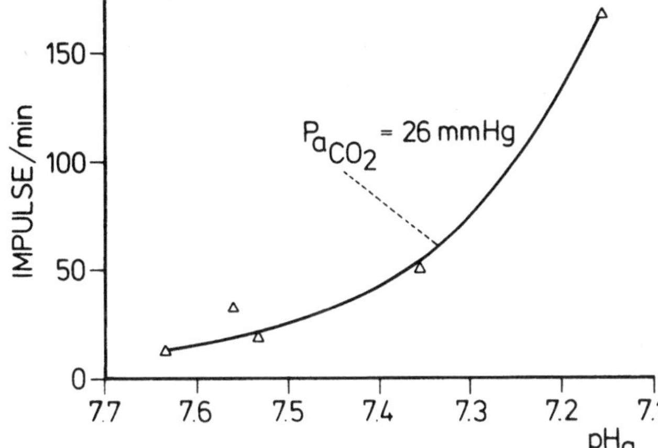

Abb. 21. Atemantrieb in Abhängigkeit von pH

gesteigert wäre. Dies zeigt auch, daß die zentralen Chemorezeptoren für die Grundeinstellung der Ventilation eine führende Rolle spielen. Andererseits sind die peripheren Chemorezeptoren für die schnelle Reaktion auf Änderungen im inneren Milieu wichtig.

Für Patienten mit chronischer PCO_2-Erhöhung hat der hypoxische Atemantrieb die führende Rolle. Nimmt man diesen durch O_2-Applikation weg, resultiert eine Atemdepression, die lebensbedrohlich werden kann, wenn zentralatemdepressorische Medikamente verabreicht wurden.

Die Atemantriebe über die Chemorezeptoren sind rückgekoppelt, d.h. sie wirken auf die antriebssteigernde Größe zurück und führen zu deren Stabilisierung.

Daneben gibt es eine Reihe von Atemantrieben, die ohne Rückkopplung zur Atmungssteigerung führen. Hierzu zählen Temperaturänderungen, Schmerz, hormonale Veränderungen (Katecholamine, Progesteron in der Schwangerschaft). Auch die nicht rückgekoppelten Atemantriebe münden in den humoralen Regelkreis ein (Abb. 22).

Pulmonale Reflexe

In der Lunge gelegene Dehnungsrezeptoren senden bei Erregung hemmende Impulse in Richtung Atemzentrum. Dies bedeutet, daß jeder Atemzug mit zunehmender Einatmung mehr und mehr begrenzt wird. Die afferente Leitung dieses Lungendehnungsreflexes oder Hering-Breuer-Reflexes erfolgt über den N. vagus.

Die Bedeutung dieses Reflexes liegt wohl vor allem in einer Ökonomisierung der Atemarbeit. Zu tiefe Atemzüge erhöhen bekanntlich die Arbeit gegen die elastischen Kräfte überproportional. Bei verminderter Lungendehnbarkeit wird auf diese Weise das Atemhubvolumen verkleinert und damit die elastische Atemarbeit regulatorisch vermindert.

Bei Flüssigkeits- oder Blutüberfüllung der Lunge (Lungenstauung, Lungenödem) spielen die sogenannten juxtakapillären Rezeptoren eine Rolle, deren

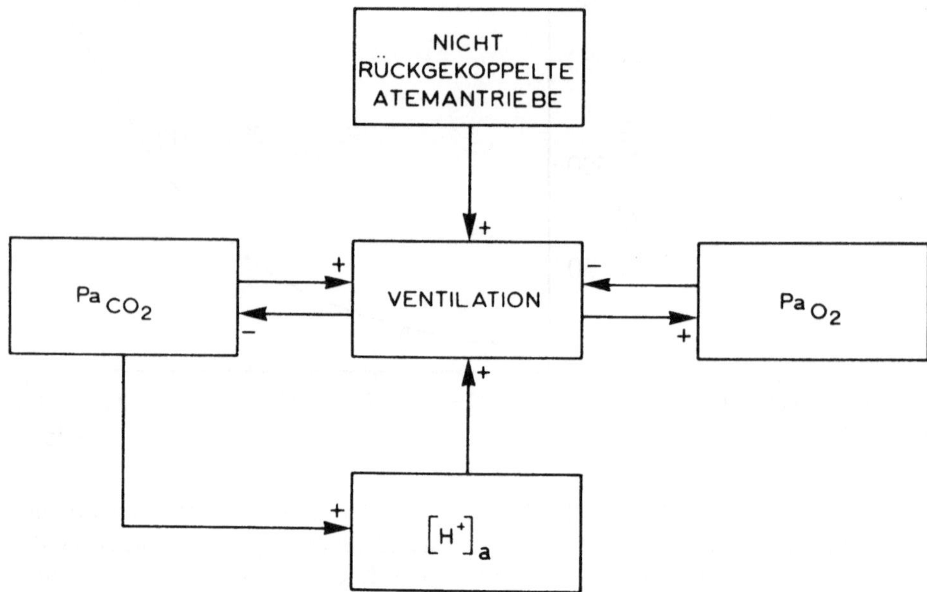

Abb. 22. Wechselwirkungen zwischen rückgekoppelten und nichtrückgekoppelten Atemantrieben

Reflexbogen (J-Reflex) ebenfalls über den N. vagus verläuft. Sie bewirken eine Erhöhung der Atemfrequenz bei gleichzeitiger Abnahme des Ventilationsvolumens.

Insgesamt ergibt sich durch das Zusammenspiel von humoralem Regelkreis und pulmonalen Reflexen die gewünschte Homöostase des inneren Milieus als Voraussetzung für die Konstanz der Gastransportprozesse im Organismus und gleichzeitig eine Minimierung der Atemarbeit für eine bestimmte Stoffwechselsituation unter Berücksichtigung der atemmechanischen Gegebenheiten.

Gasaustausch

Sauerstoff

O_2-Kaskade (Tabelle 1)

Die O_2-Konzentration der Atmosphäre beträgt rund 21 Vol. %. In Abhängigkeit von der Höhe über dem Meeresspiegel ändert sich jedoch der O_2-Partialdruck. Beträgt er auf Meeresniveau noch 160 mm Hg, sind es in 500 m nur noch 150 mm Hg, in 1000 m Höhe 141 mm Hg. Auf den einzelnen Stufen des Transportsystems vermindert sich der Sauerstoffpartialdruck, bis er innerhalb der Zellen auf weniger als 5 mm Hg abgefallen ist. Beim Eintritt in die Lunge erniedrigt er sich um rund 10 mm Hg, da sich wegen der Anfeuchtung der

Tabelle 1. O_2- und CO_2-Partialdruck auf verschiedenen Stufen des Transportsystems

	PO_2 (mm Hg)	PCO_2 (mm Hg)
Atomsphäre	150 – 160	0
Inspirationsluft	140 – 150	0
Alveolarluft	100	40
Arterielles Blut	85	40
Gemischtvenöses Blut	40	45
Zelle	< 5	> 45

Inspirationsluft der Gesamtdruck der Gase um den Partialdruck des Wasserdampfes (47 mm Hg bei 37 °C) vermindert. Innerhalb der Lunge fällt der Sauerstoffpartialdruck durch den Gaswechsel mit dem Blut auf 100 mm Hg ab. Im arteriellen Blut ist er durchschnittlich um 15 mm Hg niedriger als in der Alveolarluft, da der Gasaustausch nicht in allen Lungenabschnitten zu einem Diffusionsgleichgewicht mit dem Lungenkapillarblut führt. Außerdem gelangt venöses Blut unter Umgehung der Lunge aus dem Bronchialkreislauf und aus dem Koronarkreislauf des Herzens direkt in das arterielle System (anatomischer Shunt). Durch die Abgabe von Sauerstoff aus dem arteriellen Blut an die Gewebe fällt der Sauerstoffpartialdruck beträchtlich, so daß das venöse Mischblut kurz vor Erreichen der Lunge einen O_2-Partialdruck von 45 mm Hg aufweist.

O_2-Diffusion in der Lunge

Wie schon weiter oben ausgeführt, wird der Sauerstoff durch Konvektion bis zur Endstrecke des Luftleitungssystems der Lunge transportiert. Nach Strömungsstillstand in den Alveolargängen und Alveolen wird die Diffusion in diesem Bereich zum vorherrschenden Transportmechanismus, der durch die pulsierenden Bewegungen von Herz und Gefäßen unterstützt wird.

Die Diffusion über die alveolokapilläre Membran kann deswegen quantitativ ausreichend ablaufen, weil die Wegstrecke für die O_2-Moleküle klein (1 μm), die Kontaktfläche zwischen Alveolarluft und Blut groß (85 m^2) ist und das Partialdruckgefälle zwischen venösem Kapillarblut und Alveolarluft sehr groß (50 – 60 mm Hg) ist. Die Kontaktzeit für eine Blutportion mit der Alveolarluft beträgt 0,75 s. Unter Ruhebedingungen ist die Aufsättigung des Kapillarblutes jedoch bereits nach 0,25 s abgeschlossen, so daß noch eine Funktionsreserve für Verhältnisse bei körperlicher Belastung oder Lungenfunktionsstörungen vorhanden ist.

Als Maß für die Effektivität der Diffusionsprozesse in der Lunge verwendet man die sogenannte Diffusionskapazität. Dies ist die Menge O_2, die pro mm Hg mittlerer alveolokapillärer Druckdifferenz in einer Minute aus den Alveolen in das Lungenkapillarblut übergeht. Der physikalischen Definition nach handelt es sich hierbei um einen Leitwert, so daß man besser von der Diffusionsleitfähigkeit der Lunge sprechen sollte.

In der Praxis ist die Bestimmung der O_2-Diffusionskapazität äußerst problematisch. Man verwendet statt dessen die technisch einfachere Messung der CO-Diffusionskapazität. Der Normalwert beträgt 25 ml/mm Hg/min. Die Diffusionskapazität ist vermindert bei Verdickung der alveolokapillären Membran durch Ödem oder Bindegewebe und bei Verkleinerung der Kontaktfläche.

O_2-Transport im Blut

Bei dem im Blut herrschenden O_2-Partialdruck ist nur eine sehr kleine Gasmenge physikalisch gelöst, im arteriellen Blut rund 0,3 ml/dl. Für einen ausreichenden O_2-Transport im Blut unter diesen Bedingungen müßte ein auf das 70fache gesteigertes Herzminutenvolumen realisiert werden, das vom Herz-Kreislauf-System jedoch nicht aufgebracht werden könnte. Der in der Realität beschrittene Weg besteht in einer Erhöhung der O_2-Konzentration im Blut durch chemische Bindung an das Hämoglobin. Bei normaler Hämoglobinkonzentration enthält das arterielle Blut 21 ml O_2/dl, also das 70fache der physikalisch gelösten Menge.

Das Hämoglobin hat die Eigenschaft, O_2 in Abhängigkeit von seinem Partialdruck aufzunehmen oder abzugeben. Dabei wird der Sauerstoff in Form einer reversiblen chemischen Bindung an das Eisenatom des Hämoglobinmoleküls angelagert. Die maximale O_2-Menge, die 1 g Hämoglobin binden kann, beträgt 1,36 ml. Dieses Maximum wird bei einem O_2-Partialdruck von 150 mm Hg erreicht. Oberhalb davon wird O_2 nur noch physikalisch gelöst, d.h. der O_2-Gehalt steigt linear mit dem Partialdruck an, allerdings mit sehr geringer Steilheit. Unterhalb des Maximums besteht keine Proportionalität zwischen O_2-Partialdruck und -Gehalt. Dies hängt mit Besonderheiten der Bindungskinetik für O_2 im Hämoglobinmolekül zusammen. Die Beziehung zwischen O_2-Partialdruck und O_2-Gehalt des Blutes wird in der O_2-Bindungskurve (auch O_2-Dissoziationskurve) dargestellt, die einen charakteristischen Verlauf hat (Abb. 23). Sie besteht aus einem unteren flachen, einem mittleren steilen und einem oberen flachen Teil. Mit unterschiedlicher Hämoglobinkonzentration wird die Kurve insgesamt höher oder niedriger. Mit steigendem CO_2-Partialdruck, fallendem pH und steigender Temperatur wird die Kurve nach rechts verschoben und umgekehrt. Diese Verschiebung wirkt sich besonders im steilen Teil der Kurve aus.

Zu einer normierten Kurve, die auch Standard-O_2-Dissoziationskurve genannt wird, kommt man, wenn man die O_2-Sättigung, das ist der aktuelle O_2-Gehalt bezogen auf den maximal möglichen O_2-Gehalt (in % HbO_2) gegen den O_2-Partialdruck aufträgt.

Durch den oberen flachen Teil der O_2-Bindungskurve wird die Aufsättigung des Hämoglobins weitgehend unabhängig von Partialdruckschwankungen der Alveolarluft. Im steilen Teil wird mit geringem Druckabfall eine relativ große Menge Sauerstoff freigesetzt. Je weiter rechts der steile Teil liegt, um so günstiger sind die Abgabebedingungen an das Gewebe. Zu einer Rechtsverschiebung kommt es durch Zunahme des Säuregrades, des CO_2-Partialdrucks und der Temperatur. Die Lage des steilen Teils der Kurve kann durch Angabe

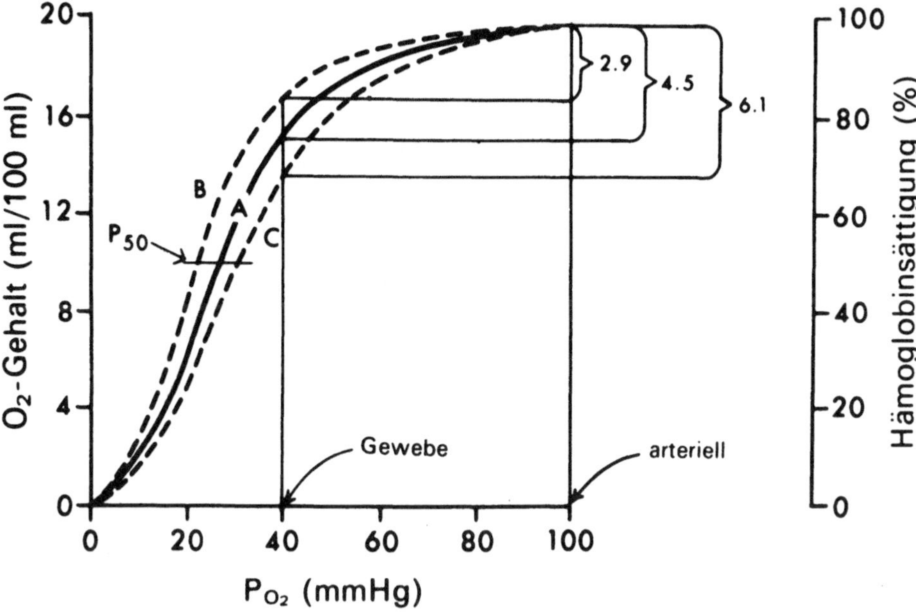

Abb. 23. O_2-Bindungskurve

des Partialdrucks für die Halbsättigung charakterisiert werden (Halbsättigungspunkt normalerweise bei 27 mm Hg).

Der normale arterielle O_2-Partialdruck hängt vom Alter ab und nimmt pro Dekade etwa 5 mm Hg ab. Eine brauchbare Regressionsgleichung für den liegenden Menschen bei Körperruhe stammt von Sorbini (siehe Formelanhang).

Die O_2-Sättigung, die im arteriellen Bereich nichtinvasiv mittels Pulsoxymeter gemessen werden kann, zeigt gemäß dem oberen flachen Teil der O_2-Bindungskurve kleine Änderungen, hinter denen große Änderungen des PO_2 stehen. So bedeutet ein Abfall der Sättigung von 97 auf 95% HbO_2 eine Änderung im PO_2 von 90 auf 75 mm Hg. Einer O_2-Sättigung von 85% HbO_2 entspricht ein O_2-Partialdruck von etwa 50 mm Hg (Tabelle 2). Bei rechtsverschobener O_2-Bindungskurve (Azidose, Hyperkapnie) ergeben sich für den gleichen O_2-Partialdruck erniedrigte SaO_2-Werte.

Tabelle 2. Zusammenhang zwischen O_2-Partialdruck und O_2-Sättigung bei 37 °C, pH 7,40 PCO_2 38 mm Hg

PaO_2 (mm Hg)	SaO_2 (% HbO_2)
90	96,8
80	95,8
70	94,2
60	91,1
50	85,3

Kohlendioxyd

CO_2-Kaskade (Tabelle 1)

Das Diffusionsgefälle für CO_2 vom Gewebe in die Atmosphäre ist kleiner als für O_2 in der umgekehrten Richtung. Insbesondere ist der Unterschied zwischen gemischtvenösem und arteriellem Blut und damit auch das Gefälle zwischen kapillärem Blut und Alveolarluft wesentlich geringer. Da CO_2 bei gleicher Partialdruckdifferenz aufgrund seiner höheren Löslichkeit im Plasma 20mal so schnell diffundieren kann wie O_2, ergibt sich für CO_2 unter den herrschenden Bedingungen effektiv immer noch die doppelte Diffusionsgeschwindigkeit wie für O_2.

CO_2-Bindungs- und -Transportformen

Die physikalische Löslichkeit von CO_2 im Blut ist bei 37 °C etwa 20mal so hoch wie für O_2. Bei dem vorhandenen Partialdruck, der im arteriellen Blut nur halb so hoch ist wie für O_2, resultiert immer noch eine gegenüber dem Sauerstoff zehnmal höhere physikalisch gelöste Menge, nämlich 3 ml/dl. Auch dies reicht für einen suffizienten Transport nicht aus, und so gibt es beim CO_2 ebenfalls eine Vergrößerung der im Blut transportierten Menge durch chemische Bindung. Die chemisch gebundene CO_2-Menge pro Deziliter Blut beträgt rund 50 ml und ist damit mehr als doppelt so groß wie diejenige von O_2.

Die CO_2-Bindungskurve hat einen hyperbolischen Verlauf und strebt daher keinem Endwert zu. Im physiologischen Bereich verläuft die Kurve praktisch linear (Abb. 24). Bei gleichem CO_2-Partialdruck ist die gebundene CO_2-Menge bei Entsättigung des Hämoglobins höher als bei Sättigung mit Sauerstoff. Entsprechend dieser Tatsache wird die CO_2-Bindung durch zwei extreme Kurven charakterisiert. Da sich während des Austausches von CO_2 in der Lunge gleichzeitig die O_2-Sättigung ändert, verläuft die physiologische Bindungskurve für CO_2 in einem Bereich zwischen den beiden Extremen.

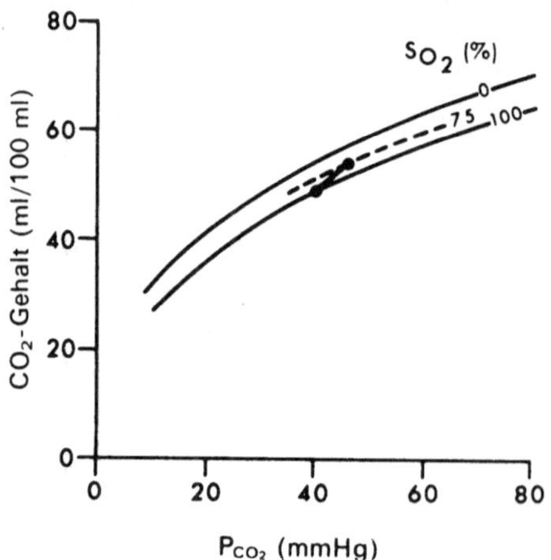

Abb. 24. CO_2-Bindungskurve

Die chemische Bindung des CO_2 im Blut erfolgt nicht in einer einheitlichen Form wie beim O_2, sondern es existieren zwei ganz unterschiedliche Bindungsformen. Die eine ist die Bikarbonatbindung, die andere die Carbaminobindung.

Die Bikarbonatbindung erfolgt durch Vermittlung der in den Erythrozyten befindlichen Carboanhydrase. In den Gewebekapillaren diffundiert CO_2 in die Erythrozyten und reagiert dort mit H_2O zu Kohlensäure. Dieser Vorgang wird durch die Carbonanhydrase stark beschleunigt. Die Kohlensäure dissoziiert nun in H^+ und HCO_3^-. H^+ wird vom Hämoglobin abgefangen, welches im Stadium der O_2-Entsättigung eine höhere Protonenaffinität aufweist. HCO_3^- diffundiert im Austausch gegen Cl^- ins Plasma (Cl^--Shift). In der Lunge kehrt sich dieser Prozeß um.

Für die Höhe des arteriellen CO_2-Partialdrucks gibt es keine Altersabhängigkeit. Der Normbereich liegt zwischen 37 und 44 mm Hg.

Die Carbaminobindung für CO_2 erfolgt am Eiweißanteil des Hämoglobins. Sie ist unabhängig vom CO_2-Partialdruck. Vielmehr erfolgen Freisetzung oder Bindung des CO_2 in Zusammenhang mit Änderungen der O_2-Sättigung.

Anteilmäßig findet man im arteriellen Blut neben 5 % physikalisch gelöstem CO_2 90 % als Bikarbonat und 5 % als Carbamino-CO_2 gebunden. Am Transport ist das physikalisch gelöste CO_2 mit 10 %, das Bikarbonat mit 60 % und das Carbamino-CO_2 mit 30 % beteiligt (Abb. 25).

Lungenkreislauf

Anatomie

Der Lungenkreislauf befindet sich zwischen rechtem und linkem Herzen. Er dient ausschließlich der Durchblutung der Lunge zum Zweck des Gasaustausches. Aus dem rechten Ventrikel entspringt die A. pulmonalis, die sich in etwa acht Generationen aufzweigt, wobei sich die entstehenden Äste an den Verlauf der Bronchien anlehnen. Auf der Ebene der Bronchiolen haben diese Gefäße einen Durchmesser von 2 mm, in Höhe der terminalen Bronchien nur noch 100 – 150 μm. Kurz vor Erreichen der Alveolen verzweigen sie sich in Arteriolen, die jedoch im Gegensatz zu den Arteriolen des großen Kreislaufs sehr dünnwandig sind. Die Kapillaren, die in engem Kontakt mit den Alveolen stehen, münden in die Venolen, die schließlich zu den Lungenvenen zusammenfließen. Der Venenhauptstamm mündet als V. pulmonalis, die das arterialisierte Blut aus der Lunge heranführt, in den linken Vorhof.

Daneben gibt es noch den Bronchialkreislauf, der aus dem arteriellen System des großen Kreislaufs gespeist wird, und zwar aus der thorakalen Aorta. Er macht allerdings nur etwa 1 % des Herzminutenvolumens aus. Er dient der Versorgung der Atemwege und des Interstitiums der Lunge. Ein Drittel dieses Blutes wird über Bronchialvenen und die V. azygos in die V. cava abgeführt, zwei Drittel fließen in die Lungenvenen, also in den arteriellen Kreislauf.

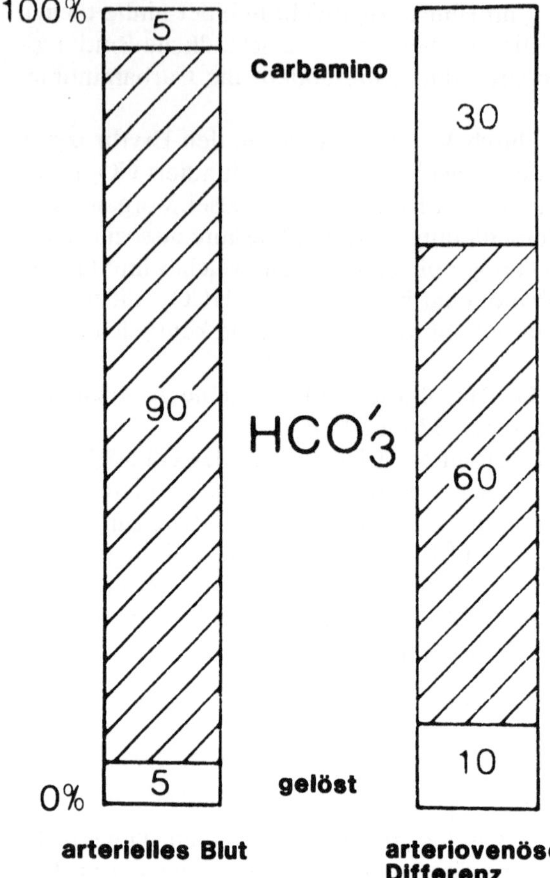

Abb. 25. CO_2-Bindungs- und -Transportformen. Links: Arteriell gebundene Menge Rechts: In der arteriovenösen Differenz enthaltene Menge

Drücke

Da der Gefäßwiderstand der Lunge nur rund ein Siebtel des Widerstandes im großen Kreislauf beträgt, ist das pulmonalarterielle Druckniveau entsprechend niedrig. Der mittlere pulmonalarterielle Druck beträgt 15 mm Hg, der pulmonalvenöse 5 – 8 mm Hg.

Gefäßweite und Blutfluß, vor allem in der Lungenperipherie, werden von den elastischen Retraktionskräften und ihren atemzyklischen Schwankungen sowie von den unter der Beatmung auftretenden Drücken beeinflußt, da sie sich nur wenig voneinander unterscheiden.

Lungendurchblutung

Aufgrund des niedrigen Druckniveaus im Pulmonalkreislauf ist die Lungendurchblutung empfindlich gegenüber Einflüssen der Schwerkraft sowie Veränderungen aller der Drücke, die sich von den Alveolen, vom venösen System und vom Interstitium her den lokalen Gefäßdrücken der Lunge entgegenstellen. Beim aufrecht stehenden Menschen sind die Lungenspitzen entsprechend der geringen Höhe des hydrostatischen Drucks im pulmonalarteriellen Gefäßsystem nur sehr schwach durchblutet. Die Durchblutung steigt nach basal mit der Zunahme dieses Drucks. An der Basis nimmt sie wegen des höheren Drucks im Lungengewebe wieder ab.

Der pulmonale Gefäßwiderstand wird durch mechanische und durch regulative Mechanismen beeinflußt. Im Verlauf des Atemzyklus ist er am Punkt der funktionellen Residualkapazität am kleinsten und steigt von da aus sowohl bei Volumenzunahme als auch bei Volumenabnahme an (Abb. 26).

Ein wichtiges Phänomen ist die Beeinflussung des pulmonalen Gefäßwiderstandes durch den alveolären Sauerstoffpartialdruck. Dieser reflexartige Mechanismus hat eine wichtige Bedeutung für die regionale Anpassung der Durchblutung an die Belüftung. In einem hypoventilierten und dadurch hypoxischen Lungenbezirk nimmt die Durchblutung durch die Erhöhung des lokalen Gefäßwiderstandes entsprechend der verminderten Belüftung ab.

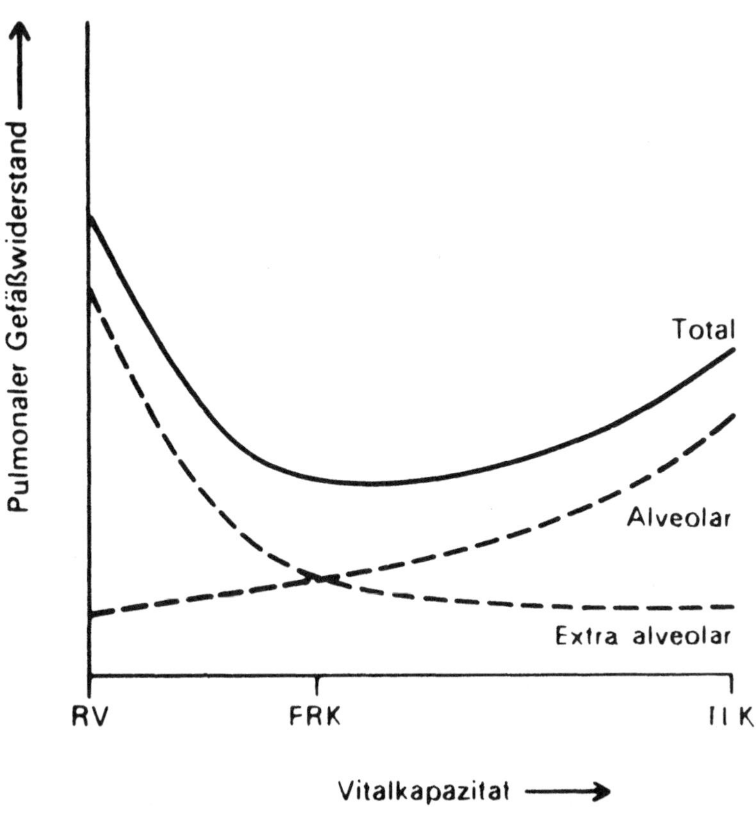

Abb. 26. Abhängigkeit des pulmonalen Gefäßwiderstandes von der Luftfüllung der Lunge

Verteilung von Ventilation und Perfusion

Der für den Gasaustausch in der Lunge als ideal anzusehende Zustand einer in allen Abschnitten gleichmäßigen Ventilation und Perfusion der Lunge wird in der Realität bei weitem nicht erreicht. Dies liegt an den Baueigentümlichkeiten der Lunge mit ihren zahlreichen Aufzweigungen von Luft- und Blutwegen und an dem Spiel zwischen pulmonalen und extrapulmonalen Retraktionskräften und der Schwerkraft.

Ventilationsverteilung (Abb. 27)

Im Zustand der Schwerelosigkeit wird die Entfaltung eines jeden Lungenabschnittes nur von der anliegenden Retraktionskraft bestimmt. Unter der

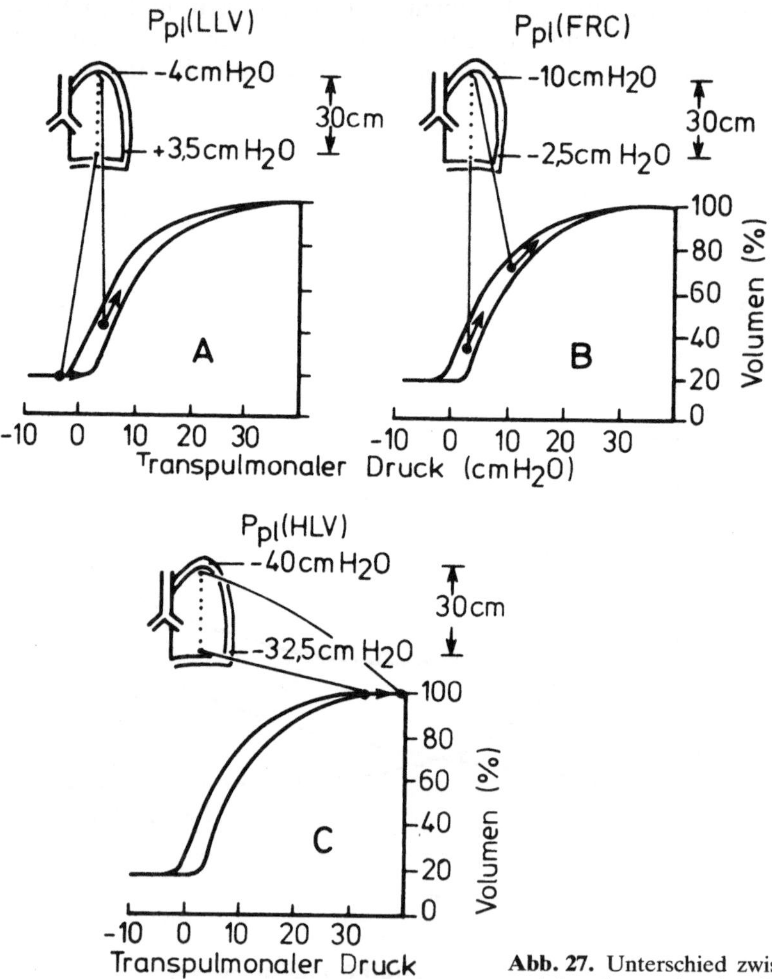

Abb. 27. Unterschied zwischen apikaler und basaler regionaler Ventilation bei verschieden großer Lungenfüllung

Einwirkung der Schwerkraft kommt eine beim aufrecht stehenden Menschen von apikal nach basal gerichtete Komponente hinzu, die sich in einer vertikalen Schichtung des interpleuralen Drucks äußert. Apikal ist dieser am niedrigsten (am meisten negativ!), basal am höchsten (bis in den positiven Bereich gehend). Entsprechend ist im apikalen Bereich die Lunge relativ stark vorgedehnt und damit schon im Endbereich ihrer Ruhedehnungskurve. Die basalen Lungenabschnitte sind hingegen nur gering entfaltet oder sogar komprimiert.

Atemzyklisch wird der Interpleuraldruck global um einen bestimmten Betrag, der von der Größe der Atemexkursion abhängt, erniedrigt. Für die vorhandene interpleurale Druckerniedrigung ergeben sich je nach bereits vorhandenem Dehnungszustand der Lunge ganz unterschiedlich große Volumenschwankungen. Diese sind apikal am kleinsten, basal am größten mit kontinuierlichem Übergang dazwischen. Diese Schichtung läßt sich auch im Liegen nachweisen, wenngleich in abgeschwächter Form. Dazu kommt dann noch ein zusätzlicher Gradient von ventral nach dorsal.

Apikal ist also die Lunge gut entfaltet, aber gering ventiliert, basal hingegen finden sich sehr große regionale Atemexkursionen, wobei die Gefahr eines exspiratorischen Verschlusses der kleinen Atemwege mehr oder weniger gegeben ist. Beim Höhertreten des Zwerchfells und/oder einer Einschränkung seiner Exkursionen ist eine ausreichende Ventilation der basalen Lungenabschnitte nicht möglich, weil die anliegende interpleurale Druckdifferenz für eine ausreichende Entfaltung zu klein ist.

Durchblutungsverteilung (Abb. 28)

Beim niedrigen Niveau der Drücke im kleinen Kreislauf sind Wechselwirkungen mit der Schwerkraft entsprechend groß. So nimmt der Perfusionsdruck und damit die Lungenperfusion oberhalb des Herzniveaus nach apikal bis auf Null ab, während sie nach basal hin steigt. Ähnlich wie die Ventilation ist auch die Lungenperfusion basal am größten und nimmt nach apikal hin kontinuierlich ab.

Bei grober Einteilung lassen sich drei charakteristische Zonen der Lungendurchblutung unterscheiden. In der apikalen Zone sind Blutdruck und Alveolardruck nahezu auf gleichem Niveau. Sinkt der pulmonalarterielle Druck nur geringfügig oder steigt der Alveolardruck (z.B. bei Beatmung oder CPAP-Atmung) ein wenig, so resultiert ein Durchblutungsstopp in dieser Region.

In der mittleren Zone ist der Blutdruck stets größer als der alveoläre Druck. Da der pulmonalvenöse Druck wesentlich unterhalb des Niveaus des Alveolardrucks liegt, wird die Durchblutung in dieser Zone ausschließlich von der Differenz zwischen Pulmonalarteriendruck und Alveolardruck bestimmt. So kann hier beispielsweise unter Beatmung die Durchblutung atemzyklisch schwanken.

Da der Pulmonalarteriendruck nach basal kontinuierlich zunimmt, während der Alveolardruck unverändert bleibt, erfolgt schließlich der Übergang in die basale Zone, in der der pulmonalvenöse Druck größer wird als der Alveolardruck. Damit verliert der Alveolardruck für die regionale Durchblutung seinen

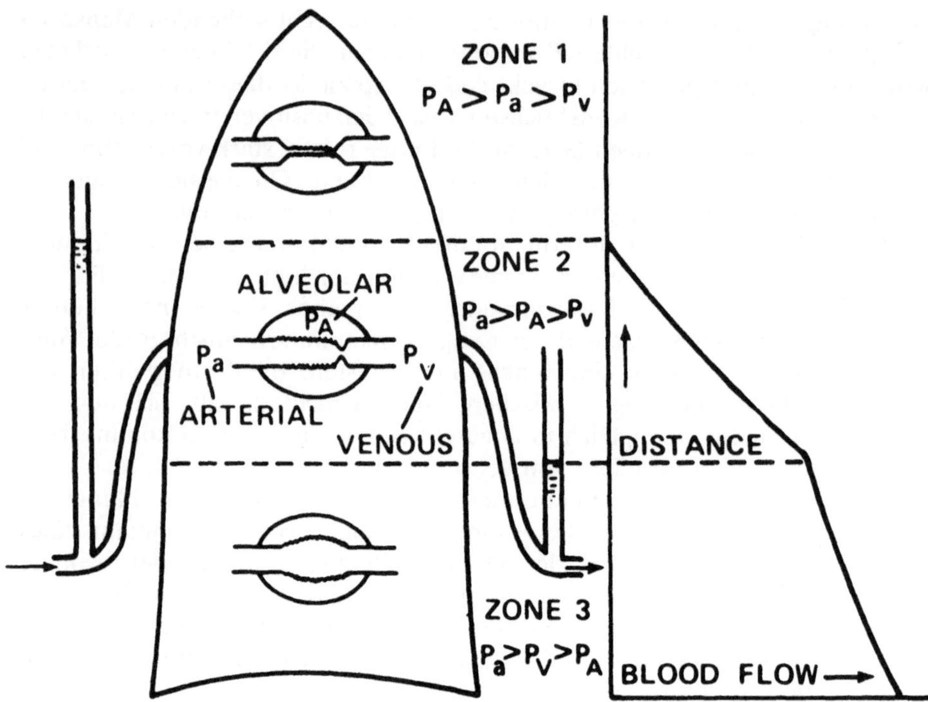

Abb. 28. Dreizonenmodell der Lungendurchblutung

Einfluß und nur noch die arteriovenöse Druckdifferenz bestimmt die Perfusion.

Unabhängig von diesen Mechanismen gibt es in der Lunge das Phänomen der hypoxischen Vasokonstriktion. Hypoventilierte, also hypoxische Alveolen werden mittels eines Reflexes (alveolovaskulärer Reflex nach Rossier oder Euler-Liljestrand-Reflex) minderdurchblutet, dadurch, daß im vorgeschalteten Gefäßgebiet eine Vasokonstriktion ausgelöst wird.

Regionales Ventilations-Perfusions-Verhältnis

Die Voraussetzungen für den pulmonalen Gasaustausch sind optimal, wenn das Verhältnis von alveolärer Ventilation zu kapillärer Perfusion 0,8 beträgt. Bei der gegebenen Ventilations- und Perfusionsverteilung mit unterschiedlich großem Zuwachs der beiden Größen von apikal nach basal kann zwangsläufig kein einheitliches Ventilations-Perfusions-Verhältnis für die gesamte Lunge existieren (Abb. 29).

In der Tat ändert sich auch das Ventilations-Perfusions-Verhältnis von apikal nach basal. Unter Zugrundelegung des Dreizonenmodells findet man nur in der mittleren Zone das optimale Ventilations-Perfusions-Verhältnis. Apikal ist es größer und basal kleiner als der Optimalwert (Abb. 30).

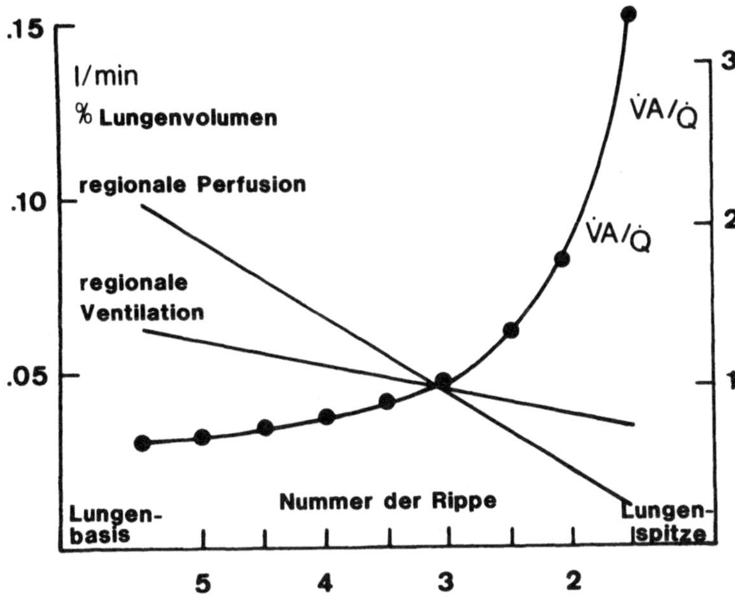

Abb. 29. Verteilung von Ventilation, Perfusion und Ventilations-Perfusions-Verhältnis in der gesunden Lunge

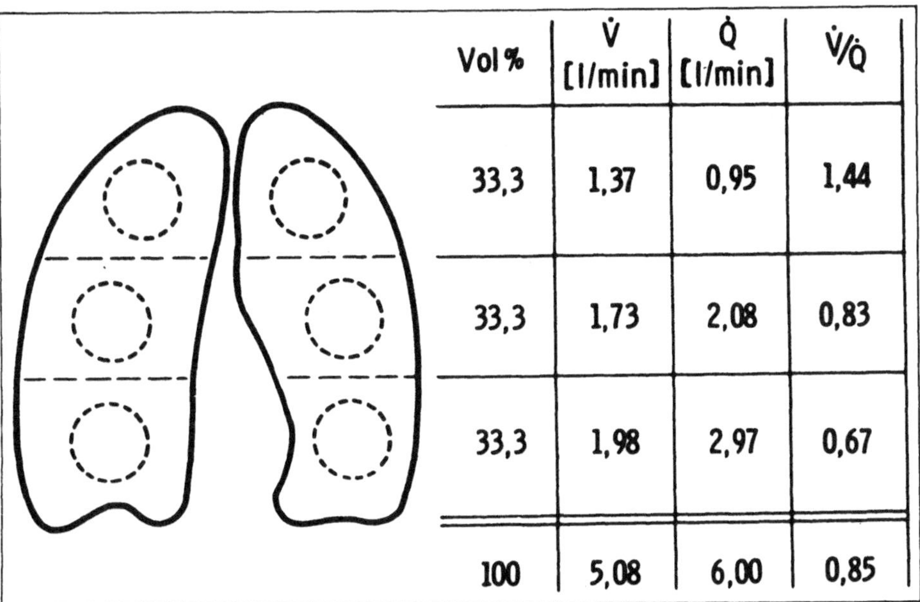

Vol %	$\dot{V}$ [l/min]	$\dot{Q}$ [l/min]	$\dot{V}/\dot{Q}$
33,3	1,37	0,95	1,44
33,3	1,73	2,08	0,83
33,3	1,98	2,97	0,67
100	5,08	6,00	0,85

Abb. 30. Verteilung von Ventilation und Perfusion im Dreizonenmodell der gesunden Lunge

Was bedeutet nun ein von der Norm abweichendes Ventilations-Perfusions-Verhältnis?

Übersteigt die Ventilation die Perfusion, liegt im Nettoeffekt eine Hyperventilation vor, gleichgültig ob absolut gesehen die Ventilation zugenommen, die Perfusion abgenommen hat oder ob sich beide Größen gleichzeitig im genannten Sinne geändert haben. Hyperventilation bedeutet für den Gasaustausch einen Anstieg des arteriellen PO_2, ohne daß damit ein nennenswerter Zuwachs an Sättigung resultiert, und einen Abfall des arteriellen PCO_2.

Der Extremfall eines erhöhten Ventilations-Perfusions-Verhältnisses ist dann gegeben, wenn die Durchblutung auf Null absinkt. Ventilation ohne Durchblutung ist definitionsgemäß Totraumventilation. Alveolarbezirke ohne Durchblutung werden demnach als alveolärer Totraum bezeichnet, der sich mit dem anatomischen Totraum zum funktionellen Totraum addiert.

Umgekehrt resultiert eine Hypoventilation, wenn die Ventilation vermindert, die Perfusion erhöht oder beide Größen gleichzeitig in dieser Weise geändert werden. Eine Hypoventilation führt zur PO_2-Abnahme und zur PCO_2-Zunahme im arteriellen Blut. Wird im Extremfall das Ventilations-Perfusions-Verhältnis zu Null, d.h. der betreffende Lungenabschnitt ist zwar durchblutet, aber nicht ventiliert, so gelangt das gemischtvenöse Blut hieraus unverändert ins arterielle System, es findet keine Oxygenation statt. Man spricht von Kurzschlußblut oder Shunt. Im Gegensatz zum anatomischen wird der durch regionale alveoläre Hypoventilation verursachte Shunt als funktioneller Shunt bezeichnet (Abb. 31).

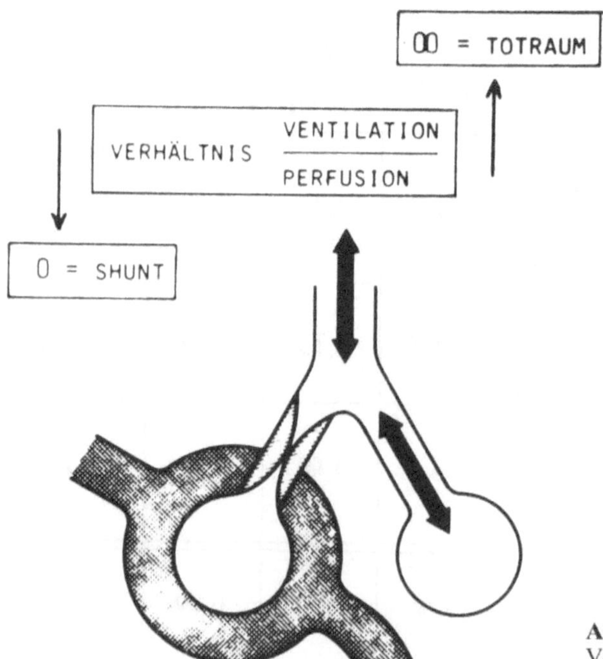

Abb. 31. Extremzustände des Ventilations-Perfusions-Verhältnisses

Die funktionelle Auswirkung von erhöhtem oder erniedrigtem Ventilations-Perfusions-Verhältnis besteht also in einer Vergrößerung des alveolären Totraums oder einer Erhöhung der venösen Beimischung oder in beiden. In Abhängigkeit von seiner Größe erfordert das Vorhandensein von alveolärem Totraum eine entsprechende Mehrventilation ohne Effekt auf den Gasaustausch. Damit wird also letzten Endes nur die Atemarbeit vermehrt. Eine vorhandene Shuntperfusion führt zur venösen Beimischung des arteriellen Blutes mit entsprechender Erniedrigung des arteriellen PO_2 und Erhöhung des arteriellen PCO_2. Bei intakter Atemregulation resultiert hieraus eine Steigerung des humoral ausgelösten Atemantriebes. Durch Mehrventilation kann in den funktionell intakten Lungenabschnitten CO_2 abgeatmet und dadurch PCO_2 erniedrigt werden. Parallel mit der PCO_2-Erniedrigung sinkt auch der CO_2-Gehalt. Andererseits erbringt der gleichzeitige PO_2-Anstieg wegen des flachen Verlaufs der O_2-Bindungskurve im oberen Bereich keine entsprechende Steigerung des O_2-Gehaltes.

Die Gaspartialdrücke nach der Mischung von arterialisiertem und Kurzschlußblut ergeben sich als gewogenes Mittel aus den Gasgehalten.

Charakteristisch für eine atemregulatorisch kompensierte Verteilungsinhomogenität ist die gleichzeitige Erniedrigung von PaO_2 und $PaCO_2$.

Methoden zur Darstellung von Inhomogenitäten der Ventilation und Perfusion

Die Quantifizierung von Verteilungsinhomogenitäten kann entweder kompartmentbezogen oder nach topographischen Gesichtspunkten erfolgen.

Kompartmentbezogene Verfahren

Unter Kompartment versteht man eine funktionelle Einheit ohne Rücksicht auf topographische Gesichtspunkte. Es geht lediglich um die Klassifizierung und Quantifizierung gleichartiger Bereiche.

Eine einfache und auch hinreichend anschauliche Möglichkeit zur Quantifizierung einer Verteilungsstörung ist die Berechnung von Shunt- und Totraumfraktion, also des prozentualen Anteils der Shuntperfusion an der Gesamtperfusion sowie des prozentualen Anteils der Totraumventilation an der Gesamtventilation.

Folgender Gedankengang liegt hierbei zugrunde: Die vorhandene Konstellation an Globalparametern ist tatsächlich entstanden aus einer Unzahl von Kompartments mit ganz unterschiedlichem Ventilations-Perfusions-Verhältnis. Man kann sich dieselbe Situation entstanden denken durch ein bestimmtes Mischungsverhältnis von Shuntblut und arteriellem Blut bzw. Totraumluft mit Alveolarluft. Man reduziert also die große Anzahl verschiedener Kompartments auf zwei mit der Extremkonstellation. Die Größe des funktionellen Shunts ist ein Maß für die alveoläre Minderbelüftung, während die Größe des funktionellen Totraums ein Maß für die kapilläre Minderperfusion der Lunge darstellt.

Ein vereinfachtes Verfahren ist die Bildung von O_2- und CO_2-Partialdruckdifferenzen zwischen Alveolarluft und arteriellem Blut, die mit der Größe der Shuntfraktion bzw. der Totraumfraktion korrelieren.

Ein methodisch aufwendiges Verfahren, das nur für wissenschaftliche Zwecke geeignet ist, aber exemplarische Einblicke in bestimmte pulmonale Situationen gestattet, ergibt kontinuierliche Spektren der Verteilung von Ventilation und Perfusion über dem Ventilations-Perfusions-Verhältnis (Abb. 32).

Topographische Verfahren

Neben der quantitativen Einschätzung einer Störung, die für die funktionelle Beurteilung wichtig ist, kann auch ihre Lokalisation von Interesse sein. Hierzu dienen bildgebende Verfahren, die auf der durchblutungs- bzw. ventilationsabhängigen Verteilung und Ablagerung von radioaktiv markierten Partikeln beruhen. Es handelt sich um die Ventilations- und Perfusionsszintigraphie der Lunge, die ein semiquantitatives Abbild der Ventilations-Perfusions-Verteilung liefert.

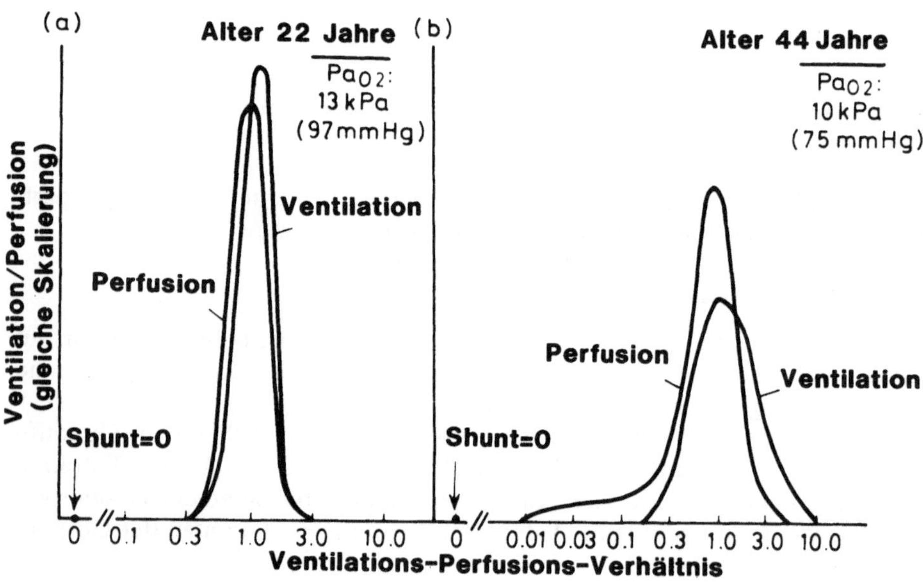

Abb. 32. Kontinuierliche Verteilung der Ventilation und der Perfusion über dem Ventilations-Perfusions-Verhältnis

Literatur

1. Cherniak RM (1979) Lungenfunktionsprüfung. Schattauer, Stuttgart New York
2. Comroe HH, Forster RE, Dubois AB, Briscoe WA, Carlens E (1964) Die Lunge. Schattauer, Stuttgart
3. Lotz P (1983) Physiologie der Atmung. In: Kalff G, Müller, FG (Hrsg) Atmung – Beatmung – Schmerztherapie. Perimed, Erlangen, p 1
4. Lotz P, Siegel E, Spilker D (1984) Grundbegriffe der Beatmung. GIT-Verlag, Darmstadt
5. Murray JF (1978) Die normale Lunge. Schattauer, Stuttgart New York
6. Nunn FF (1978) Applied respiratory physiology. Butterworths, London Boston
7. Piiper J, Koepchen HP (1972) Atmung. In: Gauer, Kramer, Jung (Hrsg) Physiologie des Menschen, Bd 6. Urban & Schwarzenberg, München Berlin Wien
8. Tammerling GF, Quanjer PhH (1980) Physiologie der Atmung. Thomae/Boehringer, Ingelheim
9. Tisi GM (1980) Pulmonary physiology in clinical medicine. Williams & Wilkins, Baltimore London
10. Weibel ER (1953) Morphometry of the human lung. Springer, Berlin Heidelberg New York
11. West JB (1974) Respiratory physiology. The essentials. Williams & Wilkins, Baltimore
12. West JB (1979) Pulmonary pathophysiology. The essentials. Williams & Wilkins, Baltimore

II Akute respiratorische Insuffizienz

Ätiologie und Pathophysiologie der akuten respiratorischen Insuffizienz (ARI)

H. Burchardi

Die akute respiratorische Insuffizienz (ARI) ist ein zentrales Problem der Intensivmedizin. Sie kommt vor als Primärerkrankung (z. B. Pneumonie, Thoraxtrauma) oder als akute Dekompensation chronischer Erkrankungen (z. B. bei chronisch obstruktiven Lungenerkrankungen – COLD), aber auch als Komplikation unserer intensivmedizinischen Maßnahmen (z. B. als nosokomiale pulmonale Infektion, als Barotrauma), insbesondere aber als Begleiterkrankung anderer (häufig systemischer) Erkrankungen (z. B. bei Sepsis, im Rahmen eines Multiorganversagens).

Häufigkeiten und Mortalität

Akute respiratorische Insuffizienz

Die Häufigkeit der ARI ist schwierig zu ermitteln; sie ist stark abhängig von der Definition und den angewandten Einschlußkriterien; doch gerade diese Einschlußkriterien werden unterschiedlich eingesetzt.

Nach der allgemeinen Definition liegt eine ARI vor, wenn das Verhältnis von PaO_2 und FIO_2 unter der Altersnorm des Patienten und/oder der $PaCO_2$ (ohne respiratorische Kompensation einer metabolischen Alkalose) über 45 mm Hg liegt. Für die intensivmedizinische Anwendung ist es jedoch zweckmäßig, diese Diagnose durch Einführung von Schweregraden weiter zu unterteilen (s. Tabelle 1).

Die letzte Gruppe deckt sich mit den bekannten ECMO-Kriterien, die für eine Multicenter-Studie über extrakorporale Membranoxygenierung (National Heart, Lung and Blood Institute, Division of Lung Diseases (1979)) eingeführt wurde.

Akutes Lungenversagen – „Adult respiratory distress syndrome" (ARDS)

Das Problem wird noch schwieriger, wenn das „Adult respiratory distress syndrome" (ARDS) (oder besser das „akute Lungenversagen") abgegrenzt werden soll. Obwohl das Syndrom morphologisch klar umrissen ist, ist die klinische Abgrenzung zu anderen Ursachen der respiratorischen Insuffizienz oft sehr schwierig, wenn nicht gar unmöglich. Generell ist akzeptiert, das kardiale

Tabelle 1. Schweregrade der akuten respiratorischen Insuffizienz (Einteilung vereinfacht nach den Empfehlungen des Mass. General Hospital, Boston) (Nach Pontoppidan et al.: In: (39))

ARI-Schweregrad	Röntgen-Thorax	Intubation, PEEP	Oxygenierung
ARI-Risiko: (z. B. Sepsis, Polytrauma)	Normal bzw. minimale Veränderungen	Nicht erforderlich, gegebenenfalls kurzfristig postoperative Atemtherapie	Kurzfristig O_2, übliche postoperative Atemtherapie
Leicht:	Minimale diffuse oder lobäre Infiltrationen	Eventuell Intubation, eventuell CPAP oder PEEP + CMV	$FIO_2 < 0{,}5$
Mittelgradig:	Panlobäre, alveoläre Infiltrationen, einseitig oder beidseitig	Intubation > 24 h CPAP/PEEP erforderlich (CPAP, CMV, IMV, PEEP)	$FIO_2 \geq 0{,}5$
Schwer:	Beidseitig panlobäre alveoläre Infiltrationen	Intubation und apparative Beatmung erforderlich	$PaO_2 < 50$ mm Hg bei $FIO_2 = 1{,}0$ über 8 h oder $FIO_2 \geq 0{,}6$ über 48 h

Lungenödem auszuschließen; oft wird hierfür ein pulmonaler Wedgedruck unter 18 mm Hg gefordert (allerdings erscheint es unrealistisch, zur Diagnose stets einen Pulmonaliskatheter vorauszusetzen). Problematischer ist die Abgrenzung zur Pneumonie: Einerseits ist eine „normale" Bronchopneumonie nicht mit dem ARDS gleichzusetzen, andererseits ist aber bekannt, daß eine Pneumonie (insbesondere die atypische Viruspneumonie) zum ARDS führen kann. Das gleiche gilt für die Aspirationspneumonie, die zwar primär nicht mit dem ARDS identisch ist, sich jedoch im weiteren Verlauf häufig dahin entwickelt.

Wegen dieser Unsicherheiten der klinischen Definition und Abgrenzung sind alle Statistiken über Häufigkeit und Letalität dieses Syndroms unsicher und schwer miteinander vergleichbar.

Nach einer alten Schätzung (NHLBI Task Force on Respiratory Diseases) wurde 1972 für die USA jährlich mit nicht weniger als 150000 ARDS-Fällen gerechnet (bei Ausschluß von Pneumonie und kardialem Lungenödem). Diese Zahl erscheint aus heutiger Sicht und für europäische Verhältnisse übertrieben. Konkrete Zahlen über die Häufigkeit bei uns liegen jedoch bislang nicht vor. Einige Statistiken analysieren die ARDS-Häufigkeit bei Patienten mit besonderen Risikofaktoren (Sepsis, Aspiration, Massentransfusionen, multiplen Frakturen, Beinahe-Ertrinken, Verbrennung, Pankreatitis, protrahiertem Schock, disseminierter intravasaler Gerinnung, aber auch Operationen mit der Herz-Lungen-Maschine und sogar Pneumonie und Lungenkontusion):

- Colorado-Studie (Fowler et al., 1983): Von 993 Risikopatienten entwickelten 68 (= 7%) ein ARDS; Mortalität: 65%.
- Seattle-Studie (Pepe et al., 1982): Von 136 Risikopatienten entwickelten 46 (= 34%) ein ARDS; Mortalität: mit ARDS 41%, ohne ARDS 19%.

Schon diese beiden sorgfältig durchgeführten Studien ergeben deutliche Unterschiede (z. B. in der Häufigkeit von ARDS bei Sepsis), die (trotz äußerer Ähnlichkeit) auf verschiedenen Auswahlkriterien beruhen.

Eine neue europäische Studie vergleicht Gruppen mit leichterer und schwerer respiratorischer Insuffizienz (Tabelle 2).

Tabelle 2. Europäische ARDS-Studie (Nach 1). Häufigkeit und Mortalität der akuten respiratorischen Insuffizienz (ARI)

ARI	Anzahl	Überlebt	Verstorben
Leichter: ($PaO_2 > 75$ mm Hg bei $FIO_2 \geq 0,5$ + PEEP 5 cm H_2O)	191	117 (61 %)	74 (39 %)
Schwer: ($PaO_2 < 75$ mm Hg bei $FIO_2 \geq 0,5$ + PEEP 5 cm H_2O)	400	124 (31 %)	276 (69 %)
Gesamt:	591	241 (41 %)	350 (59 %)

Es besteht der Eindruck, daß heute die schweren Formen des akuten Lungenversagens mit maschineller Beatmung über Wochen und mit interstitieller Fibrosierung seltener geworden sind. Sofern sie vorkommen, treten sie meist als Multiorganversagen in Verbindung mit Sepsis auf.

Nach wie vor häufig scheinen dagegen die leichteren Formen des akuten Lungenversagens zu sein, die sich zwar rasch entwickeln, jedoch durch früh einsetzende, konsequente Atemtherapie (z. B. CPAP, inspiratorische Druckunterstützung etc.) bald wieder gebessert werden können.

Die Prognose des akuten Lungenversagens ist eindeutig davon abhängig, wieviele Risikofaktoren gleichzeitig Einfluß nehmen. So steigt z. B. die Letalität deutlich im höheren Alter. Bei Patienten über 65 Jahre liegt sie bei 81 % (NHLBI ADC, Pontoppidan 1985). Ebenso steigt die Letalität drastisch mit der Zahl der neben der respiratorischen Insuffizienz vorliegenden Komplikationen oder Organinsuffizienzen (Tabelle 3).

Tabelle 3. Einfluß der Zahl der Komplikationen auf die Mortalität (European Study 1988)

Zahl der Komplikationen	Mortalität
0	24,3 %
1	48,0 %
2	65,6 %
3	68,1 %
>3	87,2%

Tabelle 4. Häufigkeit der dominierenden Todesursachen bei ARI (European Study 1988)

Todesursachen:	pulmonal	28%
	nichtpulmonal	40%
	beides	25%
	unbekannt	6%

Tritt das akute Lungenversagen im Rahmen eines Multiorganversagens auf, so ist auffällig, daß die Gasaustauschstörung oft durch die Möglichkeiten moderner Respiratortherapie kompensiert werden kann und somit die Hypoxämie selbst meist nicht zum Tode führt; die eigentliche Todesursache ist hier das Multiorganversagen insgesamt (Tabelle 4).

Ätiologie

Die Ursachen, aus denen eine akute respiratorische Insuffizienz (Tabelle 5) oder spezieller ein akutes Lungenversagen (Tabelle 6) entstehen kann, sind vielschichtig.

Unabhängig von den unterschiedlichen Ursachen der ARI folgen die pathophysiologischen Veränderungen der Lungenfunktion wenigen „Grundmustern", die für die Lunge typisch sind. Da die Beatmungsbehandlung eine

Tabelle 5. Ursachen für eine akute respiratorische Insuffizienz

Zentralnervös:
z. B. Koma aller Ursachen, Schädel-Hirn-Trauma, Intoxikationen (Sedativa, Opioide etc.), Eklampsie, Status epilepticus, Schlafapnoesyndrom

Peripher neuromuskulär:
z. B. Polyneuritiden (infektiös, toxisch), Polyradikulitis, Toxine (Botulismus, Tetanus etc.), Myopathien, medikamentöse Relaxation

Störungen der Atemmechanik:
z. B. Thoraxtrauma, Zwerchfellruptur, Zwerchfellhernie, Kyphoskoliose, Pneumothorax, postoperative respiratorische Insuffizienz

Verlegung oder Spastik der Luftwege:
z. B. infolge Fremdkörper, Verletzung, Entzündung, allergische Reaktion, Spasmus, Status asthmaticus, Atelektasen, Mukoviszidose

Lungenparenchymschädigung:
z. B. Pneumonien aller Art, Lungenkontusion, akutes Lungenversagen (ARDS), Lungenödem (kardial, nichtkardial), Lungenembolie

Akute Dekompensation chronischer Erkrankungen:
z. B. obstruktive Lungenerkrankungen (z. B. chronische Bronchitis, COLD)
restriktive Lungenerkrankungen (z. B. Lungenfibrose, Kyphoskoliose)

Tabelle 6. Auslösende Ursachen für das akute Lungenversagen (ARDS)

Sepsis, Bakteriämie, Endotoxämie
Aspiration
Polytrauma (thorakal und extrathorakal)
Verbrennungen
Pankreatitis
Immunsuppression (z. B. nach Transplantation, Bestrahlung)
Pneumonien (virale, mykoplasmale, bakterielle)
Intoxikationen (z. B. Paraquat, Bromkarbamide)
Fruchtwasserembolie, disseminierte intravasale Gerinnung
Eingriffe unter Herz-Lungen-Maschine
Rauchvergiftung und Inhalation toxischer Gase
und vieles andere

symptomatische Therapie ist, wird sie sich in erster Linie an den pathophysiologischen Grundmechanismen orientieren (im wesentlichen also unabhängig von den ätiologischen Ausgangsbedingungen). So ist z. B. für die Indikation zur Behandlung einer alveolären Hypoventilation die zugrundeliegende Ursache (reversibel/irreversibel) entscheidend; für die Durchführung der Behandlung (Beatmung) ist sie dagegen nebensächlich.

> Merke: Die Ätiologie ist mitbestimmend für die Indikation der Beatmungsbehandlung.
> Die Pathophysiologie bestimmt die Wahl der Behandlungsmaßnahmen.

Allgemeine Pathophysiologie

Für die logische Zuordnung therapeutischer Maßnahmen ist es zweckmäßig, zwischen Störungen der Oxygenierung (früher „Partialinsuffizienz") und Störungen der Ventilation (alveoläre Hypoventilation, „Pumpversagen", früher „Globalinsuffizienz") zu unterscheiden: Während bei Störungen der Oxygenierung der Gasaustausch für Sauerstoff verbessert werden muß (z. B. mit CPAP bzw. PEEP, inspiratorischer O_2-Zufuhr, Bronchialtoilette und physikalischen Maßnahmen etc.), kann die gestörte Ventilation („Pumpversagen") nur durch Atemhilfe („Ventilatory support") kompensiert werden, von inspiratorischer Druckunterstützung und IMV bis hin zur kontrollierten Beatmung.

Atemmechanik und Ventilation

Lungenvolumina, funktionelle Residualkapazität

Eine der folgenreichsten und häufigsten Veränderungen der Lungenfunktion ist die Verminderung des Lungenvolumens, der funktionellen Residualkapazität

(FRC). Bereits bei lungengesunden Patienten wird die FRC unter Narkosebedingungen (liegend, intubiert, relaxiert und beatmet) deutlich (d. h. um etwa 450–500 ml) vermindert; wesentliche Ursachen hierfür sind die Verlagerung des Zwerchfells nach kranial und Verschiebungen des Blutvolumens. Die Folge ist ein Kollaps untenliegender Alveolen mit Zunahme der Shuntdurchblutung. Hedenstierna et al. [18] haben diesen Alveolenkollaps computertomographisch nachweisen können. Vermindertes Lungenvolumen und Alveolenkollaps durch ein hochgedrängtes Zwerchfell sind auch die wesentlichen Ursachen der üblichen postoperativen Hypoxämie nach Oberbaucheingriffen selbst bei Lungengesunden.

Bei pathologischen Lungenveränderungen, z. B. bei der akuten respiratorischen Insuffizienz, ist das Lungenvolumen praktisch immer mehr oder weniger hochgradig vermindert. Es bestehen (meist diffus über die Lunge verteilt) kollabierte Alveolen und Atelektasen, die eine vermehrte Shunt-Durchblutung und arterielle Hypoxämie zur Folge haben. Ein Kollaps von Alveolen und kleinen Atemwegen kann allerdings auch periodisch bei jedem Atemzyklus bei niedrigen Lungenvolumina während der Exspiration auftreten (sog. „Airway closure"); die Folge ist ein innerhalb des Atemzyklus periodisch auftretender Shunt (sog. „Shunt in time"), also ebenfalls eine Verschlechterung des Gasaustausches für Sauerstoff.

Es ist wichtig, den Kollaps von Alveolen und kleinen Atemwegen von vornherein zu verhindern, da kollabierte Alveolen zur Wiedereröffnung einen höheren Druck benötigen (Eröffnungsdruck > Verschlußdruck). In der klinischen Praxis muß daher mit Nachdruck dafür gesorgt werden, daß die Alveolen offengehalten werden (z. B. mit CPAP). So ist inzwischen auch erwiesen, daß spontanatmende, intubierte Patienten zur Erhaltung ihres normalen Lungenvolumens ein geringes CPAP-Niveau (etwa 5 cm H_2O) benötigen, solange sie intubiert sind. Die Extubation sollte, zumindest bei gefährdeten (z. B. alten) Patienten, direkt aus der CPAP-Atmung erfolgen.

Lungendehnbarkeit, Compliance

Die beiden wichtigsten Kenngrößen der Atemmechanik sind Compliance und Resistance. Die Compliance (C) bezeichnet die Dehnbarkeit der Lunge bzw. des gesamten Lunge-Thorax-Systems und wird bestimmt durch den Quotienten Volumen/Druck:

$$C = V/\Delta P \ [\mathrm{ml/cm\ H_2O}].$$

Bei der respiratorischen Insuffizienz ist im allgemeinen die Dehnbarkeit des Lungengewebes vermindert; nur selten verändert sich die Compliance der Thoraxwand. Die Ursachen einer Verminderung der Compliance (s. Tabelle 7) können in pathologischen Veränderungen des Lungenparenchyms ebenso wie in Veränderungen der Entfaltbarkeit der Alveolen (Surfactant-Funktionsstörungen) liegen. Lungenvolumen und Compliance beeinflussen sich gegenseitig: So führt jede Verminderung der FRC grundsätzlich zur Reduktion der

Tabelle 7. Ursachen für die Verminderung der Compliance

Parenchymveränderungen: z. B. (Broncho-)Pneumonie Lungenödem, interstitiell ARDS Fibrosen
Surfactant-Funktionsstörung: z. B. Lungenödem, alveolär Atelektasen, Alveolarkollaps Aspiration ARDS
Volumenverminderung: z. B. Pneumothorax Zwerchfellhochstand

Compliance, ebenso wie jede Verminderung der Compliance zur Reduktion der FRC führt.

Aufschlußreichen Einblick in das elastische Verhalten des Lungengewebes läßt sich mit den Druck-Volumen-Schleifen gewinnen:

Bei einer gesunden Lunge wird für die normale Atmung im wesentlichen der gerade Teil der S-förmigen Druck-Volumen-Kurve genutzt (s. Beitrag Lotz); die relativ steile Steigung dieses Anteils entspricht der hohen Compliance der normalen Lunge. Unter pathologischen Bedingungen bei verminderter Compliance verläuft die P/V-Kurve flacher und verändert unter Umständen auch ihre Form (s. Abb. 6).

In der frühen Phase des akuten Lungenversagens fällt oft eine S-förmige Kurvenform auf mit einer deutlich geringeren Steigung zu Beginn der Inspiration. Dieses ist wahrscheinlich Zeichen einer Wiedereröffnung („Recruitment") von Alveolen, die bei niedrigerem Lungenvolumen in jeder Ausatemphase vorübergehend kollabieren; nach Eröffnung dieser Alveolen in der Inspiration verbessert sich die Compliance deutlich. Weiter fällt auf, daß der Kurvenverlauf von Inflation und Deflation sich deutlich unterscheiden. Die Deflationskurve (d. h. Exspiration aus maximaler Inspirationsstellung, also nach Vordehnung der Lunge) weist eine wesentlich bessere Compliance auf; dies führt zu einer weit geöffneten Atemschleife (sogenannte „Hysterese"). Es ändern sich also die elastischen Eigenschaften der Lunge in Abhängigkeit vom jeweiligen Lungenvolumen.

Im späten Stadium des akuten Lungenversagens ändert sich der Kurvenverlauf wesentlich. Die Kurve ist insgesamt flacher, d. h. die Compliance hat sich weiter verschlechtert. Der S-förmige Anstieg ist aber verschwunden. Offenbar sind keine weiteren Alveolen zu rekrutieren; die Alveolen sind jetzt entweder noch offen oder sind irreversibel ausgeschaltet („alles oder nichts"). Die Hysterese ist dabei fast völlig verschwunden.

Atemwegswiderstand, Resistance

Die Resistance ist der Strömungswiderstand in den Atemwegen und wird bestimmt durch die jeweilige Druckdifferenz pro Flow:

$$R = \Delta P/\dot{V}\ [\text{cm } H_2O/L \times \text{min}].$$

Die Veränderungen der Resistance spielen ebenfalls eine gewichtige Rolle bei der akuten respiratorischen Insuffizienz. In der Praxis der Intensivmedizin spielt die Messung und Überwachung der Resistance aber eher eine geringere Rolle. Aus der Gruppe der obstruktiven Ventilationsstörungen können sehr akute Krankheitsbilder (wie z. B. Status asthmaticus, akute Dekompensation einer chronisch-obstruktiven Bronchitis) intensivmedizinische Probleme aufwerfen; hier ist jedoch das klinische Bild meist eindeutig; eine Messung der Resistance ist in der akuten Situation schwierig und nicht erforderlich. Hinzu kommt, daß durch direkte Messung nur der Strömungswiderstand der zentralen Atemwege erfaßt werden kann; bei einer großen Gruppe obstruktiver Erkrankungen sind jedoch die kleineren, peripheren Atemwege verändert („Small airways disease“); da der Gesamtquerschnitt der Atemwege zur Peripherie hin ganz erheblich zunimmt (sogenannte „bronchiale Trompete“), lassen sich auch hochgradige Anstiege der Strömungswiderstände in der Peripherie durch Resistance-Messung nicht erfassen.

Für die Verteilung der Ventilation über der Lunge spielen die regionalen Veränderungen von Compliance und Resistance eine entscheidende Rolle. Jede Alveolareinheit wird entsprechend ihrer atemmechanischen Zeitkonstante τ ventiliert; dabei ist τ das Produkt der regionalen Compliance und Resistance dieser jeweiligen Alveolareinheit. Alveolarbereiche mit großer Zeitkonstante (also z. B. hoher Resistance), sogenannte langsame Kompartimente oder „Slow compartments“, werden also nur verzögert und daher meist ungenügend ventiliert; dies führt zu ventilatorischen Verteilungsstörungen, wie sie z. B. bei obstruktiven Atemwegserkrankungen vorliegen.

Atemarbeit. „Respiratory muscle fatigue“

Arbeit ist in physikalischer Definition Druck × Volumen. So summiert sich das Produkt aus Druck und Volumen zu jedem Zeitpunkt des Atemzyklus zur Atemarbeit. Bei der Ventilation wird diese Atemarbeit benötigt für:

1. die Überwindung der elastischen Kräfte (= elastische Arbeit), d. h. die Überwindung der Compliance bei der Vergrößerung des Lungenvolumens.
2. die Überwindung der nichtelastischen Kräfte („Reibungs-Arbeit“), in erster Linie zur Überwindung der Strömungswiderstände in den Atemwegen.

Dementsprechend kann unter pathologischen Bedingungen die Atemarbeit sowohl durch Verminderung der Compliance (z. B. akutes Lungenversagen, fibrosierende Lungengewebeveränderungen) als auch durch Zunahme der Atemwegswiderstände (z. B. Status asthmaticus, COLD) zunehmen. In der

Intensivmedizin sind nicht selten auch künstliche Ursachen von Anstiegen der Atemarbeit von Bedeutung: So darf nicht übersehen werden, daß bei der Spontanatmung intubierter Patienten durch den Strömungswiderstand im Tubus die Atemarbeit erheblich erhöht wird. Ebenso ist bei manchen Respiratoren der IMV-Modus durch die erschwerte Ansprechbarkeit des Demand-Systems mit erheblichem Anstieg der Atemarbeit verbunden.

Unter normalen Bedingungen beim Lungengesunden macht der Energie- und damit der O_2-Verbrauch der Atemmuskulatur nur einen Bruchteil des Gesamtverbrauchs (ca. 2%) aus, bei maximaler Arbeit kann er bis auf 20% steigen. Unter den pathologischen Bedingungen schwerer Ateminsuffizienz (z.B. bei COLD-Patienten, im Status asthmaticus) kann ihr Anteil weiter zunehmen und praktisch fast das gesamte Energieangebot in Anspruch nehmen. Es besteht dann das subjektive Gefühl starker Atemnot (Dyspnoe).

Dieses klinische Symptom der Dyspnoe ist allerdings schwer zu definieren und zu objektivieren. Es wird unklar umschrieben als „Gefühl der Anstrengung beim Atmen". Verursacht wird es durch einen oder mehrere der folgenden pathophysiologischen Mechanismen, die bei zahlreichen klinischen Situationen auftreten:

- gesteigerte Atemarbeit,
- verminderte Ventilationskapazität,
- gesteigerte subjektive Sensibilität,
- eventuell auch gesteigerte Rezeptorstimulation?

Die Pumpleistung für die Ventilation muß von der Atemmuskulatur (d.h. Zwerchfell, Interkostalmuskulatur sowie sogenannte Atemhilfsmuskulatur) erbracht werden. Die Funktion dieser Atemmuskulatur ist lebensnotwendig; sie kann unter physiologischen Umständen zur Erholung nicht unterbrochen werden. Sie ist damit die einzige automatische Muskelaktion, die ausschließlich durch Skelettmuskulatur aufrechterhalten wird. Für diese kontinuierliche Muskeltätigkeit ist eine ausgeglichene Energiebilanz erforderlich, die sich aus dem Energieangebot und dem Energiebedarf der Atemmuskulatur ergibt (Tabelle 8).

Tabelle 8. Determinanten der Energiebilanz der Atemmuskulatur

Energiebedarf
Atemarbeit: Atemminutenvolumen, Compliance, Resistance
Muskelkraft: Lungenvolumen, Muskelerkrankungen und -atrophie, Ernährungszustand
Wirkungsgrad
Energieangebot
O_2-Angebot: O_2-Sättigung, Hämoglobinkonzentration
Muskeldurchblutung: HZV, Perfusionsverteilung
Energiesubstratkonzentration im Blut
Energievorrat: Ernährung
und anderes

Beide Determinanten können kritisch verändert sein. Übersteigt der Energiebedarf das Angebot, so tritt eine metabolische Mangelsituation ein, die eine Ermüdungsreaktion auslöst (sogenannte „Respiratory muscle fatigue"). Diese Situation wird erreicht, wenn für die intermittierende Kontraktion mehr als 40% der maximalen Muskelkraft benötigt wird. Die Atemmuskulatur arbeitet unter diesen Bedingungen ineffizient und benötigt einen unverhältnismäßig hohen Anteil am Energiebedarf.

Die Atemmuskulatur kann unter akuten Belastungen (wie Lungenödem, Status asthmaticus etc.) ermüden. Sie kann aber insbesondere auch bei chronisch erhöhter Atemarbeit (z.B. bei COLD-Patienten) dekompensieren. Bei diesen Patienten liegt unter der erhöhten Belastung im allgemeinen ein deutlich erhöhter neuromuskulärer Atemantrieb vor; wegen des großen Lungenvolumens (abgeflachtes Zwerchfell) arbeitet die Atemmuskulatur aber unter ineffektiven Überdehnungsbedingungen. Kritisch wird es jedoch, wenn nun noch eine akute Verschlechterung (z.B. Pneumonie) oder eine akute Einschränkung der Ventilationsbedingungen (z.B. postoperativer Zwerchfellhochstand) erschwerend hinzukommt. Die Atemmuskulatur ist dann nicht mehr in der Lage, die Pumpleistung für eine ausreichende alveoläre Ventilation zu gewährleisten. Die Folge ist ein Pumpversagen, eine Hyperkapnie (Globalinsuffizienz). Dabei ist in der Klinik typisch, daß nach längerer Ermüdungsphase mit oft wenig auffälligen Symptomen die dramatische, lebensbedrohliche Dekompensation meist sehr plötzlich eintritt und dann rasches Handeln (unterstützende Atemhilfe) erforderlich wird.

Es ist daher wichtig, die Zeichen einer beginnenden Ermüdung zu kennen:

* Anstieg der Atemfrequenz.
* Diskoordination der (spontanen) Atembewegung (insbesondere Einziehung des Abdomens bei Inspiration; Palpation!).
* Variationen der thorakalen und abdominalen Bewegungen von Atemzug zu Atemzug (alternierende Atmung).
* Hyperkapnie und respiratorische Azidose (über den individuellen „Normbereich" hinaus).
* Erst zuletzt Bradypnoe und Abfall des Atemminutenvolumens.

Die inspiratorische Einziehung des Abdomens ist Zeichen einer schwachen Zwerchfellkontraktion: Die inspiratorisch negativen Pleuradrücke übertragen sich über das schwache Zwerchfell auf das Abdomen.

Die ermüdete Atemmuskulatur kann sich durch Entlastung erholen: Entweder durch Verminderung der Belastung (z.B. Auflösung des Bronchospasmus) oder aber durch vorübergehende Übernahme der Atemarbeit durch Beatmung. Neuere Konzepte in der Behandlung der chronischen „Fatigue" bei COLD-Patienten beruhen auf intermittierender kontrollierter Beatmung, jeweils täglich über Nacht; wird dieses Schema über eine längere Zeit durchgeführt, sind erstaunliche Behandlungserfolge möglich.

Pulmonale Perfusion

Die Verteilung der pulmonalen Perfusion unterliegt den Einflüssen der Schwerkraft; dadurch ist die Kapillarperfusion in den jeweils untenliegenden Partien der Lunge am größten und wird nach oben hin geringer (sogenanntes Zonen-Modell nach West). Da ebenfalls die Ventilation in den untenliegenden Alveolarbereichen am größten ist, werden unter Normalbedingungen überall in der Lunge nahezu optimale Ventilations-Perfusions-Verhältnisse erreicht (s. auch Beitrag Lotz).

Da der pulmonale Kreislauf im Hauptschluß liegt und seine Kapazität sehr anpassungsfähig ist, wird das Ausmaß und die Verteilung der Perfusion darüber hinaus durch das zentrale Blutvolumen und das Herzzeitvolumen bestimmt: So wird bei niedrigem Gesamtblutvolumen (z. B. hypovolämischem Schock) die Perfusion in den höhergelegenen Lungenpartien eingeschränkt oder sogar sistieren (für den Gasaustausch bedeutet das eine Steigerung der Totraumventilation, s. u.). Bei hohem Herzzeitvolumen wird dagegen das Kapillarbett weiter eröffnet und eine unter Umständen schon bestehende intrapulmonale Shuntdurchblutung weiter verstärkt.

Neben der Schwerkraft unterliegt die pulmonale Perfusion aber auch regulierenden Reflexmechanismen. Diese dienen im wesentlichen dazu, selbst unter pathologischen Bedingungen den Gasaustausch zu optimieren:

Die Verteilung der Ventilation wird durch die hypokapnische Bronchokonstriktion reguliert. Bei Hyperventilation eines Alveolarbereichs mit konsekutiver Hypokapnie wird die regionale Ventilation in diesem Bereich durch Bronchokonstriktion gedrosselt und das $\dot{V}_A/\dot{Q}$-Verhältnis dadurch wieder verbessert.

Die Verteilung der Perfusion regelt dagegen die hypoxisch pulmonale Vasokonstriktion (HPV). Bei alveolärer Hypoxie (z. B. infolge regionaler alveolärer Verteilungsstörung) wird die regionale Perfusion gedrosselt und der Alveolarbereich somit aus der Gasaustauschfunktion herausgenommen; damit wird eine venöse Beimischung vermieden, die sonst zu einer arteriellen Hypoxämie führen würde. Dieser Mechanismus ist daher für akute pathologische Lungenveränderungen außerordentlich wichtig, da die Auswirkungen auf den Gasaustausch hierdurch deutlich vermindert werden.

Dieser physiologisch sinnvolle Reflex kann allerdings durch eine Reihe von Einflüssen ausgeschaltet oder zumindest beeinträchtigt werden. Die akute Ausschaltung des HPV-Reflexes kann eine deutliche Zunahme der venösen Beimischung und damit eine Verschlechterung der Oxygenierung zur Folge haben. Dieses sollte in klinischen Situationen beachtet werden.

Folgende Einflüsse werden diskutiert, die den HPV-Reflex ausschalten:

1. Wahrscheinlich alle vasodilatatorisch wirksamen Medikamente, z. B. Nitroglyzerin, Nitroprussidnatrium, Aminophyllin, Isoproterenol und andere Betaadrenergika (Aerosole!), aber auch Dopamin (das pulmonal vasodilatatorisch wirkt).
2. Anstieg des pulmonalarteriellen Drucks jeder Ursache, z. B. Volumenüberlastung, Vasokonstriktion (Katecholamine, aber auch bei Zentralisation im

Schock!), Thromboembolie, aber auch durch ausgedehnte hypoxische Alveolarbereiche (z. B. Pneumoniebezirke).
3. Hypokapnie und Alkalose (Azidose dagegen verursacht eine pulmonale Vasokonstriktion).
4. Einige pulmonale Infektionen (z. B. durch Pneumokokken).
5. Die meisten volatilen Anästhetika, wie N_2O, Isofluran, eventuell Halothan. (Intravenöse Anästhetika, wie Barbiturate, Benzodiazepine, Opioide, Ketamin, beeinflussen offenbar nicht den HPV-Reflex.).

Obwohl die vielfältigen Einflüsse oft unübersehbar sind, sollte man sich dennoch öfter über mögliche Folgen medikamentöser Anordnungen auf die pulmonale Perfusion und damit auf den Gasaustausch bewußt werden.

Während die akute Funktion des HPV-Reflexes günstig für den Gasaustausch und damit wünschenswert ist, kann sein chronischer Einfluß unter Umständen nachteilig sein: Bei chronisch obstruktiven Lungenerkrankungen (COLD) ist die anhaltende Wirkung der hypoxisch bedingten pulmonalen Vasokonstriktion wahrscheinlich die wesentliche Ursache für die pulmonale Hypertonie und die Ausbildung eines Cor pulmonale. Hier ist die medikamentöse Unterdrückung des Reflexes daher ein sinnvoller Therapieansatz. Allerdings spielt bei chronisch obstruktivem Lungenemphysem auch der morphologische Umbau des Lungengewebes mit einer Rarefizierung der pulmonalen Strombahn eine wichtige Rolle; diese Veränderungen sind dann natürlich nicht mehr medikamentös zu beeinflussen.

Zu ähnlichen morphologischen Veränderungen der pulmonalen Strombahn kommt es auch bei fortgeschrittener interstitieller Fibrosierung, z. B. bei chronischer Lungenfibrose ebenso wie im Spätzustand des ARDS. Dagegen werden auch in früheren Stadien des ARDS gelegentlich Verschlüsse größerer Pulmonalgefäße (angiographische „Gefäßabbrüche") nachgewiesen, die meist durch Thromben verursacht werden.

Gasaustausch $\dot{V}_A/\dot{Q}$

Der Gasaustausch in der Lunge erfordert das optimale Zusammenspiel von Ventilation und Perfusion auf der Ebene der einzelnen Alveole (s. auch Beitrag Lotz). Der Gasaustausch einer Alveolareinheit ist nur dann optimal, wenn ihr Ventilations-Perfusions-Verhältnis ($\dot{V}_A/\dot{Q}$) = 0,8 beträgt. Beim lungengesunden stehenden Menschen nehmen sowohl Ventilation als auch Perfusion in der Lunge von oben nach unten ständig zu; das jeweilige $\dot{V}_A/\dot{Q}$-Verhältnis der einzelnen Alveolarbereiche bleibt dabei jedoch nahezu gleich, mit geringer Abweichung vom Optimum. Jede Abweichung von dieser physiologischen Situation, jede pathologisch ungleichmäßige Verteilung der Ventilation ebenso wie der Perfusion über die Lunge verschlechtert die Gasaustauschbedingungen.

Die beiden Extremsituationen des $\dot{V}_A/\dot{Q}$-Verhältnisses sind:

$\dot{V}_A/\dot{Q} = 0$, d. h. pulmonaler Rechts-links-Shunt und

$\dot{V}_A/\dot{Q} = \infty$, d. h. funktionell alveoläre Totraumventilation.

Dazwischen sind alle Übergangsrelationen möglich, die dann mehr oder weniger deutlich den Gasaustausch beeinträchtigen:

Der Shunt ($\dot{V}_A/\dot{Q} = 0$) ebenso wie die ventilatorischen Verteilungsstörungen mit sogenannten „langsamen" Kompartimenten (also sehr niedrigem V_A/Q, jedoch nicht = 0) beeinflussen ausschließlich den Gasaustausch für O_2. Dagegen bedeutet die Zunahme der Totraumventilation eine Störung des Gasaustausches für CO_2 (also eine verminderte Effektivität der Ventilation).

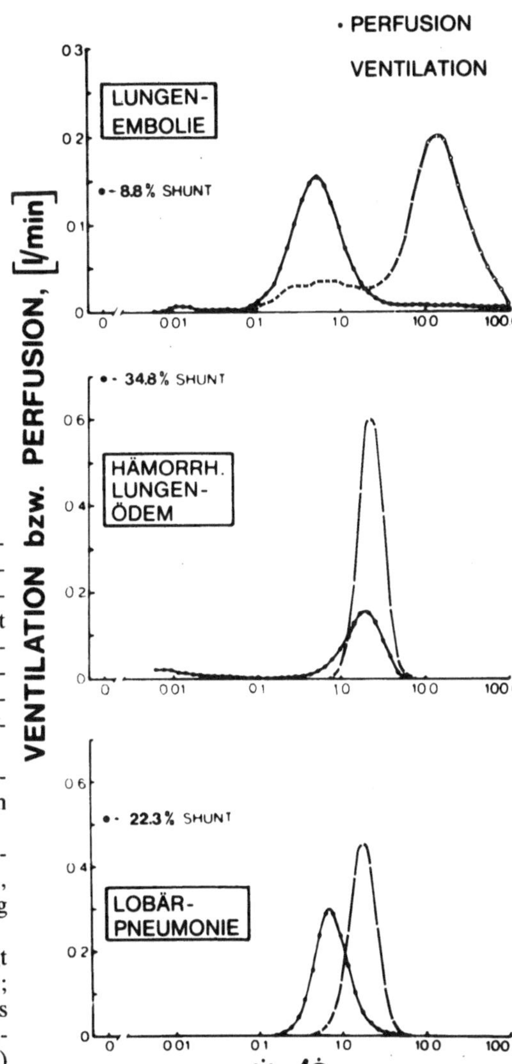

Abb. 1. Nachweis pathologischer Verteilung der pulmonalen Ventilations-Perfusions-Verhältnisse mittels der 6-Inertgas-Technik. Ein normaler $\dot{V}_A/\dot{Q}$-Quotient ließe Verteilungsgipfel bei etwa 1,0 erwarten. Unter pathologischen Gasaustauschbedingungen ist die Verteilung von Ventilation und Perfusion verschoben (tierexperimentelle Befunde).
Oben: Bei Lungenembolie gibt es Bereiche mit hohem $\dot{V}_A/\dot{Q}$-Quotienten (Totraumventilation).
Mitte: Bei Lungenödem überwiegt der wahre Shunt (34,8 %), während die übrige Verteilung eher der Norm entspricht.
Unten: Bei Lobärpneumonie überwiegt ebenfalls der Shunt (22,3 %); daneben kommt es zu einer etwas breiteren Variation der Verteilung (Nach West JB (1974) Anesthesiology 41: 124)

Die Häufigkeitsverteilung regionaler V_A/Q-Verhältnisse bei pathologischen Lungenveränderungen läßt sich mit der aufwendigen 6-Inertgas-Technik sehr anschaulich verdeutlichen (s. auch Beitrag Lotz).

Bei der Lungenembolie wird die Perfusion in dem embolisierten Gebiet unterbrochen; die Folge ist hier in erster Linie Totraumventilation; daneben kommt es durch Alveolenkollaps auch zu einer gewissen Shuntzunahme (Abb. 1, oben). Bei Lungenödem überwiegt der Shunt durch Überflutung und Kollaps einiger Alveolen, während die übrigen Alveolen normale Gasaustauschbedingungen aufweisen (Abb. 1, Mitte). Bei der Pneumonie kommt es zu einer breiteren Variation verschiedener $\dot{V}_A/\dot{Q}$-Verhältnisse (bis hin zum Anstieg des Shunts) (Abb. 1, unten).

Bei ausgeprägten ventilatorischen Verteilungsstörungen mit größeren Bereichen sogenannter langsamer Kompartimente (also Alveolarbereiche mit verlangsamter Ventilation) besteht die Gefahr, daß diese bei hohen inspiratorischen O_2-Konzentrationen völlig kollabieren und die Shuntdurchblutung dadurch steigt; aus diesen Alveolen wird der Sauerstoff durch das Blut völlig absorbiert und durch die verlangsamte Ventilation nicht rasch genug ersetzt; es entsteht eine sogenannte „Absorptionsatelektase“. Bei niedrigerer alveolärer O_2-Konzentration hält der nicht absorbierte Stickstoff die Alveole offen (Abb. 2).

Eine inhomogene Ventilation kann durch Einsatz von PEEP homogener verteilt werden, indem kollabierte Alveolen wiedereröffnet werden („Recruit-

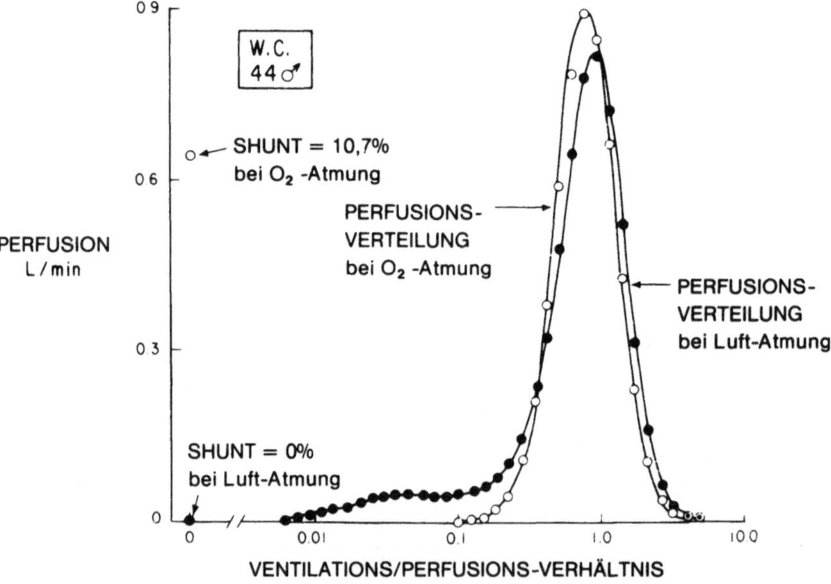

Abb. 2. Verteilung der pulmonalen Ventilations-Perfusions-Verhältnisse mittels der 6-Inertgas-Technik.
Während es unter Luftatmung Bereiche mit niedrigen $\dot{V}_A/\dot{Q}$-Quotienten gibt (sogenannte „langsame Kompartimente“), kollabieren diese unter O_2-Atmung („Absorptionsatelektase“); statt dessen entsteht ein Shunt von 10,7% (Nach West JB (1974) Anesthesiology 41: 124)

ment"); bekanntermaßen läßt sich dadurch die Shuntdurchblutung vermindern. Allerdings verteilt sich auch der Druckeinfluß des PEEP entsprechend der regionalen Dehnbarkeit des Lungengewebes (d. h. weniger dehnbare Bezirke werden durch den PEEP nicht ausreichend erfaßt, während gut dehnbare, unter Umständen gesunde Bezirke ggfls. überdehnt werden). So kommt es bei Einsatz von PEEP meist nicht nur zur Verminderung der Shuntperfusion, sondern in anderen Bezirken durch Überdehnung zur Zunahme der Totraumbelüftung (Abb. 3). Dieses nachteilige Phänomen ist um so ausgeprägter, je steifer die geschädigte Lunge ist. Bei schwerstem ARDS im Stadium der Fibrosierung wird jede Steigerung des PEEP durch drastische Zunahme der Totraumbelüftung beantwortet (extreme Zunahme des „Mismatching"), so daß schließlich weder eine genügende alveoläre Ventilation noch eine ausreichende Oxygenierung zu erreichen ist; dieses bedeutet das Ende der Möglichkeiten apparativer Beatmung.

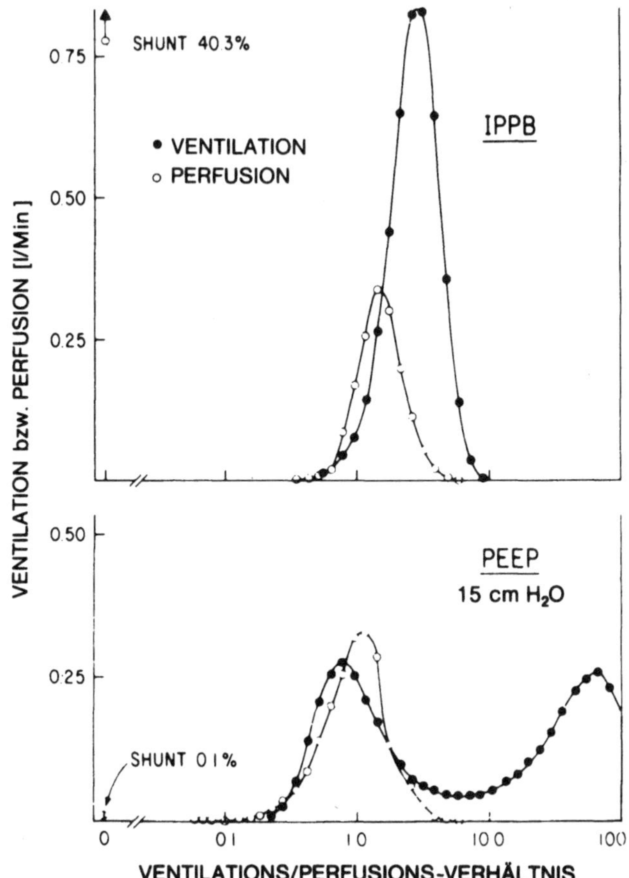

Abb. 3. Verteilung der pulmonalen Ventilations-Perfusions-Verhältnisse mittels der 6-Inertgas-Technik.
Auswirkung eines hohen PEEP auf den Gasaustausch (tierexperimentelles Lungenödem durch Ölsäure-Injektion).
Unter Beatmung ohne PEEP (oben) sehr hoher Shuntanteil (40,3%) durch Atelektasen bei sonst etwa normaler $\dot{V}_A/\dot{Q}$-Verteilung. Unter Beatmung mit hohem PEEP (unten) verschwinden diese Atelektasen praktisch völlig; dafür kommt es jetzt zu Bereichen mit hohem $\dot{V}_A/\dot{Q}$-Verhältnis (Totraumbelüftung) (Nach West JB (1974) Anesthesiology 41: 124)

Permeabilität, pulmonaler Flüssigkeitshaushalt

Bei pathologischen Veränderungen der Lunge spielt die Permeabilität der biologischen Membranen (also die kapilläre Endothelmembran zwischen Gefäß und Interstitium und die alveoläre Epithelmembran zwischen Interstitium (bzw. Kapillare) und Alveolarraum) eine maßgebliche Rolle. Die epitheliale Alveolarmembran ist unter physiologischen Bedingungen relativ dicht, d. h. die Epithelzellen sind über sogenannte „Tight junctions" miteinander verbunden. Demgegenüber ist die endotheliale Kapillarmembran für Wasser und kleinere wasserlösliche Moleküle recht durchlässig. Dabei regelt sich der transmembranöse Flüssigkeitstransport ($\dot{Q}_f$) nach dem Starlingschen Gesetz, d. h. er ist abhängig von den jeweiligen hydrostatischen (ΔP_{hydro}) und onkotischen (ΔP_{oncot}) Druckunterschieden ebenso wie von der Membranpermeabilität (hier als Reflektionskoeffizient (σ) umgekehrt proportional der Permeabilität).

$$\dot{Q}_f = k \cdot (\Delta P_{hydro}) \cdot \sigma \cdot (\Delta P_{oncot}).$$

Auch unter physiologischen Verhältnissen besteht ein ständiger Flüssigkeitsausstrom aus der Kapillare in das Interstitium. Diese Flüssigkeit wird durch das pulmonale Lymphdrainagesystem kontinuierlich und wirksam aus dem Interstitium abgeleitet. Erst wenn die Kapazität dieses Drainagesystems überschritten oder seine Ableitefunktion behindert wird, kommt es zur Flüssigkeitsansammlung im Interstitium und damit zum interstitiellen Ödem.

Je nach dem Entstehungsmechanismus wird zwischen einem Hochdrucködem und einem Permeabilitätsödem unterschieden:

Beim sogenannten Hochdrucködem wird durch Anstieg des intravasalen hydrostatischen Drucks vermehrt Flüssigkeit in das Interstitium herausgepreßt (Abb. 4); dieser Mechanismus ist typisch für das kardiale Ödem, bei dem der intravasale hydrostatische Druck durch Linksherzinsuffizienz erhöht ist.

Beim sogenannten Permeabilitätsödem ist dagegen die kapilläre Membran geschädigt (z. B. durch Mediatoren wie toxische O_2-Radikale, Bakterientoxine etc.) und durchlässiger geworden. Nun kann selbst bei niedrigerem hydrostatischem Kapillardruck so viel Flüssigkeit austreten, daß diese durch das pulmonale Drainagesystem nicht mehr bewältigt wird. Ein solches Permeabilitätsödem liegt im Frühstadium des ARDS vor.

Eine Ansammlung von Flüssigkeit im Interstitium führt zunächst noch nicht unbedingt zu einer Störung des pulmonalen Gasaustausches (Abb. 5). Tatsächlich können sich größere Mengen an Flüssigkeit in Bereichen des Interstitiums (z. B. in Nachbarschaft zu Bronchien und größeren Gefäßen) ansammeln, wo sie den Gasaustausch zunächst nicht behindern. Wenn diese Flüssigkeitsmenge allerdings weiter zunimmt, kommt es jedoch zum Kollaps und zum „Überfluten" („Alveolar flooding") von Alveolen, wodurch die Oxygenierung insbesondere infolge der Zunahme der Shuntdurchblutung beeinträchtigt wird. Damit wird beim Lungenödem die Gasaustauschstörung in erster Linie durch den Shunt und nicht durch eine Störung der Diffusion (etwa durch Verlängerung der transmembranösen O_2-Strecke) bestimmt. Insbesondere durch diese Dystelektasen, aber auch durch die interstitielle Flüssigkeitsansammlung wird die Lunge

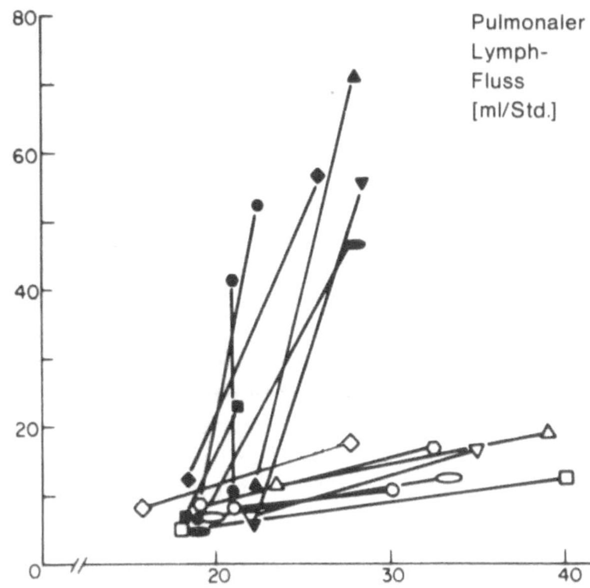

Abb. 4. Pulmonaler Lymphfluß als Ausdruck der Flüssigkeitsdrainage aus der Lunge bei Hochdruck- bzw. Permeabilitätsödem (sieben Schafe). Hochdrucködem (offene Symbole): Vor und nach mechanisch erhöhtem mikrovaskulärem Druck (Ballon im linken Vorhof). Normale Permeabilität der Membranen. Permeabilitätsödem (geschlossene Symbole): Vor und nach Pseudomonas-Infusion. Nach Pseudomonas-Bakteriämie ist die Permeabilität deutlich erhöht. Der Lymphfluß ist wesentlich höher als unter normalen Bedingungen bei vergleichbarem mikrovaskulärem Druck (Nach Brigham KG et al. (1974) J Clin Invest 54: 792)

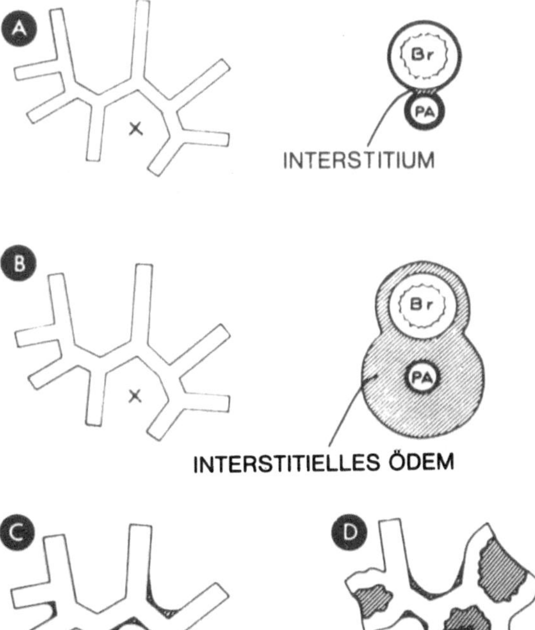

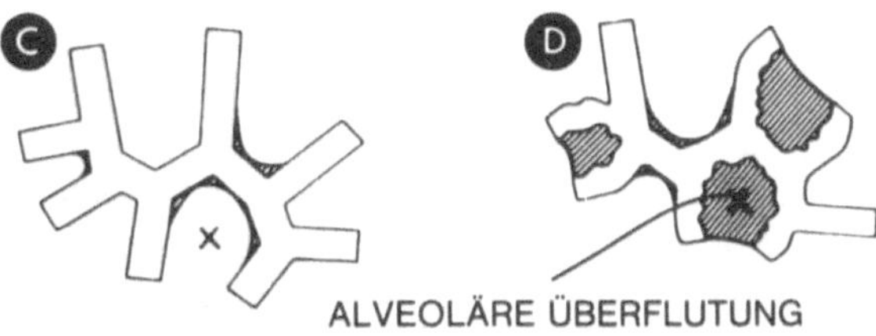

Abb. 5. Schematische Verlaufsdarstellung der Flüssigkeitsansammlung beim akuten Lungenödem.

A: Normale Lunge: Kaum Flüssigkeit im interstitiellen Raum.

B: Beginnendes interstitielles Ödem mit Flüssigkeitsansammlung im lockeren interstitiellen Bindegewebe zwischen Bronchien (BR) und Gefäßen (PA).

C: Ausgeprägteres interstitielles Ödem; die Flüssigkeit dringt nun in die Alveolen und sammelt sich zunächst in den Eckbereichen an.

D: Rasches Überfluten der Alveolen, sobald der Alveolardruck das Druckgleichgewicht nicht mehr aufrechterhalten kann (Nach 35)

steifer, die Compliance verschlechtert sich, das Lungenvolumen wird vermindert, die Atemarbeit (unter Spontanatmung) steigt an.

Das konsequente, entscheidende Prinzip für die Therapie ist infolgedessen die Wiedereröffnung („Recruitment“) solcher dystelektatischer Alveolen, z. B. durch Druckbeatmung mit PEEP, ggfls. auch unter Spontanatmung mit CPAP (über Maske oder nach Intubation). Dabei wird die intrapulmonale Flüssigkeitsmenge durch den intrathorakalen Überdruck insgesamt nicht vermindert; es ist sogar anzunehmen, daß sie durch Behinderung der pulmonalen Lymphdrainage eher noch zunimmt. Dennoch verbessert sich der Gasaustausch durch Verbesserung der ventilatorischen Verteilung.

Im Gegensatz dazu ist von einer Anhebung des intravasalen onkotischen Drucks (z. B. durch Infusion von Humanalbumin) meist keine entscheidende Verminderung des interstitiellen Ödems zu erwarten. Insbesondere beim Permeabilitätsödem werden auch diese makromolekularen Substanzen in das Interstitium übertreten; es besteht dann die Gefahr, daß durch Zunahme des onkotischen Drucks im Interstitium hier das Ödem weiter verstärkt wird und nur noch schwer zu entfernen ist.

Störungen der Steuerung und der Koordination

Die Steuerung der Ventilation ist unter physiologischen Situationen sehr subtil an den Bedarf angepaßt (s. Beitrag Lotz). Diese Anpassung kann unter pathologischen Bedingungen jedoch gestört sein.

Akute Veränderungen können rasch zu Notsituationen führen: Sedierung, Analgesie, Narkosenachwirkungen u. a. können durch zentrale Dämpfung des Atemantriebs, aber auch durch Obstruktion der oberen Atemwege (Muskeltonusverlust) zu Hypoventilation und Erstickung führen. Durch Sedierung kann auch ein vorbestehendes „Schlafapnoe-Syndrom“ (s. u.) wirksam werden und im Tiefschlaf Hypoventilation und Hypoxämie auslösen. Je nach Mechanismus wird es nötig sein, entweder die Atmung (eventuell nur partiell) zu unterstützen oder die Atemwege freizuhalten.

Die chronische Anpassung der Atemsteuerung an pathologische Veränderungen (z. B. bei COLD-Patienten) bietet dagegen eine völlig andere Situation (s. dort): Hier ist der Patient an ein verändertes Regulationsniveau angepaßt, aus dem er durch die therapeutischen Maßnahmen möglichst nicht akut herausgebracht werden sollte. Jede Atemunterstützung sollte den Rahmen dieses individuellen Regulationsniveaus erhalten; „physiologische“ Normwerte sind für diese Patienten nicht anzustreben.

Grenzsituationen

Nach Langzeitbeatmung wegen schwerer kardiopulmonaler Störungen (akuter Dekompensation chronisch obstruktiver oder restriktiver Lungenerkrankungen, akutem Herzversagen u. a.), aber auch nach überstandenem Multiorganversagen kann die Entwöhnung vom Respirator („Weaning“) extrem schwierig sein. Während der Weaning-Phase wird häufig eine Diskoordination zwischen den thorakalen und abdominalen Atembewegungen beobachtet; sie ist Zeichen einer Zwerchfellschwäche und der Ermüdung der Atemmuskulatur („Respiratory muscle fatigue"). In der Regel ist dann eine Entwöhnung noch nicht erfolgreich durchführbar.

In solchen Grenzsituationen müssen alle Möglichkeiten zur Entlastung ausgenutzt werden. Ein ausreichendes Ernährungsregime ist Voraussetzung für die Kräftigung der Atemmuskulatur. Andererseits ist bekannt, daß eine Hyperalimentation, insbesondere ein erhöhtes Angebot von Glukose ebenso wie von Stickstoff, den Ventilationsbedarf erheblich (um bis zu 120 %) steigern kann; dieses ist in der Weaning-Phase zu vermeiden. Eine Kalorienzufuhr von etwa 1500–1800 kcal reicht für den Erwachsenen aus; ein Lipidanteil von 50 % wird empfohlen.

Schlafapnoe-Syndrom

Als „Schlafapnoe-Syndrom" wird eine Vielfalt von periodischen Atemstörungen (Apnoephasen und/oder alveoläre Hypoventilation) bezeichnet, die während des Schlafes auftreten. Am häufigsten ist das sogenannte „obstruktive Schlafapnoe-Syndrom", das bei etwa 5–10 % der Bevölkerung angenommen wird. Hier kommt es bei erhaltenem Atemantrieb besonders während der REM-Schlafphase zu einer Erschlaffung der Schlundmuskulatur und dadurch zu einer oberen Atemwegsobstruktion (schnarchende Atmung). Davon zu unterscheiden ist ein zentrales Schlafapnoe- (bzw. Hypoventilations-)Syndrom, bei dem der zentrale Atemantrieb gestört ist; dabei kommt es entweder zu einer periodischen Atmung (sogenannte Cheyne-Stokes-Atmung) oder zu einer primären Hypoventilation. Zur letzteren Gruppe gehört das Undine-Syndrom, das bei Patienten mit Veränderungen im Hirnstamm- oder im oberen Halsmarkbereich zu ausgeprägter Hypoventilation besonders während des Schlafs führt.

Bei Patienten mit obstruktivem Schlafapnoe-Syndrom besteht im Wachzustand in der Regel keine Hypoventilation. Bei den häufig adipösen Patienten werden oft pulmonale Begleiterkrankungen (wie chronisch obstruktive Lungenerkrankung) ebenso wie kardiale Störungen (wie Bradykardie, Herzrhythmusstörungen, pulmonale Hypertonie, Cor pulmonale) beobachtet. Alkoholabusus ist nicht selten. Die nächtlichen Apnoe- bzw. Hypoventilationsphasen sind nicht ungefährlich; akute kardiale ebenso wie kritische ventilatorische Zwischenfälle kommen vor.

Insbesondere bei COLD-Patienten können in REM-Schlafphasen bedrohliche Hypoxämien auftreten; dabei wird eine pulmonale Hypertonie vermutlich über den Reflexmechanismus der pulmonalen hypoxischen Vasokonstriktion weiter verstärkt. Akute nächtliche Ateminsuffizienzen kommen aber auch gehäuft vor bei Asthma bronchiale, zystischer Fibrose, Lungenfibrosen u. a. Statusexazerbation und respiratorisch-hypoxische Todesfälle treten bevorzugt nachts und in den frühen Morgenstunden auf. Die Obstruktion der oberen Atemwege, die zirkadiane Rhythmik der Atemwegswiderstände spielen dabei ebenso eine Rolle wie die Verminderung des Atemantriebs, die abgeschwächte Weckreaktion durch Hypoxämie (arterielle O_2-Sättigung nicht selten unter 50%!) und Hyperkapnie. In der postoperativen Phase können Nachwirkungen atemdepressiver Medikamente (Sedativa ebenso wie Opioide) das Risiko verstärken.

Gegenüber dem nichtzentralen, obstruktiven Schlafapnoe-Syndrom ist das eher seltene „Pickwick-Syndrom" abzugrenzen, bei dem neben einer schlafinduzierten oberen Atemwegsobstruktion auch eine Störung der zentralen Atemsteuerung vorliegt. Der Atemantrieb auf CO_2 ebenso wie auf O_2 ist deutlich vermindert; es besteht eine chronische Hypoventilation und Hypoxämie mit der charakteristischen Hypersomnolenz.

Spezielle Pathophysiologie

Akutes Lungenversagen, ARDS

Als „akutes Lungenversagen" oder ARDS („Adult respiratory distress syndrome") wird eine akute, schwere pulmonale Insuffizienz bezeichnet, die als typische Reaktion der Lunge aus verschiedensten Ursachen entstehen kann (s. Tabelle 6). Offenbar reagiert die Lunge auf unterschiedlichste Noxen in recht stereotyper Weise. Dabei sind nichtpulmonale, systemische Auslösemechanismen wesentlich häufiger als pulmonale Entstehungsursachen. Besonders häufig sind schwere, systemische Infektionen, Bakteriämien und Sepsis die auslösenden Ursachen, die (meist im Verlauf einer längeren intensivmedizinischen Behandlung) zu dieser schweren pulmonalen Komplikation führen.

Der pathophysiologische Entstehungsweg des „akuten Lungenversagens" im Rahmen eines septischen Geschehens ist besonders charakteristisch für das multifaktorielle Geschehen:

Als systemische Antwort auf den bakteriellen und toxischen Angriff wird eine Kette von verschiedenen Entzündungsreaktionen in Gang gesetzt, die den üblichen Rahmen physiologischer Abwehrmechanismen massiv überschreiten und dadurch selbst schädigend wirken:

Phagozyten (insbesondere Granulozyten, aber auch Monozyten, Alveolarmakrophagen etc.) werden (u. a. durch Aktivierung des Komplementsystems) massiv zu ihren Entzündungsreaktionen stimuliert: Durch Chemotaxis und Aggregation werden massenhaft Granulozyten selektiv in der Lunge akkumuliert (pulmonale Granulozytose); dort setzen sie, ebenso wie andere Phagozyten, verschiedenste Mediatoren frei, die durch ihre funktionellen Einwirkungen und durch ihre gewebsschädigenden Wirkungen die initialen Lungenveränderungen in Gang setzen:

Toxische Sauerstoff- und Hydroxylradikale werden insbesondere von den stimulierten Granulozyten freigesetzt und verursachen regionale Membranläsionen (Permeabilitätsödem).

Spezifische und unspezifische Proteasen (z. B. Elastase) werden massiv ausgeschüttet und können in diesem Ausmaß von den physiologischen Proteaseninhibitoren (α-2-Makroglobulin, α-1-Proteaseninhibitor) nicht mehr inaktiviert werden. Hinzu kommt, daß diese Inhibitoren ihrerseits durch die Sauerstoffradikale inaktiviert werden.

Metabolite des Arachidonsäurestoffwechsels werden von verschiedenen Phagozyten, Thrombozyten, aber auch von Endothelzellen und Alveolarmakrophagen freigesetzt und zeichnen sich durch ganz unterschiedliche funktionelle und morphologische Wirkungen aus:

Während verschiedene Prostaglandine (wie z. B. Prostazyklin, PGE_1) sehr effektive Vasodilatatoren sind, verursachen andere (wie z. B. Thromboxane und $PGF_{2\alpha}$) eine schwere Vasokonstriktion; besonders letztere scheinen für die charakteristische initiale pulmonale Vasokonstriktion mitverantwortlich zu sein.

Leukotriene (früher auch bekannt als „Slow-reacting substance of anaphylaxis" SRS-A) sind möglicherweise auch an der Gewebeläsion beteiligt: Sie steigern die mikrovaskuläre Permeabilität und erhöhen den Bronchomotorentonus. Leukotrien B_4 wird von stimulierten Alveolarmakrophagen freigesetzt und wirkt stark chemotaktisch auf neutrophile Granulozyten; es könnte daher eine Rolle bei der Induktion der pulmonalen Granulozytose spielen.

Kaskaden der Blutgerinnung und der Fibrinolyse. Während früher der disseminierten intravasalen Gerinnung (DIC) eine zentrale Rolle bei der Entstehung des akuten Lungenversagens zugesprochen wurde, erscheinen Gerinnungsstörungen heute als eher sekundäre Phänomene des Krankheitsgeschehens. Dennoch ist das Gerinnungs- und Fibrinolysesystem in der Regel mitbeteiligt. Insbesondere beim septischen Geschehen wird das Gerinnungssystem im Sinne eine Hyperkoagulopathie aktiviert, die sich gelegentlich bis zur manifesten DIC steigern kann. Pulmonale Mikrothromben und alveoläre Fibrindepositionen als hyaline Membranen sind hierfür morphologisches Korrelat. Gleichzeitig wird das Fibrinolysesystem extrem stimuliert, so daß entstandene Mikrothromben rasch wieder aufgelöst werden. Möglicherweise können auch aus Granulozyten freigesetzte Proteasen eine unspezifische Fibrinolyse verursachen. Fibrinspaltprodukte scheinen an der permeabilitätssteigernden Gewebeschädigung beteiligt zu sein. Ausgeprägte Blutungsprobleme sind aber selten.

Der *plättchenaktivierende Faktor (PAF)* induziert über Thromboxanfreisetzung eine pulmonale Hypertonie (evtl. auch eine Steigerung der endothelialen Permeabilität) und könnte damit als Mediator in der Frühphase mitwirken.

Interleukin I und Tumornekrosefaktor (TNF). Auch Lymphokine, wie Interleukin I, und andere humorale Mediatoren, wie z. B. der Tumornekrosefaktor (Kachetin), werden als Mitverursacher diskutiert (möglicherweise wieder über Stimulation der Prostaglandinsynthese); bislang gibt es hierfür aber keine überzeugenden Beweise.

Zahlreiche dieser biologischen Kaskadensysteme beeinflussen sich gegenseitig, so daß die jeweiligen pathophysiologischen Effekte nur schwer voneinander zu trennen sind und therapeutische Ansätze an Einzelphänomenen meist ineffektiv sind.

Pathophysiologischer Ablauf

Die massive Freisetzung dieser Mediatoren löst in der Lunge die wesentlichen initialen Pathomechanismen aus. *Vasokonstriktion* mit Anstieg des pulmonalen Gefäßwiderstandes (u. a. durch Prostaglandine und Thromboxane) und Gewebeläsion mit Zunahme der Membranpermeabilität sowohl im Bereich des Kapillarendothels als auch des Alveolarepithels (u. a. durch toxische O_2-Radikale, Leukotriene, Proteasen und Fibrinogenabbauprodukte). Die Folge ist ein zunehmendes *interstitielles Ödem,* das schließlich durch Kollaps und Überflutung von Alveolen den Gasaustausch für O_2 (intrapulmonaler Shunt) beeinträchtigt. Dieses interstitielle (und später auch intraalveoläre) Ödem fällt im Röntgenbild als diffuse, mehr oder weniger homogene, beidseitige Verschattung auf. Die „Stabilität" der Alveolen ist beeinträchtigt; sie zeigen eine Tendenz zu kollabieren. Hierdurch wird die Compliance der Lunge charakteristisch verändert: Bei niedrigem Lungenvolumen ist die Compliance zu Beginn jeder Inspiration vermindert, bis eine Vielzahl kollabierter Alveolen durch das einströmende Hubvolumen wiedereröffnet wird („Recruitment"); danach verbessert sich die Compliance. In der Exspirationsphase, ausgehend vom größeren Lungenvolumen, ist die Compliance von vornherein größer. So kommt es in der Frühphase des akuten Lungenversagens zu charakteristischen Druck-Volumen-Kurven mit verzögerter Steigung und deutlicher Hysterese (Abb. 6). Die Kollapsneigung der Alveolen (u. a. Surfactant-Funktionsstörung?) bedingt, daß der alveoläre Eröffnungsdruck deutlich über dem Verschlußdruck liegt; d. h. daß ein wesentlich höherer Druck für die Wiedereröffnung einer Alveole aufgewendet werden muß, wenn sie erst einmal kollabiert ist. Für die Therapie gilt es daher, dem Alveolenkollaps möglichst entschieden vorzubeugen. Hierfür muß das Lungenvolumen mit CPAP bzw. PEEP vergrö-

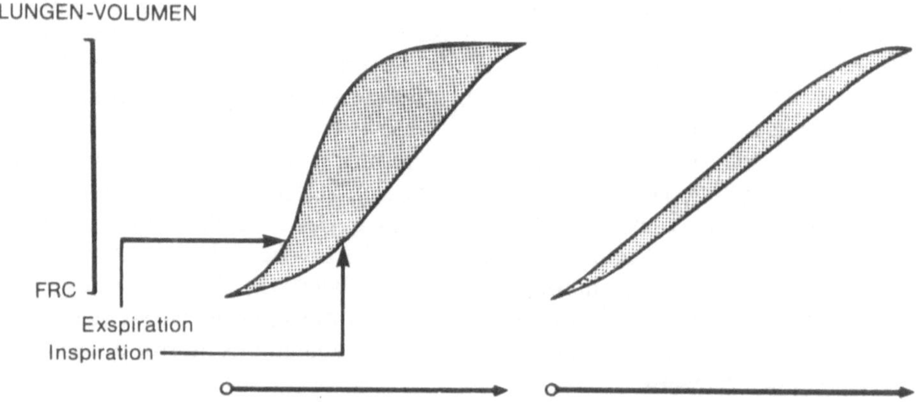

Abb. 6. Schematische Druck-Volumen-Diagramme bei akutem Lungenversagen. In der Frühphase (nach 24–48 h) (links) deutliche Hysterese, die im späteren Verlauf (nach fünf bis zehn Tagen) fehlt (rechts) (Näheres siehe Text). Die Kurven wurden unter sehr langsamem in- und exspiratorischem Flow registriert (d. h. unter quasistatischen Bedingungen) (Nach Suter PM: In: (39))

ßert werden. In dieser ersten Phase des akuten Lungenversagens, in der das Permeabilitätsödem überwiegt (also etwa innerhalb der ersten bis maximal zweiten Woche), lassen sich durch Einsatz von PEEP-Beatmung die Alveolen stabilisieren und der pulmonale Gasaustausch wesentlich verbessern. Bei zunehmender Insuffizienz kann oft noch zusätzlich durch Umkehr des Atemzeitverhältnisses (also Inversed ratio ventilation, IRV) mit homogenerer Verteilung der Ventilation und selektive Blähung langsamer Alveolarbezirke („Individual PEEP") die drohende ventilatorische Fehlverteilung („Mismatching") verbessert werden.

Bei längerer Dauer des akuten Lungenversagens überwiegt dann der *morphologische Umbau* der Lunge (Abb. 7): Hyaline Membranen verlegen die Alveolarmembran. Im Interstitium (aber auch intraalveolär) kommt es zu einer zunehmenden Fibrosierung, so daß schließlich das Lungenparenchym überwiegend „hepatisiert" erscheint und nur vereinzelt intakte Alveolarbezirke vorhanden sind. In dieser Phase des fortgeschrittenen Lungenversagens sind auch durch höchsten PEEP keine Alveolen mehr zu eröffnen; es herrscht das „Alles-oder-nichts-Gesetz": d. h. eine Alveole ist entweder noch intakt und funktionsfähig oder irreversibel ausgeschaltet. In diesem Zustand kann dann ein zu hoher Druck (als überhöhter PEEP oder zu großes Hubvolumen) die Funktion auch der wenigen, noch intakten Alveolen beeinträchtigen, indem ihre Kapillarperfusion behindert wird.

Wird das akute Lungenversagen erfolgreich überwunden, so sind die Folgeschäden selbst bei fortgeschrittenem, fibrosierendem Stadium nach einigen Monaten erstaunlich gering; die Lungenfunktion nach Ablauf eines Jahres ergibt meist nur eine geringradige Leistungseinschränkung.

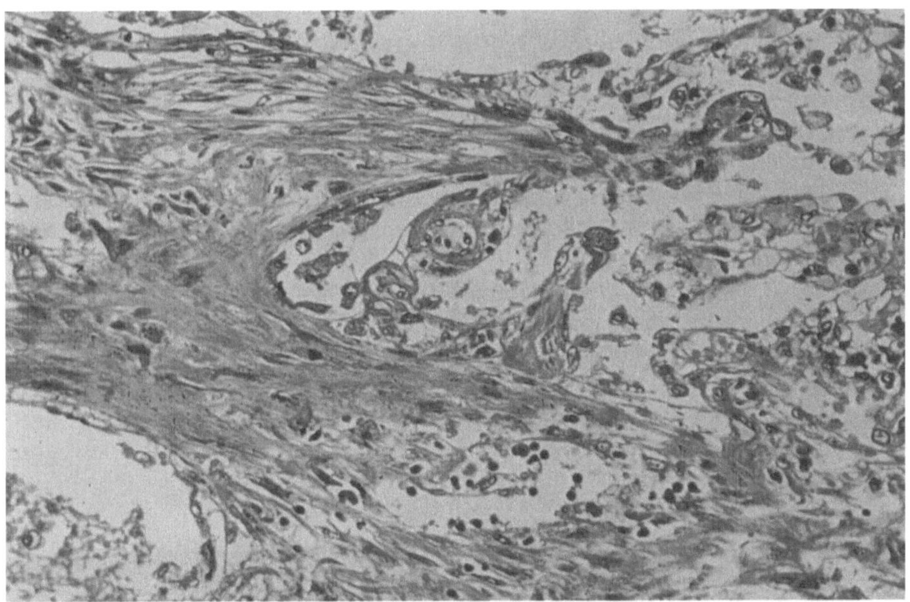

Abb. 7. Ausgeprägte Fibrosierung der Lunge im Spätstadium des akuten Lungenversagens

Traumatische Lungenschädigung

Häufigste Form der traumatischen Lungenschädigung ist das stumpfe Thoraxtrauma. Dabei kann die Verletzung einerseits die Ventilationsfunktion des Atemapparates, also die Atemmechanik, andererseits das Lungenparenchym selbst erfassen. Dementsprechend sind die Folgen für die Funktion und die Konsequenzen für die Behandlung unterschiedlich.

Störungen der Atemmechanik. Rippen(serien)frakturen, Sternumfraktur, Zwerchfellruptur, Pneumo-, Hämatothorax.

Lungenparenchymläsion. Lungenkontusion, Lungenruptur, Lungenhämatom.

Das Ausmaß der Thoraxwandverletzung gibt keinen Hinweis auf die Schwere der Lungenverletzung. Gerade bei Kindern und Jugendlichen kann trotz schwerer Lungenschädigung (einschließlich der Bronchusruptur) die elastische Thoraxwand unversehrt bleiben. Dennoch geben sie oft Aufschluß über den Verletzungsmechanismus und können hinweisen auf weitere Begleitverletzungen. So lenken Frakturen der unteren Rippen dringend den Verdacht auf Verletzungen darunterliegender Organe wie Leber und Milz; der instabile Thorax vom vorderen Typ (beidseitige parasternale Rippenfrakturen, u. U. mit Sternumfraktur) deuten auf ein frontales Aufpralltrauma hin (z. B. typischer Lenkradaufprall) und weisen auf die Möglichkeit begleitender Herz- und Bronchusverletzungen hin.

Störungen der Ventilationsfunktion: Thoraxwandverletzungen, Zwerchfellverletzungen, Pneumo-(Hämato-)Thorax

Verletzungen der Thoraxwand ebenso wie des Zwerchfells beeinträchtigen die Ventilationsfunktion des Atemsystems und haben oft erhebliche Folgen für den pulmonalen Gasaustausch.

Dabei wirken sich verschiedene Mechanismen ungünstig aus:

Der *Schmerz* beeinträchtigt die freie, seitengleiche Ventilation; tiefe Atemzüge und effektive Hustenstöße werden vermieden. Ungleichmäßige Belüftung und mangelhafte Bronchialtoilette sind die Folgen; es entstehen Atelektasen und ggf. Bronchopneumonie.

Die *Thoraxwandinstabilität* beeinträchtigt die Mechanik der Atemfunktion: Durch Rippenstückbrüche oder Rippenserienfrakturen kombiniert mit einer Sternumfraktur (sog. „Flail chest", „Stove-in-chest") kommt es durch paradoxe Atembewegungen der Wandstücke zur Ineffizienz der Ventilation. Für die paradoxe Atmung hat sich allerdings der Einfluß der sogenannten „Pendelluft" nicht bestätigen lassen. Dabei sollte durch die paradoxen Wandstückbewegungen exspirierte Totraumluft innerhalb der Lunge hin und her „gependelt" werden.

Die *Atemarbeit* nimmt bei Thoraxwandverletzungen stets drastisch zu. Dieses kann von kräftigen Patienten oft noch eine Weile kompensiert werden; die Dekompensation tritt daher häufig erst im weiteren Verlauf ein, wenn sich zusätzliche Verletzungsfolgen (z. B. Atelektasen) verstärkt auswirken.

Begleitverletzungen, wie Pneumo-(Hämato-)Thorax, Zwerchfellverletzungen, aber auch Lungenkontusionen erhöhen ebenfalls die Ineffizienz der Ventilation und steigern die Atemarbeit.

Das *Lungenvolumen (FRC)* ist beim Thoraxtrauma stets deutlich reduziert: durch Bewegungseinschränkung der Thoraxwand und ggf. des Zwerchfells, durch Ausschaltung ventilierten Lungengewebes (z. B. Kontusion, Blutaspiration), durch Verdrängung des Lungengewebes von außen (z. B. Pneumo-(Hämato-)Thorax, Zwerchfellverletzung. Auch dieses fördert die Entstehung von Atelektasen und kann durch Zunahme des intrapulmonalen Shunts zur Hypoxämie führen.

Lungenparenchymläsion: Lungenkontusion, Lungenruptur, Lungenhämatom

Die stumpfe Verletzung des Lungenparenchyms entsteht in der Regel direkt durch Kompression von außen (z. B. Kfz-Aufpralltrauma) oder innen (z. B. Explosion), aber unter Umständen auch indirekt durch Massenbeschleunigung des Lungengewebes („Contre coup").

Die *Zerreißung des Lungengewebes* (Lungenruptur, -hämatom) führt zu Blutungen und zu lokalem Luftaustritt. Solange keine großen Gefäße eröffnet werden, ist der Blutverlust gering; meist steht die Blutung rasch spontan. Die Folgen für die Gasaustauschfunktion sind in der Regel gering, bei starker und anhaltender Blutung kann es allerdings durch Blutaspiration in intakten Lungenpartien zu Atelektasen kommen; dann wird die Oxygenierung durch Shuntzunahme u. U. erheblich beeinträchtigt.

Bei *Zerreißungen der Pleura visceralis* kommt es zum Pneumo-(Hämato-)Thorax mit den entsprechenden Folgen für die Gasaustauschfunktion.

Die *Kontusion* ist die häufigste Verletzung des Lungenparenchyms beim stumpfen Thoraxtrauma. Sie ist meist im Bereich der direkten Gewalteinwirkung lokalisiert, kommt gelegentlich aber auch als „Contre-coup"-Herd vor. Die Folgen für die Gasaustauschfunktion der Lunge sind unterschiedlich. Häufig beeinträchtigen selbst ausgedehnte Kontusionsherde den Gasaustausch nur geringfügig; es ist anzunehmen, daß dann der Kontusionsherd weitgehend aus seiner Gasaustauschfunktion (d. h. sowohl für Ventilation als auch für Perfusion) herausgenommen worden ist (analog einer Lungenlappenresektion, die ja auch den pulmonalen Gasaustausch wenig beeinträchtigt). Gelegentlich führt jedoch die Kontusion zu erheblichen Folgen für den Gasaustausch. Es kommt dann unter Umständen zu massivem Anstieg des intrapulmonalen Shunts und damit zur Hypoxämie. Durch Permeabilitätssteigerung entsteht ein interstitielles, gelegentlich auch ein alveoläres Ödem, das erheblich über den direkt kontusionierten Bezirk hinausgehen kann. Der Übergang zum generalisierten akuten Lungenversagen (ARDS) wird dann offensichtlich. Die besonderen Ursachen, die zu dieser folgenschweren Form der Kontusion führen, sind bislang nicht genau bekannt; es wird angenommen, daß das Ausmaß der Gewalteinwirkung, insbesondere die Aufprallgeschwindigkeit, hierbei eine auslösende Rolle spielt.

Das eigentliche Ausmaß der Gewebeläsion wird im Röntgenbild meist erst nach Stunden als großflächige Infiltrate sichtbar. Die Folgen für die Gasaustauschfunktion der Lungen korrelieren jedoch nicht mit dem Röntgenbefund. Auch bei ausgedehnten Kontusionsinfiltraten findet sich der Gasaustausch oft wenig beeinträchtigt. Die Entwicklung in Richtung eines generalisierten akuten Lungenversagens wird jedoch meist auch im Röntgenbild als ausgedehnte, diffuse Verschattungen sichtbar.

Eine besondere, gefürchtete Spätkomplikation ist die sekundäre Infektion des Kontusionsherdes. Auf dem Boden der Parenchymläsion finden pathogene Keime optimale Ausbreitungsbedingungen. Je nach Keimspektrum kann eine solche Kontusionspneumonie auch abszedierend auftreten; sie ist dann besonders schwierig zu therapieren.

Postoperative Ateminsuffizienz

In der postoperativen Phase spielen pulmonale Komplikationen und respiratorische Insuffizienz eine bedeutende Rolle; sie sind eine wesentliche Ursache erhöhter postoperativer Mortalität.

Eine Reihe verschiedener Faktoren begünstigen pulmonale Komplikationen:

- Präexistente Risikofaktoren: Übergewicht, Nikotinabusus, geschwächte Immunabwehr, Alter (?).
- Pulmonale Vorerkrankungen: chronisch obstruktive Lungenerkrankungen (chronische Bronchitis, obstruktives Lungenemphysem).
- Operationsregion, Operationsdauer.
- Narkoseart und begleitende Medikation.
- Präoperative Vorbereitung, postoperative Behandlung.

Die Pathomechanismen, die ein postoperatives Lungenversagen begünstigen, beeinträchtigen in erster Linie Atemmechanik und Ventilation (Tabelle 9); daraus resultiert dann meist eine arterielle Hypoxämie und bei Spontanatmung oft auch eine Hypoventilation.

Bereits bei Lungengesunden ist das Lungenvolumen während der Anästhesie deutlich vermindert. Dadurch bilden sich basale Atelektasen aus mit vermehrter venöser Beimischung und arterieller Hypoxämie. Kommt in der postoperativen Phase eine Behinderung der Zwerchfellbeweglichkeit (z. B. durch Schmerz) und weiterer Zwerchfellhochstand (z. B. durch Darmatonie, Ileus) hinzu, so wird der pulmonale Gasaustausch erheblich gestört. So kommt es besonders nach Thorax- und Oberbaucheingriffen in der ersten Woche zur postoperativen Hypoxämie. Wundschmerz beeinträchtigt den Hustenstoß, so daß Bronchialsekret nicht ausreichend abgehustet werden kann; so entstehen weitere Atelektasen und u. U. sogar eine Infektion mit Bronchopneumonie. Diese Störungen sind verständlicherweise bei adipösen Patienten ganz besonders ausgeprägt; darüber hinaus kommt hier noch das Risiko zur Thromboembolie hinzu. So ist es nicht verwunderlich, daß gerade in dieser Gruppe der Anteil an

Tabelle 9. Pathomechanismen der postoperativen Ateminsuffizienz

Verminderung des Lungenvolumens durch:
- Zwerchfellhochstand
- abdominelle Blähung (Darmparalyse, Ileus)
- Atelektasen
- Sekretretention
- Lungenödem
- Pleuraerguß, Pneumothorax

Verminderung der Zwerchfell- und Thoraxwandexkursion durch:
- Schmerz
- zentrale Dämpfung
- abdominelle Distension

Behinderung des Hustenstoßes durch:
- Schmerz
- zentrale Dämpfung (z. B. Sedierung!)
- abdominelle Distension
- zähflüssiges Bronchialsekret

postoperativen Lungenkomplikationen besonders hoch ist (20 % bei Patienten ohne, über 50 % bei Patienten mit pulmonalen Vorerkrankungen).

Analgetika, Sedativa, nachwirkende Anästhetika und Muskelrelaxanzien wirken dämpfend auf die Atemzentren; sie können durch Hypoventilation und kraftlosen Hustenstoß pulmonale Komplikationen begünstigen. Selbst in subanästhetischen Konzentrationen (MAC = 0,1) reduzieren Halothan und Enfluran den hypoxischen Atemantrieb um 75 % (Jones, 1986). Andererseits sind Ventilation und Bronchialtoilette nur dann effizient, wenn die Schmerzen ausreichend gedämpft werden. Dabei sind vermutlich regionale Analgesieverfahren wirksamer; eine Studie von Catley und Mitarb. (1985) ergab nach regionaler Analgesie eine geringere Hypoxämie als unter intravenöser Morphinanalgesie, bei der es wiederholt zu schlafbedingten, deutlichen Hypoxieepisoden kam.

Pulmonale Vorerkrankungen. Pulmonale Vorerkrankungen erhöhen deutlich das Risiko für postoperative respiratorische Komplikationen. Besonders kritisch sind hier Vorschädigungen aus der großen Gruppe der *chronisch obstruktiven Lungenerkrankungen,* wie z. B. die chronische Bronchitis (oft verharmlost als „Raucherhusten") und das chronisch obstruktive Lungenemphysem (nicht zu verwechseln mit dem Altersemphysem) (s. auch dort). Die entscheidenden Pathomechanismen sind hierbei:

Dyskrinie. Verändertes (zähflüssiges) und vermehrt gebildetes Bronchialsekret, das schwer abgehustet werden kann (insbesondere bei abgeschwächtem Hustenstoß).

Bronchialobstruktion. Durch Schleimhautschwellung, Sekretanlagerung, aber auch durch erhöhten Bronchomotorentonus wird der Atemwegswiderstand erhöht und damit die Gasströmung in den Atemwegen behindert; die Folgen sind Beeinträchtigung der regionalen Ventilationsverteilung (Gasaustauschstörung für O_2, sog. „Mismatching") und des Hustenstoßes.

Zunahme der Atemarbeit. Insbesondere bei der zusätzlichen Behinderung der Atmung durch die postoperative Situation (z. B. durch Schmerz, Sedierung, eingeschränkte Zwerchfellmotilität) ist die Ventilationskapazität deutlich eingeschränkt. Bei u. U. gleichzeitig erhöhtem Ventilationsbedarf (z. B. durch postoperativen Streß, Schmerz, Infektion etc.) kann dann rasch eine globale Ateminsuffizienz mit bedrohlicher Hyperkapnie und Hypoxämie entstehen.

Auch der Patient mit Asthma bronchiale (s. auch dort) ist postoperativ besonders gefährdet, selbst wenn die Lunge noch nicht chronisch verändert ist. In der Belastungssituation der Operation kann ein bronchospastischer Anfall bis hin zu einem Status asthmaticus rasch entstehen. Dasselbe gilt für Patienten mit hyperreaktivem Bronchialsystem, die ebenfalls leicht mit Bronchospasmus reagieren können; dabei ist wichtig zu wissen, daß auch bei lungengesunden Patienten nach pulmonalen Infekten (insbesondere Virusinfektionen) das Bronchialsystem noch einige Wochen nach Abklingen des Infektes hyperreagibel ist und zu spastischen Reaktionen neigt.

Demgegenüber prädestinieren *restriktive Lungenerkrankungen* (wie z. B. Lungenfibrosen) in der postoperativen Phase weniger zu respiratorischen Komplikationen; sie können allenfalls (ebenso wie die chronisch obstruktiven Lungenerkrankungen) durch die chronische Rechtsherzbelastung kritisch werden.

Für alle Patienten mit pulmonalen Vorerkrankungen ist die *postoperative Immobilisierung* eine ernsthafte Gefahr; inhomogene, unzureichende Belüftung, mangelhafte Bronchialtoilette und pulmonale Sekundärinfektionen sind regelmäßige Folgen, die nur durch frühzeitige, aggressive Mobilisierung und regelmäßige, intensive physikalische Therapie vermieden werden können. Bei selektiven Eingriffen kann durch effektive pulmonale Vorbehandlung das Risiko einer pulmonalen Komplikation deutlich gesenkt werden.

Pneumonien

Grundsätzlich wird „Pneumonie" definiert als die Entzündung des Lungenparenchyms. Dabei ist sicher die infektiöse Ätiologie am häufigsten, es können aber auch allergische, chemische und physikalische Faktoren eine Rolle spielen.

Pneumonien sind häufige Erkrankungen; schätzungsweise 10 % aller Krankenhauseinweisungen erfolgen aufgrund einer Pneumonie. Sie stellen in zivilisierten Ländern die fünfthäufigste Todesursache. Unter den im Krankenhaus akquirierten Infektionen werden zwei Drittel aller Todesfälle durch nosokomiale Pneumonien verursacht.

Es ist zu unterscheiden zwischen primären (d. h. als eigenständige Erkrankung auftretende) und sekundären (d. h. als Komplikation bei anderen Grunderkrankungen auftretende begleitende) Pneumonien (Tabelle 10).

Normalerweise sind in den oberen Luftwegen und im Lungengewebe sehr effektive Abwehrmechanismen wirksam:

Mechanische Reinigung (Bronchialtoilette) durch Sekretbildung und -transport (Zilientätigkeit, Hustenreflex).

Tabelle 10. Ursachen sekundärer Pneumonien

Grundkrankheiten:
Herzinsuffizienz
Andere pulmonale Erkrankungen, z. B. chronische Bronchitis, COLD, Aspiration, Sklerodermie, Lungenfibrose
Erkrankungen mit reduzierter Immunabwehr, z. B. Tumorerkrankungen, AIDS, Leberzirrhose, Leukämie
Diabetes mellitus
Renale Erkrankungen, z. B. Pyelonephritis
Intoxikationen, z. B. Alkoholismus, Drogensucht

Iatrogene Ursachen:
Immunsuppression
Steroide
Zytostatika
Antibiotika
H_2-Blocker
Intensivbehandlung

Oberflächenabwehr durch antiinfektiöse (spezifische und unspezifische) Substanzen, wie Lysozyme und Immunglobuline.

Phagozytose durch Alveolarmakrophagen und neutrophile Granulozyten.

Insbesondere die Alveolarmakrophagen haben eine besondere Bedeutung für die Zerstörung von Mikroorganismen in der Lunge. Durch Immunsuppressiva, Bestrahlung, Zytostatika oder Kortikoide wird ihre Abwehrfunktion jedoch erheblich beeinträchtigt.

Bei Patienten mit reduzierter Abwehrkraft können dann ansonsten wenig pathogene, begleitende (sogenannte „opportunistische") Keime sekundäre, nosokomiale Pneumonien verursachen. So kommt es nach Nieren- oder Knochenmarkstransplantationen häufig zu Sekundärpneumonien, wobei nicht nur die iatrogene Immunsuppression, sondern auch die invasiven Maßnahmen der Intensivbehandlung, ggf. auch eine bestehende Niereninsuffizienz eine große Rolle spielen.

Eine wichtige Quelle nosokomialer Pneumonien ist der Intestinaltrakt (Mundhöhle, Magen, Intestinum). Durch die moderne, hochwirksame Antibiotikatherapie wird die physiologische, anaerobe Darmflora zerstört; dadurch können opportunistische (meist gramnegative) Keime den Intestinaltrakt sekundär besiedeln. Dieses ist dann oft die Quelle nosokomialer Infektionen, von Katheterinfektionen, Pneumonien bis hin zur generalisierten Sepsis. Der direkte Weg aufsteigender Keime aus dem Intestinum in die Lunge wird normalerweise wirksam durch die Säurebarriere des Magens versperrt. Durch die Streßulkus-Prophylaxe mit H_2-Blockern, aber auch durch chemische Säurebindung (z. B. Aluminiumhydroxid) wird diese Säurebarriere zerstört und die Ausbreitung intestinaler Keime in die Lunge begünstigt; die Häufigkeit nosokomialer Pneumonien nach derartiger Streßulkus-Prophylaxe ist inzwischen zweifelsfrei belegt (Tabelle 11).

Tabelle 11. Typische Erreger von Pneumonien

- Pneumokokken, Staphylokokken, Meningokokken (seltener)
- Gramnegative Keime (häufigste nosokomiale Pneumonien),
  z. B. Klebsiellen, Pseudomonas, Proteus, E. coli
- Anaerobier,
  z. B. Bacteroides-Spezies, anaerobe Peptokokken;
  bei Abwehrschwäche: E. coli, Klebsiella, Proteus und Enterobacter-Spezies
- Viren,
  z. B. Ornithose, Influenza, Adenoviren
- Pilze,
  z. B. Candida, Aspergillus
- Spezifische,
  z. B. Tuberkulose
- Sonstige,
  z. B. Legionellosen (häufig im Sommer), Mykoplasmen

Die Ausprägung der Pneumonieform ist je nach Keim unterschiedlich. So werden *abszedierende, nekrotisierende Pneumonien* häufig bei Mischinfektionen mit Bacteroides, aber auch bei Staphylokokken und Hämophilus influenzae (seltener bei Enterobakterien, Pseudomonas und Anaerobiern) gefunden. Primär atypische Pneumonien (primär einseitig feinnetzige, segmentale Verschattung im Röntgenbild) werden meist durch Mykoplasmen, aber auch durch Adeno- und anderen Viren sowie Erreger der Ornithose und des Q-Fiebers verursacht.

Interstitielle Pneumonien können auf Mykoplasmen, Ornithose, Legionellose, Influenza und Adenoviren hinweisen; bei chronischeren Formen muß aber auch an andere Ursachen gedacht werden, wie z. B. toxische Gase und Dämpfe (z. B. Nitrosegase, Phosgen), Stäube (Asbest, Silizium etc.), Medikamente (z. B. Bleomyzin, Endoxan, Hydralazin, Nitrofurantoin, Methysergid u. v. a.), inhalatorische Allergene (allergische Alveolitis, z. B. durch Allergene von Tauben, Wellensittichen, Hühnern etc.), Kollagenosen (Sklerodermie, Lupus erythematodes, rheumatische Arthritis etc.).

Aspiration

Die pulmonale Aspiration mit nachfolgender respiratorischer Insuffizienz ist eine häufige Ursache posttraumatischer und postoperativer Mortalität. Die reale Häufigkeit ist allerdings schwierig zu erfassen, da die Diagnose meist nur auf Verdacht angenommen werden kann. Das klassische Mendelson-Syndrom einer massiven, diffusen Aspirationspneumonie post partum ist dabei nur eine Form aus einem breiten Spektrum klinischer Erscheinungen.

Das gemeinsame Prinzip ist das Eindringen von Fremdmaterial in die Atemwege bei mangelhaften oder ausgeschalteten laryngealen Abwehrreflexen. Das aspirierte Fremdmaterial kann dabei nichttoxisch, toxisch oder bakteriell sein. Die pulmonale Schädigung ist eine Entzündungsreaktion, die zwar häufig, aber keineswegs zwangsläufig infektiös ist; nach chemischen Substanzen kann es sehr wohl auch zu einer nichtinfektiösen Pneumonitis kommen.

Normalerweise schützen die *laryngealen Reflexe* (Laryngospasmus, Husten) sehr effektiv vor einer bronchialen Aspiration; die Ausschaltung oder die Behinderung dieser Reflexe ist daher die Grundvoraussetzung für das Entstehen einer Aspiration. Diese Gefahr besteht bei:

Bewußtlosigkeit und schweren Bewußtseinsstörungen jeder Ursache: Komata jeglicher Genese, Herz-Kreislauf-Stillstand, Schädel-Hirn-Trauma, zerebrovaskuläre Zwischenfälle und andere zerebrale Krankheitszustände, Intoxikation durch Alkohol, Überdosierung oder Intoxikation durch sedierende Substanzen, Narkose und iatrogene tiefe Sedierung oder Analgesie u. a.; auch bei geriatrischen Patienten sind die laryngealen Schutzreflexe reduziert, so daß ein besonderes Aspirationsrisiko besteht.

Gastrointestinale Störungen. Ileus und Subileus, Hiatushernien, aber auch ösophageale Störungen, wie Spasmen, Strikturen, Divertikel, Achalasie etc.

Auch das Hochdrängen des Magen-Darm-Traktes in der späten Schwangerschaft erhöht das Risiko zur Aspiration erheblich (z. B. bei Narkosen für Sectio caesarea).

Iatrogene Einflüsse. Magensonden verhindern oft den sicheren Kardiaverschluß des Magens und begünstigen eine Aspiration (insbesondere bei reichlicher Füllung des Magens). Bei kritisch Kranken bleibt der Inhalt häufig sehr lange im Magen, nicht zuletzt auch unter dem Einfluß verschiedener Medikamente. Geblockte naso- oder orotracheale Tuben oder Tracheomietuben verhindern oft erfolgreich die pulmonale Aspiration. Diese Sicherung ist allerdings nicht unüberwindbar, kleine Flüssigkeitsmengen können sehr wohl auch über den geblockten Tubus eindringen; damit wird der Weg zumindest für Bakterien unbehindert gebahnt.

Aspiration nichttoxischer Substanzen

Nichttoxische Flüssigkeiten (z. B. Wasser, Salzwasser, nichtsaurer Magensaft, Milch, Blut etc.) rufen lediglich Reflexreaktionen (wie Husten, Larynxverschluß) hervor, erzeugen jedoch keine entzündliche Reaktion des Lungengewebes. Bei größeren Mengen wird der Gasaustausch durch Shuntzunahme gestört, die Veränderungen sind jedoch rasch reversibel.

Aspiration fester Partikel (z. B. Nahrungsreste, Fremdkörper etc.) erzeugen bei Verlegung zentraler Atemwege eine akute Erstickungsreaktion, bei weiter peripherer Obstruktion Husten, Stridor, Dyspnoe, Heiserkeit, Zyanose. Dringt der Fremdkörper spontan weiter nach distal vor, so können die Symptome verschwinden und eine falsche Sicherheit vortäuschen. Meist bildet sich hinter dem Fremdkörper eine Atelektase, seltener kommt es zu einem Ventilmechanismus mit Ausbildung eines distalen Emphysems. Bleibt der Fremdkörper liegen, so folgt oft eine abszedierende Entzündung.

Aspiration toxischer Substanzen

Toxische Flüssigkeiten (z. B. Säuren, insbesondere saurer Magensaft, Alkohole, Öle etc.) verursachen in der Lunge eine Entzündungsreaktion, die abhängig ist von Menge, Säuregrad und Konzentration der Flüssigkeit. Bei aspiriertem Magensaft tritt eine Gewebsreaktion wahrscheinlich nur ein bei einem pH unter 7,25. Die Säurewirkung wird vor Ort vermutlich rasch neutralisiert, so daß eine spätere Spülung wohl keine Vorteile bringt. Die Gewebereaktion setzt meist sofort ein, kann aber auch nach einigen Stunden auftreten. Die akute Gewebeschädigung führt zur Permeabilitätsstörung mit alveolärem und interstitiellem Ödem, Surfactantschädigung, Atelektasenbildung und Hypoxämie. Im weiteren Verlauf kommt es meist zur Superinfektion des geschädigten Gewebes mit nosokomialen Keimen (z. B. Staphylococcus aureus oder gramnegativen Bakterien); so ist hier ein bis drei Tage später die Aspirationspneumonie (nicht selten abszedierend) eine übliche und folgenschwere Komplikation.

Heute scheint die Aspiration sauren Magensafts mit der nachfolgenden schweren Infektion eine der häufigsten Ursachen für ein schweres akutes Lungenversagen zu sein.

„Aspiration" von Bakterien

Das Einwandern von Keimen über die Atemwege in die Lunge ist eines der schwerwiegendsten Probleme der Intensivmedizin. Meist sind es nosokomiale Keime, die aus dem Mundhöhlenbereich (z. B. Sinusitis), der Speiseröhre (z. B. aus Divertikeln) oder dem Gastrointestinaltrakt (insbesondere bei Verlust der Säureschranke des Magens infolge Behandlung mit H_2-Blockern) in die Atemwege vordringen; der Endotrachealtubus ist für die Keime keine Schranke, sondern begünstigt als invasiver Fremdkörper eher das Eindringen der Keime.

Akute Lungenembolie

Die pulmonale Thromboembolie wird in ihrer Bedeutung oft unterschätzt. Neben der bekannten klinischen Symptomatik (abrupter Thoraxschmerz, Luftnot, Kreislaufschock) läßt sich eine akute Störung des Gasaustausches nachweisen. Fast immer kommt es zu einer manifesten arteriellen Hypoxämie (in 32% der Fälle wird ein PaO_2 unter 60 mm Hg gemessen). Oft besteht gleichzeitig eine Hypokapnie.

Die Pathomechanismen dieser Gasaustauschstörung sind jedoch noch nicht restlos geklärt:

Hinter dem embolischen Verschluß kommt es oft zu ausgedehnteren Atelektasen (u. a. auch durch Beeinträchtigung des Surfactants); die Folge ist ein oft hoher Shuntanteil, der anfangs durchaus durch Beatmung mit (leichtem) PEEP vermindert werden kann. Später wird der Atelektasenbezirk reduziert durch die nachfolgende (physiologische oder iatrogene) Thrombolyse. Durch die Teilobliteration im kleinen Kreislauf steigt der intravasale hydrostatische Druck, so daß es im nichtobliterierten Bereich zusätzlich zu einem Hochdrucködem kommt; durch Freisetzung von Mediatoren mit Störung der Membranpermeabilität wird dieses Ödem noch weiter gesteigert. Auch dieses verstärkt den intrapulmonalen Shunt und die arterielle Hypoxämie. In 15 % der Fälle wird der Shunt auch intrakardial über ein offenes Foramen ovale verstärkt.

Auch die Diffusionskapazität mag eingeschränkt sein, da die Kontaktzeit zur Oxygenierung wegen der hohen Strömungsgeschwindigkeit des Blutes im teilobliterierten Lungenkreislauf verkürzt ist.

Die Ventilation ist im Anschluß an die Embolie meist erheblich gesteigert, vermutlich durch Stimulation der Baro- und/oder Stretchrezeptoren. Sie ist jedoch ineffektiv, da wegen der regionalen Behinderung der Kapillarperfusion die Totraumventilation oft (allerdings nicht immer) angestiegen ist. So kann gleichzeitig eine Hypokapnie bestehen.

Wegen der Rechtsherzbelastung ist die Hämodynamik vorübergehend meist schwer gestört; oft besteht ein Kreislaufschock, zumindest ist das Herzzeitvolumen deutlich reduziert.

Akute Dekompensation chronisch pulmonaler Erkrankungen

Obstruktive Atemwegserkrankungen

Asthma bronchiale

Asthma bronchiale ist eine vorwiegend anfallsartig auftretende Atemnot durch akute Atemwegsobstruktion auf dem Boden eines hyperreaktiven Bronchialsystems. Es gehört damit in die große Gruppe der obstruktiven Ventilationsstörungen, zu der auch die chronische Bronchitis und das obstruktive Lungenemphysem zählen. Als „Status asthmaticus" werden akute schwere Anfälle bezeichnet, die durch die übliche konservative Therapie (z. B. mit Adrenalin oder Theophyllin) nicht behoben werden können und die daher oft eine Intensivbehandlung (bis hin zur apparativen Beatmung) erforderlich machen.

Außerhalb der Anfälle hat der Asthmakranke zunächst eine normale Lungenfunktion ohne erhöhten Atemwiderstand. Bei längerer Dauer des Leidens sind Übergänge in die chronische Form der Bronchitis die Regel, bis hin zum obstruktiven Lungenemphysem mit chronischem Cor pulmonale.

Die Erkrankung ist häufig: 3–5 % der Gesamtbevölkerung leiden zumindest zeitweise an Asthma bronchiale. Bei ca. 8 % wird mit einer bronchialen Hyperreagibilität gerechnet, diese Menschen neigen also auf verschiedene bronchiale Reize zu asthmatoiden Reaktionen. Die Angaben zur Mortalität variieren erheblich zwischen den verschiedenen Ländern mit 1 bis 8 (in der Bundesrepublik Deutschland etwa 3) pro 100 000 Einwohner. Wird beim Status asthmaticus die Beatmung erforderlich, so ist eine Mortalität von 10–15 % nicht unüblich.

Tabelle 12. Ätiologie des Asthma bronchiale

Allergisches (Extrinsic) Asthma
- durch Pollen (saisonbedingt), Tierhaare, Hausstaub, Berufsstäube (z. B. Bäcker), Nahrungsmittelantigene, Medikamente

Nichtallergisches Asthma
Chemisch – physikalisch – irritativ:
- durch Gase (z. B. Formalin, SO_2), Staub, Kälte

Arzneimittelnebenwirkung:
- bei Betarezeptorenblockern, Histaminliberatoren, Cholinesterasehemmern

Analgetikaintoleranz:
- durch nichtsteroide Antiphlogistika, Salizylate, Pyrazolone

Belastungsbedingt (Exercise induced):
- (vor allem bei Kindern)

Infektionsinduziert:
- durch bronchiale (insbesondere virale) Infektionen unklarer Genese („Intrinsic asthma“), als Ausschlußdiagnose

Risikofaktoren, die oft einen schweren Status provozieren können, sind verspätete ärztliche Hilfe oder falsche Einschätzung der Situation, zu niedrige Steroidmedikation oder starke Sedierung vor dem Anfall.

Die Ätiologie ist uneinheitlich, wobei immunologische, chemisch-irritative, physikalische, pharmakologische und psychische Einflüsse eine Rolle spielen (Tabelle 12).

Pathomechanismus. Die asthmatische Bronchialobstruktion beruht auf der sogenannten „bronchialen Trias“.

Bronchospasmus. Der Bronchomotorentonus wird über ein kompliziertes Reflexsystem reguliert, an dem der Vagus ganz wesentlich beteiligt ist (Abb. 8). Rezeptoren im Larynxbereich und in den tieferen Atemwegen (z. B. Chemorezeptoren, Dehnungsrezeptoren) stimulieren die Reflexauslösung, die dann zur Bronchokonstriktion führt. Betaadrenerge Stimulation (Adrenalin) wirkt in diesem Reflexmechanismus als Antagonist. Bei der Auslösung (insbesondere der allergischen Formen) spielt die Freisetzung von Mediatoren, wie Histamin, ECF-A („eosinophiler chemotaktischer Faktor der Anaphylaxie“), SRS-A („Slow reacting substance of anaphylaxis“), PAF („plättchenaktivierender Faktor“), aber auch Metabolite der Arachidonsäure (Prostaglandine, Thromboxane) eine wesentliche Rolle.

Schleimhautschwellung. Die Freisetzung von Mediatoren bewirkt eine Entzündungsreaktion mit Permeabilitätsstörung und Ödem. Besonders in den kleineren Atemwegen hat daher die Schleimhautschwellung erheblichen Anteil an der Obstruktion.

Dyskrinie. Die asthmatische Reaktion löst eine starke Zunahme des Bronchialsekretes aus, das zudem noch sehr zähflüssig und dadurch schwer abzuhusten ist. Auch hierdurch kommt es zu erheblichem Anstieg des

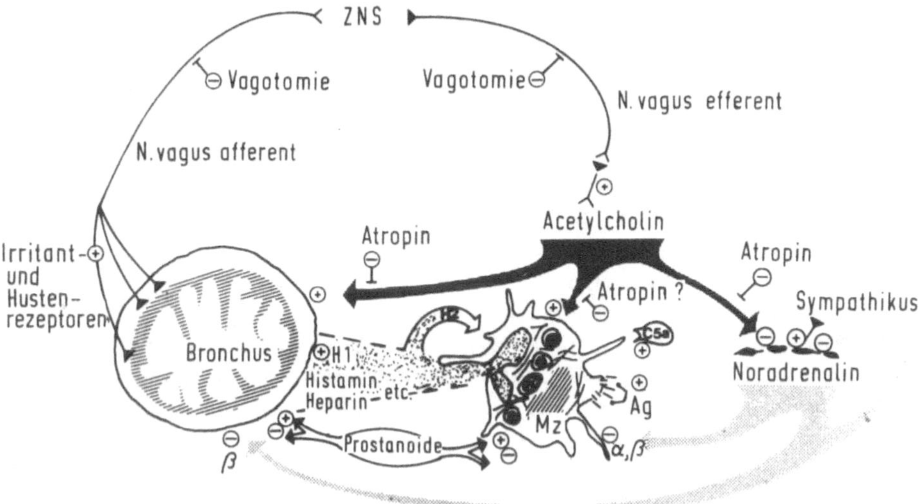

Abb. 8. Reflektorische Steuerung des Bronchomotorentonus. Stimulierende (⊕) und hemmende (⊖) Regulationsmechanismen bzw. Substanzwirkungen (Mz = Mastzelle)

Atemwegswiderstandes und zu Dystelektasen. Dieses zähe Sekret zu verflüssigen und zu beseitigen, ist eine wesentliche Aufgabe der Behandlung bei akutem Asthmaanfall.

Die Folge dieser akuten obstruktiven Veränderungen für den Gasaustausch ist eine schwere Ventilations-Perfusions-Störung („Mismatching"). Es treten vermehrt sogenannte „langsame Kompartimente" auf (Einheiten mit stark verminderter Ventilation, also mit niedrigem $\dot{V}_A/\dot{Q}$-Verhältnis); allerdings können Alveolen mit stark obstruierter Zuleitung offenbar auch über benachbarte Alveolen ventiliert werden (sogenannte „kollaterale Ventilation"), wodurch die Ventilationsstörung in diesem Bereich zum Teil kompensiert werden kann. Unter O_2-Atmung nimmt die intrapulmonale Shuntdurchblutung anscheinend infolge von Resorptionsatelektasen deutlich zu; dann kann die kollaterale Ventilation nicht mehr kompensatorisch wirken.

Die Atemarbeit steigt unter der akuten Obstruktion maximal an, was subjektiv als schwere Atemnot („Dyspnoe") (s. dort) empfunden wird. Diese Dyspnoe wird nicht nur exspiratorisch empfunden, sondern (anders als oft vermutet) besonders auch inspiratorisch. Allerdings korreliert das Gefühl der Dyspnoe nicht immer mit dem Ausmaß der Obstruktion; etwa ein Drittel aller Asthmatiker können den Schweregrad des akuten Atemwegswiderstandes nicht einschätzen (Gefahr der Unterschätzung der akuten Bedrohung).

Wird im akuten Asthmaanfall die Beatmung erforderlich, so können die Beatmungsdrucke infolge der Obstruktion extrem hohe Werte annehmen; dadurch besteht die Gefahr des Barotraumas. Zwar kann unter der kontrollierten Beatmung oft ein einigermaßen ausreichender Gasaustausch erzwungen werden; die Belüftung bleibt jedoch meist noch sehr inhomogen, solange die Obstruktion noch ausgeprägt ist. Durch Überblähung von Alveolarbereichen verstärkt sich oft der Anteil an Totraumbelüftung.

Chronisch obstruktive Atemwegserkrankungen (COLD)

Als chronisch obstruktive Atemwegserkrankung (angelsächsisch „Chronic obstructive lung disease" COLD) bezeichnet man eine Reihe von chronischen Krankheitsbildern, deren Merkmal die Atemwegsobstruktion ist, die sich aber einzeln nicht präzise differenzieren lassen: chronische Bronchitis, obstruktives Lungenemphysem, asthmatisches Syndrom.

Insgesamt ist es eine der häufigsten Erkrankungen überhaupt, die in der Intensivmedizin nicht nur bei akuter Dekompensation des Syndroms (z. B. durch Infektion), sondern auch als zusätzlicher pulmonaler Risikofaktor und als Funktionseinschränkung der Lungen bei anderen Grunderkrankungen (z. B. in der postoperativen Phase) Probleme macht.

Im Vordergrund des Krankheitsgeschehens stehen Veränderungen, die infolge chronischer Schädigung (durch Infektion, irritativer Noxe etc.) entstanden und z. T. irreparabel sind.

Bronchialschleimhaut. Umbau des Flimmerepithels mit Beeinträchtigung des tracheobronchialen Reinigungsmechanismus; vermehrte Produktion veränderten, zähen Sekrets (Hyper- und Dyskrinie), das nur abzuhusten ist; entzündliche Schleimhautschwellung, die die Obstruktion der Atemwege verstärkt; Verlust der Wandstabilität, wodurch kleine Atemwege in der Exspirationsphase durch Kompression von außen kollabieren („Airway closure"). Hinzu kommt die Beeinträchtigung der Infektabwehr mit rezidivierenden Infektionen, die oft eine akut bedrohliche Dekompensation der Atemfunktion zur Folge haben.

Lungenparenchym. Abbau von funktionsfähigem Parenchym mit Erschlaffung und Rarefizierung des Lungengerüsts (destruktives Lungenemphysem), Rarefizierung des Kapillarstromnetzes.

Herzfunktion. Durch chronische Zunahme des pulmonalen Perfusionswiderstandes infolge Rarefizierung der Kapillarstrombahn und wahrscheinlich auch infolge der reflektorischen Vasokonstriktion bei chronischer Hypoxämie (HPV) erhöht sich die Nachlast für das rechte Herz zunehmend; es entsteht das chronische Cor pulmonale.

Zusätzlich zu diesen irreparablen Umbauvorgängen, die den Atemwegswiderstand bereits erheblich erhöhen, kommen funktionelle Veränderungen hinzu: Das Bronchialsystem ist reflektorisch „überempfindlich" und reagiert bereits auf kleine Reize mit Bronchokonstriktion.

Die Folgen für die Gasaustauschfunktion der Lunge liegen auf der Hand.

Atemmechanik. Der Atemwegswiderstand ist maximal angestiegen; die Compliance der Lunge eher erhöht (zumindest beim Emphysematiker). Insgesamt steigt dadurch die Atemarbeit erheblich an, so daß im fortgeschrittenen Stadium die alveoläre Ventilation nicht mehr aufrechterhalten werden kann; es kommt zur chronischen Hypoventilation und durch eine Ermüdung („Respiratory muscle fatigue") unter Umständen schlagartig zur Dekompensation, zum Pumpversagen.

Durch den erhöhten Atemwegswiderstand kann sich die Lunge innerhalb der verfügbaren Exspirationsdauer nicht ausreichend entlüften, sie bleibt überbläht (sogenannte „dynamische Überblähung"). Dadurch bleibt am Ende der Exspiration noch ein positiver Druck in den Alveolen (sogenannter „Intrinsic PEEP" oder „Auto PEEP"). Dieses Phänomen tritt nicht nur unter Spontanatmung auf, sondern ganz besonders auch unter maschineller Beatmung, wenn mit kurzer Exspirationsdauer beatmet wird (bei der „Inversed ratio ventilation" (IRV) wird er sogar bewußt in Kauf genommen). Üblicherweise wird der „Intrinsic PEEP" nicht wahrgenommen; er läßt sich nur mit einer endexspiratorischen Verschlußtechnik bestimmen. Unter PEEP-Beatmung wird er vermutlich über dem eingestellten PEEP-Niveau liegen, wenn bei Beginn der neuen Inspiration noch ein exspiratorischer Restflow besteht.

Gasaustausch. Durch die Obstruktion und unter Umständen auch durch „Airway closure"-Phänomene kommt es zur inhomogenen Belüftung mit langsamen Kompartimenten (niedrigem $\dot{V}_A/\dot{Q}$-Quotienten) und/oder Zunahme der Shuntdurchblutung, insgesamt also zu einer schweren arteriellen Hypoxämie. Beim Emphysematiker ist meist die Totraumbelüftung deutlich erhöht. Oft wird das CO_2 nicht mehr ausreichend abgeatmet, eine Globalinsuffizienz mit chronischer Hyperkapnie entsteht; dabei sind $PaCO_2$-Werte von 60 mm Hg keine Seltenheit.

Grundsätzlich fallen zwei verschiedene Reaktionstypen auf, die oft allerdings nicht streng abgrenzbar sind:

Der „Pink puffer"-Typ (Dyspnoe, keine Hyperkapnie, mäßige arterielle Hypoxämie, kein Cor pulmonale, keine pulmonale Hypertension) kann durch maximal gesteigerte Atmungsanstrengung eine schwere O_2-Untersättigung vermeiden; er nimmt dabei eine hochgradige Atemnot (Dyspnoe) in Kauf. Bei diesen Patienten ist besonders die Totraumbelüftung erhöht (häufig bei Emphysem!) (Abb. 9). Der „Blue bloater"-Typ (Zyanose, arterielle Hypo-

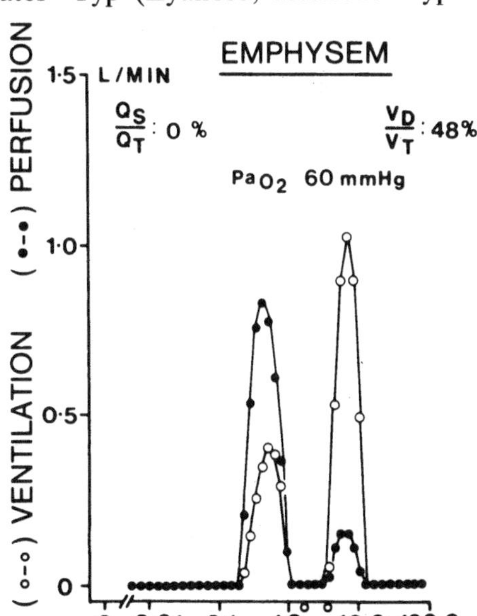

Abb. 9. Verteilung der pulmonalen Ventilations-Perfusions-Verhältnisse (6-Inertgas-Technik) bei einem 75jährigen Patienten mit chronisch obstruktivem Lungenemphysem. Shunt- ($\dot{Q}_S/\dot{Q}_T$) und Totraumanteil (V_D/V_T). Näheres siehe Text (Nach 24)

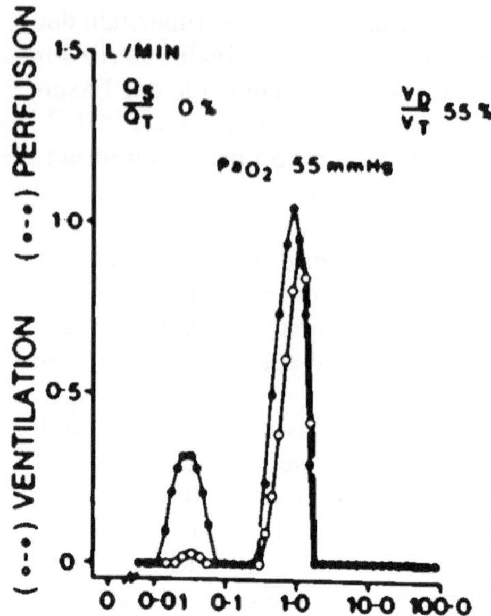

Abb. 10. Verteilung der pulmonalen Ventilations-Perfusions-Verhältnisse (6-Inertgas-Technik) bei einem 54jährigen Patienten mit chronischer Bronchitis. Shunt- ($\dot{Q}_S/\dot{Q}_T$) und Totraumanteil (V_D/V_T). Näheres siehe Text (Nach 24)

xämie, Hyperkapnie, Cor pulmonale, pulmonale Hypertension) kann dagegen diese Ventilationsbelastung nicht erfüllen; eine schwere Hypoxämie ist die Folge. Beim Gasaustausch fällt die Zunahme sogenannter „langsamer" Kompartimente (niedriger $\dot{V}_A/\dot{Q}$-Quotient) auf; ein Shunt wird oft durch „kollaterale" Ventilation über benachbarte Alveolen vermieden. O_2-Atmung beeinträchtigt jedoch die Kollateralventilation, so daß jetzt ein wahrer intrapulmonaler Shunt ($\dot{V}_A/\dot{Q} = 0$) entsteht (Abb. 10). Bei dieser Gruppe von Patienten kann es während der Nacht im REM-Schlaf zu schweren hypoxischen Episoden kommen.

Atemregulation. Im Laufe der Zeit stellt sich die zentrale Atemregulation um: Der Patient „gewöhnt" sich an die chronische Hyperkapnie und reguliert seine Atmung zunehmend über die arterielle Hypoxämie.

Bei der Therapie von COLD-Patienten darf die Atemluft nur äußerst vorsichtig mit O_2 angereichert werden, da es bei diesen hypoxieregulierenden Patienten sonst leicht zu einer schweren Hypoventilation kommen kann.

Auch andere Organsysteme werden in Mitleidenschaft gezogen:

Herzfunktion. Durch den erhöhten pulmonalen Perfusionswiderstand infolge des morphologischen Strukturumbaus und der hypoxischen Gefäßkonstriktion entsteht eine pulmonale Hypertonie; diese chronische Rechtsherzbelastung führt zum Cor pulmonale. Durch nächtliche Hypoxieepisoden wird die Rechtsherzbelastung zusätzlich gesteigert und dadurch das Cor pulmonale weiter verstärkt (besonders beim „Blue bloater"-Typ). Hier kann die sorgsam dosierte O_2-Anreicherung der Atemluft indiziert sein.

Säuren-Basen-Haushalt. Die chronische Hyperkapnie mit Anstieg des $PaCO_2$ führt zu einer metabolischen Kompensation mit Anstieg des Standardbikarbonatgehaltes und des Basenüberschusses, so daß der pH-Wert oft noch im Bereich der Norm liegt.

Kann durch die Therapie das Ausmaß der bronchialen Obstruktion verringert werden, z. B. durch Verbesserung der Bronchialtoilette, Verminderung der Schleimhautschwellung, Verminderung der Bronchokonstriktion, so vermindert sich die Atemarbeit und der pulmonale Gasaustausch verbessert sich deutlich; damit vermindert sich auch die Rechtsherzbelastung.

Restriktive Ventilationsstörungen

Adipositas

Hochgradige Übergewichtigkeit steigert bekanntlich das Risiko bei Operationen erheblich. In einer Untersuchung von 2800 adipösen Patienten mit Oberbaucheingriffen starben 6,6 % (bei Normalgewichtigen 2,7 %) innerhalb des ersten postoperativen Monats. Doch auch der übergewichtige Polytraumatisierte muß mit höherem Risiko rechnen als der Normalgewichtige.

Die Ursachen dieser Risikobelastung sind vielschichtig: Im Bereich des Herz-Kreislauf-Systems liegen besondere Risikofaktoren in systemischem Hypertonus, pulmonaler Hypertonie, Koronarinsuffizienz, erhöhtem Sauerstoff-Gesamtverbrauch und damit erhöhter kardialer Belastung und drohender Herzinsuffizienz. Oft sind Diabetes mellitus und Thromboembolien beteiligt.

Das respiratorische System arbeitet unter den Bedingungen einer restriktiven Ventilationsstörung bei erhöhten Anforderungen. Alle statischen Lungenvolumina sind erheblich reduziert. Totalkapazität, Vitalkapazität und insbesondere die funktionelle Residualkapazität sind vor allem im Liegen durch die Verdrängung des Zwerchfells nach kranial und durch den Druck der Fettmassen der Thoraxwand drastisch reduziert. Dadurch kommt es zum Verschluß kleiner Atemwege (insbesondere in der Exspirationsphase) und zur Bildung von Atelektasen. Für den Gasaustausch bedeutet das erhöhte venöse Beimischung (bzw. intrapulmonaler Shunt), Zunahme der $AaDO_2$ und arterielle Hypoxämie.

Die Compliance ist deutlich beeinträchtigt. Verminderte Dehnbarkeit der Thoraxwandstrukturen, aber auch des Lungengewebes (Alveolarkollaps) benötigen wesentlich höhere Druckdifferenzen zur Ventilation. Berücksichtigt man noch den gesteigerten O_2-Gesamtverbrauch des Adipösen, so ist die Atemarbeit dementsprechend erheblich erhöht. So kann der Anteil am O_2-Gesamtverbrauch, der alleine zur Deckung der Atmungsarbeit ausgegeben wird, gegenüber der Norm vier- bis 16mal höher sein.

Besonders in flacher Rückenlage ist die Atemfunktion bei Adipösen stark beeinträchtigt; hierbei drücken die Massen des Abdomens das Zwerchfell weiter kranialwärts. Diese nachteilige Lagerung sollte bei schwer übergewichtigen Patienten vermieden werden. Durch Oberkörperhochlagerung oder Seitenlagerung läßt sich die Ventilation meist deutlich bessern.

Eine wesentliche Folge dieser schweren Funktionsbehinderung ist die Beeinträchtigung der Bronchialtoilette. Flache, frequente Atmung, hochgedrängtes Zwerchfell, kraftloser, kleiner Hustenstoß führen zur Sekretretention, zur Bildung weiterer Atelektasen und oft zur Bronchopneumonie. Nur frühzeitige („rücksichtslose“) Mobilisierung und intensive physikalische Therapie können diesen Circulus vitiosus unterbrechen. Oft kann eine ausreichende Bronchialtoilette nur über die prolongierte Intubation gewährleistet werden. Das erniedrigte Lungenvolumen und damit der Gasaustausch kann durch CPAP (ggf. auch über Maske) verbessert werden. Wegen der Beeinträchtigung der Ventilation und der gesteigerten Atemarbeit muß nicht selten maschinell beatmet werden – und dann deutlich länger als bei Normalgewichtigen.

Beim klassischen Bild des „Pickwick-Syndroms“ treten Anfälle von Somnolenz und periodischer Atmung auf bis hin zur länger anhaltenden Apnoe. Auch außerhalb der Anfälle bestehen Hypoxämie, Zyanose, Hyperkapnie und Cor pulmonale. Die Popularität der Krankheitsbeschreibung hat jedoch dazu geführt, daß diese Diagnose viel zu häufig vermutet wird. Tatsächlich kann nur bei 5–10% aller adipösen atembehinderten Patienten ein Pickwick-Syndrom angenommen werden.

Viel häufiger liegt bei adipösen Patienten dagegen ein „Schlafapnoe-Syndrom“ vor (s. dort), das vermehrt beachtet werden sollte.

Sonstige Restriktionen

Auch andere restriktive Lungenerkrankungen, wie Lungenfibrosen, Kyphoskoliosen u. dgl., können während ihres chronischen Verlaufs akut dekompensieren und dann die Situation einer akuten Ateminsuffizienz bieten. Anlaß sind meist Komplikationen, wie akute Infekte, schwere Erkrankungen anderer Organe, aber auch besondere Belastungen, die möglicherweise die Ventilationsfunktion zeitweilig noch zusätzlich behindern (z. B. Operationen).

Wird in solchen Situationen der akuten Dekompensation eine apparative Beatmung erforderlich, so ist erfahrungsgemäß die Entwöhnung anschließend extrem schwierig.

Pulmonale Komplikationen durch Therapie

Der Intensivmediziner sollte sich stets vor Augen halten, daß seine Therapie (so erfolgreich sie sein mag) auch mit schwerwiegenden Komplikationen durch die Behandlungsmaßnahmen selber verknüpft ist. Eine Reihe solcher Komplikationen belasten das respiratorische System und können letztlich sogar den Therapieerfolg völlig in Frage stellen.

Schädigung der Atemwege

Durch die invasiven Zugänge zu den Atemwegen über Endotrachealtubus oder Tracheotomie besteht die Gefahr der Schleimhaut-, Kehlkopf- und Trachealläsionen, die gelegentlich zu schweren Trachealschädigungen führen können. Trachealstenosen durch Narbenheilung sind heute durch Materialverbesserung und Niederdruckblockung seltener geworden. Dagegen scheinen nosokomiale Infektionen (der Trachea, der Nasennebenhöhlen und insbesondere des

Bronchialsystems) auch heute noch kaum vermeidbar zu sein. Es bleibt abzuwarten, ob Therapiekonzepte wie die selektive Dekolonisation des gesamten Intestinums hier eine Verbesserung bringen können.

Erschwerte Bronchialtoilette

Die Bedeutung einer ergiebigen Bronchialtoilette kann nicht hoch genug bewertet werden. Durch Unzulänglichkeiten in diesem Bereich entstehen zahlreiche respiratorische Komplikationen: Mangelhafte Sekretverflüssigung (z. B. durch unzureichende Atemluftbefeuchtung oder stark reduzierte Flüssigkeitszufuhr), insuffiziente Sekretmobilisierung (z. B. bei ineffektivem Hustenstoß), unzureichender oder zu seltener bronchialer Absaugung und physikalischer Therapiemaßnahmen (Lagerung, Klopf- und Vibrationsmassage etc.) begünstigen das Entstehen von bronchopulmonalen Infektionen und gefährden gelegentlich sogar die freie Ventilation (Steigerung der Atemarbeit, evtl. Verlegung der Zugänge). Es darf nicht vergessen werden, daß der Endotrachealtubus bzw. das Tracheostoma „nur" aus Gründen der Bronchialtoilette oft auch dann noch bestehen bleiben muß, wenn die Atmung nicht mehr unterstützt zu werden braucht.

Barotrauma

Als „Barotrauma" bezeichnet man die Schädigung der Lunge durch erhöhten intrathorakalen Druck. Es ist eine der gefürchteten Komplikationen apparativer Beatmung. Die Häufigkeit ist schwer abzuschätzen; sie wird im allgemeinen zwischen 10 und 20 % aller beatmeter Patienten angenommen (doch auch eine sehr niedrige Inzidenz von 0,5 % wurde angeführt).

Es gibt verschiedene Risikofaktoren für das Auftreten eines Barotraumas.

Schädigung des Lungenparenchyms. Insbesondere nekrotisierende, abszedierende Pneumonien, Aspirationspneumonie, chronisch obstruktive Atemwegserkrankung (COLD), akutes Lungenversagen (ARDS).

Hypovolämie. Offensichtlich kann eine Hypovolämie (durch Verminderung des pulmonalen Blutvolumens?) das Auftreten eines Barotraumas fördern.

Erhöhter Beatmungsdruck. Insbesondere der erhöhte inspiratorische Spitzendruck begünstigt das Barotrauma; der Grenzbereich wird dabei im allgemeinen zwischen 40 und 50 cm H_2O angenommen, was aber natürlich von der Lungenschädigung abhängt. Die Höhe des PEEP ist an sich weniger maßgeblich; er erhöht jedoch stets auch den Spitzendruck, so daß bei steifen Lungen eine Verminderung des Hubvolumens angezeigt ist (nicht zuletzt auch zur Verbesserung des Gasaustausches). Möglicherweise ist der intrathorakale Mitteldruck entscheidender als der jeweilige Spitzendruck. Es gibt Anzeichen dafür, daß die Häufigkeit des Barotraumas bei „Intermittent mandatory ventilation" (IMV) niedriger ist. Jeder Anteil an Spontanatmung (IMV, assistierte Spontanatmung etc.) bei der maschinellen Beatmung vermindert den intrathorakalen Mitteldruck und senkt das Risiko des Barotraumas.

Bei COLD-Patienten und unter IRV-Beatmung muß auch die sogenannte „dynamische Lungenüberblähung" durch „Intrinsic PEEP" berücksichtigt werden, die den intrathorakalen Mitteldruck unter Umständen unerkannt erhöht.

Pathomechanismus. Bei Ruptur einer Alveole folgt die austretende Luft in der Regel dem Interstitium hiluswärts (interstitielles Emphysem), dringt dann über das Mediastinum weiter in den Halsbereich, ins Subkutangewebe (Hautemphysem) und gelegentlich ins Retroperitoneum (Pneumoperitoneum). Im Mediastinum selbst sammelt sich die Luft nur selten an, dann allerdings entsteht das gefährliche Pneumomediastinum mit Behinderung des Rückstroms in den großen Venen und Beeinträchtigung der Herzfunktion ähnlich wie bei der Herzbeuteltamponade. Ein Pneumothorax entsteht meist durch Austritt von Luft aus dem Mediastinum bei Ruptur der Pleura mediastinalis. Entgegen der landläufigen Meinung tritt die Luft meist nicht direkt durch die Pleura visceralis in den Pleuraspalt, ein Pneumothorax über diesen Weg ist eher selten.

Literatur

1. Artigas A (1988) Adult respiratory distress syndrome: Changing concepts of clinical evolution and recovery. In: Vincent JL (ed) Update in intensive care and emergency medicine, vol 5: Update 1988. Springer, Berlin, p 97
2. Aubier M (1987) Role of respiratory muscles in weaning. In: Vincent JL (ed) Update in intensive care and emergency medicine, vol 3: Update 1987. Springer, Berlin, p 240
3. Aviado DM (1975) Regulation of bronchomotor tone during anesthesia. Anesthesiology 42: 68
4. Benumof JL (1983) The pulmonary circulation. In: Kaplan JA (ed) Thoracic anesthesia. Churchill Livingstone, New York, p 249
5. Branthwaite MA (1985) Acute and chronic respiratory failure. In: Dobb G (ed) Current topics in intensive care. Clinics in anaesthesiology, vol 3, no. 4. Saunders, London Philadelphia Toronto, p 831
6. Celli BR, Rodriguez KS, Snider GL (1984) A controlled trial of intermittent positive pressure breathing, incentive spirometry, and deep breathing exercises in preventing pulmonary complications after abdominal surgery. Am Rev Respir Dis 130: 12
7. Dantzker DR (1988) Pulmonary gas exchange in pulmonary vascular obstruction. In: Vincent JL (ed) Update in intensive care and emergency medicine, vol 5: Update 1988. Springer, Berlin, p 227
8. Dantzker DR, Brook CJ, Dehart P, Lynch JP, Weg JG (1979) Ventilation-perfusion distributions in the adult respiratory distress syndrome. Am Rev Respir Dis 120: 1039
9. De Coster A, Naeije S, Cornil A (1983) Severe asthma. In: Tinker J, Rapin M (eds) Care of the critically ill patient. Springer, Berlin, p 359
10. Downing SEB, Lee JC (1980) Nervous control of the pulmonary circulation. Annu Rev Physiol 42: 199
11. Elliott CG, Morris AH, Cengiz M (1981) Pulmonary function and exercise gas exchange in survivors of adult respiratory distress syndrome. Am Rev Respir Dis 123: 492
12. Ellmauer St (1985) Anästhesiologische Probleme der Adipositas. Anaesth Intensivmed 26: 354
13. Ferlinz R, Nolte D (1980) Pneumonien. Pathogenese – Diagnostik – Therapie. Dustri, München
14. Fowler AA, Hamman RF, Good JT, Benson KM, Bard M, Eberle DJ, Petty TL, Hyers TM (1983) Adult respiratory distress syndrome: Risk with common predispositions. Ann Intern Med 98: 593

15. Fox GS, Whalley DG, Bevan DR (1981) Anaesthesia for the morbidly obese. Br J Anaesth 53: 811
16. Glinz W (1979) Thoraxverletzungen, 2. Aufl. Springer, Berlin
17. Grassino A, Macklem PT (1984) Respiratory muscle fatigue and ventilatory failure. Am Rev Med 35: 625
18. Hedenstierna G, Tokics L, Strandberg A, Lundquist H, Brismar B (1986) Correlation of gas exchange impairment to development of atelectasis during anaesthesia and muscle paralysis. Acta Anaesthesiol Scand 30: 183
19. Hillman K (1985) Pulmonary barotrauma. In: Dobb G (1985) Current topics in intensive care. Clinics in anaesthesiology, vol 3, no 4. Saunders, London Philadelphia Toronto, p 877
20. Hirshman CA (1983) Airway reactivity in humans. Anesthetic implications. Anesthesiology 58: 170
21. Jones JG (1986) Postoperative respiratory management. In: Vincent JL (ed) Update in intensive care and emergency medicine, vol 1. Springer, Berlin, p 63
22. Lachmann B (1987) The role of pulmonary surfactant in the pathogenesis and therapy of ARDS. In: Vincent JL (ed) Update in intensive care and emergency medicine, vol 3: Update 1987. Springer, Berlin, p 123
23. Lemaire F, Harf A, Teisseire BP (1985) Oxygen exchange across the acutely injured lung. In: Zapol WM, Falke KJ (eds) Acute respiratory failure. Dekker, New York Basel, p 521
24. Melot C (1987) Gas exchange in obstructive lung disease. In: Vincent JL (ed) Update in intensive care and emergency medicine, vol 3: Update 1987. Springer, Berlin, p 180
25. Meyers JR, Lembeck L, O'Kane H, Baue AE (1975) Changes in functional residual capacity of the lung after operation. Arch Surg 110: 576
26. Montgomery AB, Stager MA, Carrico CJ, Hudson LD (1985) Causes of mortality in patients with the adult respiratory distress syndrome. Am Rev Respir Dis 132: 485
27. Pepe PE, Potkin RT, Reus DH, Hudson LD, Carrico CJ (1982) Clinical predictors of the adult respiratory distress syndrome. Am J Surg 144: 124
28. Peters J, Steinhoff H (1983) Anaesthesieprobleme bei extremer Fettsucht. Anaesthesist 32: 374
29. Pontoppidan H, Hüttemeier PC, Quinn DA (1985) Etiology, demography, and outcome. In: Zapol WM, Falke KJ (eds) Acute respiratory failure. Dekker, New York Basel, p 1
30. Rodriguez-Roisin R, Roca J (1988) Ventilation-perfusion relationships in acute asthma. In: Vincent JL (ed) Update in intensive care and emergency medicine, vol 5: Update 1988. Springer, Berlin, p 153
31. Rühle KH (1987) Schlaf und gefährdete Atmung. Thieme, Stuttgart New York
32. Saunders NA, Sullivan CE (1984) Sleep and breathing. Dekker, New York Basel
33. Simon RH, Ward PA (1988) Adult respiratory distress syndrome. In: Gallin JI, Goldstein IM, Snyderman R (eds) Inflammation: Basic principles and clinical correlates. Raven, New York, p 815
34. Sottile FD (1988) Complications of mechanical ventilation. In: Lumb PD, Bryan-Brown CW (1988) Complications in critical care medicine. Year Book Medical Publish, Chicago London, p 12
35. Staub NC (1974) „State of the art" review. Pathogenesis of pulmonary edema. Am Rev Respir Dis 109: 358
36. Staub NC (1978) Lung water and solute exchange. Dekker, New York Basel
37. Vender JS (1986) Pulmonary aspiration. In: Vincent JL (ed) Update in intensive care and emergency medicine, vol 1. Springer, Berlin, p 71
38. Yernault JC, Lenclud C (1988) Clinical assessment of severe asthma. In: Vincent JL (ed) Update in intensive care and emergency medicine, vol 5: Update 1988. Springer, Berlin, p 162
39. Zapol WM, Falke KJ (1985) Acute respiratory failure. Dekker, New York Basel

III Definition und Meßgrößen der akuten respiratorischen Insuffizienz

Definition und Meßgrößen der akuten respiratorischen Insuffizienz: Ventilation, Gasaustausch, Atemmechanik

Th. Pasch, S. Krayer und *H. R. Brunner*

Definition der akuten respiratorischen Insuffizienz

Pathologische Prozesse, als deren Folge eine oder mehrere Teilfunktionen der äußeren Atmung nicht mehr normal oder im richtig abgestimmten Verhältnis ablaufen, wirken sich auf den Gehalt der Atemgase O_2 und CO_2 im Blut aus. Wird die pulmonale O_2-Aufnahme so stark beeinträchtigt, daß der durch den Ruhemetabolismus einschließlich der Atemarbeit bedingte O_2-Bedarf nicht mehr zu decken ist, liegt eine respiratorische Insuffizienz vor. Entsteht diese im Zusammenhang mit einer akuten Erkrankung, einem Trauma oder als akute Exazerbation einer chronischen Störung der Lungenfunktion, handelt es sich um eine *akute respiratorische Insuffizienz* (ARI). Auch beim Syndrom des *akuten Lungenversagens*, meistens als *ARDS* bezeichnet, besteht eine akute respiratorische Insuffizienz. Beide Begriffe werden oft synonym gebraucht; hier wird in Abgrenzung vom ARDS mit seinen typischen Stadien unter ARI ganz generell ein akut auftretender Defekt der respiratorischen Funktion verstanden, der schwerpunktmäßig, aber keineswegs ausschließlich die arterielle Oxygenierung beeinträchtigt.

Der arterielle O_2-Partialdruck (PaO_2) ist die zentrale Meßgröße für die ARI. Obwohl es schwierig ist, allgemein geltende Grenzwerte für das Einsetzen einer ARI anzugeben, gilt ein *PaO_2-Abfall* auf etwa 50 mm Hg bei Spontanatmung von Raumluft neben einer Dyspnoe als das *Leitsymptom* der ARI [4]. Für die genaue Beurteilung bedarf es weiterer Untersuchungen, die im folgenden besprochen werden, geordnet nach den Teilfunktionen Ventilation, Gasaustausch und Atemmechanik. Für Details, vor allem meßtechnischer Art, sei auf die Literatur verwiesen [2, 5, 24, 32].

Ventilation

Atemfrequenz und Atemvolumina

Obwohl die *Atemfrequenz* (f) scheinbar ein sehr simpler und globaler Parameter ist, kommt ihrer Überwachung ein hoher Stellenwert zu, vor allem für die Verfolgung von Trends [30]. Sie steigt im Anfangsstadium der ARI meistens an. Höhere Werte als 35–40/min gelten als Indikation zur Beatmung bzw. als Kontraindikation für die Entwöhnung vom Respirator. Oft ist gleichzeitig das

Atemminutenvolumen ($\dot{V}_T$, $\dot{V}_E$) erhöht, das Atemzugvolumen (V_T) aber deutlich erniedrigt, und die Meßgrößen der arteriellen Oxygenierung weisen auf einen beeinträchtigten Gasaustausch hin (Abschnitt 3 und Tabelle 1). Bei akuter zentraler Hypoventilation ist f im Gegensatz zu den postoperativen, posttraumatischen oder septisch bedingten Formen der ARI erniedrigt.

Die Messung der Atemfrequenz beim kontrolliert beatmeten Patienten ist kein Problem, aber von geringem Nutzen. Bei Spontanatmung ist es oft am sichersten, die Atemzüge auszuzählen, weil die apparativen Verfahren artefaktanfällig sind [1]. Manche Verfahren erlauben zugleich die quantifizierbare, nichtinvasive Aufzeichnung von Bewegungen von Brust- und Bauchwand (und damit indirekt von Lungenvolumina), sind aber für die klinische Routine noch zu diffizil [9, 29]. Ihr Vorteil wäre, daß das *Atemmuster* und – nach Eichung – V_T fortlaufend aufgezeichnet und die funktionelle Residualkapazität (FRC) trendmäßig verfolgt werden kann. Die Registrierung des Atemmusters wäre insofern sinnvoll, als eine unkoordinierte Aktivität von Zwerchfell- und Interkostalmuskulatur auf eine fortgeschrittene respiratorische Insuffizienz hinweist [9, 12].

Bestimmungen von *Atemvolumina* sind für sich allein genommen wenig aussagekräftig. Wenn sich eine ARI anbahnt, steigt $\dot{V}_E$ wegen eines verstärkten hypoxischen Atemantriebs initial oft an bei gleichzeitigem Absinken von V_T. In späteren Stadien, vor allem bei Muskelermüdung, wird $\dot{V}_E$ meistens wieder kleiner. Wie die Atemfrequenz ist $\dot{V}_E$ allerdings nützlich für die Beurteilung der Entwöhnungsmöglichkeit vom Respirator. Ist $\dot{V}_E$ <10 l/min (bei V_T > 5 ml/kg, also f < 30/min) und kann auf Aufforderung verdoppelt werden, sind ausreichende ventilatorische und atemmechanische Reserven vorhanden [4].

Arterieller CO_2-Partialdruck

Während Atemfrequenz und -volumina die gestörte Ventilation eher qualitativ widerspiegeln, ist der *arterielle CO_2-Partialdruck* ($PaCO_2$) bei konstanter CO_2-Produktion der alveolären Ventilation ($\dot{V}_A$) umgekehrt proportional. Er zeigt demnach im metabolischen Steady-state zuverlässig eine Hypo-, Normo- oder Hyperventilation an (Tabelle 1). In der Anfangsphase der ARI ist er oft erniedrigt, weil die Hypoxämie den Atemantrieb verstärkt. Bei einer normalen alveoloarteriellen O_2-Partialdruckdifferenz kann eine Hyperkapnie nicht durch eine Gasaustauschstörung, sondern nur metabolisch oder durch eine alveoläre Hypoventilation bedingt sein [22].

Die fraktionelle exspiratorische CO_2-Konzentration ($FECO_2$) kann heute mit technisch ausgereiften Geräten, die eine automatische Anzeige des endexspiratorischen Wertes ($FE'CO_2$) haben, kontinuierlich und nichtinvasiv bestimmt werden (*Kapnometrie*). Die Umrechnung der fraktionellen Konzentrationen in Partialdrücke ist problemlos. Beim Lungengesunden kann $PE'CO_2$ als Maß für $PaCO_2$ betrachtet werden, nicht jedoch bei der ARI. Verteilungsstörungen zwischen alveolärer Ventilation ($\dot{V}_A$) und Lungenperfusion ($\dot{Q}$) verursachen nämlich Gradienten zwischen $PE'CO_2$ und $PaCO_2$, ebenfalls kardiovaskuläre

Tabelle 1. Auswirkungen der respiratorischen Insuffizienz auf die arteriellen Blutgase (Nach [22])

	$PaCO_2$	PaO_2	$P(A\text{-}a)O_2$			$P(a\text{-}A)CO_2$
			Luft	$FIO_2 = 1$	$PIO_2 < 140$	
Hypoventilation	↑	↓	0	+1	−1	0
Hyperventilation	↓	(↑)	0	+1	−1	0
Diffusionsstörung	–	(↓)	+1	0	+2	0
Shunt	(↓/↑)*	↓↓	+2	+3	+1	0
Verteilungsstörungen						
$\dot{V}_A/\dot{Q}$ hoch	(↓/↑)*	↓	+2	+1	+1	+3
$\dot{V}_A/\dot{Q}$ niedrig	(↓/↑)*	↓	+2	+1	+1	+1

0–3 Stärke des Effektes
+ Zunahme, − Abnahme der Differenz
* ↓ von $PaCO_2$ bei leichten bis mittleren, ↑ bei schweren Graden

Störungen (z.B. HZV-Abfall, Hypovolämie, Lungenembolie). Deshalb erfaßt die Kapnometrie Zustandsänderungen von Respiration und/oder Zirkulation nur global bzw. trendmäßig [14].

Totraum

Der Totraum (V_D) ist der nicht am Gasaustausch teilnehmende Anteil des Atemzugvolumens (V_T). Das Verhältnis V_D/V_T ist der *Totraumquotient* und wird aus arteriellem und gemischtexspiratorischem PCO_2 berechnet [24]. $\dot{V}_D = f \times V_D$ ist die Totraumventilation und $\dot{V}_T - \dot{V}_D = \dot{V}_A$ die *alveoläre Ventilation*, nach obiger Definition der Anteil von $\dot{V}_T$, der dem Gasaustausch dient und dem $PaCO_2$ umgekehrt proportional ist.

Der hier definierte Totraum wird als physiologischer Totraum bezeichnet mit den Teilkomponenten anatomischer und alveolärer Totraum. Ersterer entspricht dem Volumen der Atemwege, letzterer dem alveolären Gasvolumen, das wegen absoluter oder relativer Minderperfusion nicht am Gasaustausch beteiligt ist. Für die Beurteilung der ARI ist diese Differenzierung ohne Bedeutung.

Bei einer ARI mit großen $\dot{V}_A/\dot{Q}$-Quotienten steigen V_D bzw. V_D/V_T an. Dies kann auf einer regionalen Überblähung bei inhomogener Compliance- und Resistanceverteilung beruhen, besonders wenn V_T oder der PEEP hoch sind [8, 14]. Allerdings besteht keine quantitative Beziehung zwischen $\dot{V}_A/\dot{Q}$ und V_D/V_T [26]. Diagnostische Bedeutung hat die V_D/V_T-Bestimmung höchstens in der Spätphase der ARI, wenn eine Hyperkapnie auf sehr hohe Beatmungsvolumina nicht mehr anspricht [15, 30].

Gasaustausch

Alveolärer und arterieller O_2-Partialdruck

Der *arterielle O_2-Partialdruck* (PaO_2) ist die wichtigste, aber diagnostisch keineswegs eine ausreichende Meßgröße für die Qualität des Gasaustauschs. PaO_2 kann durch eine $\dot{V}_A/\dot{Q}$-Verteilungsstörung, einen erhöhten Rechts-links-Shunt oder eine Diffusionsstörung erniedrigt werden, wobei letztere bei den meisten Formen der ARI keine Rolle spielt [22]. Erniedrigte PaO_2-Werte können durch Bestimmung der *alveoloarteriellen O_2-Partialdruckdifferenz* ($P(A\text{-}a)O_2$) weiter differenziert werden (Tabelle 1). FIO_2-Erhöhung vergrößert den O_2-Gehalt in schlecht belüfteten Alveolen, also solchen mit niedrigen, aber endlich großen $\dot{V}_A/\dot{Q}$-Quotienten: Der PaO_2 steigt an, und die $P(A\text{-}a)O_2$ bleibt relativ klein (unter ca. 300 mm Hg). Stammt die venöse Beimischung (s. nächster Abschnitt) aus überhaupt nicht ventilierten Lungenanteilen ($\dot{V}_A/\dot{Q} = 0$), ist durch FIO_2-Erhöhung keine PaO_2-Besserung zu erwarten, und auch bei $FIO_2 = 1$ beträgt die $P(A\text{-}a)O_2$ 300 mm Hg oder mehr. Dieser sogenannte *Hyperoxietest* hat allerdings nur beschränkte quantitative Aussagekraft, weil die $P(A\text{-}a)O_2$ nicht nur von der FIO_2, sondern auch dem HZV, dem O_2-Verbrauch ($\dot{V}O_2$) und der O_2-Bindungskurve bestimmt wird. Manche Autoren bevorzugen andere Oxygenierungsparameter wie die Quotienten PaO_2/PAO_2, PaO_2/FIO_2 oder $P(A\text{-}a)O_2/PAO_2$ für die Verlaufskontrolle der ARI, ohne daß diesen eindeutige Vorzüge gegenüber PaO_2 oder $P(A\text{-}a)O_2$ zuzubilligen sind [3, 10].

Venöse Beimischung und Shunt

Zur Analyse der Ursache einer Hypoxämie muß der Shuntanteil ($\dot{Q}_S$) des Herzzeitvolumens (HZV = $\dot{Q}_T$) berechnet werden, die sogenannte *Shuntfraktion* ($\dot{Q}_S/\dot{Q}_T$). Wie beim Totraum wird formal zwischen einem anatomischen und einem funktionellen Anteil unterschieden. Der anatomische Shunt spielt bei der ARI wahrscheinlich keine Rolle, der funktionelle Teil der Kurzschlußdurchblutung stammt aus gar nicht (wahrer Shunt) oder aus unzureichend (effektiver Shunt) belüfteten Alveolen. Letzterer ist der durch Verteilungsstörungen (erniedrigte $\dot{V}_A/\dot{Q}$-Quotienten) bedingte Anteil der venösen Beimischung. Shuntbezeichnungen sind in Tabelle 2 zusammengestellt.

In die übliche Berechnung von $\dot{Q}_S/\dot{Q}_T$ gehen vereinfachende Annahmen ein, so daß die Ergebnisse eher Trends als echte Werte anzeigen [24]. Wird der Shunt bzw. die venöse Beimischung bei verschiedenen FIO_2-Werten ermittelt, kann zwischen den eigentlichen, „wahren" Shuntanteilen und den durch $\dot{V}_A/\dot{Q}$-Inhomogenitäten verursachten unterschieden werden (Abb. 1). Dabei ist zu berücksichtigen, daß der Shunt durch Erhöhung der FIO_2 auf 1,0 zunehmen kann, zumindest beim Lungengesunden sowie bei frühen und leichten Formen der ARI. Liegen die arteriovenöse O_2-Gehaltsdifferenz und die Hb-Konzentration im normalen Bereich, kann der Shunt mit Hilfe von Diagrammen als sogenannter virtueller Shunt gemäß Abb. 2 abgeschätzt werden [23, 24]. Die

Tabelle 2. Venöse Beimischung und Rechts-links-Shunt: Nomenklatur (Nach [17, 24])

Venöse Beimischung	Berechneter Gesamtwert an gemischtvenösem Blut, das dem oxygenierten Blut zugemischt wird. Entspricht dem physiologischen Shunt (b)
Physiologischer Shunt	a) Venöse Beimischung beim Gesunden (eher unübliche Bezeichnung) b) Gesamte berechnete venöse Beimischung (= anatomischer + funktioneller Shunt)
Anatomischer Shunt	Venöse Beimischung aus Gefäßverbindungen zwischen rechtem und linkem Kreislauf
Funktioneller Shunt	Venöse Beimischung aus nicht oder schlecht belüfteten Alveolen (= wahrer + effektiver Shunt)
Wahrer Shunt	Venöse Beimischung aus nicht belüfteten Alveolen ($\dot{V}_A/\dot{Q} = 0$)
Effektiver Shunt	Venöse Beimischung aus schlecht belüfteten Alveolen; durch Verteilungsstörungen bedingter Shunt ($\dot{V}_A/\dot{Q} > 0$)
Pathologischer Shunt	Durch pathologische Gefäßverbindungen zwischen großem und kleinem Kreislauf bedingter anatomischer Shunt
Virtueller Shunt	Berechneter oder graphisch aus „Isoshunt"-Diagramm ermittelter Shunt (Annahme: $C(a\text{-}\bar{v})O_2 = 5$ ml/100 ml)
Shunt-in-time	Durch intermittierenden Verschluß kleiner Atemwege hervorgerufener Shunt

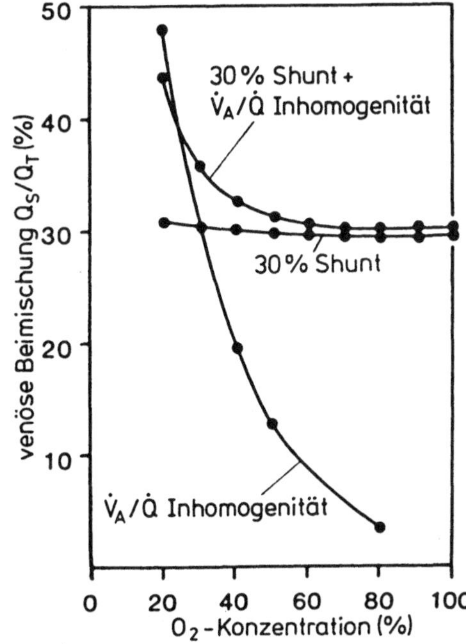

Abb. 1. Beziehung zwischen venöser Beimischung und inspiratorischer O_2-Konzentration. Nimmt diese von 21 auf 100 % zu, verschwindet die durch $\dot{V}_A/\dot{Q}$-Verteilungsstörungen bedingte venöse Beimischung, der „wahre" Shunt bleibt unbeeinflußt (Nach [17])

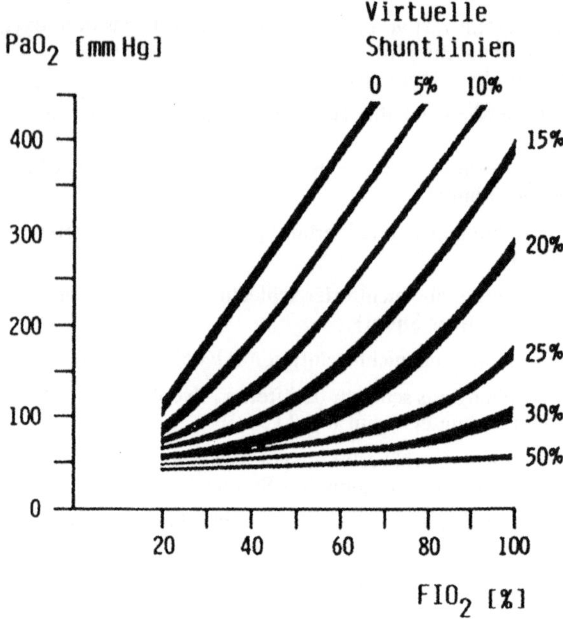

Abb. 2. Isoshunt-Diagramm zur graphischen Bestimmung des (sogenannten virtuellen) Shunts aus FIO_2 und PaO_2. Gilt für $PaCO_2$ von 25–40 mm Hg, Hb-Konzentration von 10–14 g/dl und arteriogemischtvenöse O_2-Gehaltsdifferenz von 5 ml/100 ml (Nach [23])

Faustregel, daß die $P(A\text{-}a)O_2$ (in mm Hg) dividiert durch 20 die Shuntfraktion (in %) ergibt, ist wesentlich weniger zuverlässig [15].

$\dot{V}_A/\dot{Q}$-Verteilungsstörungen spielen bei der ARI eine dominante Rolle. Sie können sich mehr lokal als eine Beeinträchtigung der Ventilation (z.B. bei Atemwegsverlegung) oder der Perfusion (z.B. bei Lungenembolie) manifestieren, meistens liegt aber eine globale, komplex über die Lunge verteilte $\dot{V}_A/\dot{Q}$-Inhomogenität vor. Sie führt zu einem PaO_2-Abfall, wegen der kompensatorischen Hyperventilation aber meistens nicht zu einer $PaCO_2$-Erhöhung (Tabelle 1). Die genaue Bestimmung von $\dot{V}_A/\dot{Q}$-Imbalancen erfordert den Einsatz komplexer Methoden, die nicht in der klinischen Routine eingesetzt werden können [17, 24, 32].

Atemmechanik

Unter Atemmechanik seien hier in Anlehnung an *Suter* [27] verstanden: Intrathorakale Volumina, als Druck- und Volumenänderungen meßbare Spontanatmungsreserven und die eigentlichen mechanischen Eigenschaften des Thorax-Lunge-Systems, die als Druck-Volumen-Diagramm, Elastance bzw. Compliance und Resistance bzw. Leitfähigkeit (Conductance) quantitativ beschreibbar sind.

Volumina

Die bettseitig bestimmte *forcierte Vitalkapazität* (FVC) gilt als Kriterium der Beatmungspflichtigkeit, wenn sie < 10 – 15 ml/kg ist. In der Praxis wird dieser Wert mit einem Wright-Spirometer bestimmt, wenn die Entwöhnungsfähigkeit vom Respirator geprüft werden soll.

Atemphysiologisch ist die *funktionelle Residualkapazität* (FRC) das Volumen, bei dem die elastischen Kräfte von Thoraxwand und Lunge im Gleichgewicht stehen. Das ist genau dann der Fall, wenn $\dot{V} = 0$ und $P_A = 0$ sind, d.h. der intraalveoläre Druck (P_A) dem atmosphärischen entspricht. Dieses Volumen wird deshalb auch als statisches Gleichgewichtsvolumen (Static equilibrium volume, SEV) bezeichnet [11]. In der Klinik wird unter FRC meistens das intrapulmonale Volumen am Ende der Exspiration (V_{EE}) verstanden. Dieses ist aber beispielsweise bei Atemwegsobstruktion oder PEEP größer als das SEV.

Die FRC fällt früh ab, auch bei prognostisch günstigen postoperativen oder posttraumatischen Formen der ARI, und sie bleibt auch nach klinischer Ausheilung über Wochen oder Monate vermindert. Diese FRC-Abnahme ist eine wesentliche Komponente der Funktionsbeeinträchtigung des respiratorischen Systems bei der ARI. Sie führt zur Verminderung der Compliance und zu $\dot{V}_A/\dot{Q}$-Verteilungsstörungen. Erwähnt sei, daß bei bestimmten Lungenerkrankungen mit chronischer Überblähung die FRC erhöht ist. Kommt es hier unter dem Bild einer ARI zur akuten Dekompensation, muß die FRC nicht notwendigerweise erniedrigt sein.

Die FRC wird im Bodyplethysmographen oder mit Gasdilutionsverfahren gemessen. Letztere erfassen nicht das intrathorakale Volumen als solches, sondern das austauschbare intrapulmonale Gasvolumen. Beide Verfahren sind wie die trendweise nichtinvasive Erfassung der FRC für die klinische Anwendung zu aufwendig [29, 30].

Die *Verschlußkapazität* (Closing capacity, CC) ist als das Lungenvolumen definiert, bei dem es zum Kollaps kleiner Atemwege kommt. Das Verschlußvolumen (Closing volume, CV) ist die Differenz von CC und Residualvolumen (RV), d.h. CC = RV + CV. So bedeutsam diese Größen für das Verständnis der Pathophysiologie der ARI sind, so gering ist aus methodischen Gründen ihre Bedeutung in der Praxis [24, 32].

Drücke

Die kontinuierliche Messung des *Atemwegsdrucks* (P_{aw}) ist bei beatmeten Patienten mit ARI technisch problemlos und deshalb eine Selbstverständlichkeit. Sie dient der Überwachung der Gerätefunktion und der Steuerung der Beatmung, und sie weist trendmäßig auf Änderungen der Atemmechanik hin.

Die *inspiratorische Kraft* wird am einfachsten als der negative Atemwegsdruck erfaßt, den der Patient maximal bei einem Einatemmanöver erzeugen kann (Negative inspiratory force, NIF, oder Maximum inspiratory force, MIF).

Er ist wie die FVC ein Maß für die Spontanatmungsreserven und deshalb wie diese nur bei der Entscheidung für eine maschinelle Beatmung oder für die Entwöhnung vom Respirator bedeutsam (Mindestwert −20 bis −30 mbar). Die MIF kann auch bei nicht kooperativen Patienten bestimmt werden, indem der Inspirationsdruck bei verschlossenem Atemweg gemessen wird [7].

Der unter solchen Bedingungen (Atemwegsverschluß) beim nicht bewußtlosen Patienten 0,1 s = 100 ms nach Beginn der Inspiration gemessene negative Druck wird als mechanisches Äquivalent des zentralen Atemantriebs angesehen und als *Mundokklusionsdruck* ($P_{0,1}$ oder P_{100}) bezeichnet [33].

Compliance und Druck-Volumen-Beziehung

Die Compliance des respiratorischen Systems (C_{RS}) ist wie die FRC ein Schlüsselparameter der ARI. Sie ist ein quantitatives Maß der Volumendehnbarkeit, ihr Kehrwert wird als Volumenelastizität oder Elastance bezeichnet. Für die Ableitung und Berechnung sei auf die Literatur verwiesen [4, 5, 6, 7, 21, 24, 25]. Tabelle 3 gibt einen Überblick über die verwirrende Nomenklatur der bei Compliancedefinitionen und -berechnungen eingesetzten Drücke. In Tabelle 4 sind die Definitionen der Compliance zu finden.

Beim beatmeten Patienten wird die totale Compliance ($C_T = C_{RS}$) erfaßt, deren Änderungen die Änderungen der Lungencompliance (C_L) widerspiegeln, wenn die Compliance der Thoraxwand (C_W) konstant ist und die PV-Beziehung der Thoraxwand im Bereich zwischen FRC und totaler Lungenkapazität (TLC) linear verläuft [15, 21, 30]. Für die C_L-Bestimmung benötigt man eine Pleuradruckmessung, wofür ersatzweise der Druck im unteren Ösophagusdrittel eingesetzt werden kann. Diese Gleichsetzung ist bei regionalen Lungenveränderungen und bei Beatmung (IPPV, CPPV) allerdings fragwürdig. Die *statische Gesamtcompliance* (C_{Tst}) ist bei volumenkontrollierter Beatmung nach Tabelle 4 unter der Voraussetzung berechenbar, daß V_T, P_{EI} und EEP zwischen Y-Stück der Respiratorschläuche und Tubus registriert werden und die

Tabelle 3. Nomenklatur der für atemmechanische Berechnungen (Compliance, Atemarbeit) benötigten Drücke. Druck an Körperoberfläche (P_{bs}) als atmosphärisch angenommen, d.h. $P_{bs} = 0$

Druck	Synonyma bzw. Substitute	Symbole
Transthorakaler Druck		$P_w = P_{pl} - P_{bs}$
	Pleuradruck	P_{pl}
	Ösophagusdruck	P_{oes}, P_{es}
	Intrathorakaler Druck	P_{ith}
Transrespiratorischer Druck		
	Atemwegsdruck	P_{aw}
	Airway opening pressure	P_{ao}
	Intrapulmonaler Druck	P_{ip}
Transpulmonaler Druck		P_{tp}, P_L $(= P_{aw} - P_{pl})$

Tabelle 4. Nomenklatur und Definitionen der Compliance (Nach [2, 5, 6, 7, 21, 25]). P_{EI} = endinspiratorischer, EEP = endexspiratorischer Druck, P_{peak} = inspiratorischer Spitzendruck

Bezeichnung	Symbole	Berechnung
Lunge	C_L	$\triangle V/\triangle(P_{aw} - P_{pl})$
Thorax(wand)	C_w, C_{Th}	$\triangle V/\triangle P_{pl}$
Totale	C_T, C_{tot}, C_{ges}, C_{RS}, C_{Th+L}	$\triangle V/\triangle P_{aw}$ mit: $1/C_T = 1/C_L + 1/C_w$
Statische	C_{st}, C_{stat}	$V_T/(P_{EI} - EEP)$; entspricht C_T
Dynamische	C_{dyn}	$V_T/(P_{peak} - EEP)$; auch: C bei $\dot{V} \neq 0$
Effektive	C_{eff}	C_{st} (oder C_{dyn}) respiratornahe gemessen; manchmal mit C_{dyn} gleichgesetzt
Spezifische		C_{st} bei FRC
Inkrementelle	C_{inc}	C_T für sehr kleine V

Atemmuskulatur völlig erschlafft ist [5]. Der Normalbereich liegt bei 60–80 ml/mbar, Werte < 25 ml/mbar gelten als prognostisch ungünstig.

Aus praktischen Gründen (vor allem Feuchtigkeit und Sekretansammlung in den Meßfühlern) wird häufig patientenfern direkt am Respirator gemessen. Man erhält dann die sogenannte *effektive Compliance*, welche aber die innere Compliance des Gerätes und der Schläuche miterfaßt und deshalb nur Tendenzen wiedergeben kann; ihr Normalwert ist 30–35 ml/mbar [15]. Bei vielen der heute üblichen Beatmungsverfahren tritt keine No-flow-Phase auf. Dann kann nur die sogenannte *dynamische Compliance* (Tabelle 4) berechnet werden, die aber neben den elastischen auch resistive Komponenten erfaßt.

Die elastischen Eigenschaften des Lungengewebes sind keine konstante Größe, sondern C_L hängt vom Lungenausgangsvolumen (FRC), von V_T und vom PEEP-Wert ab, also von der Lage der Atemexkursion auf der *Druck-Volumen-Kurve (PV-Kurve)*. Anschaulich ist Abb. 3 zu entnehmen, welchen Einfluß die FRC sowie die Steilheit und die Hysterese der PV-Kurve auf die Compliance haben. Solche Registrierungen sind ein wertvolles Hilfsmittel für die Bestimmung des Schweregrades einer ARI und die Festlegung der optimalen Beatmungstechnik [16, 20]. Sie ermöglichen, V_T und PEEP so zu wählen, daß die Atemexkursionen auf dem steilsten Anteil stattfinden, wo die Compliance am höchsten ist. *Suter* et al. [31] haben 1975 zeigen können, daß der PEEP so zu wählen ist, daß C_T möglichst hoch ist. Dieses Konzept des „*Best PEEP*" oder „Optimum PEEP" ist seitdem viel diskutiert, modifiziert und kritisiert worden, hat sich aber vom gedanklichen Ansatz her in der Klinik als sehr fruchtbar erwiesen.

Nach *Lazarus* [16] ist die Primäreinstellung der Beatmungsparameter so vorzunehmen, daß V_T = (TLC − FRC)/3 beträgt und der PEEP bei dem endexspiratorischen Volumen V_{EE} = FRC + (TLC − FRC)/3 liegt. Größere Verbreitung als Verfahren zur Beurteilung der respiratorischen Insuffizienz wird die PV-Kurve aber erst dann gewinnen, wenn sie im Gefolge der weiteren Entwicklung der Mikroprozessor- und Computertechnik als Option in den Beatmungsgeräten vorhanden sein wird.

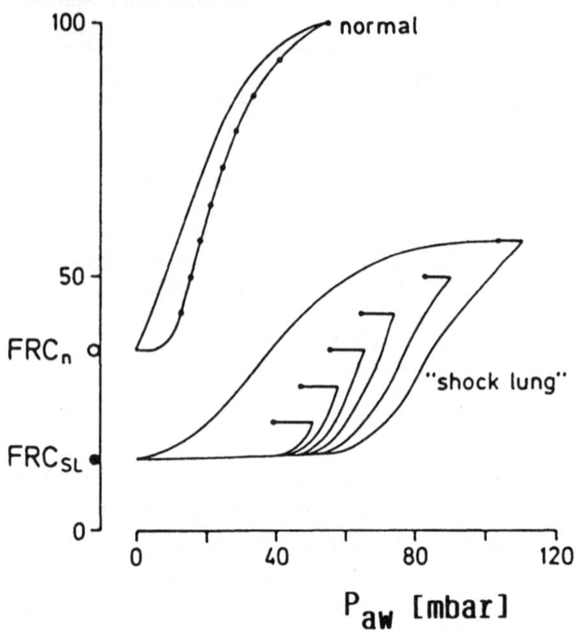

Abb. 3. Druck-Volumen-Beziehung des respiratorischen Systems bei Beatmung. Die Schleifen werden im Gegenuhrzeigersinn durchlaufen. Bei ARI bzw. „Shock lung" (SL) deutliche Erniedrigung der FRC sowie Verbreiterung und flacherer Anstieg des PV-Diagramms. ARI-Kurve mit sechs verschiedenen V_T-Werten gewonnen; die rechte obere Spitze der Schleife entspricht P_{peak} bzw. C_{dyn}, der Punkt kennzeichnet P_E bzw. C_{st} (Nach [28])

Resistance

Der *Strömungswiderstand* der Lunge (Resistance) besteht aus zwei Komponenten. Der visköse Deformationswiderstand von Lungen- und Brustwand (sogenannter Gewebswiderstand) soll 20–40% zum Gesamtwiderstand beitragen. Der *Atemwegswiderstand* (R_{aw}) ist als Quotient $(P_{ao} - P_A)/\dot{V}$ definiert. Dafür wird meistens $(P_{ao}\text{-}P_{es})/\dot{V}$ benutzt, was den Gewebswiderstand miterfaßt. Bei Beatmung wird vereinfachend die inspiratorische Resistance als $(P_{peak} - P_{EI})/\dot{V}_I$ bestimmt mit $\dot{V}_I = \text{const}$ ($\dot{V}_I$ = inspiratorischer Flow). Isolierte Änderungen von R_{aw} spielen bei den meisten Formen der ARI eine geringe Rolle. Entwickelt sich im Verlauf eine Atemwegsobstruktion, sind P_{peak} und C_{dyn} in Relation zu C_{st} für die Verlaufskontrolle fast immer ausreichend.

Insgesamt ist die Methodik der Resistancebestimmung problematisch, weil mit verschiedenen Methoden verschiedene Resultate erhalten werden. Darüber hinaus ist die Resistance vom aktuellen Lungenvolumen (FRC und V_T) abhängig. Neue Verfahren wie die endinspiratorische Okklusionsmethode oder die Interrupter-Methode sind von theoretischem Interesse, für die Anwendung in der Klinik aber noch nicht geeignet [11, 21].

Atemarbeit

Aus PV-Diagrammen läßt sich die mechanische Atemarbeit berechnen, eine Größe, die theoretisch sehr bedeutsam für die Effizienz der Atmung und den durch maschinelle Beatmung zu übernehmenden Anteil ist. Bislang ist es aber nicht möglich, die Beiträge des Patienten und des Respirators zur gesamten Atemarbeit exakt zu trennen, so daß hierfür indirekte Methoden eingesetzt werden müssen [18, 19]. Deshalb haben Messungen der Atemarbeit momentan vorwiegend wissenschaftliche Bedeutung. Eine Übersicht über die Problematik findet sich bei *Kacmarek* [13], wo die Einflüsse von f, $\dot{V}_E$, Endotrachealtubus, Beatmungsgerät und CPAP-System beschrieben sind (vgl. auch Beitrag *Lotz*).

Praktisches Vorgehen

So groß die Zahl der Meßgrößen für die Diagnostik und Verlaufskontrolle der ARI ist, so unterschiedlich ist ihre praktische Bedeutung. Sie müssen deshalb klinisch gewichtet werden. Das diagnostische Vorgehen bei einer vermuteten oder manifesten ARI muß sich am Verlauf der Erkrankung orientieren (Tabelle 5) und nicht primär nach den einzelnen Partialfunktionen unterscheiden.

Tabelle 5. Stufen der Erfassung der akuten respiratorischen Insuffizienz

1. Stufe:	*Diagnose (meist Spontanatmung)* Atemfrequenz und -muster, ggf. V_T bzw. $\dot{V}_E$, arterielle Blutgasanalyse
2. Stufe:	*Differentialdiagnose, Therapieentscheidung* Hyperoxietest zur Differenzierung von Verteilungsstörungen und Shunt, ggf. FVC und NIF (respiratorische Reserven)
3. Stufe:	*Überwachung in der Akutphase (besonders bei Beatmung)* P_{aw}, $\dot{V}_E$, arterielle Blutgasanalyse
4. Stufe:	*Verlaufskontrolle, Optimierung der Therapie* C_{Tst} (bzw. C_{eff}), ggf. $\dot{Q}_S/\dot{Q}_T$), Resistance nur bei Obstruktion (C_{dyn} für Trend)
5. Stufe:	*Beatmungsprobleme, schwerer Verlauf* evtl.: PV-Kurve, V_D/V_T

Schon eingangs wurde festgehalten, daß klinische Symptome (insbesondere die Tachypnoe) und die Blutgasanalyse die Basis der Diagnostik einer ARI bilden [30]. Mit der Tachypnoe geht häufig eine V_T-Abnahme einher. Demgegenüber kann $\dot{V}_E$ erhöht sein, allerdings in unökonomischer Weise, so daß der Gasaustausch nicht verbessert wird, sondern nur der $PaCO_2$ sinkt (D in Abb. 4). In diesen frühen Phasen unterscheiden sich die ARI und ihre Sonderform, das ARDS, nicht. Es gibt auch Varianten der ARI mit Hypoventilation (A und B in Abb. 4), vor allem akute Dekompensationen von Zuständen chronischer

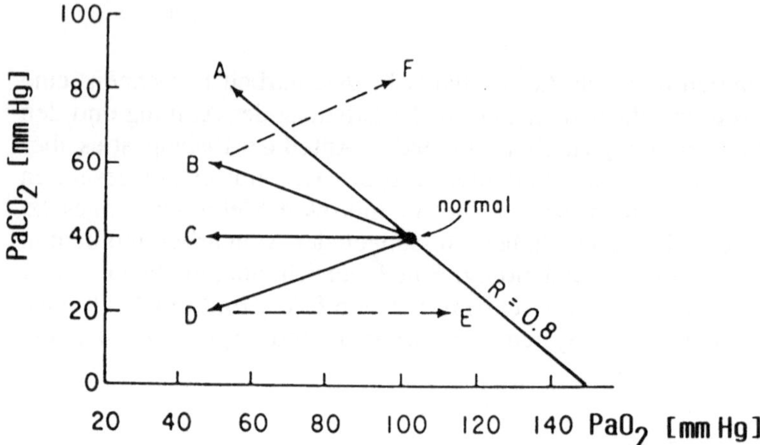

Abb. 4. Verhalten der arteriellen Blutgase bei ARI. A = Hypoventilation (z.B. Opiat- oder Relaxanswirkung). B = schwere Verteilungsstörung und Hypoventilation (z.B. akute Dekompensation bei COPD). C = fortgeschrittene interstitielle Lungenerkrankung. D = Hypoxämie bei ARI bzw. ARDS mit kompensatorischer Hyperventilation. O_2-Zufuhr bessert bei Überwiegen von Verteilungsstörungen die Hypoxämie, ohne die Hypokapnie zu beeinflussen (E). F = O_2-Gabe im Fall B vermindert dominierenden hypoxischen Atemantrieb und Hypoventilation verstärkt sich (Nach [32])

respiratorischer Insuffizienz. Wird hierbei der hypoxische Atemantrieb durch O_2-Gabe vermindert, kommt es zwar zu einem Anstieg des PaO_2, aber mit gleichzeitigem Anstieg des $PaCO_2$ (F in Abb. 4). Stehen Verteilungsstörungen im Vordergrund, führt eine Erhöhung der FIO_2 zu einem PaO_2-Anstieg, ohne den $PaCO_2$ stark zu beeinflussen (E in Abb. 4).

In der zweiten Stufe der Diagnostik (Tabelle 5) wird eine Blutgasanalyse bei erhöhter FIO_2 durchgeführt und die $P(A\text{-}a)O_2$ berechnet [17]. Das ergibt gemäß Abb. 1 Hinweise auf Verteilungsstörungen und/oder echte Shunts. Zur Abschätzung der respiratorischen Reserven dienen FVC und NIF. Bei Beatmung sind die Messung der Atemwegsdrücke, der Flows und Volumina und die Blutgasanalyse das diagnostische Minimum, bei schweren Verlaufsformen und Beatmungsproblemen kann die Berechnung der Compliance (C_{eff}, besser C_{Tst}) und der venösen Beimischung hilfreich sein. Resistancebestimmungen und Registrierungen von PV-Diagrammen gehören nicht zum Routineprogramm. Letztere kann aber zusammen mit der Bestimmung des Totraumquotienten oder besser noch der CO_2-Abgabe bei sehr schweren, protrahierten Verläufen die Einstellung der Beatmung erleichtern. In der Restitutionsphase wird das diagnostische Stufenschema in umgekehrter Abfolge durchlaufen.

Literatur

1. Arnson LA, Rau JL, Dixon RJ (1981) Evaluation of two electronic respiratory rate monitoring systems. Respir. Care *26*, 221
2. Baum M, Benzer H, Koller W, Semsroth M (1985) Spezielle Bestimmungsmethoden der pulmonalen Funktion am beatmeten Patienten. In: Notwendiges und nützliches Messen in Anästhesie und Intensivmedizin (eds. E. *Rügheimer*, T. *Pasch*), p. 116. Berlin, Heidelberg, New York, Tokyo: Springer
3. Benzer H, Haider W, Mutz N, Geyer A, Gottschmied W, Pauser G, Baum M (1979) Der alveolo-arterielle Sauerstoffquotient = „Quotient“ = (PAO_2-PaO_2)/PAO_2. Normwerte, Klinik. Anaesthesist *28*, 533
4. Bone RC (1983) Monitoring ventilatory mechanics in acute respiratory failure. Respir. Care *28*, 597
5. Brunner JX, Wolff G (1988) Pulmonary function indices in critical care patients. Berlin, Heidelberg, New York, London, Paris, Tokyo: Springer
6. Chatburn RL (1986) Dynamic respiratory mechanics. Respir. Care *31*, 703
7. Fairley HB (1985) Monitoring respiratory mechanics. Respir. Care *30*, 406
8. Fletcher R (1985) Deadspace, invasive and noninvasive. Br. J. Anaesth. *57*, 245
9. Hanning CD, Spence AA (1982) Measurement of lung volumes and respiratory frequency. In: Respiratory monitoring in intensive care (ed. AA. *Spence*), p.1. Edinburgh, London, Melbourne, New York: Churchill Livingstone
10. Hess M, Maxwell C (1985) Which is the best index of oxygenation – $P(A\text{-}a)O_2$, PaO_2/PAO_2, or PaO_2/FIO_2? Respir. Care *30*, 961
11. Hubmayr RD, Gay PC, Tayyab M (1987) Respiratory system mechanics in ventilated patients (1983) techniques and indications. Mayo Clin. Proc. *62*, 358
12. Hudson LD (1983) Evaluation of the patient with acute respiratory failure. Respir. Care *28*, 542
13. Kacmarek RM (1988) The role of pressure support ventilation in reducing work of breathing. Respir. Care *33*, 99
14. Kinasewitz GT (1982) Use of end-tidal capnography during mechanical ventilation. Respir. Care *27*, 169
15. Klose R (1985) Monitoring der Beatmung. In: Notwendiges und nützliches Messen in Anästhesie und Intensivmedizin (eds. E. Rügheimer, T. Pasch), p. 104. Berlin, Heidelberg, New York, Tokyo: Springer
16. Lazarus G (1985) PEEP-Beatmung ohne Lungenüberblähung. Primäreinstellung der kontrollierten Beatmung mit Hilfe der exspiratorischen Druck-Volumen-Beziehung. Anaesthesist *34*, 59
17. Lemaire F (1985) Bestimmung von Ventilations-Perfusions-Beziehungen bei Beatmung. In: Notwendiges und nützliches Messen in Anästhesie und Intensivmedizin (eds. E. Rügheimer, Th. Pasch), p. 85. Berlin, Heidelberg, New York, Tokyo: Springer
18. Lewis DW, Chwals W, Benotti PN, Lakshman K, O'Donnell C, Blackburn BR (1988) Bedside assessment of the work of breathing. Crit. Care Med. *16*, 117
19. Marini JJ, Capps JS, Culver BH (1985) The inspiratory work of breathing during assisted mechanical ventilation. Chest *87*, 612
20. Matamis D, Lemaire F, Harf A, Brun-Buisson C, Ansquer JC, Atlan G (1984) Total respiratory pressure-volume curves in the adult respiratory distress syndrome. Chest *86*, 58
21. Milic-Emili J, Ploysongsang Y (1986) Respiratory mechanics in the adult respiratory distress syndrome. Crit. Care Clin. *2*, 572
22. Neff TA (1985) Monitoring alveolar ventilation and respiratory gas exchange. Respir. Care *30*, 413
23. Nunn JF (1978) Measurement of pulmonary shunt. Acta Anaesthesiol Scand., Suppl. 70, 144
24. Nunn JF (1987) Applied respiratory physiology, 3rd ed. London, Boston, Durban, Singapore, Sydney, Toronto, Wellington: Butterworths
25. Piiper J (1972) Physiologie der Atmung. In: Physiologie des Menschen (eds. Gauer, Kramer, Jung), vol. 6, p. 1. München, Berlin, Wien: Urban & Schwarzenberg

26. Snyder JV, Elliot JL, Grenvik A (1982) Capnography. In: Respiratory monitoring in intensive care (ed. AA. *Spence*), p. 100. Edinburgh, London, Melbourne, New York: Churchill
27. Suter PM (1979) Lungenfunktionsprüfungen bei der akuten Lungeninsuffizienz: Techniken und therapeutische Konsequenzen. In: Akutes progressives Lungenversagen – Acute respiratory failure (eds. *O. Mayrhofer-Krammel, G. Schlag, H. Stoeckel*). Schriftenreihe Intensivmedizin, Notfallmedizin, Anästhesiologie, Bd. 16, p. 206. Stuttgart: Thieme
28. Suter PM (1980) Atemmechanische Veränderungen beim ARDS. In: ARDS – Akutes Atemnotsyndrom des Erwachsenen (eds. G. *Wolff*, R. *Keller*, PM. *Suter*), p. 66. Berlin, Heidelberg, New York: Springer
29. Suter PM (1984) Non-invasive monitoring of the respiration. In: Intensive care and emergency medicine (ed. JL. *Vincent*). Anaesthesiologie und Intensivmedizin, Bd. 167, p. 10. Berlin, Heidelberg, New York, Tokyo: Springer
30. Suter PM (1985) Assessment of respiratory mechanics in ARDS. In: Acute respiratory failure (eds. WM. *Zapol*, K. *Falke*), p. 507. New York, Basel: Dekker
31. Suter PM, Fairley HB, Isenberg MD (1975) Optimum end-expiratory airway pressure in patients with acute pulmonary failure. N Engl. J. Med. *292*, 284
32. West JB (1987) Pulmonary pathophysiology – The essentials, 3rd ed. Baltimore, London, Los Angeles, Sydney: Williams & Wilkins
33. Whitelaw WA, Derenne JP, Milic-Emili J (1975) Occlusion pressure as a measure of respiratory center output in conscious man. Respir. Physiol. *23*, 181

Definition und Meßgrößen der akuten respiratorischen Insuffizienz: Lungenkreislauf, Herzfunktion

D. Scheidegger

Einführung

Ein erhöhter pulmonalarterieller Druck ist ein frühes und sicheres Zeichen einer akuten respiratorischen Insuffizienz [1, 20, 23]. Der erhöhte pulmonale Gefäßwiderstand kann entweder durch eine Vasokonstriktion oder durch strukturelle Veränderungen bedingt sein. Beide Mechanismen sind in der Frühphase noch reversibel, werden aber später sehr rasch irreversibel, wenn die Lungengefäße entweder völlig obstruiert oder gar total zerstört sind [29].

Es ist allgemein anerkannt, daß eine alveoläre Hypoxie zu einer pulmonalen Vasokonstriktion führen kann. Aufgrund vieler Experimente konnte gezeigt werden, daß diese Engstellung der Lungengefäße bei einer alveolären Sauerstoffspannung zwischen 25–80 mm Hg eintritt. Es ist bisher nicht vollständig geklärt, ob auch der Sauerstoffpartialdruck im gemischtvenösen Blut einen Einfluß auf den Tonus der Lungengefäße hat. Eine Unterscheidung beider Einflüsse ist auch experimentell schwierig, da jede Veränderung der gemischtvenösen Sauerstoffspannung auch die alveoläre Sauerstoffspannung beeinflußt. Man nimmt aber heute an, daß beide getrennt einen Einfluß auf den pulmonalen Gefäßtonus haben können [8, 13].

Snider et al. [25] konnten durch eine Infusion von Nitroprussid zeigen, daß bei ARDS-Patienten der Anstieg des pulmonalen Gefäßwiderstandes in der Frühphase durch eine diffuse Vasokonstriktion zustande kommt. Bei einer akuten Lungenverletzung werden potente lokale Vasokonstriktoren, wie z.B. Thromboxan A2, Leukotrien C4, D4 und E4 und andere primäre Prostaglandine (z.B. PGF2α) freigesetzt [12, 16].

Bei Patienten mit schwerem ARDS ohne systemische Hypoxämie kann der pulmonale Gefäßwiderstand durch Infusion von Vasodilatatoren nicht gesenkt werden, da der erhöhte Druck im Lungenkreislauf durch strukturelle Veränderungen bedingt ist. Es wurden morphologische Veränderungen beschrieben, wie Verlust von Kapillaren, Mikrothrombosen und endotheliale Veränderungen [11].

Der kleine Kreislauf ist ein Niederdrucksystem mit niedrigem Widerstand. Das ganze Blutvolumen fließt mit einem mittleren Druck von etwa 15 mm Hg in der A. pulmonalis durch die Lungen. Als Faustregel wird angegeben, daß der mittlere Druck in der A. pulmonalis in mm Hg 0,6mal dem Herzminutenvolumen (HMV) entspricht [5, 14, 15]. Dadurch wird verdeutlicht, daß der Druckwert allein, ohne gleichzeitige Angabe des Blutflusses, bedeutungslos ist. Obwohl der Widerstand in den Lungengefäßen niedrig ist, verändert er sich auch unter Belastung fast nicht. Eine Erhöhung des Herzminutenvolumens führt zu einer Eröffnung von bisher verschlossenen Kapillaren. Dadurch kann ohne weitere Erhöhung des Drucks im Lungengefäßkreislauf sehr viel mehr Blut befördert werden.

Eine Widerstandserhöhung im Lungenkreislauf ist etwas, auf das der rechte Ventrikel nicht vorbereitet ist [7]. Bei der Behandlung eines Patienten mit akuter respiratorischer Insuffizienz ist deswegen auf die rechtsventrikuläre Funktion besonders zu achten. Im folgenden Kapitel sollen nun die hämodynamischen Veränderungen bei erhöhtem pulmonalarteriellem Druck beschrieben werden.

Die Hämodynamik des rechten Ventrikels bei Belastung

Bevor wir die Auswirkungen einer pulmonalarteriellen Hypertonie auf die Hämodynamik des rechten Ventrikels besprechen können, müssen wir die Veränderungen unter Belastung beschreiben. Die hämodynamischen Folgen einer körperlichen Belastung sind für den linken Ventrikel ausführlich untersucht worden. Ähnliche Untersuchungen über die rechtsventrikuläre Funktion fehlen fast vollständig. Durch eine Untersuchung von *Ekelund* und *Holmgren* bei Weltklasse-Skilangläufern wissen wir, daß auch bei einer extremen Erhöhung des Herzminutenvolumens der pulmonale Gefäßwiderstand nicht ansteigt [5] (Abb. 1). Durch den zuvor beschriebenen Mechanismus werden verschlossene Kapillaren eröffnet, so daß das größere Blutvolumen zu keinem Druckanstieg führt. Der rechte Ventrikel wird auch bei extremer Leistung nie gegen einen erhöhten Widerstand auswerfen müssen. Sogar das Herz eines Weltklasseathleten ist auf eine pulmonalarterielle Hypertonie völlig unvorbereitet.

Der rechte Ventrikel hat theoretisch drei Kompensationsmöglichkeiten, um das HMV zu steigern:

1. Das enddiastolische Füllungsvolumen kann zunehmen. Gemäß dem Gesetz von Frank-Starling führt die Verlängerung der Faserlänge zu einer Erhöhung der Herzpumpleistung.

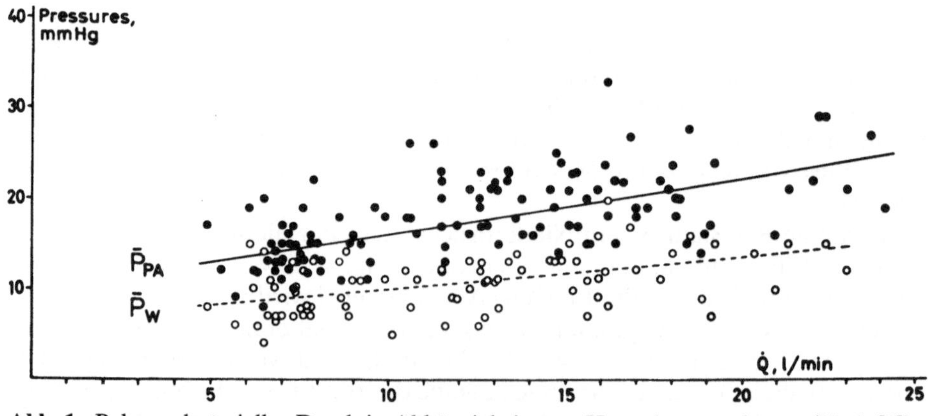

Abb. 1. Pulmonalarterieller Druck in Abhängigkeit vom Herzminutenvolumen (Nach [5])

2. Die Kontraktilität des rechtsventrikulären Myokards kann zunehmen [28]. Durch den Einsatz von vasoaktiven Substanzen erhöhen wir in der Intensivpflege sehr häufig über diesen Mechanismus die Leistung des linken Ventrikels.

Als dritte Möglichkeit könnte der rechtsventrikuläre Afterload abnehmen. Wie wir bereits gesehen haben, ist der Widerstand im kleinen Kreislauf extrem niedrig. Durch die Rekrutierung der zusätzlichen Gefäße kann der niedrige Druck zwar erhalten bleiben, eine echte Senkung des rechtsventrikulären Afterloads ist aber unmöglich. Eine plötzliche Kontraktilitätssteigerung des sehr dünnen rechtsventrikulären Muskels ist im Normalfall ebenfalls unwahrscheinlich. Wir wissen heute von echokardiographischen Untersuchungen bei den USA-Hochleistungsschwimmern, daß durch ein schon im Kindesalter forciertes Training die rechtsventrikuläre Myokarddicke zunehmen kann [2]. In diesem Fall wäre das Einsetzen von vasoaktiven Substanzen bei einer pulmonal-arteriellen Hypertonie zur Verbesserung der rechtsventrikulären Kontraktion sinnvoll. Als entscheidender Punkt für eine Erhöhung des Herzminutenvolumens bleibt somit die Erhöhung des enddiastolischen Füllungsvolumens des rechten Ventrikels [9, 27].

Zusammenfassend kann gesagt werden, daß der rechte Ventrikel mit einer extremen Belastung nur so lange problemlos fertig wird, wie der Druck in der A. pulmonalis niedrig bleibt und er sein enddiastolisches Volumen vergrößern kann.

Rechtsventrikuläre Funktion bei akuter respiratorischer Insuffizienz

Durch die bereits erwähnte Zerstörung der kleinen Lungengefäße wird der Afterload des rechten Ventrikels erhöht. Dies muß zu einer Abnahme des Schlagvolumens führen [18].

Es ist in der Klinik wichtig, immer über das Schlagvolumen zu sprechen und nicht über das Herzminutenvolumen. In vielen tierexperimentellen Untersuchungen werden günstige Veränderungen des HMV durch irgendeine Therapieform beschrieben. In manchen Fällen wird dies durch eine extreme Tachykardie erreicht, die klinisch nie toleriert werden könnte.

Durch die mechanische Beatmung, die bei diesen Patienten wegen der Hypoxämie notwendig wird, wird der venöse Rückfluß zum rechten Herzen abnehmen und das Schlagvolumen wegen der Abnahme des Preloads weiter gesenkt [21]. Wir dürfen bei unseren Patienten nicht nur den Blut-Gasaustausch behandeln, sondern müssen auch die Funktion der übrigen Organe (Niere, Leber, Gehirn etc.) beachten. Unser Ziel wird deshalb sein, das Schlagvolumen zu normalisieren und wieder auf seinen Ausgangswert zurückzubringen. Dies kann nur durch eine massive Gabe von Flüssigkeit erreicht werden, allerdings auf Kosten einer starken Dilatation der rechten Kammer. Diese Dilatation hat nicht nur Folgen für die Beziehung zwischen rechts- und linksventrikulärer

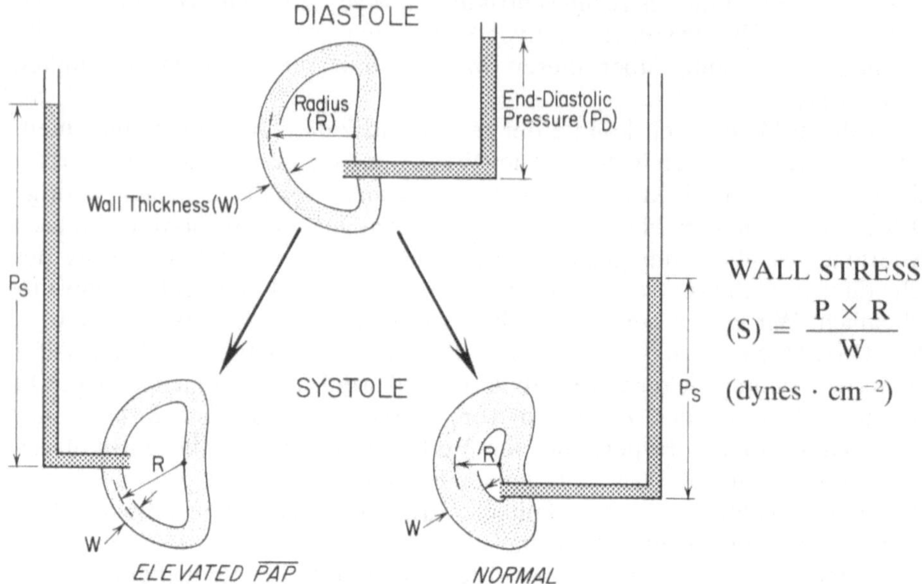

Abb. 2. Die Wandspannung des rechten Ventrikels bleibt klein, da bei der Kontraktion (rechte Seite) der systolische Druck nur wenig ansteigt. Da der Radius (R) kleiner und die Wanddicke (W) dicker wird, nimmt die Wandspannung nicht zu. Sobald der Druck in der A. pulmonalis hoch ist, kommt es zu einem starken Anstieg der Wandspannung (linke Seite). Der Radius nimmt durch die Dilatation zu, die Wanddicke ab. Zusammen mit dem hohen systolischen Druck wird die Wandspannung erhöht und der Sauerstoffverbrauch nimmt zu

Funktion, sondern auch für den Sauerstoffverbrauch resp. das Sauerstoffangebot an den rechten Ventrikel.

Die Myokardperfusion des rechten Ventrikels findet während der Diastole und der Systole statt. Im Normalfall ist der systolische Druck im rechten Ventrikel viel tiefer als der systolische Druck in der Aorta, so daß die Koronardurchblutung im RV kontinuierlich stattfindet. Aus diesem Grund wird eine Dilatation der rechten Kammer bei normalem Druck in der A. pulmonalis ohne Probleme toleriert.

Eine schwere pulmonale Hypertonie kann zu einer Ischämie des rechten Herzens führen. Der myokardiale Sauerstoffverbrauch wird durch die Zunahme der Wandspannung stark erhöht (Abb. 2). Gleichzeitig wird das O_2-Angebot gesenkt, da die Durchblutung des Myokards bei hohem Druck im RV auch nur noch während der Diastole erfolgen kann [4, 10]. Ein Teil der Rhytmusstörungen, die bei Patienten mit schwerem ARDS festgestellt werden, können durch eine Ischämie des rechten Ventrikels erklärt werden.

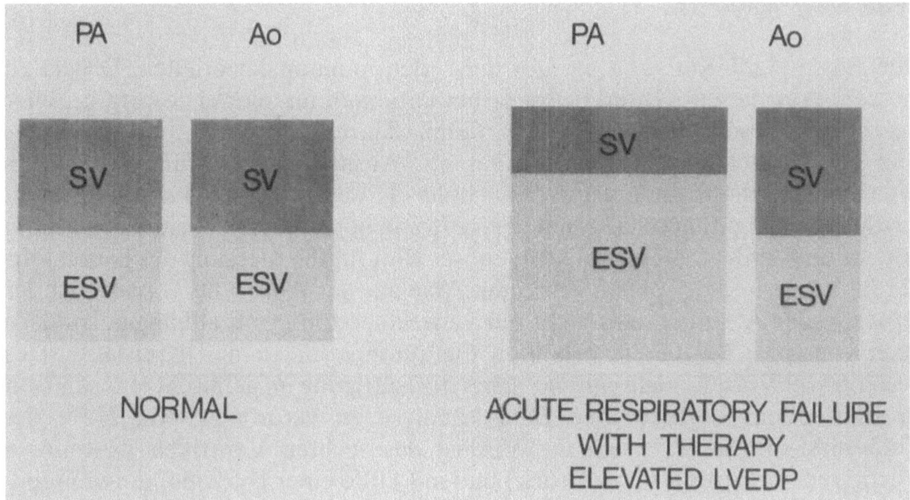

Abb. 3. Die Dilatation des rechten Ventrikels führt zu einer Verlagerung des Septums nach hinten, d.h. in Richtung des linken Ventrikels. Dadurch wird der Füllungsdruck des linken Ventrikels bei gleichem Volumen größer

Beziehung zwischen rechts- und linksventrikulärer Funktion bei akuter respiratorischer Insuffizienz

Wie bereits erwähnt, beeinflußt eine rechtsventrikuläre enddiastolische Dilatation durch z.B. massive Volumentherapie bei zerstörtem Lungengefäßbett nicht nur den rechten Ventrikel, sondern bei intaktem Perikard auch den linken. Wenn das rechtsventrikuläre enddiastolische Volumen so groß wird, daß es den größten Teil des Perikards ausfüllt, wird das linksventrikuläre enddiastolische Druck-Volumen-Verhältnis verändert [3, 6] (Abb. 3). Mehrere Untersuchungen haben gezeigt, daß bei einer rechtsventrikulären Dilatation das interventrikuläre Septum mehr gegen den linken Ventrikel verlagert wird. Seine Biegung, die sonst einen Teil des im Querschnitt kreisrunden linken Ventrikels ausmacht, wird flacher. Bei gleichem Schlagvolumen und unverändertem oder gar verkleinertem linksventrikulären enddiastolischen Volumen nimmt der linksventrikuläre Füllungsdruck durch die Dilatation des rechten Ventrikels zu. Normalerweise bedeutet eine Zunahme des linksventrikulären Füllungsdrucks bei unveränderter Schlagarbeit eine Insuffizienz der linken Kammer. Bei einer rechtsventrikulären Dilatation muß man mit dieser Diagnose vorsichtig sein.

Meßmethoden

Wie können nun diese hämodynamischen Veränderungen bei einer akuten respiratorischen Insuffizienz beim Patienten auf der Intensivstation am besten gemessen werden?

Swan-Ganz-Katheter

Der Swan-Ganz-Katheter erlaubt uns, den pulmonalarteriellen Druck zu messen. Aus diesem Grund bleibt er bei Patienten mit akuter respiratorischer Insuffizienz absolut notwendig. Der pulmonalarterielle Druck, im Verhältnis zum HMV, gibt klare Hinweise über das Ausmaß der Erkrankung. Durch verschiedene Medikamente und durch hohe O_2-Verabreichung kann festgestellt werden, ob die pulmonalarterielle Hypertonie noch reversibel ist. Gleichzeitig erlaubt uns der Katheter, gemischtvenöses Blut für die Messung des Sauerstoffpartialdrucks und des pH zu gewinnen. Wie aus der Abb. 4 hervorgeht, ist der Druck in der A. pulmonalis nicht nur vom Sauerstoffgehalt abhängig, sondern auch vom pH. Bei einem erhöhten Gefäßtonus im kleinen Kreislauf ist es deshalb von Vorteil, nicht nur die Sauerstoffsättigung im gemischtvenösen Blut zu bestimmen, sondern eine Blutgasanalyse zu verordnen. Mit Hilfe des Katheters können wir auch die Vorlast des rechten Ventrikels bestimmen (rechtsventrikulärer Füllungsdruck) und mit Hilfe einer Herzminutenvolumenmessung den pulmonalen Gefäßwiderstand berechnen. Der linksventrikuläre Füllungsdruck, d.h. der pulmonalkapilläre Wedgedruck, ist bei dieser Erkrankung schwierig zu interpretieren. Wie bereits erwähnt, kann eine Dilatation des rechten Ventrikels zu einer Verschiebung des Septums nach hinten führen, was eine Zunahme des Druck-Volumen-Verhältnisses der linken Kammer zur Folge hat. Der nun gemessene pulmonalkapilläre Wedgedruck zeigt einen erhöhten linksventrikulären Füllungsdruck an, ohne daß die linke Kammer insuffizient wäre.

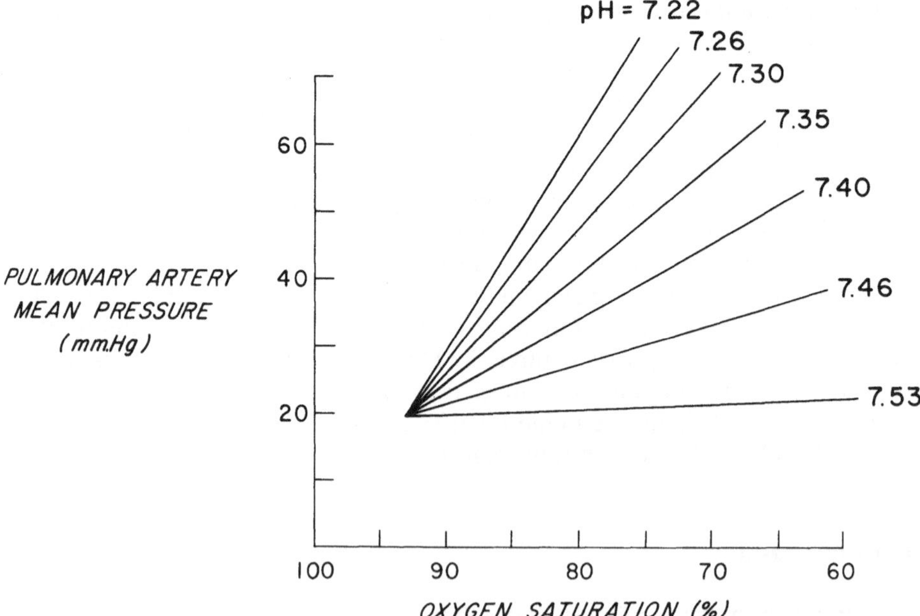

Abb. 4. Der Druck in der A. pulmonalis ist nicht nur vom O_2-Gehalt im gemischtvenösen Blut abhängig, sondern auch vom pH

Es muß hier wieder einmal darauf hingewiesen werden, daß der pulmonalkapilläre Wedgedruck nicht dem enddiastolischen linksventrikulären Füllungsdruck entspricht, wie dies immer wieder behauptet wird. Der enddiastolische Füllungsdruck ist gemäß Definition der Druck in der linken Kammer, der nach der Vorhofkontraktion vorhanden ist. Durch die Vorhofkontraktion wird das Blut aktiv in den Ventrikel gepreßt, dadurch der intraventrikuläre Druck rasch erhöht, was dann zum Mitralklappenschluß führt. Der enddiastolische Druck ist der Druck, der unmittelbar vor der isovolumetrischen Kontraktion im Ventrikel vorhanden ist. Er kann nicht mit einem Katheter im Vorhof oder gar im pulmonalkapillären Gebiet gemessen werden. Ob der Unterschied zwischen dem linksventrikulären Füllungsdruck und dem linksventrikulären enddiastolischen Druck groß ist, ist abhängig von der Compliance des linken Ventrikels. Bei Patienten mit einer Aortenstenose mit einem relativ steifen Myokard kann der Druckunterschied beträchtlich sein. Diese Patienten vertragen deshalb eine Episode von Vorhofflimmern oder Knotenrhythmus hämodynamisch nur sehr schlecht. Der pulmonalkapilläre Wedgedruck entspricht nur bei Patienten mit absoluter Arrhythmie und Vorhofflimmern oder einem Knotenrhythmus dem enddiastolischen linksventrikulären Füllungsdruck.

Alle Druckwerte, die in den Herzkammern von Patienten mit akuter respiratorischer Insuffizienz gemessen werden, sind schwierig zu interpretieren, da es schwierig ist zu wissen, in welchem Ausmaß die extrakardialen Einflüsse eine Rolle spielen (Abb. 5). Eine mechanische Beatmung mit PEEP und häufig sehr hohem Beatmungsspitzendruck oder z. B. ein gespanntes Abdomen können die intrakardialen Druckwerte stark verändern, ohne daß sich der transmurale Druck geändert hat.

Neuerdings wird ein Swan-Ganz-Katheter angeboten, der es erlauben soll, die rechtsventrikuläre Auswurffraktion mit Hilfe der Thermodilutionsmethode zu bestimmen. Mit Hilfe eines sehr rasch reagierenden Thermistors an der Katheterspitze wird Herzschlag für Herzschlag die Temperaturveränderung registriert und die Auswurffraktion berechnet [24]. Diese Methode wurde bereits in den 60er Jahren von den Kardiologen ausprobiert und als klinisch unbrauchbar abgetan, da zu ungenau. Daran hat sich in den letzten 25 Jahren nichts geändert, so daß diese Methode auch in den Händen der Intensivmediziner nicht ideal sein wird. Die bisherigen Untersuchungen haben gezeigt, daß die Methode nur dann gute und reproduzierbare Resultate ergibt, wenn die

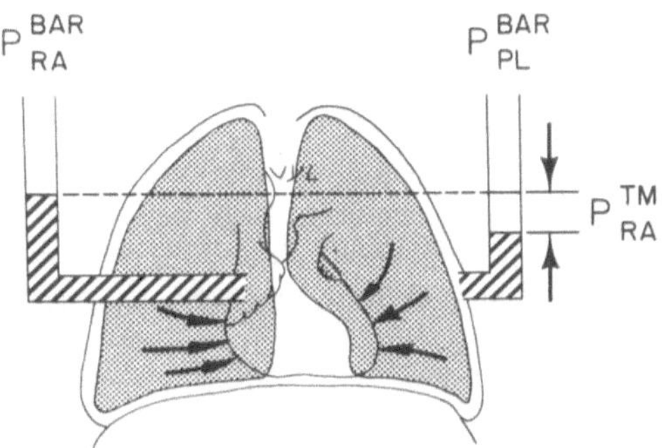

Abb. 5. Eine Kompression des Herzens von außen führt zu einer Erhöhung der gegenüber der Atmosphäre gemessenen intraventrikulären Druckwerte. Der transmurale Druck kann dabei gleichbleiben oder sogar abnehmen

Herzleistung relativ normal ist [26]. Die Streuung wird sehr groß, sobald die Herzpumpleistung schwach ist. Das Hauptproblem der Methode ist die optimale Durchmischung des Blutes im Ventrikel mit dem Indikator, d.h. der kalten NaCl-Lösung. Dies gelingt gemäß den Untersuchungen von *Lüthy* [17] nur, wenn direkt in den Ventrikel durch einen Katheter mit seitlichen Öffnungen injiziert wird. Die ganze NaCl-Menge sollte im Idealfall während einer einzigen Diastole injiziert werden. Wenn dies versucht wird, führt der starke Strahl durch den Katheter häufig zu Extrasystolen.

In der Nähe der Trikuspidalklappe fließt mehr Blut als in der Herzspitze. Das Blut in der Herzspitze ist erst nach etwa zwei bis drei Herzschlägen vollständig ausgewechselt. In der Nähe der Trikuspidalklappe wird alles Blut in jeder Diastole vollständig erneuert. Wenn nun der Injektionsort zu hoch liegt (in der Nähe der Trikuspidalklappe), wird die Auswurffraktion falsch hoch berechnet. Liegt er in der Nähe der Herzspitze, wird ein zu tiefer Wert angegeben. Eventuell kann die Methode nützlich sein, wenn lediglich Therapieveränderungen beim gleichen Patienten untersucht werden. Es darf dann angenommen werden, daß der methodische Fehler bei allen Messungen immer der gleiche ist.

Das Einlegen eines Pulmonaliskatheters hat auch seine Risiken. Nebst den bekannten Gefahren beim Einlegen, wie z.B. Rhythmusstörungen und Knotenbildung, sind vor allem die Spätkomplikationen wie Infektion und Thrombose gefürchtet. Sobald man realisiert, daß der Katheter nur noch zur Messung verwendet wird, aber die Meßwerte die Therapie nicht mehr beeinflussen, muß er entfernt werden. Durch sorgfältige Pflege und nicht zu langes Belassen des Katheters können die schweren Komplikationen, wie z.B. die Ruptur eines Lungengefäßes oder eine Endokarditis, vermieden werden.

Zusammenfassend kann man sagen, daß ein Swan-Ganz-Katheter bei Patienten mit akuter respiratorischer Insuffizienz nötig ist, um den pulmonalarteriellen Druck und das Schlagvolumen messen zu können. Gleichzeitig bietet er die Möglichkeit, den gemischtvenösen Sauerstoffpartialdruck und pH zu messen. Eine sofortige Therapie bei pathologischen Werten kann eventuell die pulmonalarterielle Hypertonie beeinflussen. Die sonst gemessenen Füllungsdrucke sowohl des rechten wie auch des linken Ventrikels sind bei diesen Patienten schwierig zu interpretieren und geben manchmal falsch hohe Werte. Wie aber bereits in der Einführung gezeigt, ist nicht der Druck im linken und rechten Herzen für die Funktion entscheidend, sondern das Volumen.

Nuklearmedizinische Methoden zur Ventrikelvolumenmessung

Mittels Radionukleid-Ventrikulographie kann das Volumen des rechten und linken Ventrikels gemessen werden. In vivo werden die Erythrozyten mit Technetium markiert. Nach gleichmäßiger Verteilung der ganzen Isotopenaktivität im zirkulierenden Blutpool wird der zeitliche Ablauf der Aufnahmen durch das EKG des Patienten gesteuert. Dadurch wird es möglich, Aufnahmen zu verschiedenen Zeitpunkten der Herzkontraktion zu machen. Da das EKG und die mechanische Aktivität des Herzens in einem direkten Zusammenhang zueinander stehen, können Aufnahmen zu bestimmten Zeitintervallen von mehreren Herzschlägen übereinandergelagert und durch einen Computer aufsummiert werden. Zu einer guten räumlichen Trennung zwischen rechtem und linkem Ventrikel werden die Aufnahmen in einer 45° vorderen Schräge durchgeführt. Durch die relativ lange Halbwertszeit des Technetiums ist es möglich, verschiedene Aufnahmen innerhalb 4–6 h zu machen. Es können also ohne Probleme die Wirkung von verschiedenen Medikamenten oder Beatmungsformen miteinander verglichen werden [22]. Durch die relativ lange Halbwertszeit ist die Strahlenbelastung allerdings nicht zu vernachlässigen. Als großer Vorteil auf der Intensivstation hat sich erwiesen, daß diese Technik bei allen Patienten interpretierbare Aufnahmen gibt. Auch bei Patienten, die mit einem hohen endexspiratorischen Druck beatmet werden müssen, ist die Bildqualität, anders als beim konventionellen Ultraschall, ausgezeichnet. Ein klarer Nachteil ist, daß wegen der Steuerung der Gammakamera durch das EKG Patienten mit sehr unregelmäßigem Herzrhythmus nicht mit dieser Methode untersucht werden können. Diese Methode erlaubt es auch nicht, kurzzeitige Veränderungen festzustellen. Darüber hinaus ist die Anlage sehr teuer und die Aufnahmen müssen in einem strahlengeschützten Raum gemacht werden. Wie auf der Abb. 6 gesehen werden kann, ist die räumliche Auftrennung zwischen dem rechten Ventrikel und dem rechten und linken Vorhof recht schwierig, da die Trikuspidalebene nicht immer mit Sicherheit festgelegt werden kann. Trotzdem kann mit dieser Methode die rechts- und linksventrikuläre Funktion abgeschätzt werden. In modernen nuklearmedizinischen Abteilungen können verschiedene Nachteile, wie Strahlenbelastung und die Unmöglichkeit kurzzeitige Veränderungen festzustellen, durch die Verwendung von Krypton 81m, das eine extrem kurze Halbwertszeit hat, vermieden werden [19].

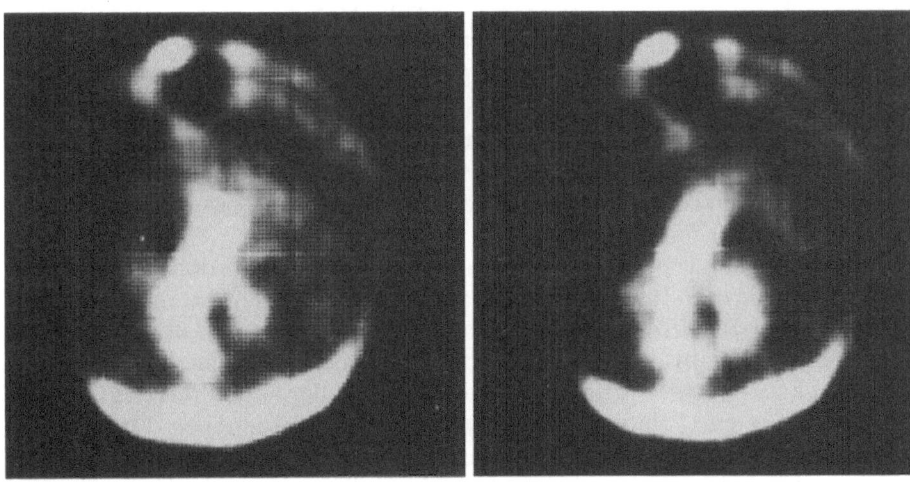

Abb. 6. Radionukleid-Ventrikulographie eines Patienten mit akuter respiratorischer Insuffizienz. Der rechte Ventrikel ist enorm dilatiert und kontrahiert sich nur sehr schwach. Der linke Ventrikel zeigt eine normale Funktion. Die Abgrenzung zwischen rechtem Ventrikel und Vorhof ist schwierig

Zusammenfassend kann man sagen, daß die Radionukleid-Ventrikulographie gegenüber der reinen Druckmessung klare Vorteile bringt. Sie erlaubt das Volumen des rechten und linken Ventrikels auch beim beatmeten Patienten abzuschätzen. Durch das Betrachten der Bilder mit der sogenannten Endlessloop-Methode kann die rechts- und linksventrikuläre Funktion optisch abgeschätzt werden. Klare Nachteile sind u.a. die teure Apparatur, die Strahlenbelastung und die technischen Schwierigkeiten, den rechten Ventrikel vom rechten resp. linken Vorhof abzugrenzen.

Die Echokardiographie

Die Echokardiographie hätte den klaren Vorteil, die Volumenmessung Herzschlag für Herzschlag vornehmen zu können. Bei der konventionellen Radionukleid-Ventrikulographie handelt es sich immer um Bilder, die von etwa 300 Herzzyklen aufsummiert wurden. Das Problem der konventionellen Echokardiographie liegt aber darin, daß der transthorakale Zugang bei beatmeten Patienten, vor allem bei mit PEEP beatmeten Patienten, technisch sehr schwierig ist. Bei einem mit PEEP beatmeten Patienten liegt zwischen der Stelle der Thoraxwand, wo der Schallkopf aufgesetzt wird, und dem Herzen Lungengewebe. Dadurch wird das „Fenster" für den Schallkopf unbrauchbar. Die 1976 von Frazin eingeführte transösophageale Echokardiographie kann auch bei beatmeten Patienten praktisch problemlos eingesetzt werden. Die Methode wäre ideal, um die Volumina des rechten und linken Ventrikels beim Intensivpatienten zu bestimmen und kontinuierlich zu überwachen. Leider ist der rechte Ventrikel auch transösophageal nicht immer voll einsehbar, so daß eine wirkliche Volumenmessung schwierig wird. Sobald das Endokard nicht auf der ganzen Zirkumferenz einsehbar ist, sind alle Volumenmessungen mit einer großen Fehlermöglichkeit behaftet. Selbst bei bester Bildqualität bleibt eine Volumenmessung approximativ, da auch transösophageal nur zweidimensional geschallt werden kann. Die dritte Dimension muß mit Hilfe von geometrischen Formeln berechnet werden. Trotzdem wäre es mit einem solchen Gerät zusammen mit den Druckwerten eines Swan-Ganz-Katheters jederzeit möglich, eine linksventrikuläre Insuffizienz von einer Veränderung der linksventrikulären Compliance zu unterscheiden.

Zusammenfassend kann gesagt werden, daß die transösophageale Echokardiographie in der Intensivpflege klare Vorteile bei Patienten mit akuter respiratorischer Insuffizienz bringt. Sie erlaubt, das Volumen des linken und rechten Ventrikels abzuschätzen und ermöglicht gleichzeitig eine Überwachung der Kontraktilität beider Kammern. Nachteile sind der hohe Preis des Gerätes und die nicht ganz einfache Interpretation der gewonnenen Daten. Als Bedside-Methode bringt sie aber in Kombination mit den üblichen Überwachungsgeräten bei Intensivpatienten klare Vorteile.

Die hämodynamischen Veränderungen bei der akuten respiratorischen Insuffizienz sind nicht nur schwierig zu messen, sondern auch schwierig zu behandeln. Es ist eine Kunst, einem Patienten nur gerade soviel Flüssigkeit zuzuführen, daß das Schlagvolumen für eine gute Nierenfunktion ausreicht, aber der rechte Ventrikel nicht so stark dilatiert wird, daß eine Ischämie auftritt.

Teure und große Überwachungsgeräte können unsere Aufgabe etwas erleichtern. Allerdings werden nicht alle, die solche Patienten betreuen müssen, über ein so aufwendiges Monitoring verfügen. Aus diesen Gründen müssen wir die pathophysiologischen Vorgänge kennen und den Patienten entsprechend behandeln.

Literatur

1. Andreadis N, Petty TL (1985) Adult respiratory distress syndrome: Problems and progress. Am. Rev. Respir. Dis. *132*, 1344
2. Allen HD, Goldberg SJ, Sahn DJ, Schy N, Wojcik R (1977) A quantitative echocardiographic study of champion childhood swimmers. Circulation *55*, 142
3. Bartle SH, Harmann HJ, Cavo JW, Moore RA, Costenbader JM (1968) Effect of the pericardium on left ventricular volume and function in acute hypervolaemia. Cardiovasc. Res. *3*, 284
4. Brooks H, Kirk ES, Vokanas PS, Urschel CW, Sonnenblick EH (1971) Performance of the right ventricle under stress: relation to right coronary flow. J. Clin. Invest. *50*, 2176
5. Ekelund LG, Holmgren A (1967) Central hemodynamics during exercise. Circulat. Res. *20/21* (Suppl.), 133
6. Elzinga G, Grondelle R. van, Westerhof N, Bos GC. van den (1974) Ventricular interference. Am J. Physiol. *226*, 941
7. Ferlinz J (1982) Right ventricular function in adult cardiovascular disease. Progr. Cardiovasc. Dis. *25*, 225
8. Fishman AP (1976) Hypoxia and the pulmonary circulation. Circulat. Res. *38*, 221
9. Ghignone M, Girling L, Prewitt RM (1984) Effect of increased pulmonary vascular resistance on right ventricular systolic performance in dogs. Am J. Physiol. *246*, H339
10. Gold FL, Bache RJ (1982) Transmural right ventricular blood flow during acute pulmonary artery hypertension in the sedated dog. Circulat. Res. *51*, 196
11. Green R, Zapol WM, Snider MT, Reid L, Snow R, O'Conell RS, Novelline RA (1981) Early bedside detection of pulmonary vascular occlusion during acute respiratory failure. Am Rev. respir Dis. *122*, 593
12. Holcroft JW, Vassar MJ, Weber CJ (1986) Prostaglandin E_1 and survival in patients with the adult respiratory distress syndrome. Am Surg. *203*, 371
13. Hyman AL, Higashida RT, Spannhake WE, Kadowitz PJ (1981) Pulmonary vasoconstrictor responses to graded decreases in precapillary blood PO_2 in intact-chest cats. J. appl. Physiol. *51*, 1009
14. Laver MB, Scheidegger D (1981) Hämodynamische Veränderung bei akuter respiratorischer Insuffizienz: die Rolle des rechten Ventrikels. Schweiz. Med. Wochenschr. *111*, 1804
15. Laver MB, Strauss HW, Pohost GM (1979) Right and left ventricular geometry: adjustments during acute respiratory failure. Crit. Care Med. *7*, 509
16. Leeman M, Boeynaems JM, Degaute JP, Vincent JL, Kahn RJ (1985) Administration of dazoxiben, a selective thromboxane synthetase inhibitor, in the adult respiratory distress syndrome. Chest *87*, 726
17. Lüthy E (1962) Die Hämodynamik des suffizienten und insuffizienten rechten Herzens. Bibliotheca Cardiologica, Fasc. 11. Basel, New York: Karger
18. Morrison D, Goldman S, Wright AL, et al (1983) The effect of pulmonary hypertension on systolic function of the right ventricle. Chest *84*, 250
19. Nienaber CA, Spielmann RP, Wasmus G, Mathey DG, Montz R, Bleifeld WH (1985) Clinical use of ultrashort-lived radionuclide krypton-81m for noninvasive analysis of right ventricular performance in normal subjects and patients with right ventricular dysfunction. J. Am Coll. Cardiol. *5*, 687

20. Pontoppidan H, Hüttemeier PC, Quinn DA (1985) Acute respiratory failure: etiology, demography and outcome. In: Acute respiratory failure (eds. WM. Zapol, K. Falke), p. 1. New York: Dekker
21. Prewitt RM, Oppenheimer L, Sutherland JB, Wood LDH (1981) Effect of positive endexpiratory pressure on left ventricular mechanics in patients with hypoxemic respiratory failure. Anesthesiology *55*, 409
22. Qvist J, Mygind T, Crottogini A, Jordening H, Mogensen T, Dorph S, Laver MB (1988) Cardiovascular adjustments to pulmonary vascular injury in dogs. Anesthesiology *68*, 341
23. Rinaldo JE, Rogers RM (1982) Adult respiratory distress syndrome. Changing concepts of lung injury and repair. N Engl. J. Med. *306*, 900
24. Snider MT, Rie MA, Bingham JB, Lauer J, Urbina A, Strauss HW (1980) Right ventricular performance in ARDS: radionuclide scintiscan and thermal dilution studies. Am Rev. respir Dis. *121*, 192
25. Snider MT, Rie MA, Lauer J, Zapol WM (1980) Normoxic pulmonary vasoconstriction in ARDS: Detection by sodium nitroprusside and isoproterenol infusion. Am Rev. respir Dis. *121*, 191
26. Urban P, Scheidegger D, Gabathuler J, Rutishauser W (1987) Thermodilution determination of right ventricular volume and ejection fraction: A comparison with biplane antiography. Crit. Care Med. *15*, 652
27. Watkins J, Foëx P, Stone JG, Le Winter MM (1984) Effect of PEEP on regional right ventricular function. Circulation *70* (Suppl. II), 11
28. Weber KT, Janicki JS, Shroff S, Fishman AP (1981) Contractile mechanics and interactions of the right and left ventricles. Am J. Cardiol. *47*, 686
29. Zapol WM, Rie MA, Frikker M, Snider MT, Quinn DA (1985) Pulmonary circulation during adult respiratory distress syndrome. In: Acute respiratory failure (eds. WM. Zapol, K. Falke), p. 241. New York: Dekker

Klinische Untersuchung und Überwachung, bakteriologisches Monitoring

F. Konrad und *A. Deller*

Klinische Untersuchung und Überwachung

Die klinische Untersuchung des ganzen Patienten ist trotz differenzierter technischer Einrichtungen auch auf der Intensivstation Grundlage und Voraussetzung ärztlichen Handelns. Das diagnostische und therapeutische Procedere hängt neben der Analyse von Labordaten und elektronisch gewonnenen Meßwerten entscheidend vom klinischen Untersuchungsbefund ab. Der folgende Beitrag beschäftigt sich mit den Besonderheiten der klinischen Untersuchung beatmeter Patienten.

Analyse medizintechnischer Daten, Vergleich verordneter und durchgeführter Maßnahmen, Informationen vom Pflegepersonal

Technischen Hilfsmitteln kommt in der Behandlung beatmeter Intensivpatienten besondere Bedeutung zu. Um nicht durch fehlerhaft gewonnene Meßwerte falsche diagnostische und/oder therapeutische Schlüsse zu ziehen, muß vor der eigentlichen Krankenuntersuchung der gesamte apparative Aufbau am Patienten überprüft werden. Besonderes Augenmerk ist hierbei auf die Beatmungseinstellung und auf die Beatmungsdrucke zu richten sowie auf eine korrekte Position bzw. Eichung der Bezugs- und Nullpunkte bei elektronischer Druckmessung. Nicht selten findet ein erhöhter zentralvenöser Druck seine Erklärung in einem nicht richtig eingestellten Bezugspunkt. Nach entsprechender Korrektur erübrigen sich weitere differentialdiagnostische Überlegungen oder Untersuchungen. Andererseits muß ein tatsächlich erhöhter ZVD eine besonders genaue klinische Untersuchung des Herz-Kreislauf-Systems zur Folge haben.

Alle verordneten und durchgeführten Maßnahmen sollten verglichen werden, um fehlerhafte Anordnungen oder eventuelle Fehler in der Durchführung bestimmter Maßnahmen zu entdecken. Bei der Durchsicht der Patientenakte sind die Ergebnisse aktueller Untersuchungs-, Labor- und Meßwerte, aber auch deren zeitlicher Verlauf zu beachten. In manchen Fällen kann eine Diagnose allein anhand der Patientenkurve vermutet werden. So wird man beispielsweise bei einem Patienten, bei dem es im Rahmen eines Schüttelfrostes mit nachfolgender Temperaturerhöhung zu einem Abfall der Thrombozyten und des Serumphosphats bei einem gleichzeitigen Anstieg des Bilirubins und der Leukozyten kam, an eine gramnegative Sepsis denken und entsprechend reagieren.

Schließlich sollte man nie vergessen, das Pflegepersonal nach Besonderheiten oder Auffälligkeiten zu befragen. Veränderungen im Befinden des Patienten und erste Anzeichen einer Organfunktionsstörung fallen dem geschulten Personal häufig früher als dem Arzt auf, werden aber – vor allem, wenn sie für belanglos erachtet werden – nicht immer sofort mitgeteilt.

Körperliche Untersuchung

Vor der körperlichen Untersuchung sollte jeder Patient – auch der bewußtseinsgetrübte und bewußtlose Patient – darüber informiert werden, da nie sicher ist, wieviel auch ein bewußtseinsgestörter Patient in der jeweiligen Situation wahrnimmt. Bei der täglichen Untersuchung ist eine Orientierung an der Grundkrankheit bzw. an den Hauptsymptomen notwendig. So muß beispielsweise eine neurologische Untersuchung beim Schädel-Hirn-Trauma detaillierter ausfallen als bei einer Ösophagusresektion. Bewährt hat sich trotzdem, alle Patienten nach einem gewissen Schema zu untersuchen.

1. Grobneurologische Untersuchung:
   Wie ist die Bewußtseinslage (wach, ansprechbar, orientiert, kooperativ)? Wie reagieren die Pupillen? Zeigt der Patient Spontanbewegungen, Reaktionen auf Schmerzreize, bestehen Seitendifferenzen? Gibt es Hinweise für einen Meningismus?
2. Untersuchung von Thorax und Lunge:
   Als Zeichen einer ungenügenden Ventilation oder einer zu oberflächlichen Sedierung können auch beatmete Patienten Nasenflügeln, Öffnen des Mundes oder einen gespannten Gesichtsausdruck zeigen. Bei asymmetrischen Thoraxbewegungen muß an folgende Ursachen gedacht werden: Pneumothorax, Atelektase, massive Infiltration, großer Pleuraerguß.

   Neben der Inspektion ist vor allem die Auskultation zur Beurteilung und Erkennung von pulmonalen Störungen und drohenden Komplikationen wichtig. Ein Spannungspneumothorax muß beispielsweise durch die klinische Untersuchung zuverlässig und ohne Zeitverlust diagnostiziert werden können, da nur durch sofortiges therapeutisches Handeln der akut lebensbedrohliche Zustand beseitigt wird und weitere drohende Komplikationen wie ein Herz-Kreislauf-Stillstand verhindert werden. Es sei auch an dieser Stelle noch einmal daran erinnert, daß radiologische Veränderungen erst mit einer gewissen Zeitverzögerung auftreten können und durch eine sorgfältige klinische Untersuchung pulmonale Komplikationen, wie z.B. die Obstruktion eines Lappenbronchus durch Sekret, unter Umständen früher erfaßt werden. Die Auskultation beatmeter Patienten setzt jedoch einige Erfahrung voraus. Die Gründe, warum der noch relativ unerfahrene Arzt immer wieder Probleme mit der Auskultation hat, sind folgende:

   a) Der Auskultationsbefund von Beatmungspatienten ist nicht vergleichbar mit dem anderer Patienten. Das Atemgeräusch wird überlagert durch Nebengeräusche des Respirators, die Patienten sind selten kooperativ, Hautemphysem, Ödem oder Hämatome erschweren zusätzlich die Untersuchung.

b) Es wird häufig nicht richtig auskultiert. Am wichtigsten ist die Auskultation beidseits paravertebral, da die retrokardialen Unterlappensegmente vom Herzschatten verdeckt sind, im Röntgenbild daher häufig nicht beurteilbar sind. Unterlappenatelektasen und Ergüsse können nur so relativ sicher festgestellt werden. Dies ist nur mit mehr Aufwand möglich und teilweise an die Mithilfe des Pflegepersonals gebunden, da die Patienten in sitzende Position zu bringen sind oder in Seitenlage auskultiert werden müssen. Kann ein Patient wegen seiner Grundkrankheit nicht gelagert werden, so muß man das Stethoskop unter die jeweiligen Partien schieben. Die gerade bei schwerkranken Patienten häufig praktizierte Auskultation nur der ventralen und lateralen Thoraxanteile ist insuffizient.

3. Untersuchung des Herz-Kreislauf-Systems:
Beurteilung von Hautdurchblutung, Pulsstatus, Urinausscheidung, Herzgeräuschen. Suche nach Ödemen (Rücken!). Thrombosezeichen.
4. Untersuchung des Abdomens:
Ist Peristaltik vorhanden? Besteht Meteorismus? Peritonitiszeichen?
Wie ist der lokale Tastbefund?
Die Funktion des Magen-Darm-Traktes ist für beatmete Patienten in zweierlei Hinsicht von Bedeutung.
   a) Durch ein meteoristisch geblähtes Abdomen mit hochstehenden Zwerchfellen wird die Lungencompliance vermindert, basale Minderbelüftungen mit der möglichen Gefahr einer Infektion sind die Folge.
   b) Bei einer Magen-Darm-Atonie kommt es häufig zu einem Überwuchern der ortsansässigen Kommensalenflora mit normalerweise nur in geringen Mengen vorkommenden aeroben gramnegativen Bakterien (z.B. Klebsiellen, Pseudomonas, Proteus spp.).

   Ausgehend von einer Kolonisierung des Oropharynx und Intestinums mit diesen Problemkeimen kann es anschließend zu einer Kolonisierung anderer Organsysteme, wie z.B. Tracheobronchialbaum oder Urogenitaltrakt bzw. Wunden, kommen und nach Überwinden körpereigener Abwehrmechanismen zu einer Infektion [13, 27].

   Weiterhin stellt der einmal kolonisierte Patient ein bedeutendes Erregerreservoir für andere Patienten dar.

   Aus diesen Gründen ist es besonders wichtig, durch geeignete Stimulations- und Abführmaßnahmen einen meteoristischen Verdauungstrakt wieder in Gang zu bekommen.
5. Lokalbefund und Inspektion von Operationswunden, Drainagen und Verweilkatheter.

Nach der Untersuchung sollte man den Patienten in kurzen einfachen Sätzen über seine Situation und die weiter beabsichtigten Maßnahmen aufklären. Das Ergebnis der klinischen Untersuchung ist zu dokumentieren, um spätere Veränderungen erkennen und andere Kollegen (z.B. den Nachtdienst) über die Ausgangssituation informieren zu können.

Integration und Wertigkeit aller Befunde

Für die Planung der weiteren Therapie ist die Verarbeitung aller Befunde aus medizintechnischen Daten, körperlicher Untersuchung und den Informationen vom Pflegepersonal notwendig. Die richtige Zuordnung von Symptomen, Diagnose und Therapie erfordert sehr viel Erfahrung, dauerndes Weiterlernen sowie die Bereitschaft zur unvoreingenommenen Wahrnehmung und Zusammenarbeit mit anderen Fachdisziplinen. So wird man bei einem Patienten nach einem größeren operativen Eingriff mit mehreren Bluttransfusionen, der das klinische Symptom einer Purpura zeigt und laborchemisch eine Thrombozytopenie, nur dann an das Syndrom der posttransfusionellen Purpura denken und entsprechend reagieren, wenn man dieses Syndrom kennt. Auf der anderen Seite nützt alles theoretische Wissen nichts, wenn die zur Erkennung eines Krankheitsbildes notwendigen Einzeldaten nicht erfaßt oder übersehen wurden.

Am Beispiel der leider nicht so seltenen Pneumonie beim Beatmeten soll die klinische Untersuchung am Krankenbett in das gesamte zur Untersuchung vorhandene Repertoire eingefügt und auf seine Wertigkeit untersucht werden.

Pneumoniekriterien bei beatmeten Patienten

Die Häufigkeit von Atemwegsinfektionen bei Intensivpatienten wird in der Literatur zwischen 4 und 75% angegeben [5, 9, 18, 28], wobei beatmete Patienten einer chirurgischen Intensivstation durch pulmonale Infektionen besonders gefährdet sind [7, 11, 17]. Diese auf den ersten Blick erstaunliche Schwankungsbreite läßt sich bei genauerem Studium der Literatur auf zwei Gründe zurückführen.

Zum einen handelt es sich um völlig unterschiedliche Patientenkollektive, zum anderen sind dafür unterschiedliche Pneumoniedefinitionen verantwortlich. In Tabelle 1 haben wir die von verschiedenen Autoren verwendeten Pneumoniekriterien zusammengefaßt. Kriterien wie Husten, pleuritischer Brustschmerz, Dyspnoe oder Zyanose wurden nicht berücksichtigt, da diese Symptome im Gegensatz zu extubierten Patienten bei Beatmungspatienten unserer Meinung nach kaum Rückschlüsse auf eine Infektion erlauben. Auch der klinischen Besserung nach Antibiotikatherapie als zusätzliches diagnostisches Kriterium kommt in der Praxis kaum Bedeutung zu, da dieses Kriterium nur retrospektiv erhoben werden kann, in der Klinik aber die Diagnose vor die Therapie gestellt werden muß [1]. Das Wissen um die Gefahr einer Pneumonie bei beatmeten Patienten führt eher dazu, daß Pneumonien zu häufig diagnostiziert werden [4], insbesondere weil es kein einzelnes spezifisches Kriterium einer Pneumonie gibt [1, 2, 5, 31].

Auf unserer Intensivstation hat sich folgendes Vorgehen bewährt: Bei jedem Patienten, bei dem eine antibiotische Behandlung wegen einer Pneumonie erwogen wird, wird zunächst dokumentiert, welche der folgenden Pneumoniekriterien erfüllt bzw. nicht anwendbar sind:

Tabelle 1. In der Literatur angegebene Pneumoniekriterien

Autor		Temperaturerhöhung über 38 °C	Leukozytenzahl über 12000 mm^3	Infiltrate im Röntgenbild	Positiver Auskultationsbefund	Purulentes Trachealsekret	Positiver bakteriologischer Befund	Anzahl der geforderten Kriterien
Berger R	[3]	+	+	+	+	+		3
Bryant L	[4]	+	+	+	+		+	5
Graybill J	[14]	(+)	+	+	(+)	+		3
Dietzel W	[9]							9
Johanson W	[18]							4
Teage R	[29]	+	+	+		+		0
Tobin M	[31]							0
Unertl K	[32]							4
Winterbauer R	[35]							3
Garibaldi R	[11]				(+)		(+)	3
Guckian J	[12]	+	+	+		+	+	4
Wimberley N	[34]							3
Andrews C	[1]	+	+	+			+	0
Chastre J	[6]	+	+	+			+	0
Gähler R	[10]	+		+			+	2
Mauritz W	[23]	+	+	+				0
Höffken G	[16]							2
Richardson J	[26]	+		+				2
Wanner A	[33]							2

1. Temperaturerhöhung über 38,5 °C,
2. Leukozytenzahl über 12 000/mm^3,
3. Infiltrate im Röntgenbild vereinbar mit Pneumonie,
4. positiver Auskultationsbefund (Bronchialatmen, klingende mittelblasige oder feinblasige Nebengeräusche),
5. purulentes Trachealsekret (ein purulentes Trachealsekret wird nur dann als positiv gewertet, wenn im Grampräparat pro Blickfeld mehrere Leukozyten zu sehen sind),
6. positiver bakteriologischer Befund (Gramfärbung und Kultur des Trachealsekretes).

Unter folgenden Bedingungen werden einzelne Pneumoniekriterien wegen der Möglichkeit falsch negativer oder falsch positiver Interpretationen als nicht anwendbar erachtet:

Kriterium 1: Kortisontherapie, Hämofiltration.

Kriterium 2: Zustand nach Massentransfusion, hämatologische Systemerkrankung mit Beteiligung der Leukopoese, Zytostatikabehandlung, Kortisontherapie.

Kriterium 3: Vorbestehende ausgedehnte Infiltrationen der Lunge (ausgedehnte Lungenkontusion, ARDS).

Kriterium 4: Klinische Beurteilung durch Hämatome, Weichteilschwellung, Überlagerung durch Nebengeräusche nicht möglich.
Kriterium 5: Blutiges Trachealsekret.

Sind mehr als vier Pneumoniekriterien positiv, so erfolgt eine antibiotische Behandlung, da die Diagnose „Pneumonie“ mit großer Wahrscheinlichkeit zutrifft. Sind weniger Kriterien erfüllt, so entscheidet der leitende Oberarzt der Intensivstation über die Durchführung einer antimikrobiellen Therapie.

Von 1/86 bis 1/87 entwickelten 74 beatmete Patienten unserer Intensivstation eine Pneumonie. Alter, Geschlecht und klinische Daten sind der Tabelle 2 zu entnehmen. Bei den Diagnosen sind unter „Sonstiges“ Patienten zusammengefaßt, die primär nicht wegen eines ausgedehnten chirurgischen Eingriffes auf die Intensivstation kamen, sondern vorwiegend wegen schwerer kardiopulmonaler oder zerebraler Begleiterkrankungen. Über die zum Diagnosezeitpunkt erfüllten Pneumoniekriterien gibt Tabelle 3 Auskunft. Insgesamt erfüllten 75% der Patienten mehr als vier Pneumoniekriterien. Bei den anderen Patienten waren teilweise einzelne Kriterien nicht anwendbar. Bei den zwei Patienten, bei denen im Trachealsekret keine Erreger isoliert werden konnten, wurden serologisch Legionellen mittels Antikörpernachweis diagnostiziert. Diese Daten belegen,

Tabelle 2. Alter, Geschlecht und klinische Daten von 74 Pneumoniepatienten

Beatmungsdauer (Med./Min./Max.)	10	(1 – 63)
Alter (Jahre; Med./Min./Max.)	48	(15 – 88)
Geschlecht	66 m	8 w
1. Polytrauma ohne Schädel-Hirn-Trauma		11
2. Polytrauma mit assoziiertem Schädel-Hirn-Trauma		8
3. Isoliertes Schädel-Hirn-Trauma		7
4. Große thorakale und/oder abdominelle Operationen		30
5. Sonstiges		18

Tabelle 3. Pneumoniekriterien zum Zeitpunkt der Diagnose

	Erfüllt %	Nicht erfüllt %	Nicht anwendbar %
1. Temperatur > 38,5 °C	85	12	3
2. Leukozytose > 12000 mm^3	54	36	10
3. Infiltrate im Röntgenbild	84	9	7
4. Positiver Auskultationsbefund	47	23	30
5. Purulentes Trachealsekret	85	8	7
6. Positiver bakteriologischer Befund im Trachealsekret	97	3	–

daß die Summe der anwendbaren Kriterien insgesamt einen guten Anhalt für die Diagnose einer Pneumonie ergibt, wobei der Auskultationsbefund das Kriterium mit der niedrigsten Spezifität war. Dies ist nicht verwunderlich, da die Auskultation beatmeter Patienten, wie schon erwähnt, häufig erschwert ist. Weiterhin müssen größere zusammenhängende Lungenabschnitte infiltrativ verändert sein, um Bronchialatmen zu erzeugen, während bei diffusen fleckförmig verteilten bronchopneumonischen Veränderungen häufig ein normales Atemgeräusch zu auskultieren ist. Eine besondere Bedeutung kommt nach unseren Erfahrungen dagegen der Gramfärbung zu, da es einen zusätzlichen Hinweis für eine Infektion liefern kann. Finden sich nur wenige Bakterien ohne Leukozyten, so spricht dies mehr für eine Kolonisation, wogegen das Vorkommen von Leukozyten mit relativ vielen Bakterien mehr für eine Infektion spricht.

Unser Schema, daß für die Diagnose einer Pneumonie beatmeter Patienten „in der Regel" mehr als vier Kriterien erfüllt sein sollten, bot besonders für noch in der Ausbildung befindliche oder im Umgang mit Beatmungspatienten weniger erfahrene Kollegen eine gute Orientierungshilfe. Eine Gefährdung von Patienten durch eine zu späte Antibiotikabehandlung ist bisher in keinem Fall aufgetreten. In 25% der Fälle genügte allerdings eine geringere Anzahl von erfüllten Kriterien für die Diagnose. Hier sollte der weniger Erfahrene vor einer antibiotischen Behandlung einen in der Mikrobiologie erfahrenen Intensivmediziner hinzuziehen – auch um zu klären, ob im Einzelfall weitere diagnostische Maßnahmen, wie z.B. bronchoskopische Materialgewinnungsmethoden oder serologische Antikörperbestimmungen, nützlich sind [8, 24]. Es muß ausdrücklich betont werden, daß dieses Schema für onkologische Patienten unter Immunsuppression und Patienten nach Organtransplantationen aufgrund der massiv gestörten körpereigenen Abwehrfunktionen nicht angewendet werden kann.

Bakteriologisches Monitoring

Routinemonitoring

Wie eine Vielzahl neuerer Untersuchungen belegen, kommt dem Oropharynx in der Pathogenese einer bakteriellen Pneumonie beatmeter Patienten eine zentrale Bedeutung zu [23, 27, 28]. Über eine Kolonisierung des Oropharynx gelangen potentiell pathogene Mikroorganismen durch Mikroaspiration in die Trachea (ein Tropfen Sekret enthält 10^4-10^6 Mikroorganismen), wo sie nach Überwinden pulmonaler Abwehrmechanismen eine Infektion hervorrufen können. Die Gefährdung beatmeter Patienten durch nosokomiale Atemwegsinfektionen ist Folge einer Beeinträchtigung wirksamer Abwehrmechanismen gegenüber einer Kolonisation bzw. Infektion. In Abb. 1 ist die Pathogenese zusammengefaßt dargestellt. Allgemein wird bei beatmeten Patienten empfohlen, das blind abgesaugte Trachealsekret in zwei- bis dreitägigen Abständen mikrobiologisch zu untersuchen. Da in der Regel der Oropharnyx einige Tage

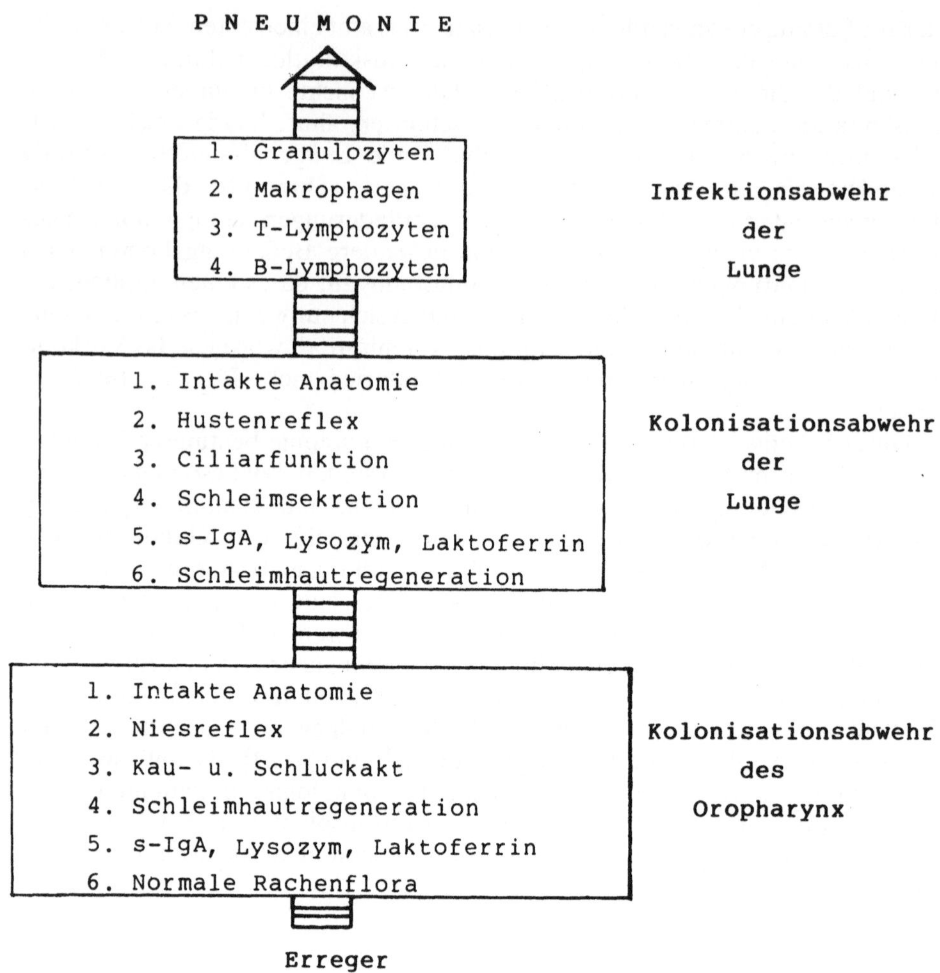

Abb. 1. Pathogenese einer Pneumonie. Ein Erreger ruft nach Kolonisierung des Oropharynx, Kolonisierung des Tracheobronchialbaumes und Überwinden pulmonalerAbwehrmechanismen eine Pneumonie hervor

vor dem Tracheobronchialbaum kolonisiert wird, interessierte uns die Frage, ob regelmäßige Rachenabstriche die Auswahl geeigneter Antibiotika bei Auftreten einer Pneumonie erleichtern. Während 12 Monaten (8/86 bis 7/87) wurden bei allen intubierten Patienten dreimal wöchentlich (Montag, Mittwoch, Freitag) Rachenabstriche und Trachealsekrete mikrobiologisch untersucht. Insgesamt erkrankten 70 Patienten an einer Pneumonie, 37 Patienten an einer Frühpneumonie (Auftreten der Pneumonie innerhalb von vier Tagen), 35 Patienten an einer Spätpneumonie (Auftreten der Pneumonie nach vier Tagen), zwei Patienten erlitten eine Früh- und eine Spätpneumonie. Bei den Patienten mit einer Frühpneumonie konnten in 20 Fällen zwei bis drei Tage vor Pneumoniediagnose Rachenabstriche und Trachealsekrete gewonnen werden.

Aus diesen Abstrichen konnten die Pneumonieerreger im Rachen bei 60% der Patienten isoliert werden, im Trachealsekret in 40%. Bei den Spätpneumonien konnten die Infektionserreger aus den Rachenabstrichen und Trachealsekreten, welche zwei bis drei Tage vor Pneumoniediagnose gewonnen wurden, in 66% der Fälle (Rachenabstrich) bzw. 74% (Trachealsekret) nachgewiesen werden. Aus diesen Ergebnissen wird deutlich, daß allenfalls ein Rachenabstrich bei Aufnahme eines beatmeten Patienten für die Behandlung einer Frühpneumonie eine zusätzliche Information liefert.

Untersuchungen bei klinischer Diagnose einer Pneumonie

Im Hinblick auf eine beabsichtigte gezielte antibiotische Therapie einer Pneumonie, die sich an der Art der Erreger und ihrer Antibiotikaempfindlichkeit orientieren muß, ist die Anzüchtung der Erreger aus dem Trachealsekret und ihre Sensibilitätsbestimmung erforderlich. Diese Untersuchungen benötigen in der Regel zwei bis drei Tage, eine Zeit, die bei Intensivpatienten nicht immer abgewartet werden kann und eine Antibiotikatherapie ohne aktuelle mikrobiologische Befunde erforderlich macht. Wie schon erwähnt, erleichtert bei Spätpneumonien die regelmäßige mikrobiologische Untersuchung des Trachealsekretes die Antibiotikaauswahl, da die Infektionserreger bei einem großen Teil der Patienten schon vor dem Diagnosezeitpunkt aus dem Trachealsekret isoliert werden können. Allerdings trifft dies nicht für alle Patienten mit einer Spätpneumonie zu und nur für wenige Patienten mit einer Frühpneumonie. Hier kann ein nach Gram gefärbter Sofortausstrich erste diagnostische und therapeutische Hinweise liefern. Wir überprüften deshalb bei 48 Beatmungspatienten einer operativen Intensivstation mit der klinischen Diagnose „Pneumonie", welche Aussagekraft das Grampräparat des Trachealsekretes im Vergleich zur bakteriellen Kultur in Hinblick auf die Antibiotikatherapie hat. Bei 20 Patienten wurde ferner speziell auf die Aussagekraft von mit Hilfe einer Bürste bronchoskopisch gewonnenem Bronchialsekret geachtet. Mit dieser Technik soll eine selektive Materialgewinnung in peripheren Lungenabschnitten ohne gleichzeitige Kontamination durch Bakterien aus den zentralen Atemwegen möglich sein, außerdem soll sie eine bessere Diagnostik und Therapie erlauben [6, 22, 34]. Die durch eine sterile Plastikhülle geschützte Bürste wird über den Absaugkanal des Bronchoskops in beliebige Abschnitte des Bronchialsystems vorgeschoben. Allerdings wurden die Vorteile dieser Technik vorwiegend bei nichtintubierten, internistischen Patienten beschrieben [15, 20, 25, 29, 34, 35].

Bei 34 Patienten (71%) fand sich eine exakte Übereinstimmung zwischen dem Grampräparat und dem Ergebnis der Kultur. Die Auswahl der Antibiotika richtete sich zunächst nach dem Ergebnis des Grampräparates, wobei das Resistenzprofil der häufigsten Erreger innerhalb des letzten Jahres bekannt war. Bei 12 Patienten (25%) wurde die Antibiotikatherapie geändert, wobei bei sechs Patienten (12,5%) die Ergebnisse der Kultur und Resistenzbestimmung die Ursache waren, bei den anderen sechs Patienten die nach drei Tagen nicht eingetretene klinische Besserung.

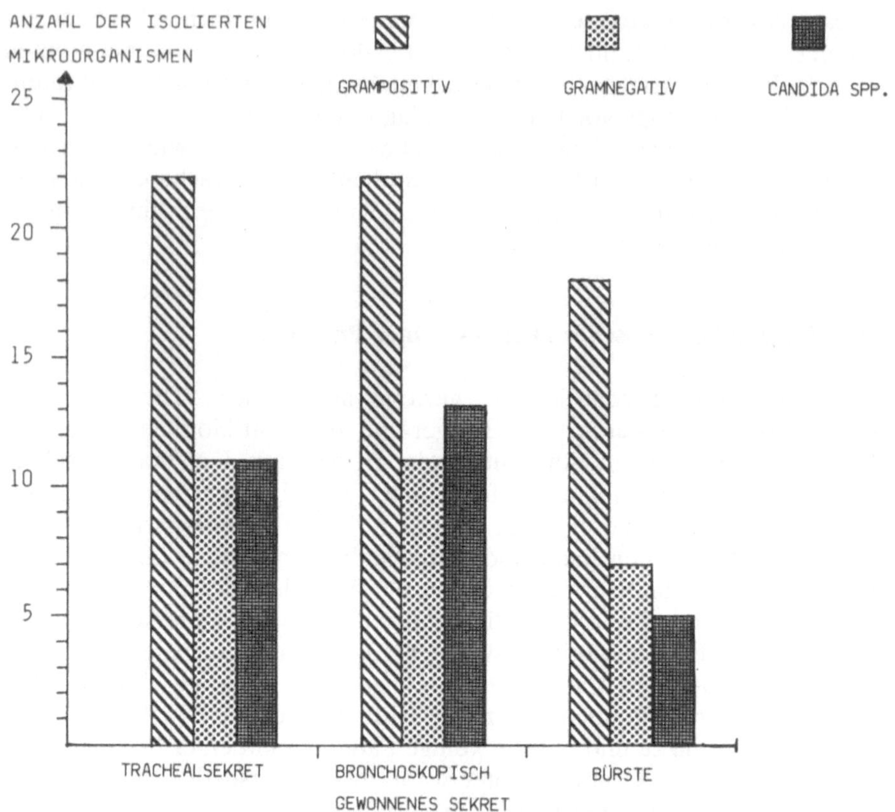

Abb. 2. Isolierte Erreger aus dem Trachealsekret, Bronchialsekret und Bürste zum Diagnosezeitpunkt einer Pneumonie

Die im Trachealsekret, Bronchialsekret (durch einfaches bronchoskopisches Absaugen gewonnen) und in der Bürste isolierten Keime sind in Abb. 2 dargestellt. Mit der bronchoskopischen Bürstentechnik wurden 67% der im Trachealsekret gefundenen Mikroorganismen nachgewiesen. In der Bürste wurden keine Mikroorganismen gefunden, die nicht auch im Trachealsekret vorkamen. Bei einem Patienten wurde Pseudomonas aeruginosa sowohl im Trachealsekret, Bronchialsekret und in der Blutkultur isoliert, jedoch nicht in der Bürste. In keinem Fall wurde die Antibiotikatherapie aufgrund des bronchoskopisch gewonnenen Ergebnisses geändert. Bei der Hälfte der Patienten war allerdings die Pneumonie mit einer vermehrten Sekretproduktion vergesellschaftet, so daß unabhängig von der Frage der Materialgewinnung für die bakteriologische Diagnostik eine Bronchoskopie indiziert war.

Schlußfolgerungen

Als Standardmethode zur bakteriologischen Untersuchung ist das durch blindes Absaugen gewonnene Trachealsekret geeignet. Kann aufgrund der Klinik das

Ergebnis der Kultur nicht abgewartet werden, kommt hier der überall und jederzeit durchführbaren Gramfärbung für eine kalkulierte Antibiotikatherapie eine große Bedeutung zu. Sie sollte auf jeder Intensivstation angefertigt werden können. Eine Sekretgewinnung mittels bronchoskopischer Bürstentechnik verbessert bei bakteriellen Pneumonien beatmeter Patienten weder die Diagnostik noch die Therapie. Gleiches gilt nach den ersten eigenen Erfahrungen nicht für eine quantitative Keimzahlbestimmung aus einer bronchoalveolären Lavage [30]. In der Abklärung atypischer Pneumonien (z.B. Pneumocystis carinii) ist eine fiberbronchoskopische Erregergewinnung indiziert.

Kolonisationsprophylaxe mit nichtresorbierbaren Antibiotika

Durch eine neues, ganz auf die Prävention ausgerichtetes Antibiotikaregime mit einer topischen Applikation von nichtresorbierbaren antimikrobiellen Substanzen konnte in mehreren Untersuchungen die Kolonisations- und Pneumoniefrequenz langzeitbeatmeter Patienten gesenkt werden [21, 28]. Die Anwendung dieser Methode setzt jedoch ein genaues bakteriologisches Monitoring (hier sind besonders routinemäßige Rachenabstriche mit Resistenzbestimmungen zu nennen), besondere Kenntnisse in klinischer Mikrobiologie sowie eine enge Kooperation zwischen Intensivmedizinern und Mikrobiologen voraus.

In Tabelle 4 ist das bakteriologische Monitoring beatmeter Patienten zusammengefaßt dargestellt.

Tabelle 4. Bakteriologisches Monitoring beatmeter Patienten

1. **Routinemonitoring**

   Untersuchung des Trachealsekrets dreimal wöchentlich

2. **Bakteriologische Untersuchungen bei Pneumonieverdacht**

   Immer: Grampräparat und Kultur des Trachealsekrets
   In besonderen Fällen: Bronchoskopische Materialgewinnungsmethoden (z.B. Mykobakterien-, Pilz- und Protozoendiagnostik)

   Serologische Untersuchungen (z.B. Legionellen)

3. **Bakteriologisches Monitoring bei einer Kolonisationsprophylaxe**

   Obligat: Rachenabstrich und Trachealsekret dreimal wöchentlich
   Fakultativ: Rektumabstrich dreimal wöchentlich

Zusammenfassung und Ausblick

Wie in keinem anderen medizinischen Bereich ist auf Intensivstationen die Integration aller Befunde aus körperlicher Untersuchung, medizintechnischen Daten und Informationen von Kollegen oder dem Pflegepersonal für eine erfolgreiche Behandlung von Intensivpatienten essentiell. Über die physikalische Befunderhebung – die nach wie vor auch beim beatmeten Patienten die Basis darstellt – hinaus haben wir am Beispiel der Pneumonie aufgezeigt, daß das Repertoire des Intensivmediziners sich ausdehnen muß auf weitere Bedside-Methoden (im vorliegenden Fall das Grampräparat, aber auch die Bronchoskopie ist hier zu nennen), die vor allem lebenswichtigen Zeitgewinn sichern, bevor das Ergebnis der Fachspezialisten (z.B. Mikrobiologe) zur Verfügung steht. Aus den Untersuchungsergebnissen zur Sekretgewinnung mittels bronchoskopischer Bürstentechnik für die bakteriologische Diagnostik wird allerdings auch deutlich, daß nicht jede neue Methode den erhofften diagnostischen und therapeutischen Gewinn bringt. Die Anwendung weiterer Bedside-Methoden durch Intensivmediziner, z.B. der Sonographie (z.B. für die Punktion von Pleuraergüssen) und der Echokardiographie (z.B. als Ersatz für einen Pulmonalarterienkatheter) sollte daher neben der Qualitätssicherung und Kostenfrage vor allem den Zeitfaktor sowie den Einfluß auf Diagnostik und Therapie berücksichtigen.

Literatur

1. Andrews CP, Coalson JJ, Smith JD, Johanson WG (1981) Diagnosis of nosocomial bacterial pneumonia in acute, diffuse lung injury. Chest 80: 255
2. Bell RC, Coalson JJ, Smith JD, Johanson WG (1983) Multiple organ system failure and infection in adult respiratory distress syndrome. Ann Intern Med 99: 293
3. Berger R, Arango L (1985) Etiologic diagnosis of bacterial nosocomial pneumonia in seriously ill patients. Crit Care Med 13: 833
4. Bryant LR, Mobin-Uddin K, Dillon ML, Griffen WO (1973) Misdiagnosis of pneumonia in patients needing mechanical respiration. Arch Surg 106: 286
5. Caplan ES (1984) Management of posttraumatic and postoperative pneumonias. In: Lode H, Kemmerich B, Klastersky J (Hrsg) Aktuelle Aspekte der bakteriellen und nichtbakteriellen Pneumonien. Thieme, Stuttgart New York, p 137
6. Chastre J, Viau F, Brun P, Pierre J, Dauge MC, Bouchama A, Akesbi A, Gibert (1984) Prospective evaluation of the protected specimen brush for the diagnosis of pulmonary infections in ventilated patients. Am Rev Respir Dis 130: 924
7. Daschner F (1985) Nosocomial infections in intensive care units. Int Care Med 11: 284
8. Deutsche Gesellschaft für Pneumologie und Tuberkulose (1987) Richtlinien für die Qualitätssicherung in der Bronchoskopie. Prax Klin Pneumol 41: 239
9. Dietzel W, Erb Th (1986) Beobachtungen zum Zusammenhang zwischen Dauerbeatmung und Atemwegsinfektionen bei 104 Patienten einer operativen Intensivstation. Anästh Intensivther Notfallmed 21: 90
10. Gähler R, Hartenauer U (1982) Früherkennung von Infektionen durch Hygienestatistik In: Lawin P, Peter K, Hartenauer U (Hrsg) Infektion – Sepsis – Peritonitis. Thieme, Stuttgart New York, p 304
11. Garibaldi RA, Britt MR, Coleman MJ, Reading JL, Pace NL (1981) Risk factors for postoperative pneumonia. Am J Med 70: 677
12. Guckian JL, Christensen WD (1978) Quantitative culture and gram stain of sputum in pneumonia. Am Rev Respir Dis 118: 997
13. Günther J, van der Waaij D (1984) Kolonisationsresistenz des Verdauungstraktes – Bedeutung und Schlußfolgerungen für die Prophylaxe von Hospitalinfektionen. Z ges Hyg 30: 14
14. Graybill JR, Marshall LW, Charache P, Wallace CK, Melvin VB (1973) Nosocomial pneumonia. Am Rev Respir Dis 108: 1130
15. Hayes DA, McCarthy LC, Friedman M (1980) Evaluation of two bronchofiberscopic methods of culturing the lower respiratory tract. Am Rev Respir Dis 122: 319

16. Höffken G, Lode H, Kemmerich B (1984) Invasive diagnostische Maßnahmen bei Patienten mit schweren Pneumonien. In: Lode H, Kemmerich B, Klastersky J (Hrsg) Aktuelle Aspekte der bakteriellen und nichtbakteriellen Pneumonien. Thieme, Stuttgart New York, p 91
17. Jay SJ (1983) Nosocomial infections. Symposium of critical care medicine. Med Clin North Am 67: 1251
18. Johanson WG (1985) Acute infection and adult respiratory distress syndrome In: Zapol WM, Falke KJ (eds) Acute respiratory failure. Dekker, New York Basel, p 463
19. Johanson WG, Pierce AK, Sanford JP, Thomas GD (1972) Nosocomial respiratory infections with gram-negative bacilli. The significance of colonization of the respiratory tract. Ann Intern Med 77: 701
20. Joshi JH, Wang KP, Jongh CA, Newman KA, Wiernik PH, Schimpft SC (1982) A comparative evaluation of two fiberoptic bronchoscopy catheters: The plugged telescoping catheter versus the single sheathed nonplugged catheter. Am Rev Respir Dis 126: 860
21. Konrad F, Schwalbe B, Heeg K, Wagner H, Wiedeck H, Kilian J, Ahnefeld FW (1989) Kolonisations-, Pneumoniefrequenz und Resistenzentwicklung bei langzeitbeatmeten Intensivpatienten unter selektiver Dekontamination des Verdauungstraktes. Anaesthesist 38: 99
22. Laudat P, Legros B, Audurier A, Loulergue J, de Gially C, Lapierre F (1985) Antibiothérapie des pneumopathies en reanimation et prélèvement bronchique distal protégé (PBDP). Pathol Biol (Paris) 33: 435
23. Mauritz W, Graninger W, Schindler J, Karner J, Zadrobilek E, Sporn P (1985) Keimflora in Magensaft und Bronchialsekret bei langzeitbeatmeten Intensivpatienten. Anaesthesist 34: 203
24. Müller HE, Willers H (1986) Serologische Untersuchungen auf Legionellen, Mykoplasmen und verschiedene Viren bei Pneumoniepatienten. Prax Klin Pneumol 40: 327
25. Murphy WM, Komorowski (1974) An expanded role for bronchial brushings in respiratory disease Am Rev Respir Dis 110: 360
26. Richardson JD, De Camp MM, Garrision NR, Gry DE (1982) Pulmonary infection complicating intraabdominal sepsis. Ann Surg 195: 732
27. Saene van HKF, Stoutenbeek ChP, Miranda DR, Zandstra DF (1983) A novel approach to infection control in the intensive care unit. Acta Anaesthesiol Belg 3: 193
28. Stoutenbeek ChP, Saene van HKF, Miranda DR, Zandstra DF (1984) The effect of selective decontamination of the digestive tract on colonisation and infection rate in multiple trauma patients. Intensive Care Med 10: 185
29. Teague RB, Wallace RJ, Awe RJ (1981) The use of quantitative sterile brush culture and gram stain analysis in the diagnosis of lower respiratory tract infection. Chest 79: 157
30. Thorpe JE, Baugham RP, Frame RT, Wesseler TA, Stanek IL (1987) Bronchoalveolar lavage for diagnosing acute bacterial pneumonia. J Infect Dis 155: 855
31. Tobin MJ, Grenvik A (1984) Nosocomial lung infection and its diagnosis. Crit Care Med 12: 191
32. Unertl K, Ruckdeschl G, Lechner S, Strohmeier E, Jensen U (1984) Nosokomiale postoperative und posttraumatische Pneumonien. In: Lode H, Kemmerich B, Klastersky J (Hrsg) Aktuelle Aspekte der bakteriellen und nichtbakteriellen Pneumonien. Thieme, Stuttgart New York, p 127
33. Wanner A, Amikam B, Robinson MJ, Anadam EJ, Sackner MA (1973) Comparison between the bacteriologic flora of different segments of the airways. Respiration 3: 561
34. Wimberly NW, Bass JB, Boyd BW, Kirkpatrick MB, Serio RA, Pollock HM (1982) Use of a bronchoscopic protected catheter brush for the diagnosis of pulmonary infections. Chest 5: 556
35. Winterbauer RH, Hutchinson JF, Reinhardt GN, Sumida SE, Dearden B, Thomas CA, Schneider PW, Pardee NE, Morgan EH, Little JW (1983) The use of quantitative cultures and antibody coating of bacteria to diagnose bacterial pneumonia by fiberoptic bronchoscopy. Am Rev Respir Dis 128: 98

Radiologische Überwachung des beatmeten Patienten

H. Jantsch und *G. Lechner*

Einführung

Die radiologische Betreuung beatmeter Patienten wird noch an vielen Stellen vernachlässigt. Wegen der sehr erschwerten klinischen Untersuchung benötigen jedoch gerade diese Patienten eine qualitativ besonders gute radiologische Überwachung [31]. Da der Transport von der Intensivstation in das Röntgendepartment für einen beatmeten Patienten mit erhöhten Risiken verbunden oder unmöglich ist, müssen radiologische Untersuchungen möglichst bettseitig durchgeführt werden. Ausgenommen davon sind lediglich Untersuchungen an Großmaschinen, wie etwa die Computertomographie, die Magnetresonanztomographie und angiographische Untersuchungen. Damit der Radiologe eine möglichst umfassende klinische Information über den Patienten erhält und der interdisziplinäre Informationsfluß gewährleistet ist, sollte die Befundung der Röntgenbilder gemeinsam mit den Intensivärzten erfolgen [55, 56]. Das Thoraxbettröntgen ist nach wie vor die wichtigste, aussagekräftigste und häufigste radiologische Untersuchung auf einer Intensivstation; man rechnet mit 1,5 Thoraxröntgen pro Intensivbett und Tag [36]. An die Bildqualität einer Thoraxbettaufnahme sind deshalb ähnliche Forderungen zu stellen wie bei Aufnahmen am Lungenwandstativ (Tabelle 1).

Die bisher noch überwiegend verwendeten Thoraxbettaufnahmen mit Weichstrahltechnik (50-90 kV) sind nicht in der Lage, diese Qualitätsanforderungen zu erfüllen und sollten durch die *Hartstrahltechnik* ersetzt werden. Darunter versteht man in der Röntgendiagnostik die Anwendung von Spannungen über 100 kV [59]. In der Thoraxdiagnostik liegt der übliche Spannungsbereich zwischen 120 und 140 kV. Die wesentlichen Vorteile sind:

Tabelle 1. Technik der Intensiv-Thoraxbettaufnahme

- Hartstrahltechnik mit Rasterkassetten (125-150 kVp)
- Leistungsstarkes Gerät mit kurzen Expositionszeiten (< 10-20 ms)
- Größtmöglicher FF-Abstand, kleiner Brennfleck (< 1 mm²)
- Helles Lichtvisier mit drehbarer Blende
- Seltene Erden Film/Folien Systeme eventuell mit speziellem Lungenfilm (z.B. Kodak OC-Film) mit großem Kontrastumfang
- Größtmögliches Kassettenformat (35 x 43 cm) zur gleichzeitigen Abbildung des Halses und des oberen Abdomens
- Genaue Beschriftung der Aufnahme mit fortlaufender Numerierung, Datum, Uhrzeit, Angabe von Patientenposition, Beatmungsart und -drucken

Die Hartstrahltechnik ist aber mit dem Nachteil eines größeren Streustrahlenanteiles behaftet. Die Verminderung dieses Streustrahlenanteiles erfordert auch im mobilen Betrieb *unbedingt* ein Streustrahlenraster, welches 80-95% der Streustrahlung, aber auch 30-45% der Primärstrahlung absorbiert [1]. Dieses Raster wird zwischen Patienten und Film positioniert und ist in der Kassette als *Rasterkassette* integriert, oder es wird eine *Rasterbrücke* verwendet, in die eine normale Kassette eingeschoben wird. Geeignet sind *Parallelraster* mit einem Schachtverhältnis von 1 : 8. Die Ebene der Rasterkassette sollte mit dem Zielstrahl einen räumlichen Winkel von 90° bilden, da bei größeren Abweichungen von diesem Winkel der sogenannte *Rastereffekt (Grideffekt)* auftritt

1. Gleichbleibende hohe Bildqualität, die für die tägliche Verlaufskontrolle wesentlich ist.
2. Die bessere Penetration ermöglicht die Beurteilung von mediastinalen und retrokardialen pulmonalen Strukturen und Veränderungen.
3. Bessere Beurteilbarkeit der Lungenanteile, die durch knöcherne Strukturen überlagert sind, da aufgrund geringerer Absorptionsunterschiede zwischen Knochen und Weichteilen der knöcherne Thorax weniger dicht (gläsern) abgebildet wird.
4. Der Kontrast zwischen Weichteilen und Luft (Lunge, Tracheobronchialbaum) bleibt erhalten, da Dichteunterschiede unverändert abgebildet werden.
5. Die bessere Durchdringungsfähigkeit der energiereichen Strahlen bedeutet eine geringere Absorption im Körper und daher auch eine geringere Strahlenbelastung.

und eine einseitig verschattete Lunge vortäuscht, die nicht selten zu Interpretationsschwierigkeiten führt (Abb. 1). Typische Fehlinterpretationen sind großflächige Ergüsse und Atelektasen. Durch Vergleich der Helligkeit (Penetration), z.B. beider Schultergelenke auf der Aufnahme, läßt sich der Rastereffekt in der Regel jedoch leicht erkennen. Fokussierte Raster eignen sich weniger für den mobilen Betrieb, da sie für den Rastereffekt besonders sensibel sind [39].

Da auf Intensivstationen meist Platzmangel herrscht, benötigt man ein handliches, leicht bewegliches Röntgengerät mit hoher Leistung, da nur kurze Expositionszeiten von weniger als 10-20 ms scharfe, nicht veratmete Lungenaufnahmen garantieren [55, 66]. Von verschiedenen Firmen werden mobile Hartstrahlgeräte angeboten, an unseren Intensivstationen hat sich seit Jahren das unter dem Firmennamen „Mobilett" bekannte Gerät (Firma Siemens) bestens bewährt. Um die geometrische Verzeichnung und die Vergrößerung möglichst klein zu halten, ist der *größtmögliche Film-Fokus-Abstand* anzustreben und die Fläche des *Brennfleckes* der Röntgenröhre sollte kleiner als 1 mm^2 sein. Der fahrbare Röntgenapparat sollte mit einem besonders *hellen Lichtvisier* mit *drehbarer Blende* ausgerüstet sein, um auch bei normaler Raumbeleuchtung auf der Intensivstation eine exakte Einblendung zur Verminderung der Streustrahlung zu erreichen (Bildqualität ↑, Strahlenbelastung von Patienten, Bettnachbar und Personal ↓) [10]. Die Hartstrahltechnik und die Verwendung von *seltenen Erden-Folien,* wenn möglich in Kombination mit *speziellen*

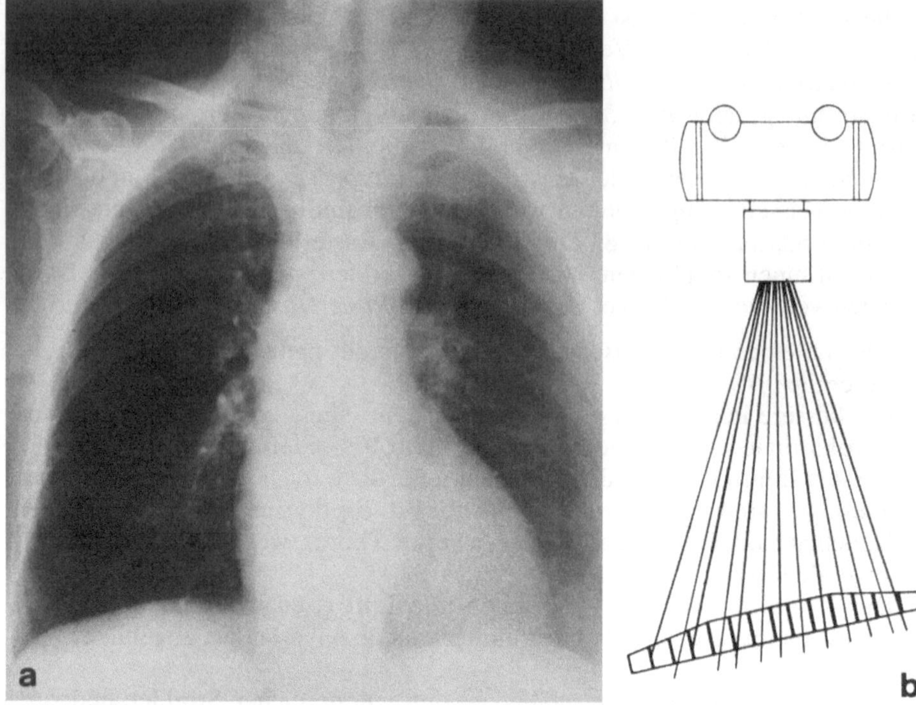

Abb. 1a-b. Typische linksseitige homogene rasterbedingte Verschattung ohne Luftbronchogramm, das Zwerchfell ist gut abgrenzbar. Differentialdiagnostisch wichtige Hinweise für eine rasterbedingte Verschattung sind 1. die gleichzeitige Unterpenetration der homolateralen Knochen und Weichteile (Schulter!) und 2. der rasche Seitenwechsel der Verschattung auf aufeinanderfolgenden Thoraxaufnahmen (a). Schematische Darstellung des Rastereffektes bei einem Parallelraster mit prismatischem Querschnitt. Durch eine Dezentrierung der Röhre oder einer Verkippung der Rasterkassette aus dem Zielstrahl der Röhre kommt es zu einer ungleichmäßigen Strahlenabsorption im Raster mit halbseitiger Verschattung (b)

Lungenfilmen (z.B. OC, Firma Kodak) trägt wesentlich zur Verkürzung der Expositionszeiten bei. Besonders wichtig ist bei Zimmeraufnahmen eine sehr *genaue Beschriftung mit fortlaufender Numerierung* des Filmes. Neben Name, Alter, Datum und Uhrzeit der Untersuchung sollten die genauen Expositionsdaten, die Position des Patienten und die Beatmungsparameter auf dem Film vermerkt werden. In unserem Bereich haben sich dafür vorgedruckte selbstklebende Etiketten, in denen die Daten nur eingetragen werden, bewährt.

Spezialuntersuchungen

Die Sonographie

ist bereits eine etablierte bettseitige Untersuchung auf der Intensivstation. Aus organisatorischen Gründen ist ein eigenes Ultraschallgerät mit Dokumentationseinrichtung notwendig. Im Thoraxraum wird die Sonographie zur Abklärung eines fraglichen Perikard- oder Pleuraergusses, zur Differenzierung pleuraler von pulmonalen Verschattungen und zur gezielten Punktion von abgekapselten Flüssigkeitsansammlungen verwendet [33, 65]. Ein neueres Anwendungsgebiet ist der Nachweis von thrombotischen Komplikationen oberer Kavakatheter [34]. Die perkutane Herzsonographie ist beim Intensivpatienten durch den meist bestehenden Zwerchfellhochstand und die Überlagerung des Herzens durch die Lungen erschwert, in letzter Zeit wird hier der transösophageale Zugangsweg als Alternative diskutiert.

Computertomographische Untersuchungen

unterliegen beim beatmeten Patienten durch die meist weiten Distanzen zur Röntgenabteilung einer strengen Indikationsstellung. Die CT hat den Vorteil einer überlagerungsfreien Darstellung und eignet sich besonders für den Nachweis kleinerer Veränderungen (z.B. kleiner Pneumothorax, Erguß, Atelektase, Abszeß) und ermöglicht auch die bessere Übersicht über die Verteilung normaler (Gefäße) und abnormer Verdichtungen in der Lunge (ARF). Im übrigen gelten die bekannten Indikationen, wie z.B. die Abklärung und Kontrolle zerebrospinaler Prozesse (z.B. Trauma, Tumor, Entzündung), interventionelle Eingriffe (z.B. abdominothorakale Abszeßdrainage).

Magnetresonanztomographie

Durch die Entwicklung von MR-tauglichen Respiratoren wurde die Verwendung dieser Untersuchungsmethode auch beim beatmeten Patienten bei entsprechender Indikation möglich.

Intubation und Tracheotomie

Die mechanische Beatmung über endotracheale Tuben oder über cuffbare Trachealkanülen ist mit einer Reihe von Komplikationen verbunden, die durch radiologische Untersuchungen diagnostiziert oder vermieden werden können. Dies umfaßt die Lagekontrolle der endotrachealen Tuben oder der Trachealkanüle, die Erkennung von Frühkomplikationen und potentiellen Problemen sowie die Diagnose von Spätkomplikationen nach Extubation und Dekanülierung (Tabelle 2) [46].

Eine Hartstrahlaufnahme sollte nach jeder Intubation und danach täglich durchgeführt werden, um sich der optimalen Lage des Tubus zu versichern und potentiell gefährliche Fehllagen zu erkennen. Idealerweise sollte der Cuff des endotrachealen Tubus im mittleren Drittel der Trachea bei neutraler Kopfhaltung (Mandibula in Höhe C5-6) liegen. Wichtige Bezugspunkte für die Lagebeurteilung des Tubus sind die Stimmbänder (C5-6) und die Carina (95% bei Th 5 ± 1). Die Höhe der Tubenspitze verschiebt sich in der Trachea bei

Tabelle 2. Komplikationen während und nach Intubation und Tracheotomie

- Tubus-/Cuff-Fehllage (proximal/distal) - Dilatation der Trachea/Cuffüberblähung - Sekretanstau oberhalb des Cuffs (eventuell mit Aspiration)	Häufig	Während
- Extope subkutane Lage der Trachealkanüle - Mechanische Perforation/Ruptur der Pars membranacea	Selten	
- Verdickung, Ausweitung, Verkalkung der Trachealwand - Stoma-, Cuffstenosen - Invagination der verdickten Trachealvorderwand oberhalb des Stomas (anterior flap) - Granulombildung	Häufig	Nach
- Tracheomalazie - Tracheoösophageale Fistel (0,5%)	Selten	

Extension und Flexion, aber auch bei Seitwendung des Kopfes und Halses jeweils bis zu 2 cm [12]. Der aufgeblasene Cuff ist durch seine Transparenz auf der Hartstrahlaufnahme gut zu sehen und sollte so weit aufgeblasen sein, daß er das Tracheallumen ausfüllt, aber nicht ausweitet. Der symmetrisch aufgeblasene Cuff stabilisiert den Tubus im Zentrum der Trachea und schützt die Trachealwand vor der Tubusspitze. In den letzten Jahren wurden die kleinvolumigen Hochdruckcuffs durch hochvolumige Niederdruckcuffs ersetzt. Die neuen Tuben passen sich dem variablen Trachealquerschnitt besser an, und man benötigt für eine ausreichende Abdichtung lediglich ein Zehntel des Drucks früherer Tubengeneration (20-30/200 Torr). Dadurch wird die Kapillarperfusion der Trachealwand wesentlich weniger beeinträchtigt und die Anzahl schwerwiegender Trachealkomplikationen reduziert (Tabelle 2).

Tubusfehllagen treten vorwiegend bei orotrachealer Intubation auf. Eine einseitige Intubation des rechten Hauptbronchus kommt in 9-15% vor und kann zu einer Atelektase der linken Lunge und/oder des rechten Oberlappens führen. Bei großen Beatmungsvolumina kann es zusätzlich zu einem rechtsseitigen Spannungspneumothorax durch ein Barotrauma kommen. Eine zu hohe Position des endotrachealen Tubus birgt sowohl die Gefahr der spontanen Extubation, der Aspiration um einen schlecht abdichtenden Cuff im Larynx und Pharynx als auch der Verletzung des Larynx (Stimmbänder) durch den dann überblähten Cuff in sich.

Eine Überblähung des Cuffs mit Ausweitung der Trachea ist ein wichtiger radiologischer Hinweis auf einen zu hohen Cuffdruck. Ist der Cuff mehr als 50% über die Trachealbreite aufgeblasen, so sind tiefergreifende Trachealläsionen zu befürchten [58]. Bei der Langzeitintubation kann schrittweise eine mäßige Dilatation der Trachea ohne schwerwiegende Folgen auftreten [18]. Eine intratracheale Verschattung oberhalb des Cuffs spricht für eine Sekretansammlung, welche während des routinemäßigen Entlüftens des Cuffs (z.B. bei der Druckmessung) aspiriert werden kann und eine wesentliche Ursache für eine pulmonale Infektion darstellt (Abb. 2).

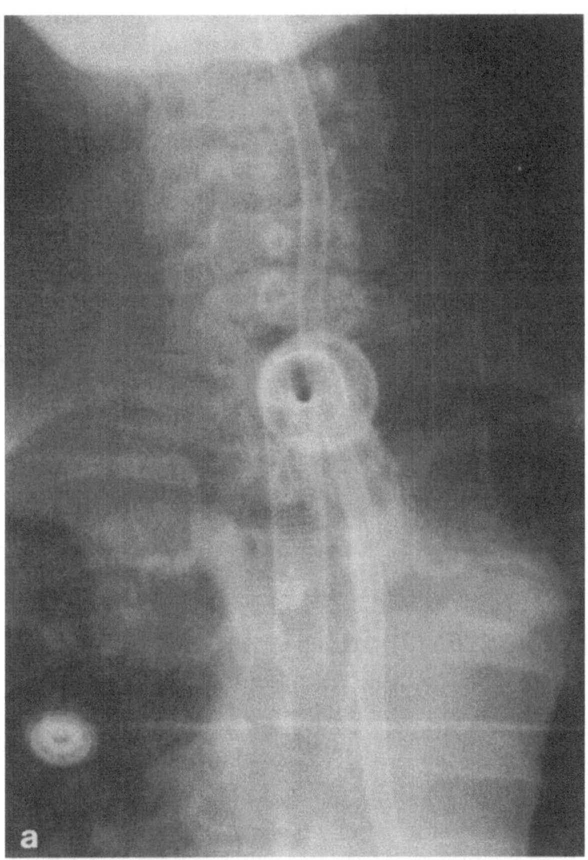

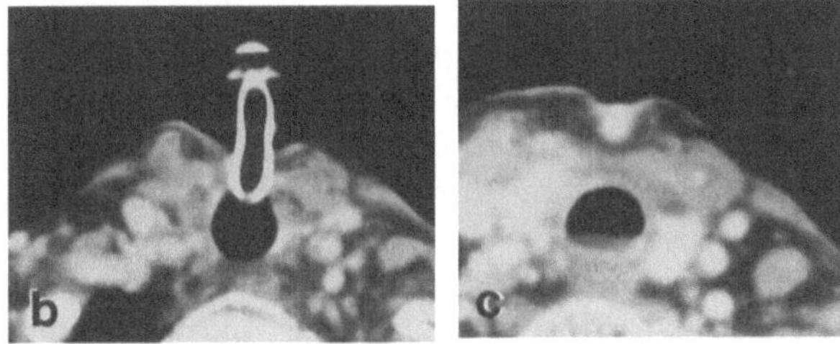

Abb. 2a-c. Sekretanstau oberhalb des Tracheostomiecuffs mit Auslöschung der Luftsäule in der Trachea und im Larynx (a). Der Sekretspiegel ist in der CT 1 cm oberhalb der Tracheotomie deutlich zu erkennen (b und c). Eine derartige Sekretansammlung kann zu einer Aspiration führen, z.B. bei der routinemäßigen Cuffentblokkung

Spätkomplikationen nach Extubation und Auflassen des Tracheostoma: Die schwerwiegendsten Komplikationen sind funktionell wirksame Stenosen in Höhe der Tracheostomie oder des Cuffs. Im Vergleich dazu sind Tracheomalazie und ulzeröse tracheoösophageale Fisteln (0,5%) selten [77]. Diese entwickeln sich zwar während der Intubation, präsentieren sich aber gewöhnlich als Spätkomplikationen. Komplikationen treten typischerweise an drei Lokalisationen auf, und zwar in Höhe des Stomas, des Cuffs und der Tubusspitze.

Die klassische *orifizielle* Läsion ist im Röntgenbild eine symmetrische, sanduhrförmige Stenose des frontalen bei weitgehend unverändertem sagittalen

Durchmesser. Die Stenose hat einen dreieckigen Querschnitt, da die Pars membranacea in der Regel nicht mitbetroffen ist. Klinisch sind meist erst 75%ige Stenosen des frontalen Durchmessers signifikant [2].

Als klinisch weniger bedeutsame Veränderungen finden sich im Stomabereich narbige Verdickungen der Trachealvorderwand, metaplastische Verkalkungen der Trachealknorpeln sowie eine durch Narbenzug bedingte umschriebene Ausweitung an der Trachealvorderwand. Oberhalb des Tracheostomas kann sich die verdickte oder granulomatös veränderte Trachealvorderwand in das Lumen vorwölben und als exspiratorische ventilartige Obstruktion wirksam werden (anterior flap). Granulationsgewebsbildung sind weichteildichte rundliche oder auch flache, sich in das Lumen vorwölbende pseudopolypoide Verdichtungen, die typischerweise periorifiziell und im Tubusspitzenbereich vorkommen.

Cuffbedingte Stenosen sind durch Narbengewebe verursacht und entstehen durch zu hohen Cuffdruck. Durch die lokale Zirkulationsstörung kommt es zur Ulzeration, Nekrose und letztlich narbiger Reparation mit Ausbildung einer typischen zirkulären intrathorakalen Stenose, die etwa 2-3 cm tiefer als eine orifizielle Stenose lokalisiert ist.

Akute respiratorische Insuffizienz

Das Thoraxröntgen ist für Diagnose, Verlaufsbeobachtung und insbesondere für den Nachweis von Komplikationen beim akuten respiratorischen Versagen (ARF, F = failure) von größter Bedeutung [27]. Das ARF ist eine unspezifische, in Stadien ablaufende pulmonale Komplikation auf eine schwere, meist extrapulmonale Noxe. Die pathologischen, klinischen und radiologischen Veränderungen des ARF laufen in typischen Fällen nach einem charakteristischen Zeitplan ab, variieren jedoch abhängig von der auslösenden Ursache, dem Schweregrad, dem Stadium, der Therapie und der Entwicklung von Komplikationen. In der Literatur sind unterschiedliche Stadieneinteilungen des ARF angegeben, die sich jedoch vielfach überschneiden [29, 37, 75]. Aufgrund der guten Anwendbarkeit verwenden wir die 3-Stadien-Einteilung nach Greene [29] (Tabelle 3).

Das Stadium I (Latenzphase) ist pathoanatomisch durch Endothelzellschwellung, kapillare Stase und extensive Mikroatelektasen charakterisiert (Abb. 3b). Üblicherweise dauert das Stadium I 12-24 h, bei fulminanten ARF-Formen, die z.B. durch eine virale Pneumonie, Sepsis und eine Endotoxinämie verursacht sind, kann schon nach wenigen Stunden der Übergang in das Stadium II eintreten. Durch Lockerung der Kittlinien zwischen den kapillaren Endothelzellen treten geringe Flüssigkeitsmengen in das Interstitium aus. Diese sind, wenn überhaupt, nur auf qualitativ sehr hochwertigen Röntgenbildern an einer verdickten Bronchialwand (Bronchial cuffing), an einer perivaskulären Unschärfe und im Vergleich mit Vorbildern zu erkennen. In den meisten Fällen sind diese Zeichen des interstitiellen Ödems durch unzureichende Bildqualität, kleines Lungenvolumen und Übergang zu alveolären Verschattungen maskiert. Das Stadium I ist daher durch einen meist stärkeren Zwerchfellhochstand

Tabelle 3. Pathologische, klinische und radiologische Charakteristika des ARF

Stadium	I	II	III
Dauer	12–24 h	2–5 d	> 5 d
Pathologie	Kapillare Stauung Endothelzellschwellung Mikroatelektasen	Lungenödem Fibrinablagerung Gefäßverschlüsse Hyaline Membranen	Alveolarzellhyperplasie, Kollagenablagerung, mikrovaskuläre Destruktion
Klinik	Akutes Lungenversagen Shunt durch Mikroatelektasen Hypoxämie < PEEP	Lungenversagen Shunt 2. Grades mit alveolären Verdichtungen Hypoxämie < PEEP	Lungenversagen Hypoxämie durch Ventilations-Perfusions-Mißverhältnis
Typisches Röntgenbild	Reduziertes Lungenvolumen Keine Verschattungen	Diffuse Verdichtungen Thromboembolien	Milchglasartige Verschattung, kortikale Aufhellungen durch ischämische Infarkte
Röntgenvarianten	Verschattet bei pulmonalem Prozeß (Aspiration)	Umschriebene Aufhellungen oder Verdichtungen durch komplizierende Pneumonie oder Blutung	
DD	Neuromuskuläre Hypoventilation Pulmonalembolie	Kardiales Lungenödem, Übertransfusion Massive Aspiration, nosokomiale Infektion, Lungenblutung	

(Mikroatelektasen) gekennzeichnet, während deutliche pulmonale Verdichtungen fehlen. Pulmonale Verdichtungen liegen nur dann vor, wenn zugleich ein pulmonaler Prozeß, wie z.B. eine Aspiration oder ein Thoraxtrauma, vorliegt bzw. die auslösende Ursache des ARF war (Abb. 4a). In der frühen Phase der respiratorischen Insuffizienz kann die Diagnose eines ARF manchmal nicht sicher gestellt werden und andere Ursachen des Lungenversagens, wie z.B. eine neuromuskuläre Hypoventilation oder eine massive Pulmonalembolie, müssen differentialdiagnostisch abgegrenzt werden.

Das Stadium II hingegen dauert meist einige Tage, wobei es durch die ausgedehnte Schädigung der kapillaren Endothelzellen zu einem zunehmenden Flüssigkeitsaustritt (Capillary leakage) in das Interstitium und die Alveolen, zu vaskulären und extravaskulären Fibrinablagerungen, zu lokalen Thrombosen und zu Blutungen in den Alveolen mit sekundärer Bildung von hyalinen Membranen kommt (Abb. 3c).

Das Stadium II ist durch zunehmende interstitiell-alveoläre Verdichtungen charakterisiert, die im weiteren Verlauf konfluieren und ein Luftbronchogramm zeigen, welches mit steigenden Beatmungsdrucken deutlicher hervortritt (Abb. 4b). Obwohl üblicherweise alle Lungenabschnitte von der Lungenschädigung betroffen sind, so ist das Ausmaß und die Verteilung unterschiedlich,

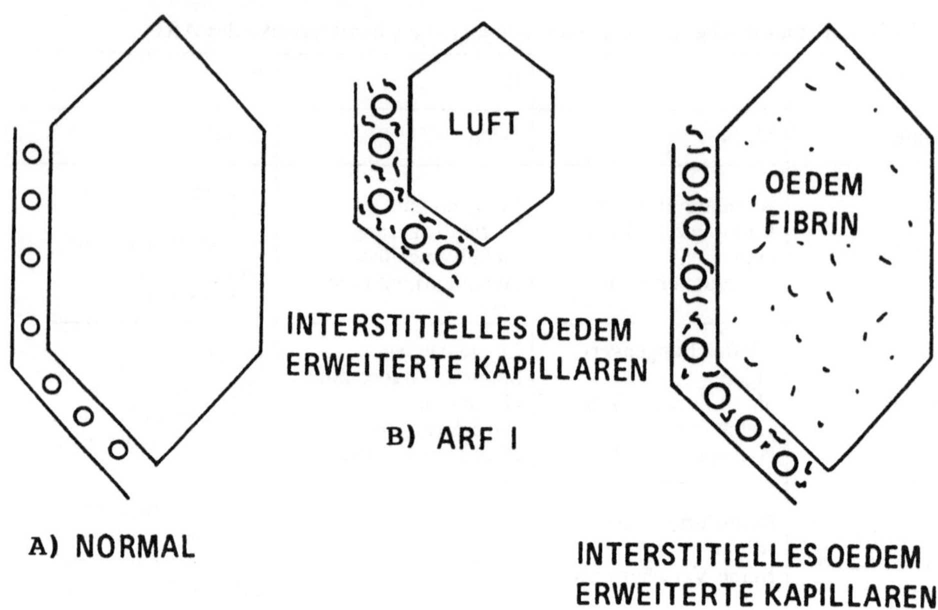

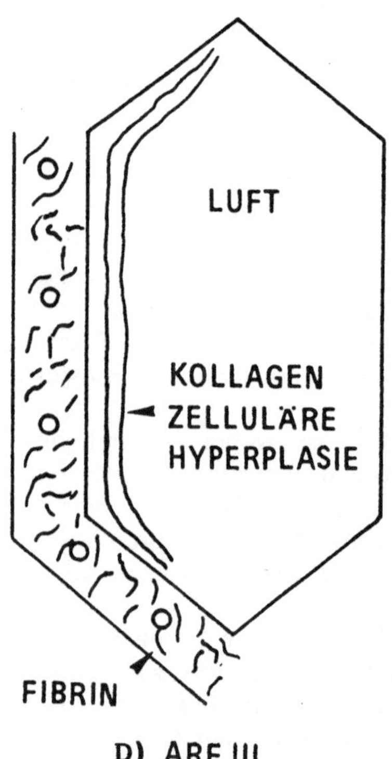

Abb. 3a-d. Graphische Darstellung der Lungenveränderungen bei ARF. Normal große Alveole mit nicht verändertem Interstitium (a). Stadium I: deutlich verkleinerte Alveole, erweiterte Kapillaren und beginnendes interstitielles Ödem (b). Stadium II: durch Beatmung Zunahme der Alveolengröße. Zusätzlich zum interstitiellen Ödem finden sich in den Alveolen Ödem und Fibrinablagerungen (c). Stadium III: Die Alveolen durch die hohen Beatmungsdrucke hyperexpandiert. Das alveoläre Ödem hat sich weitgehend zurückgebildet, und es kommt zur reparativen Hyperplasie von Alveolarzellen und wandständigen Ablagerung von Kollagen (d)

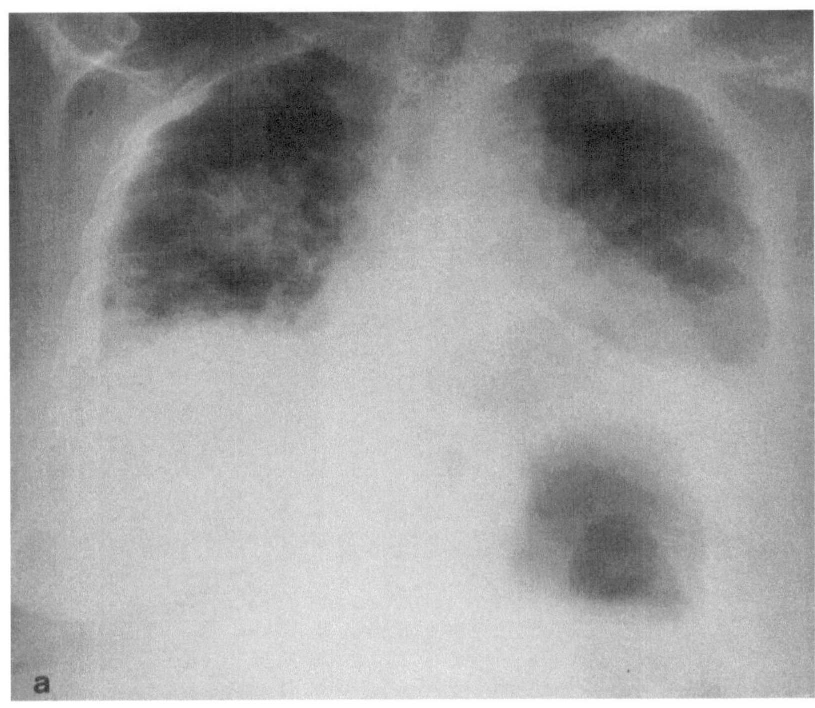

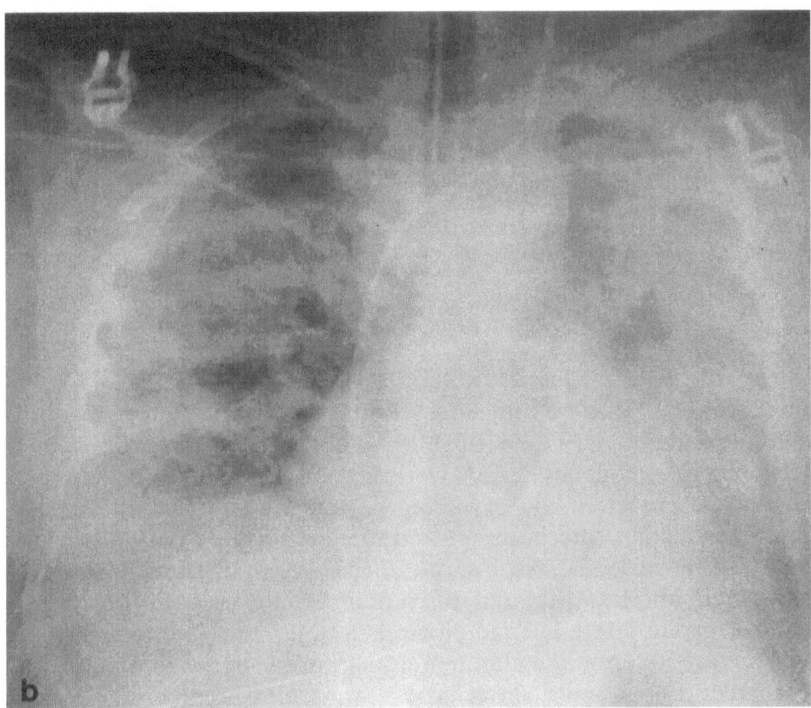

Abb. 4

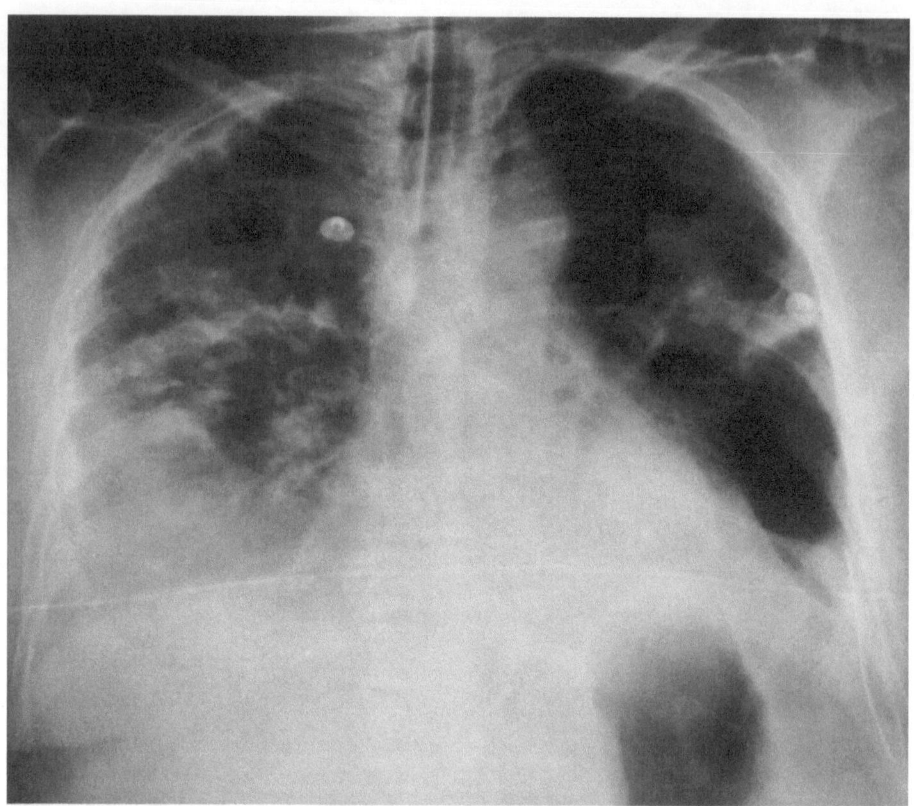

Abb. 4a-c. Stadium I eines ARF, das durch eine rechtsseitige Pneumonie ausgelöst wurde, mit typischem, durch Mikroatelektasen bedingten hochgradigen Zwerchfellhochstand, Unterlappenatelektase links und geringgradigem interstitiellem Ödem (a). Stadium II mit diffusen, vorwiegend alveolären Verschattungen (White-out) und Luftbronchogramm. Im Schulterbereich beidseits liegt ein Weichteilemphysem vor (b). Stadium III: Die Verschattungen haben etwas an Dichte abgenommen und zeigen einen mehr milchglasartigen Charakter mit einem mehr interstitiell-alveolären Verschattungsmuster. Neben dem deutlichen Luftbronchogramm erkennt man an den multiplen kleinen Luftbläschen ein interstitielles Emphysem durch Barotrauma (c)

und es können einzelne Lungenabschnitte frei von Veränderungen sein. Auch wenn die Lungen am Übersichtsbild homogen verschattet erscheinen, so liegt meist eine inhomogene, der Schwerkraft entsprechende Verteilung vor, wie in CT- und post mortem Untersuchungen gezeigt werden konnte. Die Verteilung und Intensität der Verschattung kann aber durch akute Ereignisse, wie z.B. eine das ARF auslösende Aspiration, durch Komplikationen, wie Blutungen, Infektionen und Infarkte, und durch präexistente Veränderungen, wie z.B. ein Emphysem, variieren. Die radiologischen Befunde sind jedoch unspezifisch und müssen von anderen alveolären Verdichtungen, wie z.B. einem Lungenödem oder einer Pneumonie, differenziert werden. Ein pleuraler Erguß ist kein

Röntgensymptom des ARF, sondern weist auf das Vorliegen eines Infarktes, einer Pneumonie oder eines kardialen Lungenödems hin (Tabelle 15).

Das Stadium III des ARF ist durch eine Abnahme des alveolären Ödems gekennzeichnet, gleichzeitig kommt es zu einer reparativen Hyperplasie der Alveolarzellen und zu Kollagenablagerungen, um die denudierte alveoläre Oberfläche zu bedecken (Abb. 3d). Die Alveolen werden wiederum teilweise belüftet und die Verdichtungen zeigen röntgenologisch einen mehr milchglasartigen Charakter (Abb. 4c, Tabelle 3).

Besonders wichtig sind beim ARF die Veränderungen der pulmonalen Zirkulation mit Erhöhung des pulmonalen Gefäßwiderstandes und Ausbildung der prognostisch wichtigen pulmonalen Hypertonie. Die Ursachen sind Veränderungen der Gefäßwand (z.B. Endothelzellschwellung), intravasale Fibrinablagerungen und Vasokonstriktion. Schon frühzeitig im Stadium II wurden in mehreren Studien ausgedehnte Verschlüsse segmentaler und subsegmentaler Arterien mit Hilfe von offenen Lungenbiopsien und mit post mortem Untersuchungen nachgewiesen [68]. Mit Hilfe der bettseitig durchgeführten Pulmonalisangiographie (Ballon-Okklusions-Pulmonalis-Angiographie = BOPA) können die morphologischen Veränderungen der Lungenstrombahn dargestellt werden [26]. Die Angiographie wird über den liegenden Pulmonalarterienkatheter durchgeführt.

BOPA-Methodik: Der Ballon des pulmonalarteriellen Katheters wird in Wedgeposition gebracht, d.h. der Ballon wird in einer Segmentarterie der Arteria pulmonalis aufgeblasen. Ein Leerbild in Wedgeposition sollte vor jeder BOPA angefertigt werden, um die Lage des Katheters (Cave: nicht zu peripher), die Ballongröße und die Exposition vor der Kontrastmittelinjektion zu überprüfen. Dieses Leerbild kann dann auch für eine fotomechanische Subtraktion verwendet werden. Für eine exakte reproduzierbare Einstellung sollte eine Holzlade benützt werden, mit der die Kassette leicht austauschbar ist, ohne daß der Patient umgelagert werden muß. Über den distalen Kanal des Katheters werden dann ca. 12-15 ml eines 60%igen isoosmolaren nichtionischen Kontrastmittels mit einem Flow von etwa 1 ml/s injiziert. Unmittelbar nach Ende der Injektion wird dann eine Aufnahme angefertigt und der Ballon entleert. Das normale Angiogramm zeigt einen 5- bis 10%igen Ausschnitt des Lungengefäßsystems mit einer regelmäßigen Gefäßaufteilung und einer beurteilbaren Darstellung kleiner Seitenäste bis 0,3 mm Durchmesser. Die Hintergrundanfärbung ist homogen als Ausdruck einer normalen Mikrozirkulation, die technisch durch die langsame Kontrastmittelfüllung ermöglicht wird (10-15 s). Die Angiographie erfolgt in einem durch den Ballon von der Zirkulation ausgeschaltenen Lungenabschnitt. In etwa 60% der Fälle wird auch die entsprechende Pulmonalvene dargestellt.

Die BOPA ermöglicht die frühzeitige Feststellung morphologischer Gefäßveränderungen. Die Häufigkeit pathologischer BOPAs geht parallel mit dem Schweregrad des ARF. In ca. 50% dieser Patientengruppe finden sich thrombotische Gefäßveränderungen, bei schweren ARF-Formen sogar bis zu 75% [28] (Tabelle 5). In ähnlicher Weise verringert sich die Darstellung kleiner Seitenäste (Baum im Winter) und die Hintergrundanfärbung bis zum völligen Fehlen derselben (Tabelle 4, Abb. 5).

Tabelle 4. Pathologische BOPA-Befunde

1. Intraluminale Füllungsdefekte (Thromben)
2. Fehlende Füllung von Seitenästen
3. Gefäßdeformationen (Elongation, Einengungen, Spasmen)
4. Herabgesetzte mikrovaskuläre Hintergrundanfärbung

Tabelle 5. Inzidenz von Thrombosen in Pulmonalarterien bei ARF-Patienten, abhängig von der Ätiologie

Ätiologie	n	Thrombosen (%)
Thoraxtrauma	10	5 (50)
Extrathorakales Trauma	5	2 (40)
Pneumonie	16	9 (56)
Aspiration/Inhalation	9	5 (56)
Akutes Abdomen	4	2 (50)
Sepsis (positive Blutkultur)	6	1 (17)
Diverses	10	4 (40)
Gesamt	60	28 (47)

Das röntgenmorphologische Substrat zu den Gefäßverschlüssen sind infarktbedingte Verdichtungen bzw. sekundäre Zystenbildungen auf nekrotischer Basis, die besonders innerhalb verdichteter Lungenareale deutlicher erkannt werden können.

Die Mortalität bei Patienten mit Gefäßverschlüssen (68%) ist nahezu doppelt so groß wie bei Patienten mit normalem Angiogramm (39%) [28]. Experimentelle und klinische Untersuchungen mit kleinen Fallzahlen haben gezeigt, daß durch eine fibrinolytische Therapie die Thromben wieder aufgelöst werden können und die pulmonale Zirkulation damit verbessert werden kann, die Anwendung ist jedoch durch Kontraindikationen stark eingeschränkt [29].

Röntgenmorphologie beim Lungenödem

Es soll vorweggenommen werden, daß eine Unterscheidung eines kardialen von einem permeabilitätsbedingten Lungenödem am Thoraxbild schwierig ist. Das Lungenröntgen ist auch nicht sehr sensitiv, und Veränderungen zeigen sich erst nach einer Zunahme des EVLW um mindestens 30% [67]. Obwohl die Herzvergrößerung eines der wesentlichen Zeichen der Herzinsuffizienz ist, ist die Herzgröße kein sehr verläßlicher Unterscheidungsparameter. Eine Linksinsuffizienz kann einerseits ohne wesentliche Herzdilatation einhergehen, was insbesondere bei Patienten mit akutem Herzinfarkt oder Arrhythmie beobachtet werden kann, und umgekehrt kann auch bei intravenöser Über- oder

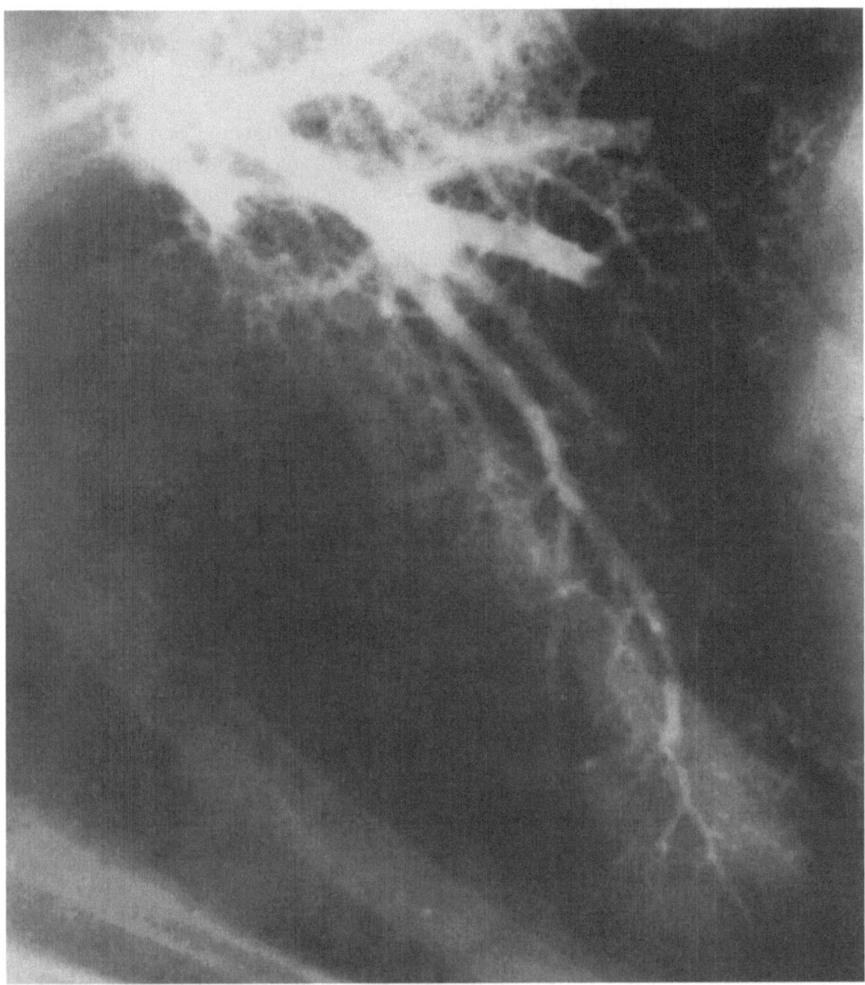

Abb. 5. BOPA bei einer 63jährigen Patientin mit schwerem ARF nach Aspiration bei Einleitung der Narkose wegen eines Dickdarmileus. Es finden sich mehrere Verschlüsse subsegmentaler Arterien, intraluminale Füllungsdefekte, eine teilweise fehlende Füllung von kleinen Seitenästen sowie eine herabgesetzte Hintergrundanfärbung

Massentransfusion die Herzgröße zunehmen [80]. Zudem ist auch die Beurteilung der Herzgröße auf einem Bettröntgenbild schwierig. Obwohl angegeben wurde, daß zumindest beim stehenden Patienten die unterschiedliche Blutverteilung bei intravenöser Übertransfusion (gleichmäßige Verteilung) von chronischer Herzinsuffizienz (Betonung der Oberfelder) unterschieden werden kann [49], ist dies beim liegenden Patienten nicht möglich. Unterschiedlich zum stehenden Patienten ist der hydrostatische Druck im Liegen dorsal am stärksten und nimmt nach ventral ab (Zonen nach West). Das kardial bedingte hydrostatische Ödem wird demnach in den dorsalen am stärksten durchbluteten

Lungenanteilen am stärksten ausgeprägt sein. Eine Beurteilung der ventrodorsalen Blutumverteilung ist im ap-Strahlengang beim liegenden Patienten nicht möglich, da sich die ventralen von den dorsalen Gefäßen nicht unterscheiden lassen [82].

Die Röntgenzeichen des interstitiellen und alveolären Permeabilitätsödems sind ähnlich dem beim Linksherzversagen, hingegen fehlen in der Regel die Zeichen der Druckerhöhung (Gefäßumverteilung) und die Herzvergrößerung. Im Gegensatz zum kardialen Ödem sammelt sich die Flüssigkeit eher mehr peripher als zentral an, und Ergüsse kommen in der Regel nicht vor.

Atypische Lungenödeme können größere differentialdiagnostische Schwierigkeiten in der Abgrenzung von anderen interstitiellen und alveolären Verdichtungen hervorrufen, da die charakteristische und diagnostisch wichtige Bilateralität fehlt. Die Schwerkraft einerseits und die Gefäßverteilung andererseits sind die wichtigsten Faktoren in der Entwicklung eines einseitigen Lungenödems. Atypische Ödemverteilung bei Patienten mit chronisch obstruktiver Lungenerkrankung sind hinlänglich bekannt. Unter Intensivbedingungen sind als Ursachen für ein atypisches Lungenödem vor allem längeres Liegen in Seitenlage, einseitige Aspiration (Magensäure etc.), eine Lungenkontusion, zu rasche Drainage eines Pneumothorax oder Ergusses, Bronchialobstruktion mit konsekutiver peripherer Flüssigkeitsauffüllung des Lappens (Drowned lung) und, als seltenes Ereignis, die fehlerhafte Infusion einer hypertonen Lösung in die Pulmonalarterie zu erwähnen [6].

Zur Differenzierung von Ödem, Atelektase und Infiltration kann man die gravititätsabhängige Ansammlung von Lungenwasser nützen (Shifting test). Dabei wird der Patient etwa 2 h auf eine Seite gelegt und die Veränderungen der pulmonalen Verschattung vor und nach Seitenlage sowie im horizontalen Strahlengang während des Liegens auf der Seite dokumentiert. Stärkere Verschiebungen pulmonaler Verschattungen sprechen für bewegliches Lungenwasser und gegen fixierte infiltrative oder atelektatische Verdichtungen [47].

Eine exakte Standardisierung der Aufnahmetechnik (Hartstrahltechnik) verbessert die Erkennung auch geringer interstitieller Flüssigkeitsansammlungen (Tabelle 6). Einschränkungen ergeben sich durch die mögliche Latenz morphologischer Veränderungen, Änderungen des Lungenvolumens (Beatmung, Zwerchfellhochstand) und Beurteilungsschwierigkeiten bei pulmonalen Verdichtungen jeglicher Art (z.B. Atelektasen, Infiltrationen), die zu einer Überbewertung des extravaskulären Lungenwassergehaltes Anlaß geben können.

Einfluß der Beatmung auf das Thoraxröntgen

Wegen des Einflusses der maschinellen Beatmung auf das Lungenbild ist die Kenntnis besonders des positiven endexspiratorischen Drucks (PEEP), aber auch des Spitzendrucks (PEAK) und des Atemzeitvolumens wichtig. Durch den PEEP wird durch Erhöhung des funktionellen Residualvolumens dem progressiven Alveolenkollaps und der Atelektasenbildung entgegengewirkt, wobei gleichzeitig durch Vergrößerung des totalen Lungenvolumens das Zwerchfell

Tabelle 6. Röntgenologische Bewertung des Lungenwassergehalts und Vergleich mit quantitativ bestimmtem extravaskulärem Lungenwasser (EVLW) [84]

Lungenwassergehalt (EVLW)	Röntgenkriterien	Quantität EVLW (ml/kg ± S.D.)
Normal	Unauffällige bronchovaskuläre Strukturen	4,8 ± 1,1
Geringgradig (interstitielles Ödem)	Unscharf begrenzte Hili, peribronchiales Cuffing	6,9 ± 2,1
Mäßiggradig (interstitielles/alveoläres Ödem)	Vermehrt feinnetzige Strukturzeichnung	11,5 ± 3,8
Ausgeprägt (alveoläres Ödem)	Fleckig konfluierende Verschattungen	19,1 ± 4,5

tiefer tritt. Das Verteilungsmuster des Lungenödems kann sich durch Anlegen eines PEEP rasch ändern und eine Rückbildung der Flüssigkeitsdurchtränkung vortäuschen [42].

Charakteristisch für die PEEP-Beatmung ist der Wechsel des Verteilungsmusters des Ödems, der nicht zu voreiligen prognostischen Schlüssen verleiten soll.

Die Veränderungen sind am besten in den peripheren, weniger überlagerten Lungenabschnitten nachzuweisen. Die PEEP-Beatmung ist mit zum Teil schweren kardiovaskulären Nachteilen behaftet. Durch den erhöhten intrathorakalen Druck vermindert sich der venöse Rückstrom, als röntgenologisches Korrelat findet sich ein verschmälerter Herzschatten [87] (Tabelle 7).

Tabelle 7. Lungenröntgenveränderungen bei PEEP

- Führt kurzfristig (min) zu deutlichen Veränderungen des Lungenröntgens
- Lungenvolumenzunahme durch ↑ FRV (Zwerchfell ↓)
- Abnahme pulmonaler Verdichtungen (Infiltrate, EVLW)
- Schmälerer Herz-Gefäß-Schatten durch größeres Lungenvolumen und verminderten venösen Rückstrom

Komplikationen des ARF

Komplikationen wie Barotrauma, nosokomiale Infektion, Sepsis, Blutungen und Multiorganversagen verschlechtern die Prognose des ARF. Die schwere Hypoxämie und die steifen Lungen im ARF erfordern oft hohe Beatmungsdrucke, die besonders dann zu einem Barotrauma führen, wenn gleichzeitig

Tabelle 8. Manifestationen eines Barotraumas

Häufig	Selten
Interstitielles Emphysem Pneumothorax Pneumomediastinum Weichteilemphysem	Pneumoperikard Pneumo(retro)peritoneum (Gasembolie)

Infarkte oder eine nosokomiale Infektion vorliegen. Weitere Risikofaktoren für ein Barotrauma sind: niedere Compliance, hohe Beatmungsdrucke, Tubusfehllagen, Lappenatelektasen, Kavernen und Lungenemphysem. Die Inzidenz eines Barotraumas bei mechanischer Beatmung variiert zwischen 0,5 und 15% [13]. Die häufigste Form eines Barotraumas ist der Pneumothorax, gefolgt vom Pneumomediastinum und Weichteilemphysem (Tabelle 8).

Interstitielles Emphysem

Ein interstitielles Emphysem ist beim Erwachsenen im Thoraxröntgen schwierig nachzuweisen, obwohl es vermutlich viel häufiger ist und wahrscheinlich die Hauptursache für einen Pneumothorax durch ein Barotrauma darstellt. Das interstitielle Emphysem kommt hauptsächlich bei Kindern mit ARF vor. Wird beim Nicht-ARF-Patienten bei der Beatmung ein intrabronchialer Druck von 40 cm Wassersäule und beim ARF-Patienten von 5-30 cm Wassersäule überschritten, so kann es zur Ruptur von Alveolarwänden und zu extraalveolären Luftansammlungen kommen. Dies tritt meist erst 24 h nach Beginn einer Beatmung mit hohen Drucken auf.

Röntgenologisch ist die interstitielle Luftansammlung bei ARF durch die verdichteten Lungen, an den winzigen Luftbläschen, die vorwiegend perihilär, manchmal perlschnurartig hintereinander perivaskulär und peribronchial, entlang von Lappenspalten und subpleural liegen, zu erkennen (Abb. 4c, 8a). Bei orthograd getroffenem Gefäß oder Bronchus stellt sich die Luft als haloartige Aufhellung dar. Gelegentlich entwickeln sich bis zu 3 cm große Pneumatozelen. Bei Ruptur der Pleura tritt ein Pneumothorax auf.

Pneumothorax

Die Kenntnis der radiologischen Zeichen auch kleiner Luftansammlungen im Pleuraraum ist besonders beim beatmeten Patienten von essentieller Bedeutung, um die Entwicklung eines potentiell tödlichen Spannungspneumothorax zu verhindern [20, 25, 60, 61, 74, 76, 86].

Auf einer Intensivstation ist ein Pneumothorax hauptsächlich durch Barotrauma oder Komplikationen beim Setzen eines Kavakatheters verursacht [38] (Tabelle 9). Seltener ist ein penetrierendes oder stumpfes Thoraxtrauma die

Tabelle 9. Ursachen eines Pneumothorax in der Intensivstation

Häufig	Iatrogen	- Barotrauma: Hoher PEEP und/oder PEAK - Kavakatheter (0,05 – 8%), Pleurapunktion Thoraxdrainage, intrakardiale Injektion - Herzmassage
Selten	Thoraxtrauma	- Penetrierend - Stumpf (mit und ohne Rippenfrakturen) - Tracheobronchiale Verletzungen
	Mediastinalemphysem mit sekundärem Pneumothorax	- Tracheostoma - Barotrauma - Verletzungen des Tracheobronchialbaumes - Ösophago-tracheo-mediastinale Fistel/Perforation - Abdominal aszendierend

Ursache oder das sekundäre Auftreten nach einem Mediastinalemphysem. Pneumothoraces können ein- oder beidseitig sein. Es ist zu beachten, daß ein Pneumothorax nach Anlegen eines oberen Kavakatheters auch nach einigen Stunden oder unter Umständen erst nach einem Tag sichtbar werden kann (Tabelle 9).

Beim Intensivpatienten findet sich die typische apikomantelförmige Verteilung nur bei größeren Luftmengen, während bei kleinen Luftmengen und steifen Lungen ein Pneumothorax häufig ventral, medial und subpulmonal lokalisiert ist (Tabelle 10).

Für den Nachweis eines Pneuspaltes ist wesentlich, daß die Pleura visceralis als eine dünne weiße Linie nachgewiesen werden kann, was jedoch voraussetzt, daß die Pleura von beiden Seiten durch Luft begrenzt ist. Ist die Lunge verschattet und/oder liegt ein Pleuraerguß vor, so ist die Pleuralinie nicht mehr nachweisbar. Differentialdiagnostisch muß besonders bei älteren, kachekti-

Tabelle 10. Lokalisation und Röntgenzeichen des Pneumothorax beim Liegenden

Stehend, liegend	Apikal mantelförmig	- Diffuse/partielle Luftaufhellung - Typischer Pneuspalt
Vorwiegend liegend, Neugeborene, Intensivpatienten	Medial	- Aufhellung zwischen Lunge und mediastinalen Strukturen
	Subpulmonal Lateral	- Basale Aufhellung mit deutlicher Darstellung der Herzspitze, Fettpürzel, Milz, Leber - Doppelte Zwerchfellkontur - Darstellung des anterioren kostophrenischen Sulkus - Abflachung des Hemidiaphragmas, Öffnung des Sinus → beginnende Spannung

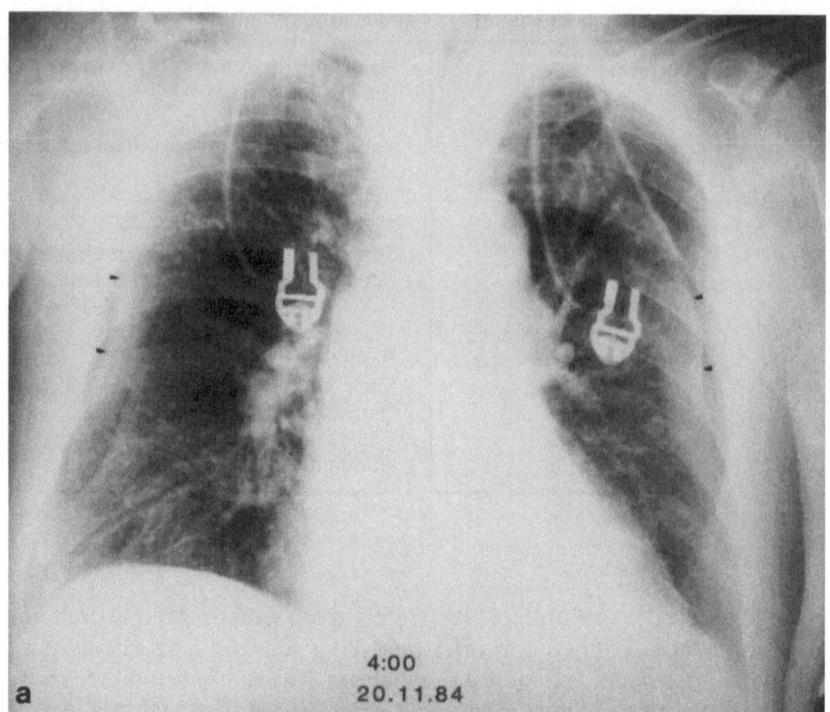
4:00
20.11.84
a

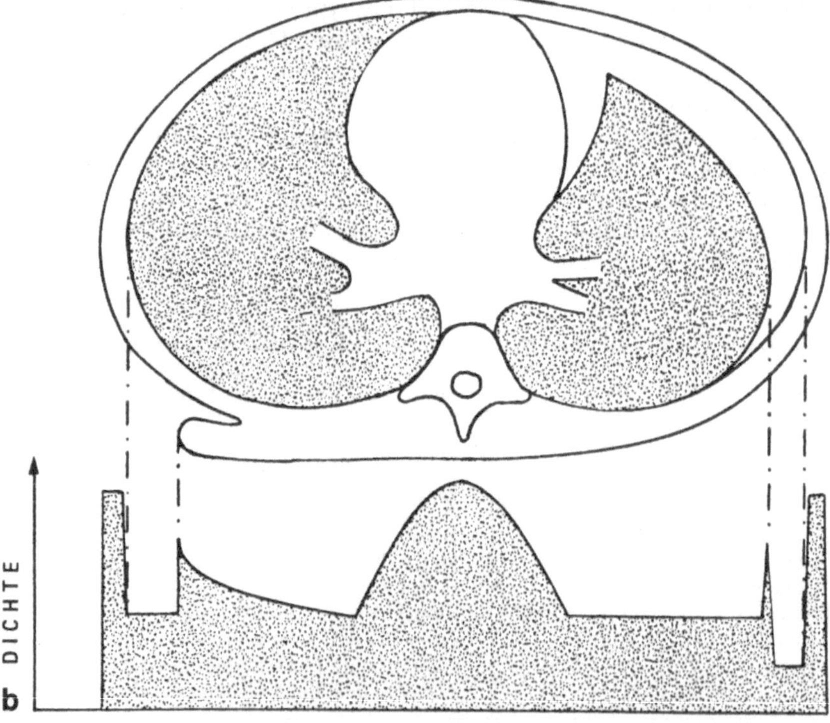
DICHTE
b

schen Patienten eine *Hautfalte* abgegrenzt werden, die gelegentlich einem apikolateralen Pneu täuschend ähnlich sein kann. Hautfalten sind jedoch daran zu erkennen, daß sie 1. über den Hemithorax hinausreichen, 2. multipel sind und wechselndes Aussehen haben, 3. keine Pleuralinie, sondern eine Dichtezunahme nach peripher zur Umschlagfalte zeigen und 4. die Lungenstruktur auch lateral der Hautfalte zu sehen ist [16, 25] (Abb. 6).

Medialer Pneumothorax

Derartige Luftansammlungen sind besonders bei neugeborenen Kindern zu finden, aber auch beim Erwachsenen [51, 72]. Man unterscheidet in dieser Lokalisation den häufigen anteromedialen vom wesentlich selteneren posteromedialen Pneumothorax, wozu als besondere Lokalisation freie Luft im Ligamentum pulmonale zu erwähnen ist [39].

Beim anteromedialen Pneumothorax findet sich die Luft zwischen der medialen Lungenoberfläche einerseits und dem vorderen Mediastinum bzw. dem Herzen andererseits. Luft im anteromedialen Pleuraraum kann das erste Zeichen eines Pneumothorax sein, der sich bei Zunahme in den subpulmonalen und apikolateralen Raum ausbreitet [74]. Die randbildenden mediastinalen Strukturen werden durch den Pneumothorax deutlicher dargestellt. Die Differentialdiagnose zwischen einem medialen Pneumothorax und einem Pneumomediastinum kann schwierig sein. Die differentialdiagnostischen Möglichkeiten sind in Tabelle 11 zusammengefaßt.

Gelegentlich kann der sogenannte Macheffekt oder ein hyperkinetischer Halo bei verschatteter Lunge einen medialen Pneumothorax imitieren. Der Macheffekt ist ein physikalisches Phänomen, dabei wird zwischen zwei dichten Strukturen (Herz/verdichtete Lunge) auf der Netzhaut ein Aufhellungsstreifen vorgetäuscht [44].

Tabelle 11. Differentialdiagnose des medialen parakardialen Pneumothorax

Pneumomediastinum	Hyperkinetischer Halo
Pneumoperikard	Macheffekt

Abb. 6a-b. Typische bilaterale Hautfalten bei einer 71jährigen Intensivpatientin mit postoperativer respiratorischer Insuffizienz (a). Die differentialdiagnostische Abgrenzung gegenüber bilateralen Pneumothoraces ergibt sich 1. durch die fehlende pleurale Linie, 2. durch die kontinuierliche Dichtezunahme bis zur Umschlagfalte und 3. durch das Hinausreichen der Linien über den Hemithorax (>). Graphische Darstellung der unterschiedlichen Strahlenabsorption einer Hautfalte und eines Pneumothorax (b). Bei einem Pneumothorax kollabiert die Lunge regelmäßig und zeigt deshalb eine gleichbleibende Dichte bis zur Pleura visceralis, die sich bei belüfteter Lunge und fehlendem Pleuraerguß als dünne dichte Linie darstellt. Lateral davon ist der Thorax durch die Luft im Pleuraraum deutlich transparenter. Im Gegensatz dazu zeigt eine Hautfalte wegen ihrer zunehmenden Dicke eine zunehmende Dichte bis zur Faltenkante. Peripher davon zeigt die Lunge eine ähnliche Dichte wie zentral und zumindest unter der Spaltlampe sind periphere Lungengefäße erkennbar. Modifiziert nach [25]

Der ebenfalls einen parakardialen oder paramediastinalen Aufhellungsstreifen verursachende hyperkinetische Halo wird durch die pulsierende Herz-Gefäß-Aktion auf die angrenzende Lunge erklärt. Dieser Halo ist jedoch weniger hell und hat eine weniger scharfe laterale Begrenzung als der Pneumothorax.

Subpulmonaler Pneumothorax

Beim Intensivpatienten ist die überwiegende oder teilweise subpulmonale Ansammlung von Luft, insbesondere bei ödematöser, infiltrierter (steifer) Lunge typisch. Neben der subpulmonalen Aufhellung durch den Pneumothorax ist besonders die Darstellung des vorderen kostophrenischen Sulkus diagnostisch wichtig. Diese durch die freie Luft scharf begrenzte Kontur beginnt mediokranial in Höhe des Sternalansatzes der 5.-6. Rippe und zieht schräg nach kaudolateral in Richtung der mittleren Axillarlinie in Höhe der 11. Rippe. Im Gegensatz dazu verläuft der posteriore Sulkus mehr horizontal, tiefer und medial und endet im kostovertebralen Sulkus. Unabhängig vom deutlich unterschiedlichen Verlauf des vorderen und hinteren Sulkus treten die Sulci mit typischen posterioren (azygoösophagealer Rezessus, paraspinale Linie) oder anterioren Strukturen (Herz, vordere pleurale Umschlagfalte) in Verbindung und sind auch dadurch unterscheidbar.

Spannungspneumothorax

Ein Pneumothorax steht dann unter Spannung, wenn der pleurale Druck gleich oder höher ist als der atmosphärische Druck. Bei beatmeten Patienten, besonders bei ARF, ist der Übergang zum lokalisierten Spannungspneumothorax fließend. Beide Lungen sind dermaßen steif, daß typische Spannungszeichen kaum auftreten, d.h. die ipsilaterale Lunge zeigt keinen wesentlichen Kollaps, und es findet sich auch keine stärkere Verlagerung des Mediastinums zur Gegenseite. Der auftretende Druck betrifft daher vor allem das Zwerchfell, das durch Abflachung, kaudale Konvexität und Öffnung des anterolateralen kostophrenischen Sulkus (Sinus) die Spannung anzeigt (Abb. 7). Manchmal ist das einzige Zeichen für das Vorliegen eines Pneumothorax ein tiefer pleuraler, deutlich dargestellter Sinus oder eine Verlagerung vorderer oder hinterer Pleuraumschlagfalten [24]. Ein lokalisierter Spannungspneu ist hämodynamisch ähnlich wirksam wie ein allgemeiner Spannungspneu und ist bei Nichterkennen eine potentiell tödliche Komplikation. Eine ipsilaterale funktionierende Thoraxdrainage bedeutet keinen Schutz vor dem Auftreten eines lokalisierten Spannungspneus. Die Röntgenkriterien des Spannungspneumothorax sind in Tabelle 12 zusammengefaßt.

Die Diagnose des lokalisierten Spannungspneus ist nicht immer leicht und erfordert oft spezielle Aufnahmen (Tabelle 13).

Aufnahmen im horizontalen Strahlengang sind durch Überlagerungseffekte oft schwer zu beurteilen, besser ist die *Tangentialaufnahme,* die ohne Umlage-

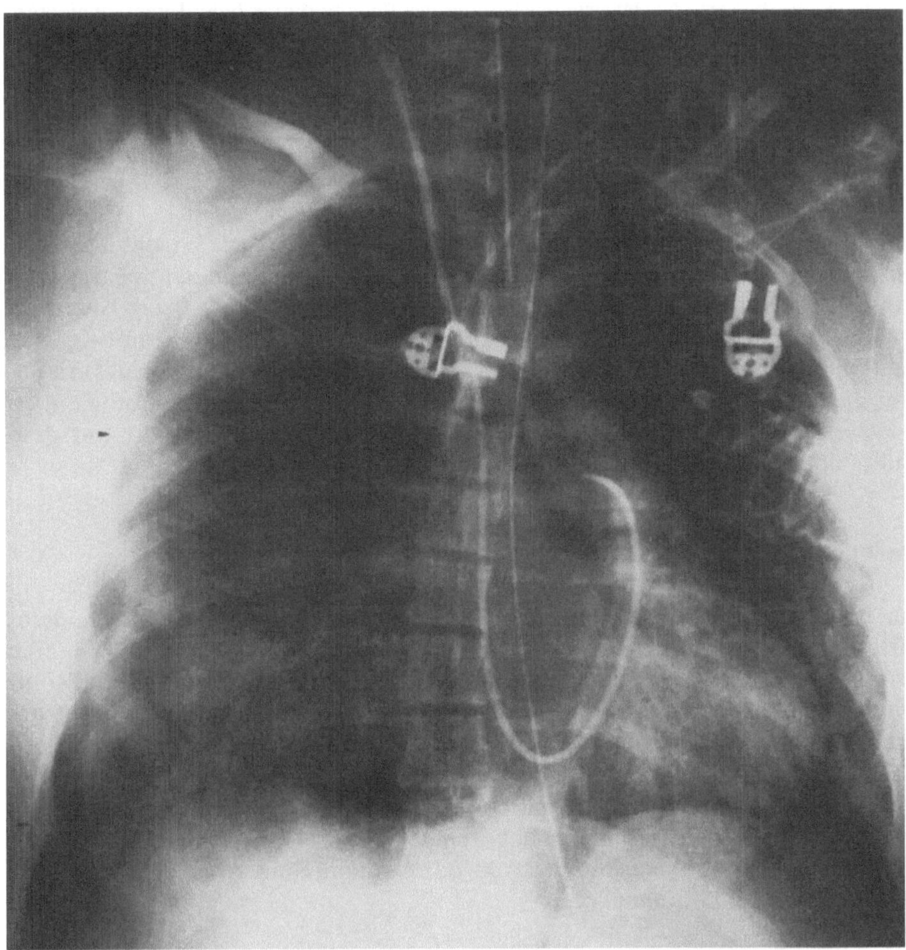

Abb. 7. Barotrauma bei einer 18jährigen Patientin mit ARF nach Polytrauma. Rechts liegt ein Spannungspneumothorax vor, gekennzeichnet durch die Öffnung des vorderen kostophrenischen Sulkus, die Herniation der rechten Lunge im azygoösophagealen Recessus und das Vorwölben der Pleura parietalis in die Interkostalräume (>)

Tabelle 12. Röntgenkriterien beim Spannungspneumothorax. Unter Bedingungen eines ARDS hat die Verlagerung des Mediastinums eine eher geringe diagnostische Bedeutung

- Verlagerung des Mediastinums (Trachea, Herz, Gefäße)
- Zwerchfellkonturänderung (Abflachung, kaudale Konvexität)
- Ausweitung und Verlagerung pleuraler Sinus und Umschlagfalten
- Vorwölbung der Pleura parietalis in die Zwischenrippenräume (Pleural bluging)
- Abflachung der Herzkontur, Kompression großer mediastinaler Venen

Tabelle 13. Verbesserte Nachweismöglichkeiten des Pneumothorax beim Intensivpatienten

- Tangentialaufnahmen der vorderen Thoraxwand
- Horizontaler Strahlengang in Rücken- und Seitenlage
- Sitzende bzw. halbsitzende Position

rung des Patienten und ohne wesentliche Überlagerung (evtl. Weichteilemphysem) eine gute Beurteilung der viszeralen pleuralen Linie und der Ausdehnung ermöglicht (Abb. 8) [19]. Die Computertomographie ist gerade zum Nachweis eines ventralen Pneumothorax eine ausgezeichnete Methode. Ergibt sich die Indikation zur CT bei Unfallpatienten, besonders beim abdominalen Trauma, wird die gleichzeitige Untersuchung der unteren Thoraxapertur empfohlen, da in etwa 25% unerwartete Pneumothoraces gefunden werden, die auf dem Thoraxübersichtsbild nicht zu erkennen waren [76].

Pneumomediastinum

Ein Pneumomediastinum kann der erste Hinweis auf ein Barotrauma sein. Differentialdiagnostisch kommen ein tracheobronchiales Trauma sowie eine Ösophagusperforation unterschiedlicher Genese in Frage. Der typische Röntgenbefund ist die Abhebung der Pleura mediastinalis von den Mediastinalstrukturen und lineare Aufhellungen im Mediastinum. Der Befund ist charakteristisch, in Einzelfällen kann jedoch die Abgrenzung von einem medialen Pneumothorax oder einem Pneumoperikard schwierig sein. Die Abhebung der Pleura erfolgt in unterschiedlicher Länge und reicht im Gegensatz zum Pneumoperikard über den Hauptstamm der A. pulmonalis und Aorta ascendens weiter nach kranial hinauf.

Hautemphysem und Pneumo(retro)peritoneum

Subkutane Luftansammlungen im Thoraxbereich können lokal nach Punktionen, Drainagen oder Operationen (z.B. Tracheostoma) auftreten und sind

Abb. 8a-c. Schematische Darstellung der Technik einer Tangentialaufnahme (a). Modifiziert nach [19]. Diese eignet sich besonders zum Nachweis eines ventralen Pneumothorax bei Fehlen des klassischen mantelförmigen Pneuspaltes. Diese Situation findet sich beim liegenden Patienten mit lateral der Thoraxwand anliegender Lunge und im ap-Strahlengang nur schwer nachweisbarem ventralem Pneumothorax. Tangentialaufnahme mit Nachweis eines ventral lokalisierten Spannungspneumothorax (b), der auf der ap-Aufnahme lediglich indirekt durch die kaudale Verlagerung des vorderen Zwerchfellanteiles erkennbar war (c). Als zusätzliche Spannungszeichen erkennt man ein deutliches Vorwölben der Pleura parietalis in die Zwischenrippenräume. Die Pleura visceralis ist verdickt und zeigt eine wellige Oberfläche bedingt durch die im ARF typischerweise unregelmäßig kollabierte Lunge. Weiters liegt ein Weichteilemphysem und ein interstitielles Emphysem durch Barotrauma vor

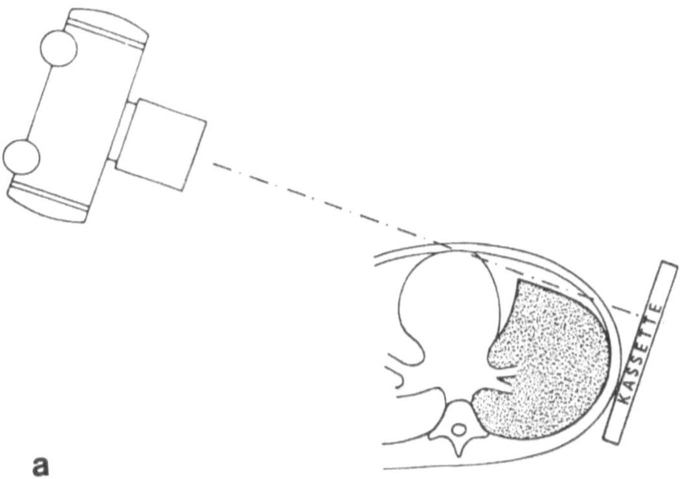

b

c

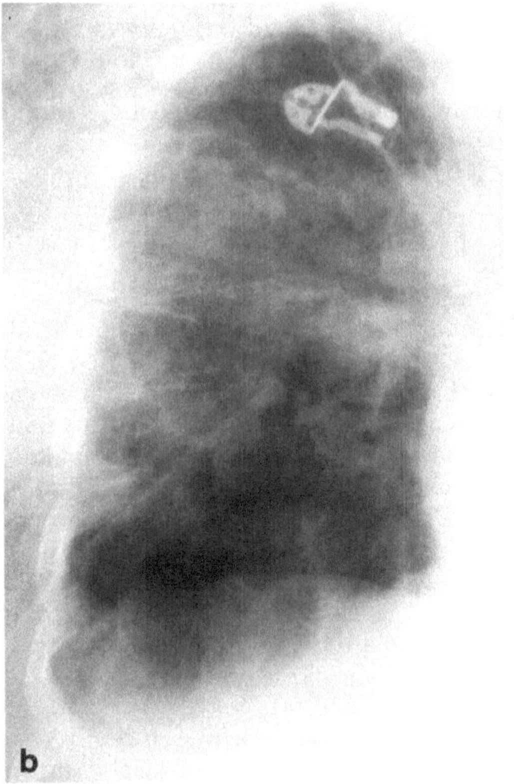

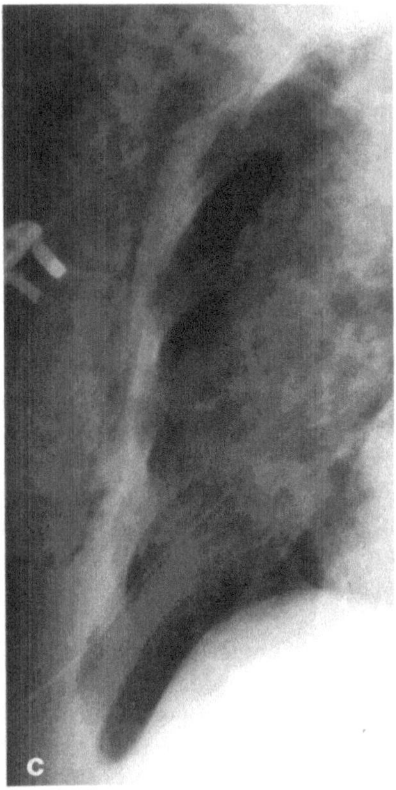

klinisch meist bedeutungslos. Ausgedehnte subkutane Luftansammlungen am Thorax entwickeln sich besonders beim beatmeten Patienten über ein Pneumomediastinum oder eine offene Fistel zwischen der Pleura und der Haut. Neben blasigen Luftaufhellungen finden sich vorwiegend die charakteristischen linearen Luftansammlungen entlang der Muskelfasern. Retroperitoneale Luftansammlungen durch Ausbreitung vom Mediastinum über das periösophageale Gewebe sind nicht selten und fast immer mit abnormen Luftansammlungen in anderen Lokalisationen kombiniert. Selten kommt es im Rahmen eines Barotraumas auch zu einem Pneumoperitoneum [32].

Zu beachten ist, daß sich in Rücken- oder Schräglage freie intraabdominelle Luft, vorzugsweise in der vorderen subdiaphragmalen Region und nicht wie im Stehen überwiegend bilateral unter dem Zwerchfell, ansammelt [41]. Die Differentialdiagnose zu freier abdomineller Luft durch Perforation eines Hohlorgans kann beim Intensivpatienten schwierig sein.

Pneumoperikard

Während beim Neugeborenen das Perikard bei künstlicher Beatmung durchwandert werden kann, kommt dies beim Erwachsenen kaum vor und hat keine klinische Bedeutung [50, 72].

Gasembolie

Eine Gasembolie durch Barotrauma wurde lediglich in Einzelfällen beschrieben.

Flüssigkeit im Pleuraraum

Beim liegenden Patienten sammelt sich ein frei beweglicher Erguß entsprechend der Schwerkraft im dorsalen Pleuraraum an, der auf CT-Querschnitten eine typische meniskoide Form aufweist. Der Erguß breitet sich bei Größenzunahme schrittweise in den lateralen, interlobären und apikalen Pleuraraum aus und führt bei größeren Mengen zu einer homogenen Verschattung des gesamten Hemithorax mit Auslöschung der Zwerchfellkontur (DD: Rastereffekt). Da Intensivpatienten häufig auf einem hochgestellten Kopfteil von 20-45° liegen, sammelt sich die Flüssigkeit vermehrt in den basalen Abschnitten an, radiologisch findet sich deshalb eine nach kranial abnehmende Ergußverschattung [57, 83].

Vergleichende Untersuchungen bei Patienten mit Ergüssen im Stehen und Liegen haben gezeigt, daß bei Aufnahmen im Liegen eine größere Flüssigkeitsmenge zum Ergußnachweis erforderlich ist (Tabelle 14).

Kardiomegalie, Atelektasen und pulmonale Infiltrate erschweren die Ergußdiagnose. Pulmonale Verdichtungen ohne Luftbronchogramm und geringer

Tabelle 14. Nachweisbare Menge von Pleuraflüssigkeit in Abhängigkeit von der Patientenlage

Röntgenprojektion	Nachweisbare Flüssigkeitsmenge
Seitenlage (re/li)	> 15 ml [*51*]
Stehend (pa/lat)	> 200 ml [*11*]
Liegend	200 - 500 ml [*83*]

Atelektase sind schwer von einem Erguß im Liegen zu differenzieren. Differentialdiagnostisch sind auf normale pulmonale Gefäßstrukturen, auf das Vorliegen eines für eine pulmonale Verdichtung sprechendes Luftbronchogramm und auf direkte und indirekte Zeichen atelektatischer Veränderungen zu achten. Mit der Sonographie kann sehr einfach zwischen Erguß und Atelektase unterschieden werden (Abb. 9).

Größere Ergüsse können ebenso wie ein Spannungspneumothorax Zwerchfell und Mediastinum verlagern und zu akuten kardiopulmonalen Komplikationen führen, so daß auch von einem Spannungserguß gesprochen wird [53].

Hydropneumothorax: Bei der Aufnahme in Rückenlage sammelt sich die Luft ventral an, und es werden die für den Hydropneumothorax diagnostisch wichtigen Spiegelbildungen nicht abgebildet. Solange der Erguß medial der Lungenperipherie liegt, wird durch den tangentialen Röntgenstrahl die viszerale Pleura mit einer mäßigen lateral davon gelegenen Dichte (= Erguß) abgebildet, und der Hydropneumothorax kann diagnostiziert werden. Steigt der Erguß über die Thoraxmitte nach ventral an, so wird die viszerale Pleura aufgrund der fehlenden Dichtedifferenz nicht mehr abgebildet, und der Pneumothorax kann nicht diagnostiziert werden [52]. Der radiologische Nachweis ist jedoch klinisch wichtig, da die Therapie einerseits eine ventrale Pneudrainage und andererseits eine dorsale Flüssigkeitsdrainage erfordert. Aufnahmen im horizontalen Strahlengang in Rücken- und Seitenlage oder Aufnahmen im Sitzen sind in diesen Fällen zum Nachweis einer Spiegelbildung wichtig (Abb. 10).

Atelektasen

Atelektasen sind die häufigsten pulmonalen postoperativen Komplikationen beim Intensivpatienten und treten in der Regel nach 24-48 h auf. Die Häufigkeit ihres Auftretens hängt vom Schweregrad, Dauer und Lokalisation der vorangegangenen Operation ab und werden in bis zu 90% der Fälle nach herzchirurgischen Eingriffen, in 20-30% nach großen Oberbauchoperationen, in 5% nach Unterbaucheingriffen und in etwa 1% nach peripheren Operationen gefunden [9, 22, 23, 45, 63]. Neben den vorangegangenen Operationen sind Hypoventilation und Schleimretention mit Ausbildung von Schleimpfröpfen wesentliche Ursachen zur Entwicklung von Atelektasen. Das Auftreten von Atelektasen auf einer Intensivstation ist naturgemäß keineswegs auf die postoperative Periode

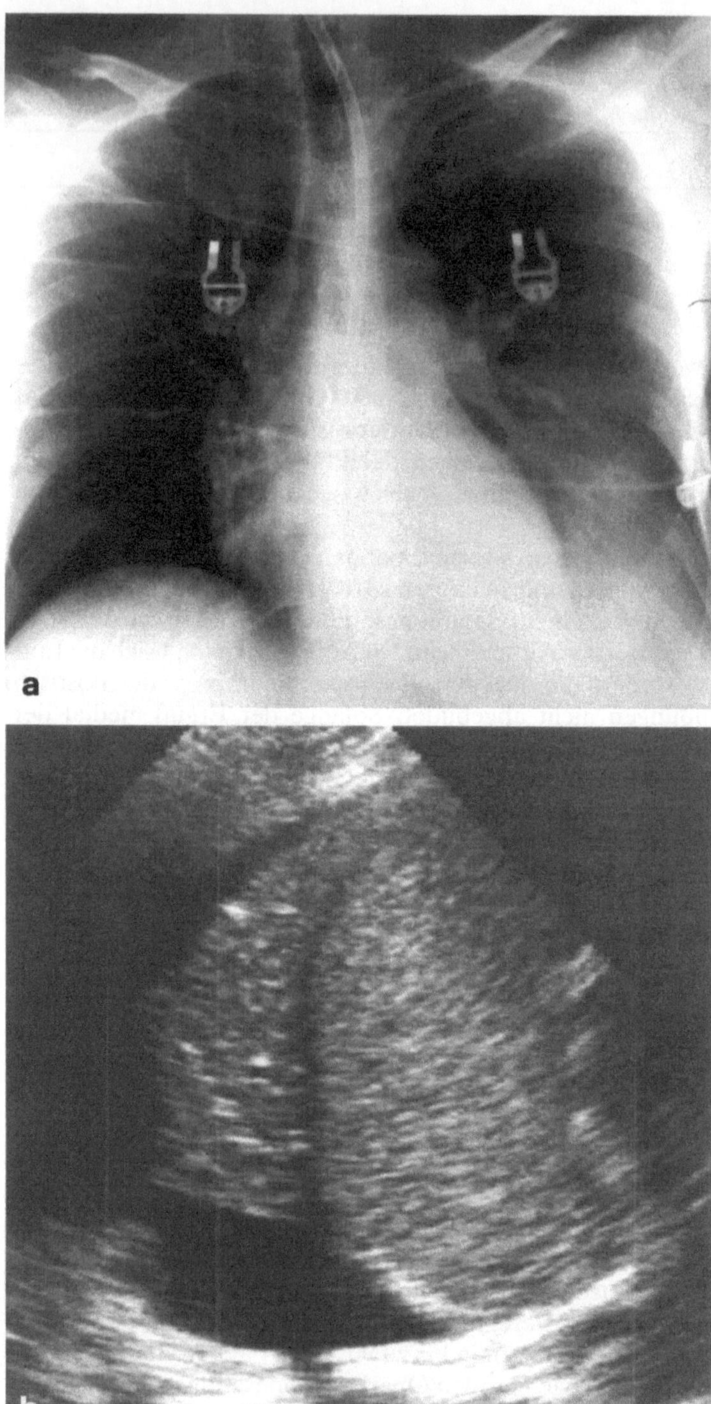

Abb. 9a-b. Ausgedehnte basale homogene Verschattung links mit Auslöschung der Zwerchfellkontur und nach kranial abnehmender Verschattungsdichte (a). Die Vermutungsdiagnose großer Erguß und Kompressionsatelektase des linken Unterlappens konnte sonographisch verifiziert und die geeignete Punktionsstelle markiert werden (b)

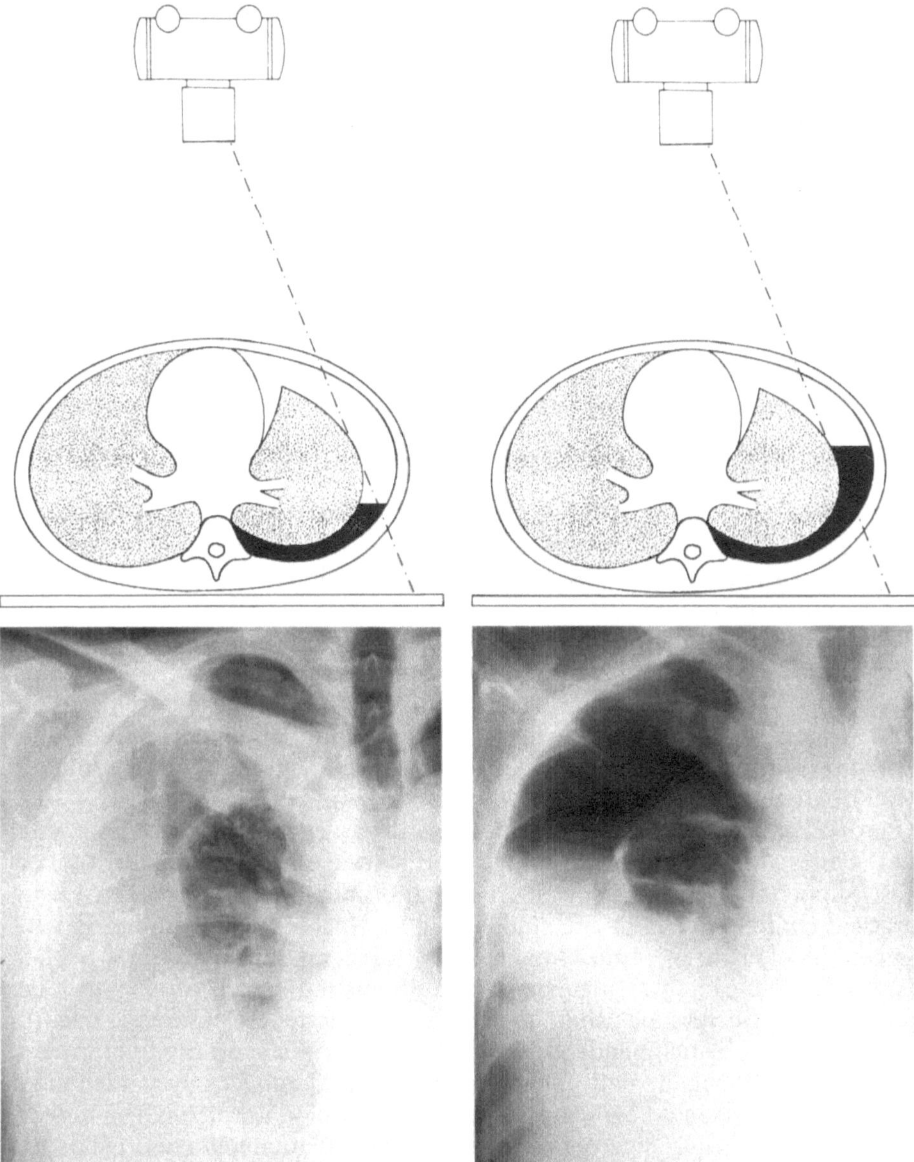

Abb. 10a-d. Graphische Darstellung eines Hydropneumothorax unterschiedlicher Größe beim liegenden Patienten. Modifiziert nach [52]. Relativ geringer Erguß, die Pleura visceralis wird am lateralsten Punkt von beiden Seiten von Luft (Pneu) bzw. Lunge umgeben und wird daher am Lungenröntgen als dichte weiße Linie in der Ergußverschattung abgebildet (a). Ein größerer Erguß verschattet die pleurale Begrenzungslinie, wodurch der Pneu am Übersichtsbild nicht mehr diagnostiziert werden kann (b). Großer Hydropneumothorax bei einem liegenden Patienten mit gering (ca. 15°) hochgestelltem Kopfteil. Der Pneumothorax ist nur durch eine apikale Luftaufhellung und dem Nachweis der Pleura visceralis als weiße Linie erkennbar, die sich nach kaudal im Erguß verliert (c). Eine Aufnahme halbsitzend (45°) desselben Patienten zeigt den großen Hydropneumothorax mit mantelförmigem Pneuspalt, der mit zunehmender Aufrichtung deutlicher wird (d)

Tabelle 15. Häufigere Ursachen von pleuralen Flüssigkeitsansammlungen auf der Intensivstation

Kardiale Dekompensation	Herzinfarkt, Sepsis Polytransfusion, Trauma
Postoperativ	Thoraxoperationen Große Oberbauch- und retroperitoneale Operationen Subphrenische/subhepatische Abszesse
Entzündlich Pleuropulmonal Abdominell	Pneumonie, Pulmonalinfarkt Entzündliche Oberbaucherkrankung (z.B. Pankreatitis, Leberabszeß)
Traumatisch/iatrogen (penetrierend/stumpf) Hämatothorax	Frakturen (z.B. Rippen, Wirbelsäule, Sternum) Gefäßruptur (Aorta, Interkostalgefäße) Fehlpunktion und Fehlinsertion (Perforation) von Kavakathetern

beschränkt, sondern kann besonders bei jedem komplizierten Krankheitsverlauf zu jedem Zeitpunkt erfolgen.

Mikroatelektasen zeigen sich im Lungenröntgen lediglich durch einen höhergradigen Zwerchfellhochstand ohne sonstige radiologische Zeichen einer Atelektase. Verantwortlich für die Ausbildung von Mikroatelektasen sind die intra- und postoperative Hypoventilation, die mit Volumenverminderung, Abnahme von oberflächenaktiven Substanzen und Verschluß von peripheren kleinen Atemwegen und Alveolen einhergeht [54].

Plattenförmige Atelektasen sind vorwiegend basal gelegene, meist horizontal oder schräg verlaufende bandförmige Verdichtungen, die charakteristischerweise subpleural gelegen und mit Invagination der darübergelegenen Pleura vergesellschaftet sind [17]. Sie sind häufig in Nachbarschaft großer Septen, kongenitaler Fissuren, Einziehungen des Lungenparenchyms und Narben lokalisiert [81]. Sie sind singulär oder multipel und zeigen oftmals größere atelektatische Bezirke an. Röntgenologisch sind Plattenatelektasen einfach zu diagnostizieren. Zunehmende Breite oder unscharfe Begrenzung vergrößern die Wahrscheinlichkeit, daß pneumonische Veränderungen vorhanden sind. Auch der Kollaps eines Segmentes kann plattenförmige Verdichtungen hervorrufen, die jedoch im Gegensatz zur eigentlichen Plattenatelektase axial zum Bronchus gerichtet sind.

Lappen- und Totalatelektasen sind in der Regel durch Obstruktion des entsprechenden Bronchus bedingt. Ursächlich kommen Tubusfehllagen oder partielle oder totale Obstruktion durch Schleimpfröpfe, Blutkoagel oder auch Aspiration von Fremdkörpern in Frage. Größere Pleuraergüsse können unabhängig von der Genese durch Kompression ebenfalls zu einer Totalatelektase einer Lunge führen. Der linke Unterlappen ist aufgrund seines vergleichsweise kleinen Volumens und dem ständigen Druck des Herzens, insbesondere bei Kardiomegalie, wesentlich häufiger atelektatisch als der rechte Unterlappen. Die Hartstrahltechnik hat die Diagnostik der retrokardial gelegenen Atelektasen durch die bessere Penetration wesentlich verbessert. Diagnostisch gelten auch für die Intensivlunge die bekannten direkten (Verlagerung von Interlobien, Verdichtungen mit/ohne Luftbronchogramm) und indirekten Zeichen (Zwerchfellhochstand, Verziehung des Mediastinums mit seinen Organen, kompensatorische Überblähung), wie sie vom stehenden Lungenröntgen bekannt sind. Besteht gleichzeitig ein größerer Erguß, können dadurch die klassischen Atelektasezeichen komprimiert werden. Die Abschätzung der Größenordnung der atelektatischen von der ergußbedingten Verschattungskomponente ist schwierig. Mittels Ultraschall können Ergüsse von Atelektasen unterschieden werden.

Totalatelektasen sind ein lebensbedrohliches Ereignis und sind eine Indikation zur Bronchoskopie zur Entfernung der meist durch einen Schleimpfropf bedingten Obstruktion.

Die Unterscheidung zwischen Atelektase, Pneumonie oder lokalisiertem Ödem ist besonders bei uncharakteristischen Verdichtungen oft schwierig. Ebenso wie der Verlauf ist auch eine erfolgreiche physikalische oder bronchoskopische Therapie hilfreich für die Unterscheidung dieser Verdichtungen.

Pulmonale Infektionen

Es wird hier lediglich auf einige Besonderheiten von pulmonalen Infektionen in einer Intensivstation eingegangen. Dazu gehören die erhöhte Zahl nosokomialer pulmonaler Infektionen, die erhöhte Infektionsrate in Zusammenhang mit Beatmung und Monitoring und septische Komplikationen durch pulmonale oder extrapulmonale Streuherde [14, 78]. Das Risiko einer Pneumonie ist vom Patientengut abhängig und wird in einer medizinischen Intensivstation mit 12% [40], in einer gemischten Intensivstation mit 22% [70] und mit 60% bei Patienten mit ARF angegeben [85]. Gramnegative Keime sind in 50-90% für nosokomiale Pneumonien verantwortlich [62]. Hauptquelle für die Lungeninfektionen scheint der Oropharynx des Patienten zu sein, von wo es über Kolonisation und Aspiration zur Infektion kommt [48]. Es ist aber ein Problem, eine Kolonisation des Pharynx und der Trachea von einer echten bakteriellen Pneumonie zu trennen (Tabelle 16).

Tabelle 16. Pathogenese einer nosokomialen Pneumonie (*73*)

Veränderungen der normalen oropharyngealen Flora mit Kolonisation des oberen Respirationstrakts	– Handverunreinigungen (Patient/Personal) – Retrograde Wanderung von intestinaler Flora besonders bei liegender Magensonde und Cimetidintherapie (pH) – Verunreinigung von Geräten (Zerstäuber)
Tracheobronchiale Aspiration	– Keime direkt über die Trachealkanüle – Aspiration von infiziertem Sekret
Pneumonie	– Lungenabwehrkräfte (alveoläre Makrophagen, Neutrophile, AK, Komplement, mukoziliares Transportsystem)

Die pulmonalen Verdichtungen treten uni- oder bilateral auf und sind in der Regel uncharakteristisch. Ein radiologischer Verlauf ist erforderlich, um die therapeutische Wirkung festzustellen resp. die Zunahme der Infiltration, Auftreten von Atelektasen, Zerfall von pleuralen Verbindungen. Septische Embolien zeigen sich typischerweise als multiple kleine, verstreut liegende unscharfe Verdichtungen mit Tendenz zur Kavitation und sind überwiegend in den peripheren Anteilen der Unterlappen lokalisiert [15].

Aspiration

Die Aspiration von saurem Mageninhalt ist eine wesentliche, häufig unterschätzte Ursache für Morbidität und Mortalität beim Schwerkranken [21]. Auf die große Häufigkeit der Aspiration bei gesunden Menschen im Tiefschlaf (45%) und bei Patienten mit reduziertem Bewußtseinszustand (75%) wurde von Huxley et al. [35] hingewiesen. Aspirationen treten häufig bei Narkotisierten und Bewußtlosen auf, insbesondere auch in Zusammenhang von Intubation und Tracheotomie (Tabelle 17).

Die pathoanatomischen und damit die klinischen Auswirkungen der Aspiration hängen ganz wesentlich vom Säurewert (pH des Mageninhalts), den chemischen Eigenschaften, der Osmolarität, der Größe fester aspirierter Materialien und dem Volumen ab [43].

Die stärksten pulmonalen Veränderungen werden von Säurewerten unter pH 2,5 hervorgerufen, die sich als hämorrhagische Tracheobronchitis und Lungenödem äußern. Die Veränderungen treten nach saurer Aspiration innerhalb von 3-5 h auf. Flüssigkeiten mit höherem pH oder neutralen pH-Werten verursachen geringere und mehr protrahierte Veränderungen. Aspiration von Galle führt aufgrund der chemischen Zusammensetzung zu relativ ausgeprägten Lungen-

Tabelle 17. Wesentliche Ursachen für Aspiration an einer Intensivstation

Allgemeinanästhesie (besonders bei Oberbauchoperationen)	– 16–27% [5, 43]
Tracheostoma mit/ohne Cuff Tuben ohne Cuff (Kinder) Tuben mit Cuff	– 70–87% [3, 7] – 16–77% [4, 21] – 20–40% [69]
Zerebrale Störungen mit eingeschränkter Bewußtseinslage	– Trauma (Unfall, Gehirnoperation) – Überdosierung (Sedativa, Suchtgifte, Alkohol) – ZNS-Tumor, Bulbärparalyse, Anfallsleiden etc.
Ösophaguserkrankung mit und ohne Fistelbildungen	– Tumoröse und entzündliche Stenosen – Gastroösophagealer Reflux mit/ohne Erkrankungen der Ösophagusmuskulatur (z.B. Sklerodermie)

veränderungen. Solide Partikel können zur Bronchusobstruktion und zu rascher Asphyxie führen, kleinere Partikel zu Atelektase, Pneumonie und Abszeßbildung.

Röntgenologische Veränderungen finden sich in über 90% der Fälle innerhalb von 24 h und sind hauptsächlich durch unscharf begrenzte ödematöse Verdichtungen mit Luftbronchogramm oder durch kleine unregelmäßige Verdichtungen mit unscharf begrenzten Gefäßwänden charakterisiert [43]. Atelektasen sind selten, außer bei Aspiration von großen Partikeln. Pleurale Veränderungen sind mit Ausnahme von kleinen Ergüssen nicht häufig (10-15%). Die Lokalisation des aspirierten Materials in der Lunge hängt unter anderem davon ab, in welcher Position (stehend, halbsitzend, liegend) der Patient aspiriert hat. Meist sind die Lungenveränderungen basal oder perihilär angeordnet. Bilaterale Veränderungen sind in 70%, symmetrische in 40% zu erwarten. Ein Rückgang der röntgenologisch sichtbaren Lungenveränderungen ist in 70% innerhalb von ein bis sechs Tagen zu erwarten. Die hohe Mortalitätsrate (22-62%) bei saurer Aspiration ist durch eine extensive chemische Pneumonie, bakterielle Pneumonie, ARF oder pulmonale Embolien bedingt (Goitein et al. [21]: 22%, Cameron et al. [8]: 62%).

Literatur

1. Barnes GT (1985) Scatter control in imaging recording. In: Radiology, diagnosis-imaging intervention. Hrsg: Taveras JM, Ferruccci JT (1987) Lippincott, Philadelphia
2. Baum M, Benzer H, Lechner G (1973) Der Einfluß von Trachealstenosen und Recurrensparese auf den Strömungswiderstand der menschlichen Trachea. Bruns' Beitr für klin Chir 220: 376
3. Bone DK, Davis JL, Zuidema GD, Cameron JL (1974) Aspiration pneumonia. Prevention of aspiration in patients with tracheostomies. Ann Thorac Surg 18: 30
4. Browning DH, Graves SA (1983) Incidence of aspiration with endotracheal tubes in children. J Pediatr 102: 582-584
5. Bynum LJ, Pierce AK (1976) Pulmonary aspiration of gastric contents. Am Rev Respir Dis 114: 1129
6. Calenoff L, Kruglik GD, Woodruff A (1978) Unilateral pulmonary edema. Radiology 126: 19
7. Cameron JL. Reynolds J, Zuidema GD (1973) Aspiration in patients with tracheostomies. Surg Gynecol Obsstet 136: 68
8. Cameron JL, Mitchell WH, Zuidema GD (1973) Aspiration pneumonia – clinical outcome following documented aspiration. Arch Surg 106: 49
9. Carter AR, Sostman HD, Curtis AM, Swett HA (1983) Thoracic alterations after cardiac surgery. AJR 140: 475
10. Castle JW (1977) Sensitivity of radiographic sceens to scattered radiation and its relationship to image contrast. Radiology 122: 805
11. Collins JD, Burwell D, Furmanski S, Lorber P, Steckel RJ (1972) Minimum detectable pleural effusions: a roentgen pathology model. Radiology 105: 51
12. Conrardy P, Goodman L, Laing F, Singer M (1976) Alterations of endotracheal tube position – flexion and extension of the neck. Crit Care Med 4: 8
13. Cullen DJ, Caldera DL (1979) The incidence of ventilator-induced pulmonary barotrauma in critically ill patients. Anesthesiology 50: 185
14. Daschner F, Scherer-Klein E, Langmaack H, Vogel W (1982) Krankenhausinfektion in einer operativen Intensivtherapiestation. Anaesthesist 31: 188
15. Felman AH, Shulman ST (1975) Staphylococcal osteomyelitis, sepsis and pulmonary disease. Radiology 117: 649

16. Fisher JK (1978) Skin folds versus pneumothorax. AJR 130: 791
17. Fleichner F (1936) Plattenförmige Atelektasen in den Unterlappen der Lungen. RÖFO 54: 315
18. Fryer ME, Marshall RD (1976) Tracheal dilatation. Anaesthesia 31: 470
19. Galanski M, Hartenauer U, Krumme B (1981) Röntgendiagnostik des Pneumothorax auf Intensivstationen. Radiologe 21: 459
20. Gobien RP, Reines HD, Schabel SI (1982) Localized tension pneumothorax: Unrecognized form of barotrauma in adult respiratory distress syndrome. Radiology 142: 15
21. Goitein KJ, Rein AJJT, Gornstein A (1984) Incidence of aspiration in endotracheally intubated infants and children. Crit Care Med 12: 19
22. Goodman LR (1980) Postoperative chest: I. Alterations after abdominal surgery. AJR 134: 533
23. Goodman LR (1980) Postoperative chest: II. Alterations after major intrathoracic surgery. AJR 134: 803
24. Gordon R (1980) The deep sulcus sign. Radiology 136: 25
25. Greene R, McLoud TC, Stark P (1977) Pneumothorax. Semin Roentgenol 12: 313
26. Greene R, Zapol WM, Snider MT, Reid L, Snow R, O'Connell RS, Novelline RA (1981) Early bedside detection of vascular occlusion during acute respiratory failure. Am Rev Respir Dis 124: 539
27. Greene R, Jantsch H, Boggis C, Strauss HW, Lowenstein (1983) Respiratory distress syndrome with new considerations RCNA 21: 699
28. Greene R, Boggis CRM, Jantsch H, Tomashefski JF Jr (1985) Radiography and angiography of the pulmonary circulation in ARDS. In: Zapol WM, Falke KJ (eds) Acute respiratory failure. Dekker, New York Basel, p 275
29. Greene R, Lind S, Jantsch H, Wilson R, Lynch K, Jones R, Carvalho A, Reid L, Waltman A, Zapol W (1987) Pulmonary vascular obstruction in severe ARDS: Angiographic alterations after IV fibrinolytic therapy. AJR 148: 501
30. Greene R (1987) Adult respiratory distress syndrome: acute alveolar damage. Radiology 163: 57
31. Henschke CI, Pasternak GS, Schroeder S, Hart KK, Herman PG (1983) Bedside chest radiography: Diagnostic efficacy. Radiology 149: 23
32. Hillman KM (1982) Pneumoperitoneum – a review. Crit Care Med 10: 476
33. Hirsch JH, Rogers JV, Mack LA (1981) Real-time sonography of pleural apacities AJR 136: 297
34. Hübsch PJS, Stiglbauer RL, Schwaighofer BWAM, Kainberger FM, Barton PPA (1988) Internal jugular and subclavian vein thrombosis caused by central venous catheters: Evaluation using Doppler blood flow imaging. J Ultrasound in Med (in press)
35. Huxley EJ, Viroslav J, Gray WR, Pierce AK (1978) Pharyngeal aspiration in normal adults and patients with depressed consciousness. Am J Med 64: 564
36. Janower ML, Jennas-Nocera Z, Mukai J (1984) Utility and efficacy of portable chest radiographs. AJR 142: 265
37. Jänsch A, Lissner J, Kessler M, Inthorn D (1980) Röntgenologische Lungenveränderungen bei akuter respiratorischer Insuffizienz. Die sogenannte Schocklunge. Fortschr Röntgenstr 132: 157
38. Jantsch H, Lechner G, Mauritz W, Waneck R (1981) Fehllagen und Komplikationen des oberen Cavakatheters. Radiologe 21: 463
39. Jantsch H, Lechner G, Sporn P (1988) Lungenveränderungen in der Intensivmedizin. In: Handbuch der medizinischen Radiologie, Band IX/5c. Hrsg: Diethelm L, Heuck F, Olsson O, Strnad F, Vieten H, Zuppinger A. Springer, Berlin Heidelberg
40. Johanson WG Jr, Pierce AK, Sanford JP, Thomas GD (1972) Nosocomial infections with gram-negative bacilli. The significance of colonisation of the respiratory tract. Ann Intern Med 77: 701
41. Kleiman PK, Raptopoulos V (1985) The anterior diaphragmatic attachments: An anatomic and radiologic study with clinical correlates. Radiology 155: 289
42. Kook Sang Oh, Stitik FP, Galvis AG, Bearman SB, Heller RM, Dorst JP (1974) Radiological manifestation in patients on continuous positive-pressure breathing. Radiology 110: 627

43. Landay MJ, Christensen EE, Bynum LJ (1978) Pulmonary manifestations of acute aspiration of gastric contents. AJR 131: 587
44. Lane EJ, Proto AV, Phillips TW (1976) Mach bands and density perception. Radiology 121: 9
45. Laszlo G, Archer CG, Darrel JH (1973) The diagnosis and prophylaxis of pulmonary complications of general operation. Br J Surg 60: 129
46. Lechner GL, Jantsch HS, Greene RE (1987) Radiology of the trachea. In: Radiology, diagnosis-imaging intervention. Hrsg: Taveras JM, Ferruccci JT (1987) Lippincott, Philadelphia
47. Leeming BAW (1973) Gravitational edema of the lungs observed during assisted respiration. Chest 64: 719
48. Mackay E, Lackner F, Pauser G, Rotter M, Wewalka G (1984) Infektionsüberwachung an einer vorwiegend chirurgischen Intensivbehandlungsstation. Anaesthesist 33: 564
49. Milne ENC (1978) Some new concepts of pulmonary blood flow and volume. Radiol Clin North Am 16: 515-535
50. Mirvis SE, Indeck M, Schorr RM, Diaconis JN (1986) Posttraumatic tension pneumopericardium: "The small heart sign". Radiology 158: 663
51. Moskowitz H, Platt RT, Schachar R, Mellins H (1973) Roentgen visualization of minute pleural effusion: an experimental study to determine the minimum amount of pleural fluid visible on a radiograph. Radiology 109: 33
52. Onik G, Goodman PC, Webb WC, Brasch RC (1984) Hydropneumothorax: Detection on supine radiographs. Radiology 152: 31
53. Pare JA, Fraser RG (1983) In: Synopsis of the chest. Saunders, Philadelphia
54. Pierce AK, Robertson J (1977) Pulmonary complications of general surgery. Annu Rev Med 28: 211
55. Pokieser H (1981) Röntgendiagnostik an der Intensivbehandlungsstation. Radiologe 21: 449
56. Pokieser H (1984) Radiologische Überwachung. In: Steinbereithner K, Bergmann H (Hrsg) Intensivstation, -pflege, -therapie. Thieme, Stuttgart New York, 2. Aufl, S 408
57. Raasch BN, Carsky EW, Lane EF, O'Callaghan JP, Heitzman ER (1982) Pleural effusion: explanation and some typical appearances. AJR 139: 899
58. Ravin CE, Handel DB, Kariman K (1981) Persistent endotracheal cuff overdistention: a sign of tracheomalacia. AJR 137: 408
59. Revesz G, Shea FJ, Kundel HL (1982) The effects of kilovoltage on diagnostic accuracy in chest radiography. Radiology 142: 615
60. Rhea JT, Sonnenberg Evan, McLoud TC (1979) Basilar pneumothorax in the supine adult. Radiology 133: 593
61. Rhea JT, DeLuca SA, Greene R (1982) Determining the size of pneumothorax in the upright patient. Radiology 144: 733
62. Sanford JP, Pierce AK (1979) Lower respiratory tract infections. In: Bennett JV, Brachman PS (eds) Hospital infections. Little, Brown and Company, Boston, p 255
63. Schlenker JD, Hubay C (1973) The pathogenesis of postoperative atelectasis. A clinical study. Arch Surg 107: 846
64. Sise MJ, Holligsworth P, Brimm JE, Peters RM, Virgilio RW, Shackford SR (1981) Complications of the flow directed pulmonary-artery catheter: A prospective analysis in 219 patients. Crit Care Med 9: 315
65. Slasky BS, Auerbach D, Skolnick LM (1983) Value of portable real-time ultrasound in the ICU. Crit. Care Med. 11: 160
66. Smith WL, Franken EA, Frangi SM, Windsor C (1982) Selection of optimal screen-film combination in the neonatal intensive care unit. AJR 139: 1051
67. Snashall PD, Keyes SJ, Morgan BM, McAnulty, Mitchell-Heggs PF, McIvor JM, Howlett KA (1981) The radiographic detection of acute pulmonary oedema: A comparison of radiographic appearances, densiometry and lung water in dogs. Br J Radiol 54: 277
68. Snow RL, Davies P, Pontoppidan H, Zapol WM, Reid LM (1982) Pulmonary vascular remodelling in adult respiratory distress syndrome. Am Rev Respir Dis 126: 887
69. Spray SB, Zuidema GD, Cameron JL (1976) Aspiration pneumonia: incidence of aspiration with endotracheal tubes. Am J Surg 131: 701

70. Stevens RM, Teres D, Skillman JJ et al. (1974) Pneumonia in an intensive care unit. Arch Intern Med 134: 106
71. Swan HJC, Ganz W, Forrester J, Marcus H, Diamond G, Chonette D (1970) Catheterization of the heart in man with use of a flow-directed balloon-tipped catheter. N Engl J Med 283: 447
72. Swischuk L (1976) Two lesser known but useful signs of neonatal pneumothorax. AJR 127: 623
73. Tobin MJ, Grenvik A (1984) Nosocomial lung infection and its diagnosis. Crit Care Med 12: 191
74. Tocino IM (1985) Pneumothorax in the supine patient: Radiographic anatomy. Radiographics 5: 557
75. Treugut und Ostendorf (1988) Akutes Atemnotsyndrom des Erwachsenen, Schocklunge, Adult respiratory distress syndrome (ARDS). In: Handbuch der medizinischen Radiologie, Band IX/5c. Hrsg: Diethelm L, Heuck F, Olsson O, Strnad F, Vieten H, Zuppinger A. Springer, Berlin Heidelberg
76. Wall SD, Federle MP, Jeffrey RB, Brett CM (1983) CT diagnosis of unsuspected pneumothorax after blunt abdominal trauma. AJR 141: 919
77. Weber AL, Grillo HS (1978) Tracheal stenosis. An analysis of 151 cases. RCNA 16: 291
78. Wenzel RP, Thompson RL, Landry SM, Russel BS, Miller PJ, Ponce de Leon S, Miller GB Jr (1984) Krankenhauserworbene Infektionen bei Intensivpflegepatienten, eine Übersicht mit Schwerpunkt auf Epidemien. Hyg Med 9: 21
79. West JB (1985) Respiratory physiology, 3rd ed. Williams & Wilkins, Baltimore London Sydney
80. Westcott JL, Rudick JL (1978) Cardiopulmonary effects of intravenous fluid overload: Radiologic manifestations. Radiology 129: 577
81. Westcott JL, Cole S (1985) Plate atelectasis. Radiology 155: 1
82. Wittich G, Ponhold W, Magometschnig D, Pall H, Czembirek H, Fürst K (1979) Akute Linksdekompensation – Stellenwert der Thoraxbettaufnahme für die Beurteilung des pulmonalvenösen Druckes. Röntgen-Blätter 32: 229
83. Woodring JH (1984) Recognition of pleural effusion on supine radiographs: how much fluid is required? AJR 142: 59
84. Zadrobilek E, Schindler I, Jantsch H, Gilly H, Mauritz W, Draxler V, Sporn P, Steinbereithner K (1985) Die Bewertung der thermalen Meßtechnik zur quantitativen Bestimmung des extravaskulären Lungenwassers. Anaesthesist 34: 582
85. Zapol WM, Snider MT, Hill JD (1979) Extracorporeal membrane oxygenation in severe acute respiratory failure: A randomized prospective study. JAMA 242: 2193
86. Ziter FMH, Westcott JL (1981) Supine subpulmonary pneumothorax AJR 137: 699
87. Zimmerman JE, Goodman L, Shahvary MG (1979) Effect of mechanical ventilation and positive end-expiratory pressure on chest radiograph. AJR 133: 811

Zusammenfassung der Diskussion zu den Themen: „Pathophysiologie, Meßgrößen und Monitoring“

Pathophysiologie

Frage:

Wie sind die Begriffe akute respiratorische Insuffizienz – akutes Lungenversagen – Adult respiratory distress syndrome (ARDS) definiert und voneinander abgegrenzt?

Antwort:

Der Begriff „akutes Lungenversagen“ ist in etwa dem Adult respiratory distress syndrome (ARDS)“ gleichzusetzen. Es handelt sich dabei um eine akute Lungenschädigung, die mit Hypoxämie, erniedrigter Compliance und typischem Röntgenbild nach einer Reihe prädisponierender Erkrankungen, z.B. Sepsis, Polytrauma und andere, auftreten kann. Der ARDS-Begriff – erstmals von Ashbaugh 1967 eingeführt – ist inzwischen stark ausgehöhlt, da er für alle möglichen Krankheitsbilder verwendet wird, die mit einer akuten, vital bedrohlichen Gasaustauschstörung einhergehen, z.B. auch Viruspneumonien, atypische Pneumonien, Lungenkontusionen und karzinomatöse Erkrankungen.

Die akute respiratorische Insuffizienz (ARI) ist demgegenüber als Oberbegriff zu sehen, der auch das akute Lungenversagen beinhaltet. Die ARI ist eine akute Funktionsstörung der Lunge (auch auf der Basis einer chronischen Lungenerkrankung), die in der Regel als Leitsymptom eine Hypoxämie bei gleichzeitig erniedrigtem oder erhöhtem arteriellem CO_2-Partialdruck aufweist. Die Hypoxämie ist nicht durch einen exakten Wert des arteriellen PO_2 zu definieren, da dieser abhängig ist von Alter, Vorerkrankungen und weiteren Faktoren, z.B. Herzzeitvolumen, venöser Ausschöpfung usw.

Bei Unterschreiten eines Wertes von 50 mm Hg für den arteriellen PO_2 dürfte allerdings in den meisten Fällen eine Hypoxämie vorliegen.

Eine Einteilung in Schweregrade ist problematisch, da mit fortschreitender Zeit auch die Schwere zunimmt, diese aber durch die Therapie auch günstig beeinflußt werden kann. Andererseits spielt die Grunderkrankung und deren Therapie für die Mortalität der ARI die entscheidende Rolle. Insofern ist auch die Einteilung nach Schweregraden nach Pontoppidan [6] nicht sehr hilfreich, zumal sie sich in erster Linie auf ARDS-Patienten bezieht.

Frage:

Welche Rolle spielen Veränderungen des Surfactant und der den Surfactant produzierenden Pneumozyten Typ II bei der Entstehung einer ARI?

Antwort:

So klar die Rolle des Surfactant beim „infantilen Atemnotsyndrom“ (IRDS) nachgewiesen und inzwischen auch durch erfolgreiche Substitution in der Therapie belegt ist, so unklar ist sie in der Entstehung des „Erwachsenen-Atemnotsyndroms“ (ARDS). Es gibt eine Reihe von Untersuchungen, die im Tiermodell, z.B. an Kaninchen, eindrucksvolle Änderungen der Druck-Volumen-Kurve zeigen, die zum Teil auch mittels Surfactantsubstitution rückgängig gemacht werden konnten. Auch die Demonstration eines „Inflection point“, eines Punktes also auf der Druck-Volumen-Kurve, bis zu dem die Drucksteigerung keine wesentliche Inflation von Volumen bewirkt und dementsprechend als Eröffnungsdruck verschlossener Alveolen interpretiert wird, ist überzeugend bisher nur in Tierversuchen gelungen. Die Forderung also, den Inflection point zur Einstellung eines optimalen PEEP heranzuziehen – von der Theorie her sehr sinnvoll, da mit dieser PEEP-Höhe ja die vollständige Rekrutierung verschlossener Alveolen erreicht werden könnte – ist von der klinischen Realität weit entfernt. Auch die Bedeutung der Hysterese des P-V-Diagramms (die Fläche, die bei der Erstellung des Druck-Volumen-Diagramms zwischen Inflations- und Deflationskurve liegt) ist nach wie vor unklar, eine eindeutige Zuordnung zu Surfactantveränderungen ist nicht nachgewiesen.

Frage:

Welche Rolle spielen die sogenannten „Mediatoren“ in der Pathophysiologie der akuten respiratorischen Insuffizienz, welche therapeutischen Konsequenzen ergeben sich daraus?

Antwort:

Die Gesamtheit der Mediatoren – wie viele auch immer beteiligt sein mögen – ist für die Pathophysiologie des ARDS verantwortlich (siehe Beitrag Burchardi). Unklar bleibt jedoch die Sequenz, mit der die verschiedenen Mediatorensysteme die Lungenschädigung herbeiführen, wie auch die Identifizierung von „Triggern“ und „Schlüsselenzymen“, deren spezifische Blockung oder Antagonisierung den pathophysiologischen Ablauf stoppen könnte. Dementsprechend ergibt sich aus den derzeitigen Kenntnissen über die Rolle der Mediatoren in der Pathophysiologie des ARDS kein pharmakologischer therapeutischer Ansatz. Die Kenntnis einzelner Abläufe der Mediatoreninteraktionen hat jedoch sehr wohl zu therapeutischen Konsequenzen in Anwendung und Modifikation der Beatmung geführt: Die Rolle freier Sauerstoffradikale und der Sauerstofftoxizität bei der Entwicklung einer Lungenschädigung hat uns veranlaßt, die inspiratorische Sauerstoffkonzentration so niedrig wie vertretbar zu halten. Es hat sich auch gezeigt, daß durch frühzeitige Beatmung und Vermeidung einer alveolären Hypoxie die Aktivierung des Komplementsystems und der Makrophagen (Chemotaxis) verhindert werden konnte. Ebenso kann durch die Verhinderung des Alveolenkollapses durch PEEP oder Inversed ratio ventilation ein Anstieg des pulmonalarteriellen Drucks durch Thromboxanfreisetzung verhindert werden. Insofern hat die bisher sicher unvollständige Kenntnis des „Mediatoren-Puzzles“ sehr wohl therapeutische Konsequenzen – allerdings nicht auf dem pharmakologischen Sektor.

Frage:

Welcher Zusammenhang besteht zwischen der Entstehung einer Ventilations-Perfusions-Störung und der Entwicklung eines „Permeabilitätsschadens“ bzw. eines interstitiellen Ödems bei der Entstehung eines akuten Lungenversagens?

Antwort:

Dies ist ein sehr komplexes Geschehen. Eine peribronchioläre Flüssigkeitsansammlung im Interstitium führt nicht notgedrungen schon zu einer Gasaustauschstörung. Andererseits kann auch eine Ventilations-Perfusions-Störung vorliegen, ohne daß ein interstitielles Ödem zugrunde liegt. Die therapeutische Konsequenz bleibt in beiden Fällen gleich: Ein therapeutischer Ansatz am Endothel steht nicht zur Verfügung, Gasaustauschstörungen lassen sich durch die Anwendung von CPAP/PEEP durch Recruitment von Alveolenoberfläche bessern, ohne daß der Wassergehalt der Lunge beeinflußt wird.

Frage:

Heißt das, ein akutes Lungenversagen bedeutet in jedem Fall das Vorliegen einer Permeabilitätsstörung, in jedem Fall das Vorliegen eines Endothelschadens und wie wurde dieser gegebenenfalls nachgewiesen?

Antwort:

Hier ist zu unterscheiden zwischen den abstrahierenden und manchmal auch vergröbernden Wahrheiten der Didaktik und dem exakten „Schritt-für-Schritt-Beleg“ in wissenschaftlichen Untersuchungen. Letztere belegen die zeitliche Sequenz Endothelschaden – Ödembildung – Ventilations-Perfusions-Störung nicht so exakt wie dies in der Lehre häufig dargestellt wird. Das Epithel wird gegenüber dem Endothel als die dichtere Schranke angesehen. Es mehren sich aber heute die Hinweise, daß auch das Epithel der Alveolen undicht wird, denken wir nur an die Mediatoren, die man in der bronchoalveolären Lavageflüssigkeit findet; ein Befund, der zeigt, daß auch die Alveolarepithelwand für kleine Moleküle undicht wird. Weiterhin gilt jedoch: Wenn die

Epithelwand undicht wird, dann ist das Endothel auch undicht, es sei denn, die Störung kommt vom Bronchiallumen her, z.B. bei Aspiration oder Giftgas.

Frage:

Wie kommt es bei einem vorhandenen interstitiellen Ödem zu der häufig nachweisbaren schwersten Gasaustauschstörung?

Antwort:

Es gibt natürlich in dieser Situation – interstitielles Ödem – auch eine Diffusionsstörung, wenn man Diffusion als das Phänomen betrachtet, das Oberfläche und Transport erfaßt. In diesem Fall ist die Oberfläche durch Einschränkung der Oberflächendehnbarkeit der Alveolen erheblich reduziert. Das wichtigste pathophysiologische Phänomen bleibt jedoch der Kollaps und das Überfluten der Alveolen, d.h. funktioneller Rechts-links-Shunt mit der therapeutischen Konsequenz, CPAP/PEEP anzuwenden, um ein Recruitment von Alveolen zu erzielen. Physiologischerweise besteht in der Lunge zwischen den Kontaktflächen ein Austausch, und es besteht kein interstitielles Ödem. Wir können eine feuchte Lunge ohne Störung der Austauschfläche bekommen. Vermehrt sich diese Flüssigkeit, dann kommt es zur Einschränkung der Kontaktfläche, die Lungenbläschen können sich nicht ausdehnen. In der Spätphase kommt es sogar zu einer echten Verlängerung der Diffusionsstrecke. Dieses Phänomen tritt schneller ein, wenn der Patient beatmet ist, weil die Lymphgefäße, die ja am Hals des Acinus angeordnet sind, in ihrer Transportfunktion – Abtransport von Flüssigkeit aus dem Interstitium aus dem alveolären Bereich – durch die Erhöhung des intrapulmonalen Drucks beeinträchtigt werden. Physiologisch weist der Lymphabfluß große Reserven auf, er kann auf das 50fache gesteigert werden.

Zur zeitlichen Folge der Schädigung an verschiedenen Lungenstrukturen: Solange der Lymphabfluß die austretende Flüssigkeit abtransportieren kann, entsteht trotz Kapillarschaden kein Ödem [1]. Es gibt aber auch im Tierexperiment [4] die Beobachtung, daß vor einer nachweisbaren Erhöhung des extravaskulären Lungenwassers mittels Gravimetrie eine Beeinträchtigung der Compliance nachweisbar ist. Dies kann so interpretiert werden, daß Veränderungen der Alveolaroberfläche nicht an das Vorhandensein eines Ödems geknüpft sind bzw. vor diesem auftreten können. Auch Messungen des extravaskulären Lungenwassers an polytraumatisierten Patienten erbrachten – bei aller Einschränkung hinsichtlich der Sensitivität der Methodik – erst nach 48 [h] einen Anstieg des extravaskulären Lungenwassers [7]. Auch frühe morphologische und radiologische Befunde bei ARDS weisen in der Regel kein massives Ödem auf.

Frage:

Bei welchen Erkrankungen ist die Kausalkette Endothelschaden – interstitielles Ödem – Epithelschaden in der Lunge gesichert?

Antwort:

Gut gesichert ist die verstärkte Durchlässigkeit des Endothels im Endotoxinmodell mit Messung des Lungenlymphabflusses am nichtnarkotisierten spontan atmenden Schaf, ein ausgefeiltes Modell, das von Staub entwickelt und in der Gruppe um Brigham bis heute in extenso untersucht wird. Um so bemerkenswerter erscheint es daher, daß Brigham und Meyrick in einer jüngeren Übersicht über den Zusammenhang von Endotoxin und Lungenschädigung betonen [2], daß die pulmonale Reaktion sowohl die Atemwege als auch das Gefäßsystem erfaßt und daß zwischen dem Schweregrad des Ödems und dem Schweregrad des Gasaustauschs keine quantitative Beziehung besteht. Insofern ist die Kausalkette, wie sie oben postuliert wurde, wohl nicht einmal für das Staubsche Schafmodell lückenlos, geschweige denn für humane Krankheitsbilder. Dennoch ist bei der Mehrzahl der zum ARDS prädisponierenden Erkrankungen, z.B. auch der Sepsis, davon auszugehen, daß die Noxe auf dem Blutweg in die Lunge gelangt und den Blutstrom via Endothel verläßt. Nach Aktivierung von Granulozyten und verschiedenen Mediatorensystemen tritt eine Schädigung am Endothel auf, die zum Austritt von Eiweiß und anderen großen Molekülen führt und zu dem typischen Befund schwerer, flüssigkeitsreicher Lungen. Parallel dazu werden Veränderungen der Lungenmechanik festgestellt, z.B. durch Aufzeichnung der Druck-Volumen-Kurve, die in ihrer zeitlichen Zuordnung gleichzeitig oder auch vor dem Ödem nachweisbar sind und dazu geführt haben, daß die Einschränkung der Compliance von der Erstbeschreibung des ARDS an regelmäßig als wesentliches Kriterium eines ARDS aufgeführt wurde. Eine kausale Zuordnung der Compliance bzw. P-V-Kurvenänderung z.B. zu einer frühen Schädigung des Surfactantsystems oder der Alveolarzellen Typ II ist bisher nicht nachgewiesen. Eher scheint eine Konstriktion auf Bronchiolenebene, die sich mit unseren Methoden der Resistancebestimmung nicht erfassen läßt, eine Rolle zu spielen.

Frage:

Was ist der Unterschied zwischen posttraumatischer und postoperativer Ateminsuffizienz?

Antwort:

Posttraumatisch läuft häufig die Pathophysiologie des akuten Lungenversagens ab, postoperativ führen überwiegend mechanische Faktoren zur respiratorischen Insuffizienz, z.B. abdominelle Kompression, Zwerchfellhochstand, Entwicklung von Atelektasen. Selbst eine Erhöhung des hydrostatischen Drucks durch vermehrte Volumengabe führt ohne Aktivierung des Mediatorensystems in dieser Situation nicht zur „Zündung“ des sich selbst weiterentwickelnden ARDS-Geschehens, sondern ist rasch zu beheben durch entwässernde Maßnahmen.

Lungenkreislauf/Herzfunktion

Frage:

Wie sind die mittels Pulmonalarterienkatheter gewonnenen Werte zu interpretieren, wenn dabei der Flow, also das Herzminutenvolumen berücksichtigt werden muß?

Antwort:

Die sogenannten Normalwerte (15–25 mm Hg) für den mittleren pulmonalarteriellen Druck reichen für die Beurteilung pathophysiologischer Zustände nicht aus, z.B. bei einer Erhöhung des Herzzeitvolumens infolge Sepsis. Es wurde daher eine Beziehung gezeigt, die besagt, daß der Normalwert für den mittleren Pulmonalarteriendruck etwa aus der Formel $10 + 0{,}6 \times$ Herzminutenvolumen (l/min) als ungefährer Richtwert gewonnen werden kann. Diese Beziehung als grobe Korrelation wurde auf empirischer Basis abgeleitet und ist natürlich nicht als mathematische Gleichung zu verstehen.

Frage:

Soll man mit dem Pulmonalarterienkatheter gewonnene Druckwerte unter Beatmung mit PEEP korrigieren und gegebenenfalls wie?

Antwort:

Es gibt keinen pauschalen Korrekturfaktor, z.B. die Hälfte des eingestellten PEEP abziehen oder etwas Ähnliches. Auch das Herausnehmen des PEEP für eine Messung ist nicht sinnvoll, weil dies sofort zu Veränderungen der Hämodynamik führt und die Messung damit nicht die Kreislaufverhältnisse unter der spezifischen Beatmungssituation reflektiert. Die hämodynamischen Druckwerte sind im Verlauf und in der Konstellation von Krankheitsprozeß und Therapie zu bewerten, und sie wirken sich zum Teil auch in ihrer absoluten Höhe aus; auch wenn der zentrale Venendruck z.B. durch PEEP erhöht ist, wird er den venösen Abfluß aus zerebralen Gefäßen in dem Ausmaß erschweren, wie es dem absolut gemessenen Wert entspricht. Die Interpretation von hämodynamischen Druckwerten muß unter Beachtung des jeweiligen therapeutischen Regimes im Verlauf erfolgen, sie liefert nicht in einem Zahlenwert eine unabhängige Größe, die für sich allein diagnostische und therapeutische Schlüsse ermöglicht.

Frage:

Gibt es einen konkreten Wert für den pulmonalkapillären Verschlußdruck (PCWP), der auch unter sehr hohen PEEP-Werten nicht überschritten werden darf, also eine obere Grenze?

Antwort:

Nein. Gerade in diesen Fällen kann diese Beurteilung nur im therapeutisch Versuch erfolgen, d.h. daß man z.B. das Verhalten des Herzzeitvolumens unt Volumengabe überprüft. Allein aus dem Verhalten des Pulmonalisdrucks od auch des PCWP kann der Effekt einer Volumengabe nicht bewertet werden, ist dazu die Messung des Herzzeitvolumens nötig; wenn dies unter Volume gabe bzw. zuvor erniedrigten HZV-Werten ansteigt, dann lag ein Volumend fizit vor, egal wie hoch der PCWP vorher war.

Frage:

Gibt es einen Bereich der PEEP-Einstellung, z.B. unter 5 cm H_2O, der si erfahrungsgemäß nicht wesentlich auf PCWP und HZV auswirkt?

Antwort:

Nein. Das hängt von der Compliance der Lunge und vom kardialen Zustand d Patienten ab und läßt sich im Einzelfall nicht sicher vorhersagen, wenn auch d Beeinträchtigung des HZV sicher mit der Höhe des PEEP zunimmt. D Erfahrung zeigt allerdings, daß bei normovolämischen Patienten gerin PEEP-Werte (3–5 cm H_2O) zu keiner wesentlichen Kreislaufbeeinträchtigu führen.

Frage:

Welchen klinischen Stellenwert hat die Meßmethode, die Ejektionsfraktion r dem Pulmonalarterienkatheter zu bestimmen?

Antwort:

Beim einzelnen Patienten kann die Bestimmung der Ejektionsfraktion mit d Pulmonalarterienkatheter einen Therapieeffekt mittels Vergleichsmessu erkennen lassen; Voraussetzung ist, daß der Katheter zwischen den Meßze punkten an Ort und Stelle liegenbleibt. Ein Vergleich zwischen Patienten oc Schlüsse auf ein Patientenkollektiv, das mit dieser Methode gemessen u klassifiziert wird, ist wegen des methodischen Fehlers (Abhängigkeit v Katheterlage und Injektionsort) und der daraus resultierenden großen Streuu nicht möglich.

Frage:

Gibt es aus respiratorischen Gründen eine Indikation für einen Pulmonalar rienkatheter oder gibt es dafür nur hämodynamische Indikationen?

Antwort:

Bei Vorliegen einer pulmonalen Funktionseinschränkung ist häufig auch die pulmonale Hämodynamik beeinträchtigt, d.h. bei schwerer respiratorischer Insuffizienz besteht häufig eine pulmonale Hypertonie, die es zu erkennen und therapeutisch zu beeinflussen gilt – nicht durch Vasodilatatoren, aber z.B. durch Beseitigung einer Azidose. Um die pulmonale Hypertonie zu diagnostizieren, ist ein Pulmonalarterienkatheter notwendig.

Frage:

Lassen sich mittels Computertomographie oder Ultraschallsonographie intrapulmonale Lungenveränderungen, also z.B. Atelektasen und intrapulmonale oder extrapulmonale Flüssigkeitsverdichtungen, differenzieren?

Antwort:

Mit der Computertomographie des Thorax ist diese Unterscheidung sicher möglich. Beim CT ist jedoch der aufwendige Transport und die unvollständige Überwachung schwerkranker Patienten in dieser Phase gegen den möglichen therapeutischen Nutzen abzuwägen. Bei der Sonographie besteht diese Problematik nicht, die Ergebnisse sind aber sehr stark von Erfahrung und Qualität des Untersuchers abhängig.

Monitoring

Frage:

Welche Rolle spielt die Bestimmung der Totraumventilation und des Shunts heutzutage in der Beatmung, d.h. im klinischen Alltag?

Antwort:

Praktisch keine, was den Informationsgehalt und die daraus gezogenen therapeutischen Konsequenzen angeht.

Frage:

Wie lange muß der „Inflation hold“, d.h. die Plateauphase des Drucks sein, um die statische Compliance zu bestimmen?

Antwort:

Die häufig angegebenen 1–1,5 s reichen hierzu nicht aus. Es müßten – abhängig von der Lungenerkrankung, d.h. also bei Obstruktion länger – mindestens 3–4 s sein, um statische Bedingungen zu erreichen. Für die Beobachtung von Trends gibt allerdings die Beachtung des Plateaudrucks wichtige Informationen. Es wäre auch zu überlegen, ob nicht in ein Beatmungsgerät ein standardisierter abrufbarer Atemhub installiert werden kann, der eine gute Vergleichbarkeit der dabei abgelesenen Druckwerte ermöglicht.

Frage:

Wie sind Compliancewerte, die von Beatmungsgeräten angezeigt werden, zu bewerten?

Antwort:

Mit Vorsicht. Bei älteren Geräten und abhängig vom Fabrikat kann das Beatmungsgerät einen Wert liefern, der die Compliance des Schlauchsystems mit beinhaltet. Neuere Geräte beseitigen diesen Fehler, indem die Messung im In- und Exspirationsschenkel jeweils bei einem Flow = 0 erfolgt. Der angezeigte Wert ist bei diesen Geräten also eine echte Gesamtcompliance von Lunge und Thorax ohne Schlauchsystem.

Frage:

Entspricht der am Tubus abgelesene endexspiratorische Druck dem Alveolardruck?

Antwort:

Sehr häufig nicht. Gerade bei Inversed ratio ventilation (IRV), aber auch bei anderen Beatmungsformen oder Lungenfunktionseinschränkungen kommt es zu einem sogenannten „Intrinsic PEEP“, d.h. infolge unvollständiger Deflation in der Exspirationsphase bleibt im Alveolarbereich am Ende der Exspiration ein höherer Druck erhalten, als er am Mund gemessen wird. Dieser Druck ist am Patienten nicht einfach zu messen. Es wäre allerdings möglich – unter der Annahme, daß sich die gesamte Lunge wie ein Kompartiment verhält –, aus den gemessenen Werten von Resistance und endexspiratorischem Flow z.B. bei IRV-Beatmung einen Schätzwert anzugeben, wieviel der (virtuelle) „Intrinsic PEEP“ über dem am Mund gemessenen endexspiratorischen Druck liegt. Der praktische Nutzen dieses Schätzwertes ist im Moment nicht zu bewerten.

Frage:

Welche Bedeutung hat die Messung der Resistance in der klinischen Anwendung?

Antwort:

Wir erfassen die Resistance der größeren Atemwege. Was wir eigentlich wissen möchten – und was vermutlich frühzeitig eine Rolle spielt –, die Resistanceveränderungen der kleinen Atemwege („Small airways“), können wir nicht messen.

Frage:

Wie soll man am Patienten die Compliance messen? Durch Erstellen einer Druck-Volumen-Kurve, durch Ablesen von Hubvolumen und Plateaudruck unter Berücksichtigung des PEEP (effektive Compliance), durch Ablesen des Compliancewertes vom Beatmungsgerät, oder genügt es, den Plateaudruck zu registrieren, solange keine Veränderungen am Beatmungsmodus vorgenommen werden?

Antwort:

Am günstigsten ist die Registrierung des Plateaudrucks im Trend, unter der Voraussetzung, daß sonst keine Veränderungen des Beatmungsmodus erfolgen; sie gibt eine einfache, im Trend gut zu beobachtende Richtgröße. Die anderen Verfahren sind zum Teil differenzierter, man muß aber berücksichtigen, daß auch sie keine Lungencompliance, sondern eine Gesamtcompliance von Lunge und Thorax liefern, d.h. Muskelspannung des Patienten und erhöhter abdomineller Druck gehen in diese Compliancemessungen mit ein. Die Erstellung des P-V-Diagramms erfordert auch eine Interpretation dieser Kurve. So ist z.B. die Hysterese nicht zwangsläufig als Phänomen der Oberflächenspannung zu sehen, sie entsteht zum Teil auch durch den Sauerstoffverbrauch, der in der Exspiration ein geringeres Volumen erbringt. Bei einer über 1 min geschriebenen Druck-Volumen-Kurve ergäbe sich also hier eine Differenz durch den Sauerstoffverbrauch von 250 ml. So wird auch klar, daß die Methodik des P-V-Diagramms eine Standardisierung voraussetzt, wenn man die Diagramme miteinander vergleichen will. Für praktische Belange genügt die Errechnung der sogenannten effektiven Compliance.

$$\text{C eff} = \frac{\text{Atemhubvolumen}}{\text{P Plateau} - \text{PEEP}}$$

Frage:

Inwieweit benötigt man die Druck-Volumen-Kurve, um PEEP und Atemhubvolumen im „sicheren“ Bereich der inspiratorischen Kapazität zu halten, d.h. im Sinne von Lazarus [3] im steilen Bereich der Druck-Volumen-Beziehung zu bleiben und Schäden durch Überblähung und Barotrauma zu vermeiden?

Antwort:

Zur therapeutischen Anwendung dieses Prinzips ist die Erstellung einer Druck-Volumen-Kurve nicht unbedingt nötig. Wenn die Compliance eingeschränkt ist, muß das Hubvolumen reduziert werden. Lazarus hat hierzu auch eine Empfehlung gegeben, bei Erhöhung des PEEP über 10 cm H_2O das

Hubvolumen für je 1 cm H_2O PEEP um ein Zehntel des Ausgangshubvolumens zu senken und die Atemfrequenz entsprechend zu erhöhen.

Frage:

Müssen wir beim Beatmeten den exspiratorischen CO_2-Partialdruck oder das abgegebene CO_2 in der Exspiration ins Routinemonitoring aufnehmen?

Antwort:

Es kommt darauf an, was man mit den Werten anfängt. Für eine Bestimmung des respiratorischen Quotienten ist die Messung von O_2-Verbrauch und CO_2-Produktion in ihrer Kombination zu ungenau, da sie methodisch mit einem Fehler bis zu 12 % behaftet ist. Auf die Lunge bezogen kann die CO_2-Abgabe in der Exspirationsluft in bestimmten Grenzsituationen schon einen Aufschluß geben. Wenn die CO_2-Abgabe in Form eines Kapnogramms angezeigt wird, so ist das eine der wenigen nichtinvasiven Methoden, die uns Aufschluß über die Lungendurchblutung geben können. Dennoch ist ein Routinemonitoring des exspiratorischen CO_2 nicht erforderlich.

Frage:

Was versteht man unter dem Hyperoxietest und wie ist er zu interpretieren?

Antwort:

Man versteht darunter die Bestimmung der alveoloarteriellen O_2-Differenz ($AaDO_2$) unter einer FIO_2 von 1,0. Die Einatmung von reinem Sauerstoff führt dazu, daß Stickstoff aus Alveolen, die nicht total von der Ventilation ausgeschlossen sind, ausgewaschen wird und das Kapillarblut aus Bezirken mit Ventilations-Perfusions-Mißverhältnis voll mit O_2 gesättigt ist. Der Test ermöglicht also eine Differenzierung zwischen venöser Beimischung und „echtem“ Shunt. Es ist dabei zu berücksichtigen, daß die Beatmung mit 100 % Sauerstoff durch das Auftreten sogenannter Resorptionsatelektasen infolge der Stickstoffauswaschung zu einer Shuntzunahme führen kann.

Bakteriologisches Monitoring

Frage:

Wie häufig soll das Trachealsekret bei beatmeten Patienten mikrobiologisch untersucht werden?

Antwort:

Aufgrund der besonderen Gefährdung dieser Patienten durch bronchopulmonale Infektionen sollte eine mikrobiologische Untersuchung zwei- bis dreimal pro Woche erfolgen.

Frage:

Welche Bedeutung hat das Grampräparat im Vergleich zur Kultur?

Antwort:

Eine bakteriologische Materialverarbeitung mit Sensibilitätsaustestung dauert in der Regel zwei bis drei Tage. Kann mit der antibiotischen Therapie nicht so lange gewartet werden, so vermittelt das Grampräparat einen ersten diagnostischen und therapeutischen Hinweis. Für eine kalkulierte Antibiotikatherapie sollte jedoch das Resistenzprofil der häufigsten Erreger bekannt sein.

Frage:

Wann soll ein Grampräparat angefertigt werden?

Antwort:

Bei jedem Verdacht auf eine bronchopulmonale Infektion. Es erleichtert nicht nur eine kalkulierte Antibiotikatherapie, sondern liefert auch einen zusätzlichen Hinweis auf ein infektiöses Geschehen.

Frage:

Welche Vorteile ergeben sich, wenn das Grampräparat auf der Intensivstation angefertigt wird?

Antwort:

Zum einen wird das Trachealsekret dann vom Arzt selbst abgenommen, was hoffentlich den Vorteil hat, daß keine insuffizient gewonnenen Sekretproben zur mikrobiologischen Untersuchung eingesandt werden. Läßt sich z.B. beim Absaugen kein Sekret gewinnen, so ergibt es wenig Sinn, den Absaugkatheter mit Kochsalz durchzuspülen und dies anschließend zur mikrobiologischen Diagnostik einzusenden. Zum anderen liegt das Ergebnis der Gramfärbung innerhalb weniger Minuten vor und kann einen wertvollen Zeitgewinn sichern (insbesondere wenn das mikrobiologische Labor räumlich von der Klinik getrennt ist).

Frage:

Was muß bei der Beurteilung eines Grampräparates beachtet werden?

Antwort:

Schwierigkeiten bei der Bewertung eines Grampräparates können sich durch eine vorangegangene Antibiotikabehandlung ergeben. Hier kann es zu Degenerationserscheinungen der Erreger mit atypischem Gramverhalten und morphologischem Bild kommen. Man sollte auch immer beachten, daß der mikroskopische Befund nie eine Aussage über die Spezies erlaubt und nur der sehr Erfahrene in günstig gelagerten Fällen eine Diagnose mit relativer Sicherheit stellen kann, wie z.B. bei Pneumokokken, Staphylokokken und Meningokokken.

Frage:

Wann sollen Blutkulturen abgenommen werden?

Antwort:

Bei jedem Fieber sollten Blutkulturen abgenommen werden, wobei zu beachten ist, daß die Abnahme im Fieberanstieg erfolgt. Eine genaue Richtlinie für den besten Zeitpunkt gibt es allerdings nicht. Unter einer Antibiotikatherapie sollten Blutkulturen möglichst am Ende eines Dosierungsintervalls abgenommen werden. Bei korrekter Desinfektion können Blutkulturen auch aus arteriellen Kathetern entnommen werden.

Frage:

Wann sollte eine Sekretgewinnung mittels Fiberbronchoskopie erfolgen?

Antwort:

Besonders in der Mykobakterien-, Pilz- und Protozoendiagnostik sind bronchoskopische Materialgewinnungsmethoden sehr hilfreich. In der Abklärung bakterieller Pneumonien, die bekanntermaßen bei beatmeten Patienten den Großteil aller Pneumonien ausmachen, bringt die bronchoskopische Materialgewinnung gegenüber der einfachen Untersuchung des Trachealsekrets keine Vorteile. Nur in Einzelfällen, wenn durch das „blinde“ Absaugen keine vernünftige Sekretprobe gewonnen werden kann und klinisch ein Infektionsverdacht besteht, ist eine bronchoskopische Sekretgewinnung sinnvoll. Diese sollte dann am besten mittels bronchoalveolärer Lavage erfolgen.

Frage:

Patienten, die längere Zeit auf der Intensivstation liegen, sind zu einem großen Teil mit Bakterien besiedelt und erleiden häufig Infektionen. Wie verschafft man sich einen schnellen Überblick über eine stattgefundene Keimbesiedlung und die Auswirkung einer antibiotischen Therapie?

Antwort:

Bei diesen Patienten hat es sich bewährt, ein mikrobiologisches Kurvenblatt zu führen. Auf diesem wird das Ergebnis aller Abstriche sowie eine antibiotische Behandlung dokumentiert. In Tabelle 1 ist als Beispiel das mikrobiologische Kurvenblatt der Anästhesiologischen Intensivtherapiestation des Universitätsklinikums Ulm abgebildet.

Tabelle 1. Beispiel für ein mikrobiologisches Kurvenblatt (Anästhesiologische Intensivstation, Klinikum der Universität Ulm)

Patient XY (Polytrauma mit Lungenkontusion) geboren: Aufnahme am: 01.01.

Datum:	01.01.	03.01.	05.01.	08.01.	10.01.	13.01.
Rachenabstrich	Strep. viridans ++ Neisserien +	Strep. viridans + Enterokokken + Candida +	fehlt	Staph. epi. + Enterokokken ++ Candida ++	Staph. epi. + Enterokokken ++ Candida +	Staph. aureus + Enterokokken ++ Candida ++
Trachealsekret	Pneumokokken +	Pneumokokken ++ Haemophilus ++	Haemophilus ++	Candida +	fehlt	Staph. aureus (+) Candida + Enterokokken +
Drainagen und Wundabstrich	∅	Drainage Abdomen: steril	Thoraxdrainage: steril		Kavakatheter- spitze: steril	
Urikult	steril	steril	steril	steril	10^4/ml Entero- kokken	steril
Blutkultur		4 × BK: steril				
Antibiotika		03.01. Cefotaxim 3 × 2 g		bis 09.01.		
Sonstiges				Candida-Titer: 1:80		Candida-Titer: 1:320

Literatur

1. Bartlett RH (1980) Pulmonary pathophysiology in surgical patients. Surg Clin North Am 60, 1323
2. Brigham KL, Meyrick B (1986) Endotoxin and lung injury (State of art). Am Rev Respir Dis 133, 913
3. Lazarus G (1985) PEEP-Beatmung ohne Lungenüberblähung. Anaesthesist 34, 59
4. McCaffree DR, Gray BA, Pennoch BE, Coalson J, Bridges C, Taylor FB, Rogers RM (1981) Role of pulmonary edema in the acute pulmonary response to sepsis. J Appl Physiol: Respirat Environ Exercise physiol 50, 1198
5. Pepe PE, Marini JJ (1982) Occult positive end-expiratory pressure in mechanically ventilated patients with air flow obstruction: the auto-PEEP effect. Am Rev Respir Dis 126, 166
6. Pontoppidan H, Hüttemeier PC, Quinn DA (1985) Etiology, demography and outcome. In: Zapol WM, Falke KJ (eds) Acute respiratory failure. Dekker, New York Basel, p 2
7. Schönfeld W, Knöller J, Knöller M, Sturm J, Joka T, König W (1988) The role of leukotrienes in the pathophysiology of the adult respiratory distress syndrome after polytrauma (Abstract of the 1st Intern. Congress on the Immune Consequences of Trauma, Shock and Sepsis. Mechanisms and Therapeutic Approaches. München, 03.–05. März 1988, OP 72)

IV Beatmungstechnik

Technische Grundlagen der Beatmung

M. Baum

Stand der Respiratortechnik

Moderne Respiratoren bieten eine Vielzahl an einstellbaren Beatmungsformen und Beatmungsmuster. Im Gegensatz zu früheren Gerätegenerationen, die für verschiedene Aufgaben unterschiedliche, parallel geschaltete Antriebs- und Dosiersysteme aufwiesen, wird heute generell ein einziges, elektrisch ansteuerbares Antriebs- und Dosierelement eingesetzt. Die Ansteuerung dieses Proportionaldosierventils durch einen Mikroprozessor erlaubt nun eine Software-mäßige Anpassung an die aktuell benötigten Betriebsbedingungen.

Durch dieses technische Konzept fallen störende Einflüsse eines inperfekten Antriebs (z.B. „Mitatmen" des Balges, Strömungsabhängigkeit von Druckeinstellungen usw.) weg. Damit lassen sich viele Beatmungsmuster nahezu ideal realisieren.

Voraussetzungen dafür sind folgende Eigenschaften:

Dosierventil:

1. Schnelle Ansprechzeit.
2. Ausreichende Flowkapazität und Linearität.
3. Unabhängigkeit der Dosierung von Gasart und Beatmungsdruck.

Sensoren:

1. Schnelle Ansprechzeit.
2. Geeignete Meßstelle.
3. Unabhängig von Gasart und Gaszustand (Druck, Temperatur, Feuchte).

Patientensystem und Ausatem-PEEP-Ventil:

1. Geringe Strömungswiderstände (R_i, R_e).
2. Geringes kompressibles Gasvolumen (interne Compliance C_i).
3. Driftfreies PEEP-Ventil.

Aufgaben eines Respiratorsystems

Unabhängig vom gewählten Beatmungsmodus muß ein Respiratorsystem bestimmte Funktionen übernehmen.

Traditionell steht die *Volumsverschiebung* von Atemgas in die Lunge zur Sicherstellung der *Ventilation* an oberster Stelle. Die dazu nötige Atemarbeit kann zur Gänze oder in Teilen vom Respirator übernommen werden, je nachdem, in welchem Maße eine Spontanatmung des Patienten vorhanden ist. Während reiner Spontanatmungsformen (z.B. CPAP) leistet der Patient zwar die gesamte, zur Überwindung seiner Lungenwiderstände notwendige Atemarbeit, dennoch sollte der Respirator jene Arbeit übernehmen, die zusätzlich an den Widerständen des Schlauchsystems zu leisten ist.

Die *Steuerung* der zeitlichen *Folge* und *Dauer* der Volumsverschiebung wird ebenfalls vom Respirator übernommen. Sie kann nach einem starren Zeitraster erfolgen bzw. aus dem Erreichen von vorgegebenen Beatmungsparametern oder aus der Spontanatemaktivität des Patienten abgeleitet werden.

Ein bestimmender Faktor für den Gasaustausch von Sauerstoff ist die funktionelle *Gasaustauschoberfläche*. Deshalb muß ein Respirator die Möglichkeit der *Beeinflussung* des endexspiratorischen Füllungszustandes (FRK) der Lunge bieten. Über eine reine Einstellgröße hinaus sollen diese Maßnahmen geeignet sein, verlorene Gasaustauschoberfläche über längere Zeiträume neu zu *rekrutieren*.

Die aus der zentralen Gasversorgung entnommenen Gase müssen zu einem in *Feuchte, Temperatur und Gaszusammensetzung* auf die Bedürfnisse des Patienten abgestimmten Atemgas *konditioniert* werden. Gasmischer und Anfeuchter sind deshalb integrale Bestandteile eines Respiratorsystems.

Schließlich muß die *Funktion des Respiratorsystems* und sein Zusammenspiel mit dem Patienten in sämtlichen – für die gewählte Betriebsart relevanten – Parametern *überwacht* werden. Grenzwertüberschreitungen, die zu einer Beeinträchtigung der Therapie führen können, müssen alarmiert werden (Tabelle 1).

Tabelle 1. Die Aufgaben eines Respiratorsystems

1. Übernahme oder Unterstützung der Ventilation
2. Steuerung der zeitlichen Folge und Dauer der Atemphasen
3. Erhaltung und Wiederherstellung der Gasaustauschoberfläche
4. Konditionierung der Atemgase
5. Überwachung der Maschinenfunktion

Modell der Mechanik des passiven Respirationstrakts

Dieses vereinfachte Modell der Lungenmechanik besteht aus zwei unterschiedlichen, linearen Komponenten (Resistance R und Compliance C). Weiters wird angenommen, daß sich die Lunge passiv verhält (keine Spontanaktivitäten).

Die *Resistance* repräsentiert die *Strömungswiderstände* des jeweiligen Abschnitts, während die *Compliance* die regionale *Dehnbarkeit* beschreibt. Ein *Lungenkompartment* besteht aus einer Kombination aus Resistance und Compliance und weist eine *Zeitkonstante* auf, die sich aus dem Produkt der beiden Größen ergibt ($\tau = R \times C$). Die Zeitkonstante bestimmt, wie rasch ein Kompartment auf eine Druckänderung zu reagieren vermag. Sie ist also ein Maß für die *Füllgeschwindigkeit* eines Lungenkompartments. Ein τ von 1 s bedeutet, daß ein Drucksprung von 10 mbar nach 1 s einen Druckanstieg auf 6,3 mbar im complianten Element bewirkt hat (Tabelle 2).

Tabelle 2. Lungenkompartments

- setzen sich aus resistiven (R) und complianten (C) Elementen zusammen
- füllen sich mit der charakteristischen Zeitkonstante $\tau = R \times C$ auf 63 %
- können ihre unterschiedliche Füllung während des Plateaus ausgleichen

Diese Zustandsänderung wird durch die Gleichung

$$\triangle P = R \times F + \triangle V/C$$

beschrieben. Der Drucksprung △ P wird zu Beginn ausschließlich zur Überwindung der Strömungswiderstände (Resistance (R) × Flow (F)) aufgewendet (Resistancedruck), mit Fortdauer des Vorganges wird ein immer größerer Anteil für die Füllung gegen die Retraktionskräfte benötigt (Alveolardruck = Volumenzuwachs (△V)/Compliance (C)). Nach etwa der 3- bis 5fachen Zeitkonstante ist die Füllung abgeschlossen, die Strömung ist auf Null abgesunken, der äußere Druck (Presp) entspricht dem Alveolardruck.

Die Lunge besteht aus einer Vielzahl solcher Kompartments mit unterschiedlichen Zeitkonstanten. Je weiter diese R-C-Kombinationen streuen, desto inhomogener ist die Lunge. Im Modell werden vereinfacht nur zwei parallele Kompartments nachgebildet; ein „schnelles“ mit kurzer und ein „langsames“ mit hoher Zeitkonstante. Beide werden über den Widerstand der zentralen Atemwege (Rz) versorgt (Abb. 1).

Auch dem Respirator werden R-C-Eigenschaften zugewiesen. Die Compliance ergibt sich aus der Kompressibilität des Gasvolumens im Patientensystem (interne Compliance C_i). Während der Inspiration verdichtet sich das Gas im Patientensystem, die dafür benötigte Gasmenge vermindert das effektiv in die Lunge verschobene Volumen. Zu Beginn der Exspiration entlädt sich diese „Gasfeder“ über den Ausatemschenkel. Das Patientensystem ist zusätzlich mit Strömungswiderständen behaftet (R_i, R_e). Der inspiratorische Widerstand ist für die maschinelle Beatmung von geringer Bedeutung (er ist nur für den Respiratorantrieb relevant), dagegen verzögert der exspiratorische Widerstand das Ausatmen der Lunge. Unter Spontanatmungsbedingungen bewirken beide Widerstände eine Vermehrung der Atemarbeit des Patienten.

In Abb. 1 ist der zeitliche Verlauf der Drucke (Presp, Palv1, Palv2) der Volumina (Vresp, Valv1, Valv2) sowie der Strömungen (Finsp, Fexsp)

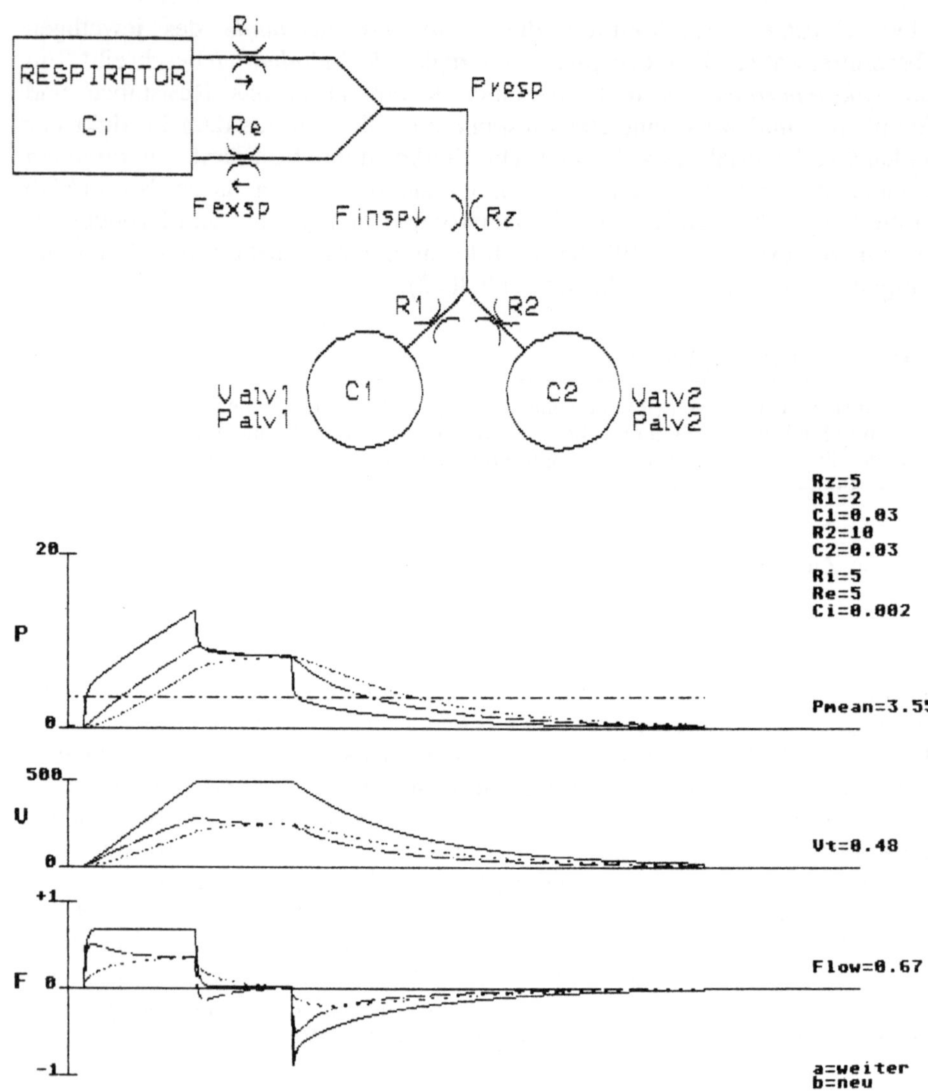

Abb. 1. Schematische Darstellung von Druck, Volumen und Flow bei Lungenabschnitten mit hoher und niedriger Zeitkonstante

dargestellt. Die strichlierten Kurven zeigen die Verläufe im schnellen Kompartment, punktiert wurde das langsame Kompartment dargestellt.

Die Füllung der Lunge erfolgt mit konstantem Flow. Initial geht dieser Flow bevorzugt in das schnelle Kompartment, dementsprechend sind Volumen und Alveolardruck in diesem Bereich höher. Die Differenz zwischen Respiratordruck und Alveolardruck ist der zur Aufrechterhaltung der Strömung nötige Resistancedruck. Nachdem das vorgegebene Volumen verschoben wurde, herrschen in der Lunge unterschiedliche Druck- und Füllungszustände. Die danach folgende Plateauphase bietet die Möglichkeit eines intrapulmonalen Druckausgleichs. In dieser Zeit wird vom Respirator selbst kein Flow geliefert, lediglich Gas aus dem kompressiblen Volumen gelangt in geringem Maße in die Lunge. Dementsprechend sinkt der Respiratordruck auf den höchsten, zu dieser Zeit in den Alveolen herrschenden Druck. Im wesentlichen geht der Ausgleich zu Lasten von „Pendelluft" vonstatten. Das schnelle Kompartment atmet in das langsame aus (strichlierter Flow negativ, strichliertes Volumen nimmt ab), am Ende des Plateaus ist ein ausgeglichener Zustand erreicht.

In der Exspiration kehren sich die Verhältnisse um. Die die Strömung treibende Kraft *ist* nun die Retraktion der Lunge. Dementsprechend ist der Alveolardruck im langsamen Kompartment am höchsten, es benötigt die längste Zeit für seine Entleerung. Der Respiratordruckverlauf in der Exspiration ist im wesentlichen durch den Ausatemwiderstand Re bestimmt. Bei Re = 0 müßte dieser Druck schlagartig auf das endexspiratorische Niveau sinken. Ebenfalls respiratorspezifisch ist die Flowspitze zu Beginn der Ausatemphase. Sie wird durch die rasche Entladung der internen Compliance über den Ausatemschenkel verursacht.

Funktions- und Steuerungsprinzipien der kontrollierten und assistierten Beatmung

Für das Verständnis der Verhaltensweise und der Auswirkung von Respiratoreinstellungen auf das Beatmungsmuster ist die Zuordnung eines Gerätes zu einem bestimmten Funktions- und Steuerungsprinzip wesentlich entscheidender als die genaue Kenntnis seines technischen Aufbaus. Ziel einer solchen Klassifikation muß es deshalb sein, Gemeinsamkeiten von Geräten einer bestimmten Gruppe hervorzuheben.

Bei der folgenden Aufstellung wurde der Schwerpunkt auf benutzerrelevante Merkmale gelegt, mögliche technische Ausführungsformen bleiben davon unberührt (hier sei u.a. auf Mushin et al. und Schwanbom et al. verwiesen).

Die wesentlichste Gruppenverwandtschaft ergibt sich aus der Festlegung des Steuerungsparameters. Dies ist jene physikalische Größe (Ereignis), die zur Beendigung der Inspirations- bzw. Exspirationsphase führt. Beide Phasen können durchaus unterschiedliche Steuerungsparameter aufweisen. Demnach spricht man von einer inspiratorischen (beendet die Inspiration) und einer exspiratorischen (beendet die Exspiration) Steuerung.

Häufig anzutreffende inspiratorische Steuerungen sind:

Drucksteuerung: Das Erreichen eines vorgewählten Drucks in den oberen Atemwegen beendet die Inspiration.

Flowsteuerung: Das Unterschreiten eines fix vorgegebenen Inspirationsflows beendet die Inspiration.

Volumensteuerung: Die Abgabe eines vorgewählten Volumens beendet die Inspiration.

Zeitsteuerung: Der Ablauf einer vorgegebenen Zeit beendet die Inspiration.

Die exspiratorische Steuerung beschränkt sich im wesentlichen auf:

Zeitsteuerung: Der Ablauf einer vorgegebenen Zeit beendet die Exspiration (kontrollierte Beatmung).

Patiententrigger: Das Erkennen eines spontanen Einatemversuches beendet die Exspiration (assistierte Beatmung) (Tabelle 3).

Tabelle 3. Die Steuerung

- bezeichnet jene Parameter, deren Erreichen die Beendigung von Inspiration und Exspiration bewirken
- bestimmt wesentlich das Verhalten eines Respirators bei Veränderung der Lungenmechanik

Jeder Respirator bietet – je nach Steuerungsprinzip – die Möglichkeit, bestimmte Beatmungsparameter vorzuwählen. Dies sind seine *Einstellgrößen*. Als *Freiheitsgrade* bezeichnet man jene Parameter, die sich einer direkten Einstellung am Respirator entziehen und deren Größe sich als Folge der gewählten Einstellungen in Abhängigkeit vom Lungenzustand ergibt. Freiheitsgrade beschreiben somit die Reaktionsmöglichkeiten, die einem Respirator bei Veränderungen von Einstellgrößen bzw. der Lungenmechanik offenstehen.

Die häufigsten Freiheitsgrade von Respiratoren sind:

Tidalvolumen (V_T)	Atemminutenvolumen (AMV)	Atemwegsdruck (Paw)
Frequenz (f)	Atemzeitverhältnis (I:E)	Plateaudauer (Tpl)

Natürlich treten nicht alle Freiheitsgrade in jeder Betriebsart gleichzeitig auf. Je geringer die Zahl der Freiheitsgrade ist, um so überschaubarer wird die Reaktion eines Respirators. Da das freie Spiel eines Beatmungsparameters die Möglichkeit des Überschreitens patientengefährdender Werte nicht ausschließt, sollen Freiheitsgrade überwacht und ihre möglichen Extremwerte begrenzt werden (Tabelle 4).

Die Begrenzung stellt das Sicherheitsnetz für die Freiheitsgrade dar. Unter normalen Betriebsbedingungen hat die Begrenzung keinen Einfluß auf das Beatmungsmuster. Sie wird erst bei Erreichen von vorwählbaren, für den Patienten bedrohlich erscheinenden Werten wirksam und verhindert ihr Überschreiten. Gerät ein Respirator in die Begrenzung, ist nicht mehr gewährleistet, daß sein Steuerungsprinzip aufrechterhalten bleibt und die

Tabelle 4. Freiheitsgrade

- können nicht direkt am Respirator eingestellt werden
- bezeichnen Parameter des Beatmungsmusters, die sich bei Veränderung der Lungenmechanik frei anpassen können
- sollen eine Begrenzung und/oder Überwachung aufweisen

Tabelle 5. Begrenzung

- bezeichnet jene Parameter, deren Überschreitung nicht zugelassen wird
- hebt die Steuerungskriterien bei Erreichen des Begrenzungswertes auf
- darf mit dem Steuerungsparameter nicht identisch sein

vorgewählten Einstellgrößen erfüllt werden. Der Eintritt dieses Zustandes sollte vom Respirator angezeigt werden (Tabelle 5).

Die möglichen, das Beatmungsmuster bestimmenden Einstellgrößen sind auf dem fiktiven Bedienfeld eines Respirators dargestellt (Abb. 2). Sie setzen sich aus Elementen zur Einstellung der Zeitfolge der Atemphasen und solchen zur Dosierung von Gasmenge und Atemdrucken zusammen. Natürlich wird ein realer Respirator nie gleichzeitig sämtliche Einstellelemente verwenden, anhand dieses Bedienfeldes sollen in der Folge häufig wiederkehrende Knopfkombinationen für die gängigsten Arten der inspiratorischen Steuerungen besprochen werden.

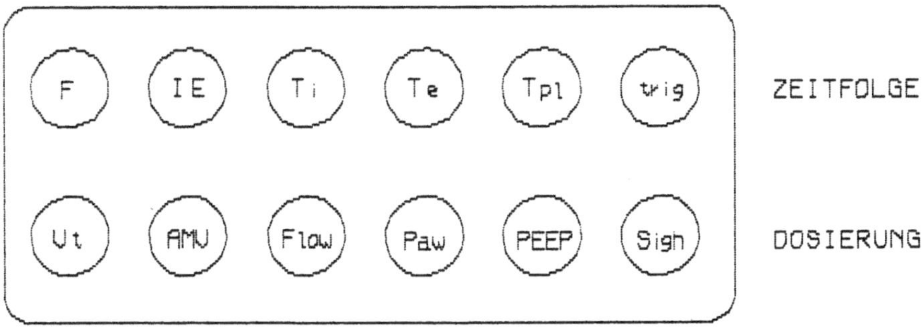

Abb. 2. Fiktives Bedienfeld eines Respirators

Drucksteuerung

Die typischen Einstellgrößen sind in Abb. 3 dargestellt. In der Regel wird für die kontrollierte Beatmung keine Frequenz, sondern eine exspiratorische Pausenzeit eingestellt. Dieses Steuerungsprinzip hat viele Freiheitsgrade (Vt, AMV, f, I:E) und bedarf einer ständigen manuellen Nachführung bei wechselnder Lungenmechanik. Die charakteristischen Kurvenverläufe von Druck, Volumen und Flow sind in Abb. 4 wiedergegeben. Aus Übersichtlichkeitsgründen wurde für die folgenden Abbildungen eine homogene Lunge angenommen, die aus zwei gleichen Kompartments besteht. Im allgemeinen arbeitet dieser Gerätetyp mit einem konstanten Inspirationsflow, der Druckanstieg ist deshalb annähernd linear. Am Ende der Inspiration besteht eine deutliche Druckdifferenz zwischen Respiratordruck und Alveolardruck. Da kein Plateau vorhanden ist, kann es zu keinem Ausgleich dieser Differenz kommen.

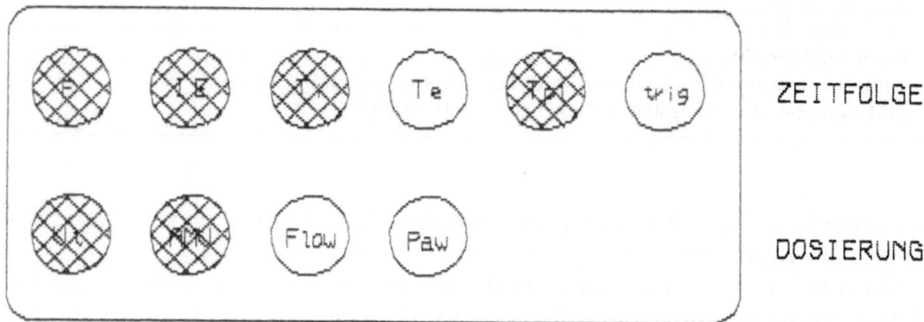

Abb. 3. Einstellgrößen bei einer Drucksteuerung (Flowsteuerung)

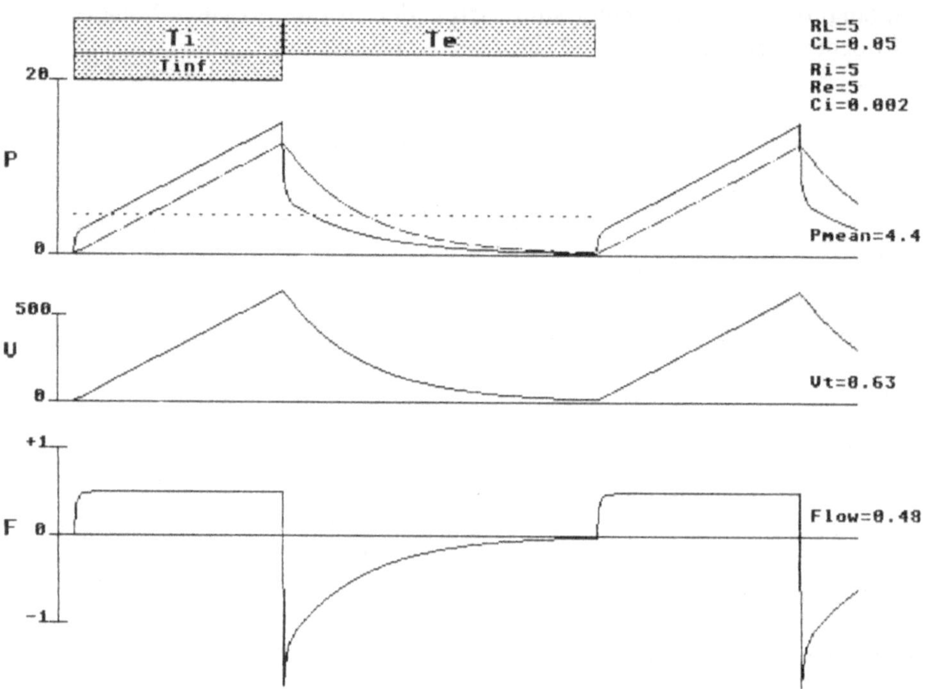

Abb. 4. Verhalten von Druck, Volumen und Flow bei Drucksteuerung

Flowsteuerung

Einstellgrößen und Freiheitsgrade sind identisch mit jenen der Drucksteuerung. Ein wesentlicher Unterschied besteht allerdings im Flowverlauf, der bei dieser Steuerung in typischer Weise initial seinen Spitzenwert erreicht und danach exponentiell absinkt (dezelerierender Flow). Da die Umschaltung auf Exspiration erst bei Unterschreitung eines Minimalflows erfolgt, ergeben sich endexspiratorisch Zustände, die einem Plateau durchaus ähnlich sind (Druckausgleich

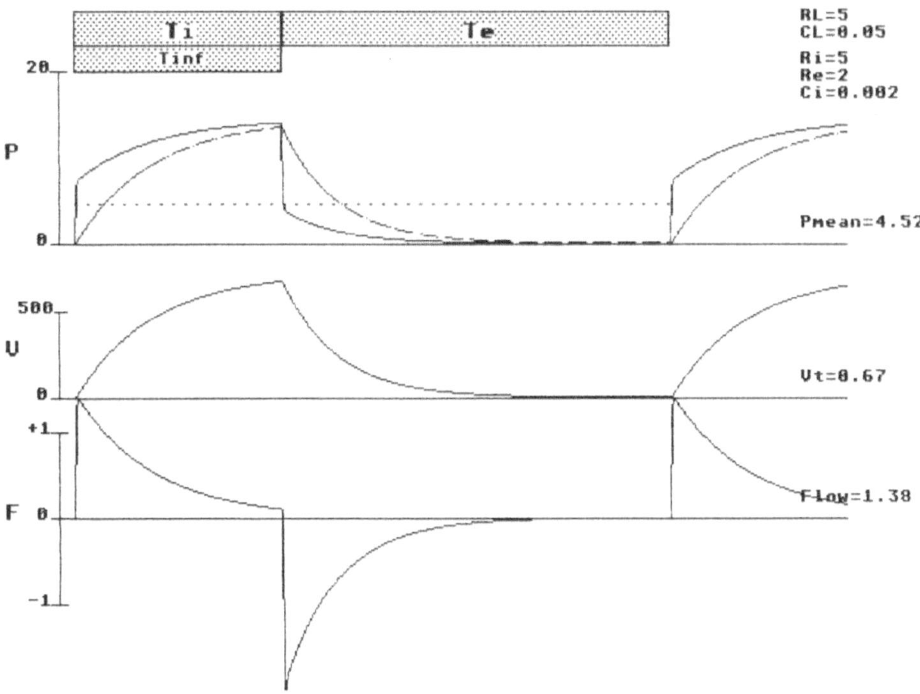

Abb. 5. Verhalten von Druck, Volumen und Flow bei Flowsteuerung

zwischen Respirator- und Alveolardruck in Abb. 5). Ein Nachteil die Verfahrens besteht in seiner Anfälligkeit gegenüber Undichtigkeiten. Bere ein relativ geringfügiger Leckflow läßt das Gerät andauernd in der Inspiratio phase verharren, da das Steuerungskriterium nicht erfüllt werden kai Deshalb hat dieses Steuerungsprinzip für die Beatmung kaum mehr klinisc Bedeutung. Allerdings ist es unter verändertem Namen (Druckunterstützu bei den spontanatmungsunterstützenden Verfahren wieder zurückgekehrt. U die Leckproblematik zu vermeiden, wird die Schwelle für den Abschaltfl allerdings wesentlich höher gewählt, so daß die plateauartige Phase verlor geht.

In Abb. 5 sind zusätzlich die Auswirkungen einer Verringerung des Ausate widerstandes des Gerätes zu erkennen. Im Gegensatz zu Abb. 4 mit einem von 5mbar/l/s erreicht der steile Druckabfall zu Beginn der Exspiration Abb. 5 mit einem Re von 2mbar/l/s wesentlich niedrigere Werte, die Drucke lastung der Lunge erfolgt rascher.

Volumensteuerung

Diese Steuerung läßt mehrere Kombinationen von Einstellgrößen zu. I beiden gebräuchlichsten sind in Abb. 6 dargestellt. In beiden Fällen wird

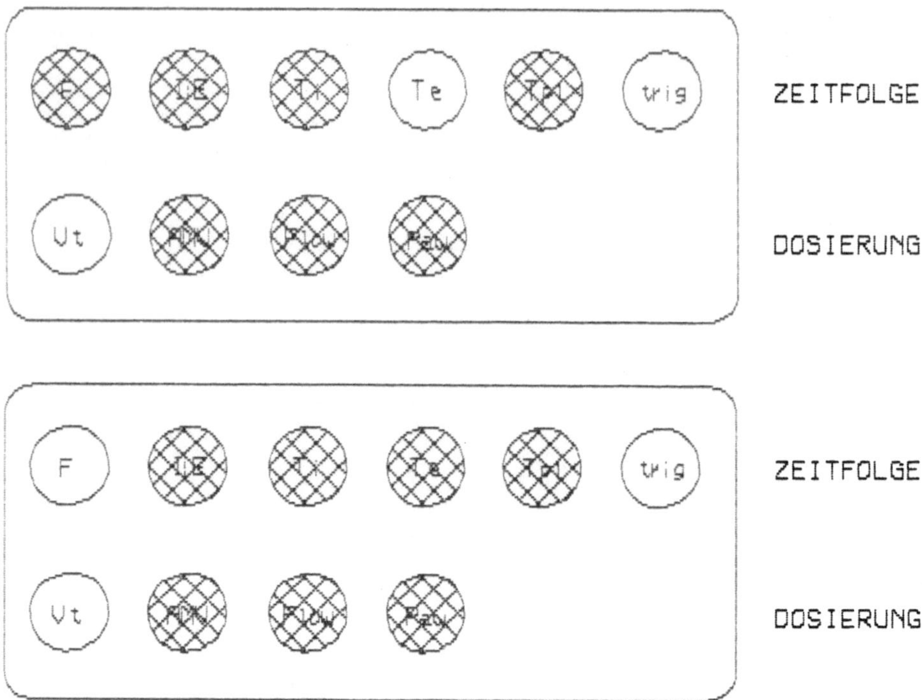

Abb. 6. Einstellgrößen bei einer Volumensteuerung

Tidalvolumen dosiert, Bedienfeld a erlaubt zusätzlich die Vorwahl der exspiratorischen Pause Te. Da die Inspirationsdauer von der Lungenmechanik beeinflußt wird und Te konstant ist, ergibt sich ein variables I : E-Verhältnis und eine variable Frequenz. Obwohl Vt konstant ist, muß sich das AMV mit der Frequenz ändern. Damit erhält ein solches Gerät eine große Zahl an Freiheitsgraden (Paw, AMV, f, I : E). Diese kann verringert werden, wenn anstelle von Te eine direkte Einstellung der Frequenz möglich ist (Abb. 6 Bedienfeld b). Es bleiben dann nur noch Paw und I : E über. Das Flowmuster dieser Geräte variiert zwischen konstantem und dezelerierendem Flow und wird im wesentlichen vom inspiratorischen Widerstand bestimmt. In Abb. 7 wurde ein relativ hohes R_i angenommen, so daß sich ein beinahe konstanter Flow einstellt. Einige Geräte bieten die zusätzliche Möglichkeit eines einstellbaren R_i, wodurch sich eine weitere Variation des Flowmusters ergibt.

Zeitsteuerung (volumenkonstant)

Für dieses gebräuchlichste Steuerungsprinzip gibt es eine Vielzahl von Einstellphilosophien. Vier typische Bedienfelder sind in Abb. 8 dargestellt.

a) Die Frequenz und das I : E-Verhältnis bestimmen Ti und Te. Die Dosierung erfolgt über das Tidalvolumen, durch die Vorgabe eines Flows wird die

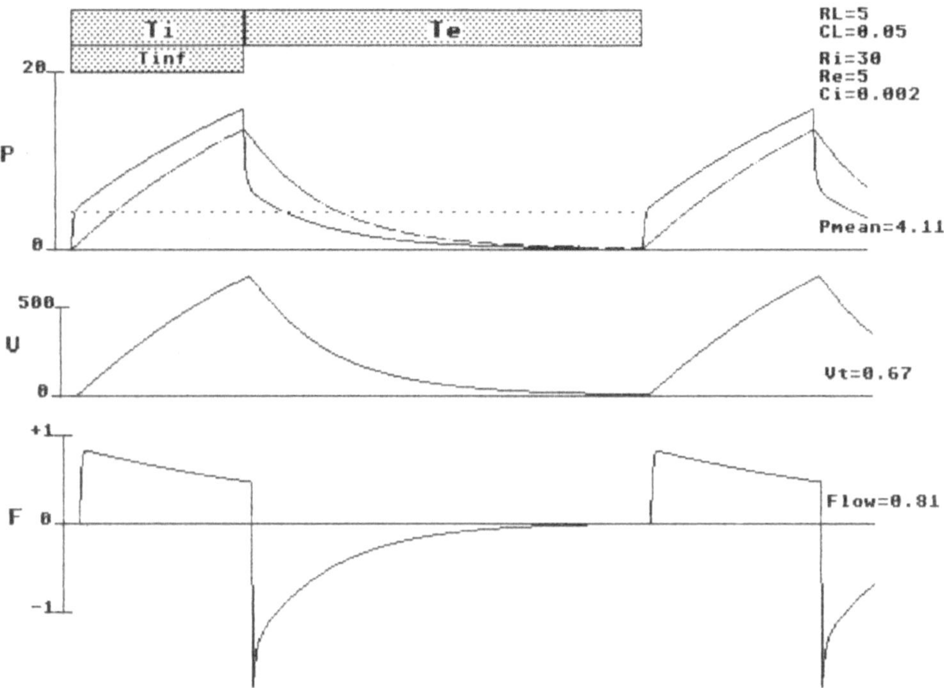

Abb. 7. Verhalten von Druck, Volumen und Flow bei einer Volumensteuerung

Dauer der Einblasungsphase Tinf festgelegt. Der Rest von Ti wird zur Plateauzeit Tpl.

b) Frequenz, Ti und Tpl legen die Zeitfolge fest. Werden Ti und Tpl als Zeiten eingestellt, variiert das I: E-Verhältnis bei einer Frequenzveränderung. Dies kann vermieden werden, wenn Ti und Tpl in Prozent der Zykluszeit (Ti + Te) vorgegeben wird. Zur Dosierung wird das AMV verwendet, Flow und I: E-Verhältnis müssen aus den Einstellgrößen errechnet werden.

c) Ähnlich wie bei a) ergibt sich die Dauer der Einblasung aus V_T und Flow. Daran schließt sich die Plateauzeit Tpl in Sekunden. Damit ist eine Abhängigkeit des I:E-Verhältnisses von der Frequenz gegeben. Deshalb wird der I:E-Wert bei dieser meist in amerikanischen Geräten gebräuchlichen Einstellphilosophie intern errechnet und zur Anzeige gebracht.

d) Diese Einstellkombination findet sich meist bei technisch einfach zu realisierenden Geräten (Flowzerhackern). Sie verzichten auf eine direkte Volumsdosierung. V_T ergibt sich aus dem eingestellten Flow und der Inspirationszeit Ti. Oft bieten diese Geräte keine Plateauphase. In diesem Fall muß nur noch die Frequenz einstellbar sein. Eine Plateauphase kann erreicht werden, wenn zusätzlich eine I: E-Einstellmöglichkeit vorgesehen wird.

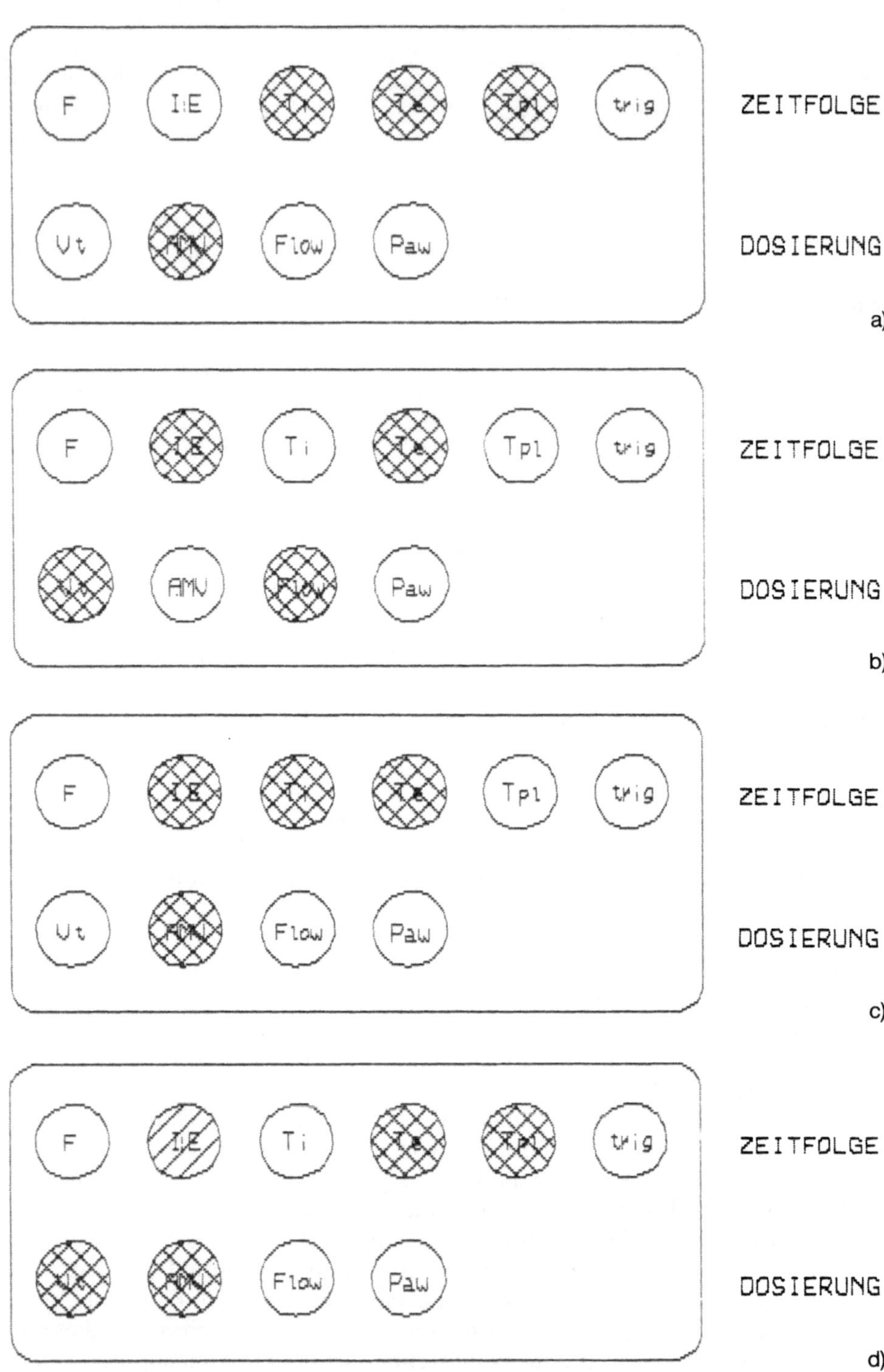

Abb. 8. Einstellgrößen bei einer Zeitsteuerung. Volumenkonstant/druckkonstant

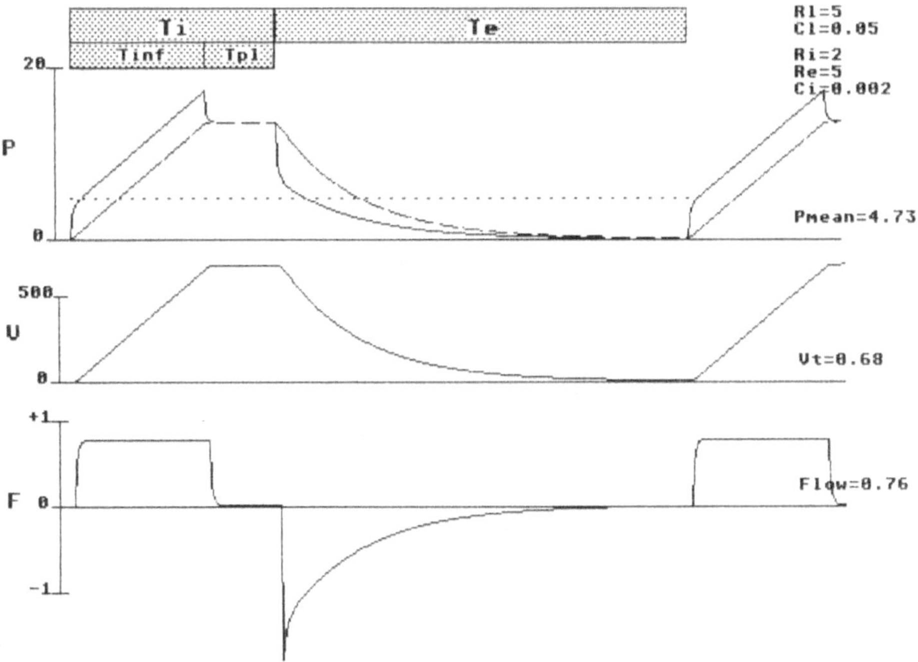

Abb. 9. Verhalten von Druck, Volumen und Flow bei einer Zeitsteuerung mit Volumenkonstanz

Diese Steuerungsart kommt in der Regel mit einem Freiheitsgrad (Paw) aus, aber auch die Plateaudauer kann in seltenen Fällen als Freiheitsgrad auftreten.

Typische Kurvenverläufe dieser Gerätefamilie sind in Abb. 9 dargestellt. Deutlich ist die Einblasungsphase Tinf mit Konstantflow und die daran anschließende flowlose Plateauphase Tpl, während der es zu einem Angleichen des Alveolardrucks an den Respiratordruck kommt, zu erkennen.

Zeitsteuerung (druckkonstant)

Grundsätzlich gelten die gleichen Einstellgrößen, mit der Ausnahme, daß hier nicht das Volumen, sondern der Druck Paw als Dosierungsparameter herangezogen wird. Die einzigen Freiheitsgrade dieser Steuerung stellen dementsprechend die Volumsgrößen (V_T AMV) dar. Auch der erste Teil der Inspiration gleicht dem zuvor beschriebenen zeitgesteuerten volumenkonstanten Respirator, erst bei Erreichen der vorgegebenen Druckeinstellung wird der Flow so reduziert, daß dieser Druckwert beibehalten werden kann (Abb. 10). Bei entsprechender Einstellung wird damit eine einem Plateau vergleichbare Phase erzielt. Dieses Steuerungsprinzip eignet sich besonders für die Beatmung bei

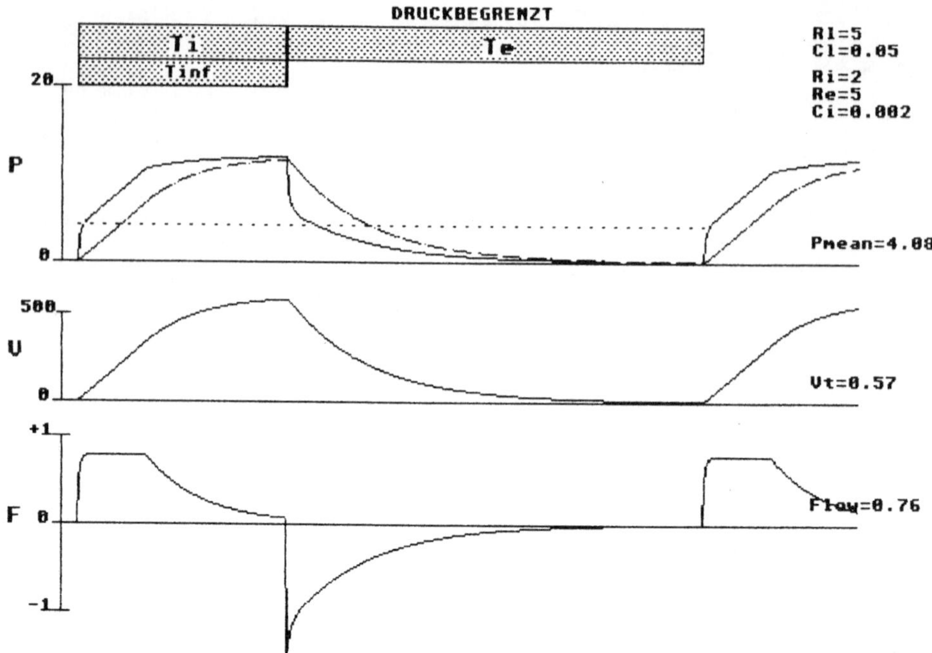

Abb. 10. Verhalten von Druck, Volumen und Flow bei Zeitsteuerung mit Druckbegrenzung

Leckverlusten (Pädiatrie, Fisteln, ungecuffter Tubus), da diese Verluste durch eine Erhöhung des Flows zur Aufrechterhaltung des eingestellten Drucks automatisch kompensiert werden (Tabelle 6).

Tabelle 6. Steuerungen und ihre Freiheitsgrade

Druck(Flow)steuerung:	V_T; AMW, f; I:E
Volumensteuerung:	Paw; I:E; (AMV; f)
Zeitsteuerung:	
– volumenkonstant:	Paw; (Tpl)
– druckkonstant:	V_T AMV

Einstellung zur Wiederherstellung der Gasaustauschoberfläche

Der endexspiratorische Füllungszustand der Lunge ist durch den zu diesem Zeitpunkt in ihr herrschenden Druck und ihre Compliance bestimmt. Maßnahmen, die diese Füllung beeinflussen sollen, können nur über die Variation von zumindest einer dieser Größen wirken.

Drei unterschiedliche Strategien werden zur Erlangung dieses Zieles angewandt:

a) Die Einstellung eines positiven endexspiratorischen Drucks an den oberen Atemwegen (PEEP).
b) Die Verkürzung der Ausatmung unter die für eine vollständige Entleerung der Lunge benötigte Zeit (IRV bzw. HFV).
c) Die periodische Einfügung von Beatmungshüben mit erhöhtem Lungenvolumen (Seufzer). Der intrapulmonale Druckausgleich durch eine flowlose inspiratorische Haltphase (Plateau).

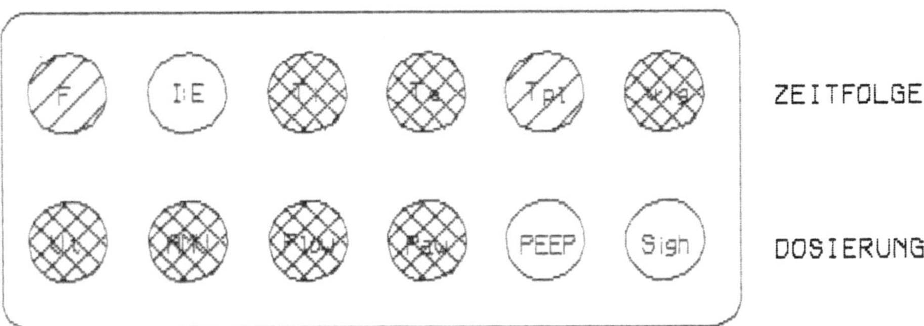

Abb. 11. Einstellung zur Wiederherstellung der Gasaustauschoberfläche

Die dafür relevanten Einstellgrößen sind in Abb. 11 dargestellt. Die einfach schraffierten Knöpfe nehmen nur indirekt auf die Lungenfüllung Einfluß. Anhand einer Lunge mit ausgeprägter Verteilungsstörung (R1 = 2, C1 = 0.03, R2 = 30, C2 = 0.03) sollen die Auswirkungen der unterschiedlichen Strategien veranschaulicht werden (Abb. 12).

Bei diesem Grad der Verteilungsstörung reicht die Plateaudauer in einer konventionellen Einstellung (I:E = 1:2) nicht mehr aus, um einen endinspiratorischen Druckausgleich zu erzielen, das langsame Kompartment erhält eine wesentlich geringere Füllung (Abb. 12 unten). Die Einstellung eines PEEP von 3mbar bewirkt eine Erhöhung des endexspiratorischen Füllungszustandes um 180 ml (V peep). Dieser Volumenzuwachs verteilt sich annähernd gleichmäßig auf beide Kompartments, da die Exspiration lange genug währt, um einen weitgehenden exspiratorischen Druckausgleich bis auf eine geringfügige Druckdifferenz in beiden Alveolen zuzulassen. Das im langsamen Kompartment „gefangene" Volumen (V augment) beträgt nur 39 ml. PEEP wirkt also wie ein Drucksockel und führt zur Parallelverschiebung der Druckkurven um den eingestellten Wert.

Die Auswirkungen einer Verkürzung der Exspirationszeit sind im oberen Feld der Abb. 12 dargestellt. Das I:E-Verhältnis beträgt hier 2,5:1 (Inversed ratio ventilation IRV). Am Ende der Plateauzeit haben sich nun die beiden Alveolardrucke ausgeglichen.

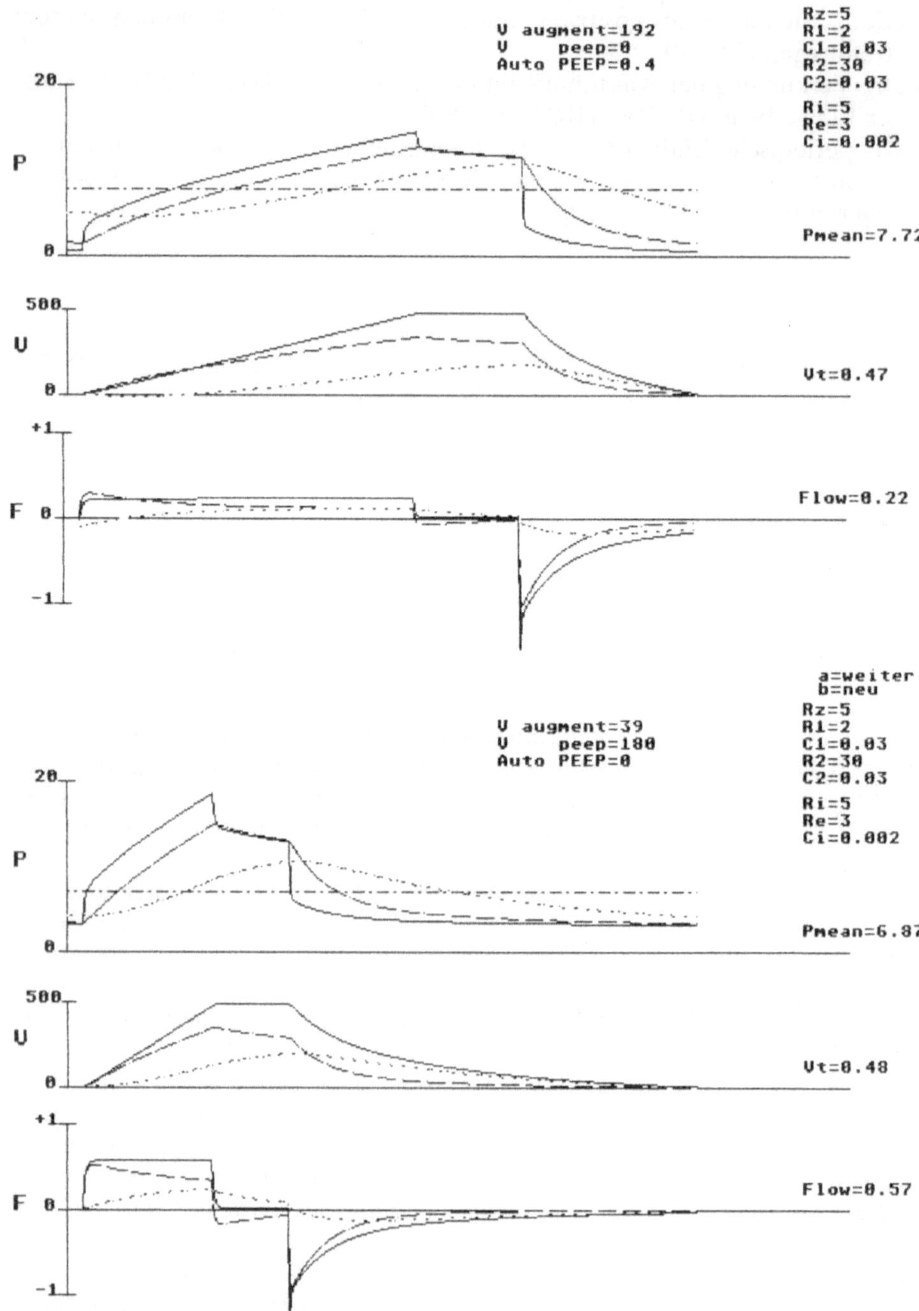

Abb. 12. Einstellmuster zur Wiederherstellung der Gasaustauschoberfläche (Siehe auch Text)

Formen der Beatmung

D. Weismann

Modell der Mechanik des aktiven Respirationstrakts

Bei einem relaxierten Patienten ergibt sich die Beatmung allein aus der Einwirkung der Steuerung des Beatmungsgerätes auf die mechanischen Eigenschaften des Lunge-Thorax-Systems, nämlich dessen Compliance und Resistance. Bei vorhandener Eigenatmung kommt eine weitere Komponente hinzu, die Muskeltätigkeit des Patienten.

Mechanisch besteht das Respirationssystem aus zwei dehnbaren Gebilden, dem vom Zwerchfell abgeschlossenen Thorax und der darin befindlichen Lunge (Abb. 1). Die Atemmuskeln greifen dabei am äußeren System an und dehnen dieses bei der Inspiration. Als Folge hiervon entsteht zwischen Thorax und Lunge ein negativer Druck (Pleuradruck, Ösophagusdruck), welcher wiederum eine Dehnung der Lunge bewirkt. Dies führt zu einem gegenüber den äußeren Atemwegen negativen Druck in der Lunge. Dieses Druckgefälle dient zur Überwindung der Strömungswiderstände der Atemwege und bewirkt somit den Inspirationsflow.

Die treibende Kraft, die Spannung der Atemmuskeln und die von diesen geleistete Arbeit ist meßtechnisch noch nicht erfaßbar. Meßbar ist jedoch der

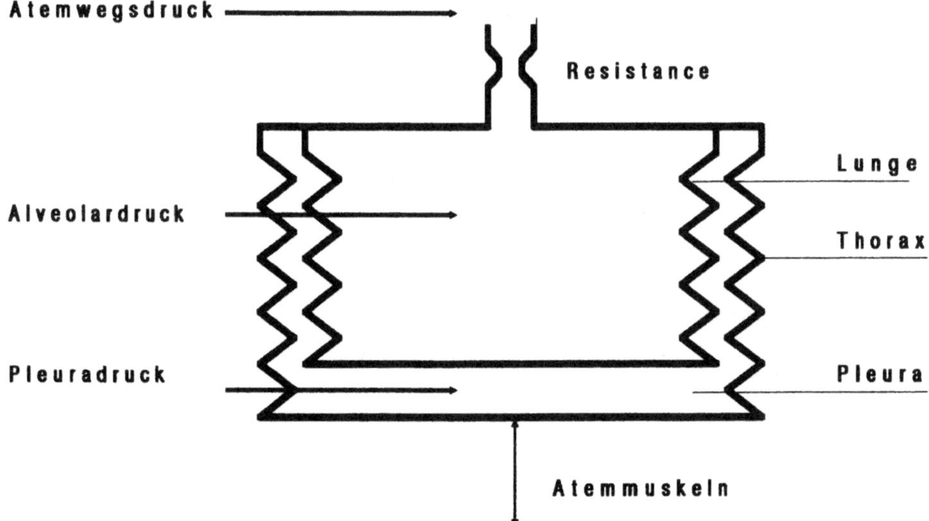

Abb. 1. Mechanisches Modell der spontan atmenden Lunge

Ösophagusdruck, dessen Verlauf während der Atmung die Tätigkeit der Atemmuskeln widerspiegelt.

Trotz der komplexen und sich gegenseitig beeinflussenden Spannungs- und Druckverhältnisse im Thorax ist es für viele Zwecke erlaubt, das Lunge-Thorax-System durch ein einziges dehnbares Kompartment zu ersetzen, dessen Dehnung durch die Summe zweier Drücke bzw. Kräfte bewirkt wird:

- Atemwegsdruck,
- Muskelspannung.

Da beide Größen nur in ihrer Summe wirksam sind, kann jede einzelne durch die andere substituiert werden. Das mechanische Modell des Respirationstrakts eines spontan atmenden Patienten ist daher äquivalent mit dem Modell eines relaxierten, beatmeten Patienten, wenn man die Größe Atemwegsdruck durch Atemwegsdruck plus Muskelspannung ersetzt (Abb. 2).

Diese Drucksubstitution liegt den Verfahren zugrunde, die unter dem Sammelbegriff Inspirationsassistenz zusammengefaßt und später besprochen werden.

Eine wichtige nichtmechanische Komponente mußte bei dieser mechanischen Betrachtungsweise unberücksichtigt bleiben: die Atemregulation des Patienten. Die Muskeltätigkeit ist keine konstante Größe, sondern wird durch das Verhalten des Beatmungsgerätes beeinflußt. Systematische Untersuchungen hierzu liegen jedoch meines Wissens nicht vor.

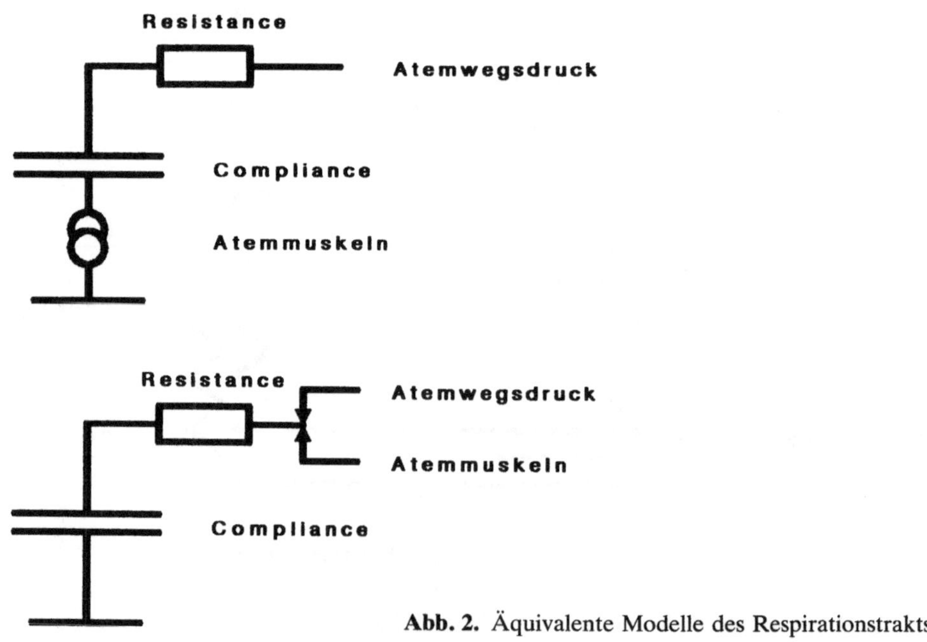

Abb. 2. Äquivalente Modelle des Respirationstrakts

Spontanatmung und Mischformen

Das Ziel jeder Beatmung ist, den Zustand der Beatmung zu überwinden und den Patienten in einen Zustand zu bringen, in dem er spontan atmen kann.

Dieser Übergang kann im allgemeinen nicht abrupt erfolgen, sondern benötigt Zwischenstufen, in denen ein Teil der Atemarbeit durch das Beatmungsgerät so lange substituiert wird, bis der Patient diese selbst aufbringen kann. Für diese Zwischenstufen wurden mehrere Verfahren entwickelt:
- kontinuierliche Teilsubstitution jedes Atemzuges (Inspirationsassistenz),
- intermittierende Totalsubstitution einzelner Atemzüge (IMV),
- bedarfsgesteuerte Totalsubstitution einzelner Atemzüge (MMV).

Diese Verfahren sollen im folgenden beginnend mit der Spontanatmung am Respirator besprochen werden.

Spontanatmung

Die Aufgabe von Geräten zum Einsatz an spontan atmenden Patienten besteht in:
- Erhöhung der Gasaustauschoberfläche in der Lunge durch Anwendung eines konstant positiven Atemwegsdrucks CPAP,
- Verbesserung der Oxygenierung durch erhöhte $FI\&O_2$,
- Überwachung der Spontanatmung.

CPAP-Einrichtungen sind heutzutage Bestandteil eines jeden Respirators. Sie arbeiten im allgemeinen nach dem Demand-Flow-Prinzip. Für isolierte Anwendungen der CPAP-Atmung, bei welchen die sonstigen Möglichkeiten eines Respirators nicht benötigt werden, kommen einfache Geräte zum Einsatz, die häufig nach dem Continuous-Flow-Prinzip arbeiten. Diese beiden unterschiedlichen Systeme werden im folgenden getrennt behandelt.

Continuous-Flow-CPAP

Der Aufbau dieser Geräte ist relativ einfach (Abb. 3). Zur Dosierung des Atemgases und zur Einstellung dessen Sauerstoffkonzentration wird meist ein Meßröhrenmischer verwendet. Als PEEP-Ventil wird im allgemeinen ein mechanisches PEEP-Ventil eingesetzt, das auf den Ausatemschenkel aufgesteckt wird. Zum Einsatz kommen auch Wasserschlösser, d.h. Rohre, die in Wasser eingetaucht werden.

Zur Reduzierung des Gasverbrauchs und zur Glättung der Druckschwankungen dient ein Volumenspeicher, der im Inspirationsschenkel des Systems angeordnet ist. Dieser sollte besonders bei niedrigem Continuous-Flow über den gesamten Einsatzbereich eine möglichst hohe Dehnbarkeit aufweisen.

Anzuraten ist die Verwendung eines widerstandsarmen Richtungsventils zwischen Volumenspeicher und Patientenanschluß, um Rückatmung auszu-

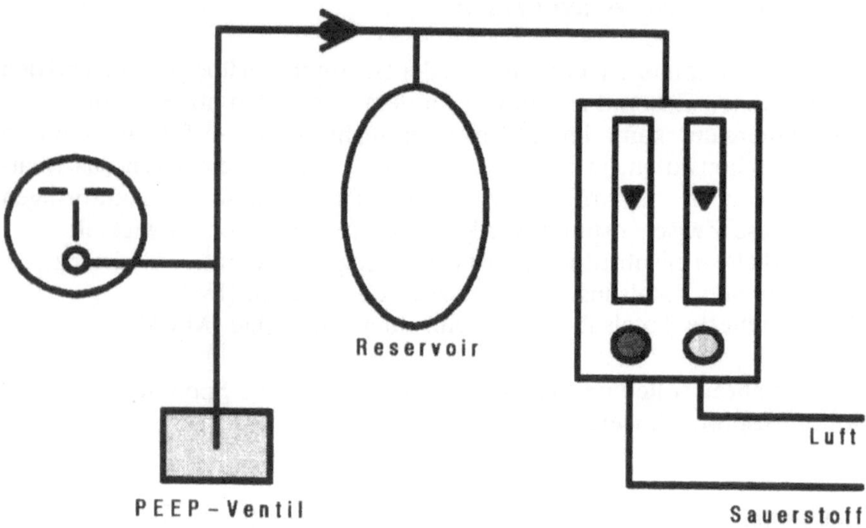

Abb. 3. Continuous-Flow-CPAP

schließen. Hierauf kann nur verzichtet werden, wenn der Atemgasflow mindestens das Zwei- bis Dreifache des Atemminutenvolumens des Patienten beträgt und damit ungefähr dessen Spitzenflow entspricht.

Bei entsprechender Auswahl aller Komponenten lassen sich einfache CPAP-Systeme sehr guter Qualität aufbauen. Diese weisen jedoch einige prinzipielle Nachteile auf:
- hoher Gasverbrauch,
- Ausatemvolumen des Patienten nur am Y-Stück meßbar,
- Beschränkung auf Patienten, die keinerlei maschinelle Unterstützung benötigen.

Demand-Flow-CPAP

Dieses System kommt in allen modernen Respiratoren zum Einsatz (Abb. 4). Vom Respirator wird der Druck im Atemsystem gemessen. Sinkt dieser Druck unter das eingestellte CPAP-Niveau, so öffnet ein Proportionalventil und dosiert einen Inspirationsflow in der Höhe, der erforderlich ist, um das eingestellte CPAP-Niveau zu halten. Während der Exspiration übersteigt der Atemwegsdruck das eingestellte Niveau, das Flow-Ventil wird geschlossen.

Die Messung des Atemwegsdrucks hat dabei über eine separate Meßleitung am Y-Stück oder im Exspirationsschenkel des Beatmungsgerätes zu erfolgen. Beide Meßverfahren sind äquivalent, da während der Inspiration kein Gas durch den Exspirationsschenkel fließt und dieser daher als Meßleitung verwendet werden kann.

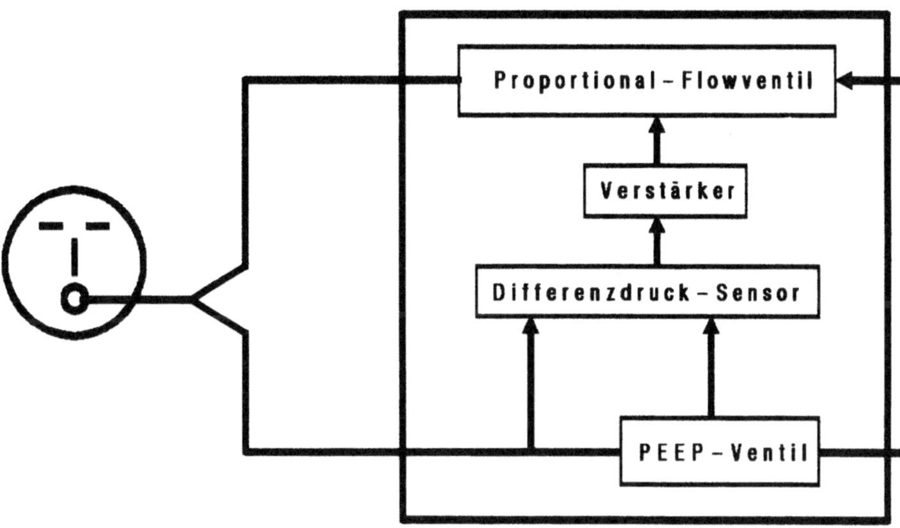

Abb. 4. Demand-Flow-CPAP

Die vom Flow-Ventil gelieferte Gasmenge ist somit identisch zu derjenige die vom Patienten geatmet wurde. Die Spontanatmung des Patienten kann m einer geräteinternen Volumenmessung überwacht werden, da die Messur nicht – wie bei Continuous-Flow-Systemen – durch einen überlagerten Flo gestört wird.

Die Qualität eines CPAP-Systems wird alleinig bestimmt durch den Druc einbruch während der Inspiration. Messungen mit Lungensimulatoren [2] w auch an Patienten [1] zeigen, daß moderne Geräte hier den besten Continuou Flow-Systemen zumindest ebenbürtig sind.

Inspirationsassistenz

Unter diesem Oberbegriff sollen alle die Verfahren zusammengefaßt werde bei denen nach Beginn einer spontanen Inspiration das Druckniveau i Respirator auf einen höheren Wert angehoben wird (Abb. 5). Die Reduzierur des Druckniveaus auf das ursprüngliche CPAP-Niveau erfolgt, wenn aufgrur der gemessenen Druck- oder Flowwerte eine Beendigung der Inspiratic erkannt wird. Je nach Hersteller werden dafür Namen wie „IHS", „Pressu support" oder „ASB" verwendet.

Diese Verfahren vereinigen die Vorteile von Spontanatmung mit denen d Beatmung:

- Beginn Inspiration vom Patienten gesteuert,
- Verlauf Inspiration vom Patienten gesteuert/beeinflußt,
- Ende Inspiration vom Patienten gesteuert/beeinflußt,
- Substitution von Atemarbeit durch den Respirator.

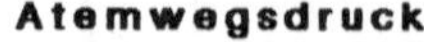

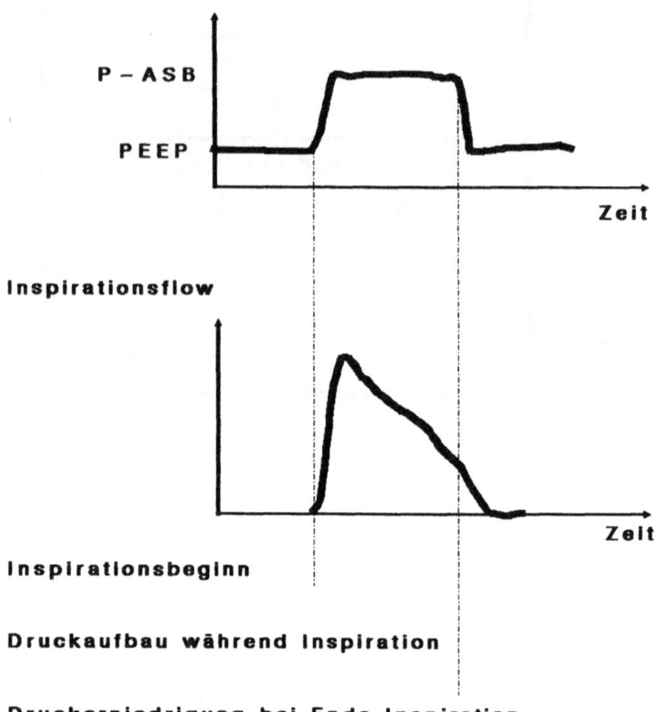

Abb. 5. Druck- und Flowverlauf bei Inspirationsassistenz

Technisch wird die Assistierung dadurch realisiert, daß nach Beginn der Inspiration der vom Demand-Flow-CPAP-System konstant zu haltende Druck vom PEEP-Niveau auf einen höheren Wert angehoben und bei Ende der Inspiration wieder auf den ursprünglichen Wert reduziert wird (Abb. 6).

Da der Inspirationsflow und damit das Inspirationsvolumen (bei gegebenen lungenmechanischen Parametern des Patienten) durch die Summe von Muskeltätigkeit und Atemwegsdruckänderung bestimmt wird, kann der Patient den Verlauf der Inspiration weitgehend selbst bestimmen. Durch entsprechende Wahl der Höhe der Assistierung kann somit gleitend von einer quasikontrollierten Beatmung auf reine Spontanatmung übergegangen werden.

IMV

IMV ist das älteste Verfahren einer Kombination von Spontanatmung mit kontrollierter Beatmung. Wesentliche Unterschiede der Realisierung liegen zwischen den einzelnen Herstellern nicht vor.

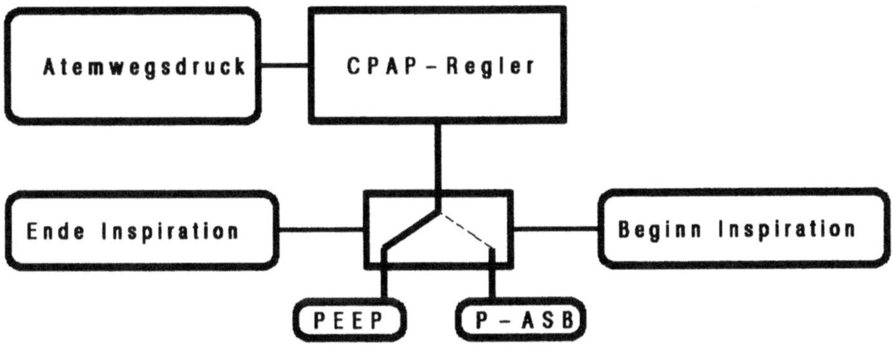

Abb. 6. Technische Realisierung der Inspirationsassistenz

Maschinelle Beatmungshübe werden mit einer relativ niedrigen Wiederholfrequenz appliziert. In den dazwischenliegenden Pausen kann der Patient spontan atmen (Abb. 7). Durch eine Triggereinrichtung kann der maschinelle Beatmungshub mit der Atmung des Patienten synchronisiert werden. Die Wiederholzeit zwischen zwei maschinellen Beatmungshüben ist dadurch nicht konstant. Gleichzeitig führt die Synchronisierung bei den meisten Respiratoren in gleicher Weise wie bei assistierter Beatmung zu einer Erhöhung der Wiederholfrequenz der maschinellen Beatmungshübe.

Vorteilhaft an diesem Verfahren ist, daß durch die maschinellen Beatmungshübe auch bei Ausbleiben der Spontanatmung oder bei ineffektiver Spontanatmung eine gewisse Mindestventilation sichergestellt ist.

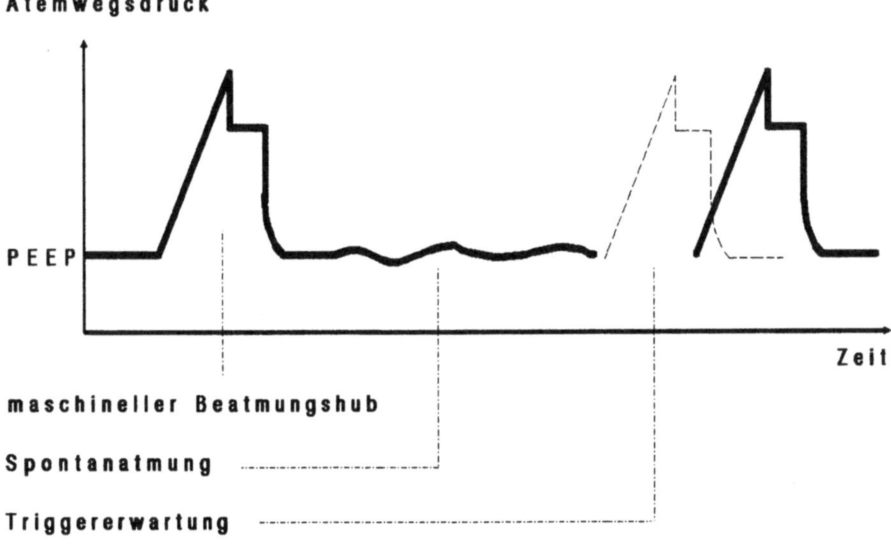

Abb. 7. Druckverlauf bei IMV

Als problematisch kann angesehen werden, daß zwei sich gegenseitig ausschließende Ziele gleichermaßen erfüllt werden müssen. Einerseits sollte die IMV-Frequenz hoch gewählt werden, um eine ausreichende Mindestventilation sicherzustellen, andererseits sollte sie niedrig gewählt werden, um dem Patienten ausreichend Zeit für seine Spontanatmung zu geben. Zusätzlich kann das starre Muster des maschinellen Beatmungshubes u.U. zum Fighten des Patienten führen.

MMV

MMV muß als Variante von IMV betrachtet werden. In MMV erfolgt die maschinelle Unterstützung – im Gegensatz zu IMV – nicht mit vorgegebener Frequenz, sondern nur dann, wenn dies zur Aufrechterhaltung der eingestellten Mindestventilation erforderlich ist.

Hierdurch paßt sich die Wiederholfrequenz der mandatorischen Beatmungshübe an die Spontanatmung des Patienten an (Abb. 8). Bei ausreichender Spontanatmung werden keine maschinellen Hübe appliziert, das Gerät arbeitet, als wäre es auf die Betriebsart CPAP eingestellt. Bei gänzlich ausbleibender Spontanatmung wird der Patient jedoch mit der vorgegebenen Mindestventilation beatmet.

Aufgabe:

Sicherstellung einer ausreichenden Mindestventilation bei insuffizienter Spontanatmung

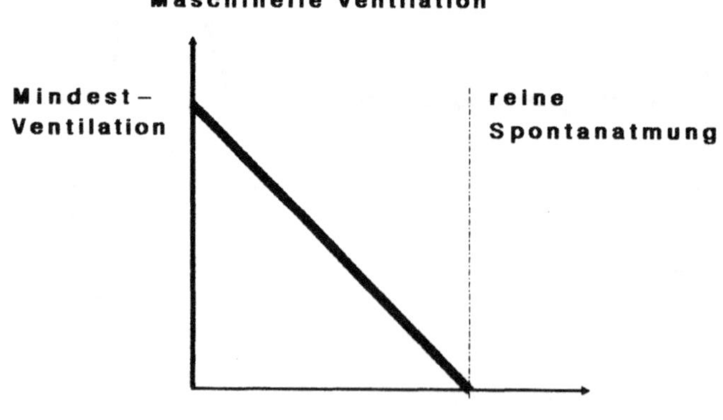

Abb. 8. Maschinelle Ventilation bei MMV als Funktion der Spontanatmung

Als problematisch wird oft angesehen, daß die bekannten Realisierungen si lediglich an der Minutenventilation orientieren und deren Effektivität – d. Frequenz und Inspirationsvolumen – nicht berücksichtigen. Vorteilhaft kaı hier eine Kombination von MMV mit Inspirationsassistenz sein.

Beatmungsmonitoring

Beatmung und deren Monitoring stellen eine untrennbare Einheit dar. Dab liegt die primäre Aufgabe des Beatmungsmonitorings darin, akute Situation zu erkennen, die für den Patienten potentiell gefährlich sind und über eiı akustische wie auch optische Warnung das Pflegepersonal bzw. den Arzt : einer Kontrolle und ggf. Abhilfe aufzufordern. Sekundär ermöglicht e langsame Veränderungen der Beatmungssituation frühzeitig zu erkennen uı das Auftreten potentiell kritischer Zustände durch entsprechende Maßnahm zu verhindern.

Trotz aller modernen Verfeinerungen der Beatmungstechnik dienen al Beatmungsverfahren lediglich dem originären Zweck, einen wiederholt Austausch von Atemgas vorgegebener Konditionierung in der Lunge sicherz stellen. Aufgrund der mechanischen Eigenschaften des Lunge-Thorax-Syster ist hierzu ein wechselnder transpulmonaler Druck erforderlich, sei er vo Beatmungsgerät, vom Patienten oder anteilig von beiden aufgebracht.

Veränderungen oder Störungen, aufgrund derer dieses Ziel nicht im erfc derlichen Maße erreicht wird, müssen vom Beatmungsmonitoring erkannt uı je nach Dringlichkeit angezeigt oder alarmiert werden. Das Beatmungsmoı toring muß daher die folgenden drei Bereiche umfassen:

Konditionierung des Atemgases:
- inspiratorische Sauerstoffkonzentration,
- Temperatur bzw. Feuchte.

Gasaustausch:
- Volumen,
- Frequenz,
- Minutenventilation.

Beatmungsdruck:
- Spitzendruck,
- Plateaudruck,
- Mitteldruck,
- PEEP.

Die Konditionierung des Atemgases wird im wesentlichen durch die Einstelluı des Mischers bzw. des Atemgasanfeuchters bestimmt. Wenn auch aufgrund d unvermeidbaren Abkühlung des Atemgases in den Beatmungsschläuchen d Atemgastemperatur etwas vom Gasfluß abhängt, so dient doch die Überw chung der inspiratorischen Sauerstoffkonzentration und der Atemgastemper tur vornehmlich zur Erkennung von Fehlfunktionen oder Fehleinstellungen der Geräte.

Mit den mechanischen Parametern Druck und Flow werden hingegen alle Teile des über die Beatmungsschläuche miteinander verbundenen Systems erfaßt, angefangen vom Beatmungsgerät bis hin zu den Atemmuskeln des Patienten. Veränderungen bzw. Abweichungen vom Soll-Zustand können hier in folgenden Bereichen auftreten:

Beatmungsschläuche:
- Diskonnektion,
- Undichtigkeit,
- Abknicken.

Endotrachealtubus:
- Blockung nicht ausreichend,
- Abknicken.

Lunge des Patienten:
- Sekretstau, Stenose,
- Leckage durch Fisteln,
- Resistanceveränderung,
- Complianceveränderung.

Eigenatmung des Patienten:
- nachlassende Eigenatmung,
- unzureichende Adaptation,
- Fighten.

Beatmungsgerät:
- Fehlbedienung,
- Funktionsstörung.

Trotz der vielfältigen Ursachen kann das Auftreten einer Störung im allgemeinen durch eine Überwachung des Atemwegsdrucks und des Minutenvolumens mit jeweils unterem und oberem Grenzwert erkannt werden. Die dadurch generierten Alarme sind jedoch im allgemeinen nicht eindeutig, da für die obige Liste von 14 möglichen Ursachen lediglich vier Alarme zur Verfügung stehen. Weiterhin hängt die Art des Alarms von der Plazierung der Sensoren ab.

Ein Abknicken des Inspirationsschlauchs (Abb. 9) führt so bei Plazierung des Drucksensors im Inspirationsschenkel zu einem „Druck-Hoch"-Alarm, während eine Plazierung am Y-Stück oder im Exspirationsschlauch zu einem „Druck-Tief"-Alarm führt.

Erfahrung gepaart mit einem kritischen Auge und Ohr sind hier noch unerläßlich.

Anfang dieses Jahrzehnts wurden erstmalig moderne Mikroprozessor- und Display-Technik in einem Beatmungsgerät eingesetzt. Die Verknüpfung der Meßwerte untereinander sowie mit Steuerungswerten des Beatmungsgerätes

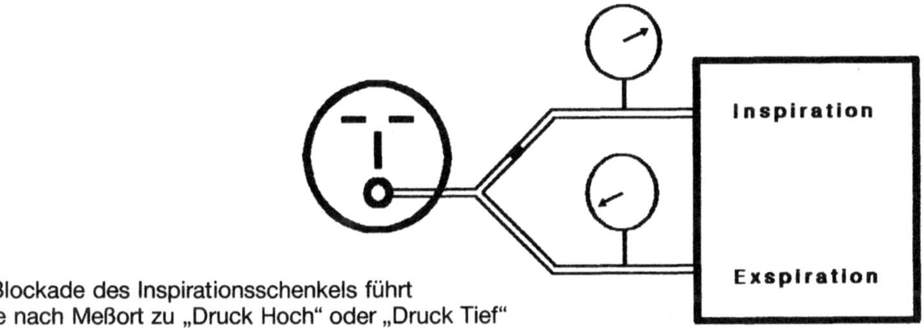

Abb. 9. Mehrdeutigkeit der Druckmessung bei unterschiedlichem Meßort

kann nicht nur diese Mehrdeutigkeit weitgehend auflösen, sondern führt auch zu quantitativen Aussagen über den mechanischen Zustand der Lunge und über dessen Eigenatmung.

Durch die geräteinterne „Intelligenz“ kann in SIMV und MMV zwischen den maschinellen Beatmungshüben und Spontanatmung unterschieden werden. Die Darstellung der Druck-, Flow- und zum Teil auch der CO_2-Kurve auf Graphikdisplays erleichtert nicht nur die Einstellung des Beatmungsgerätes, sondern gibt darüber hinaus wertvolle Information über den Zustand des Patienten und dessen Veränderungen.

Mit diesem technischen Fortschritt entwickelte sich das Monitoring von einem einfachen Alarmgeber zu einem Instrument für die Diagnose der Beatmung.

Literatur

1. Annat G, Viale JP, Motin J (1988) Inspiratory work during continuous positive airway pressure (CPAP) ventilation with new generation ventilators. Anesthesiology 69 (Nr. 3 A): A 832
2. Samodelov LF, Falke KJ (1988) Total inspiratory work with modern demand valve devices compared to continuous flow CPAP. Intensive Care Med 14: 632

Abb. 6. Mehrdeutigkeit der Druckmessung bei unterschiedlichen Modellen

Literatur

V Therapie der akuten respiratorischen Insuffizienz

Therapie der respiratorischen Insuffizienz

H. Benzer

Definition, allgemeine Prinzipien zum Einsatz von Atemhilfen

Die Behandlung einer respiratorischen Insuffizienz erfolgt u. a. mit Therapiemethoden, die im folgenden Atemhilfen benannt werden.
Die maschinelle Beatmung (künstliche Beatmung) ist lediglich Teil einer Gesamtpalette von Methoden, die uns als Atemhilfe zur Verfügung stehen.

Allgemeine Prinzipien zum Einsatz von Atemhilfen

Die Indikation zum Einsatz einer Atemhilfe ist dann gegeben, wenn entweder ein sogenanntes Pumpversagen (-schwäche) oder ein Lungenparenchymversagen vorliegt.

Pumpversagen oder Pumpschwäche (Abb. 1)

Leitparameter des Pumpversagens ist der arterielle CO_2-Druck.

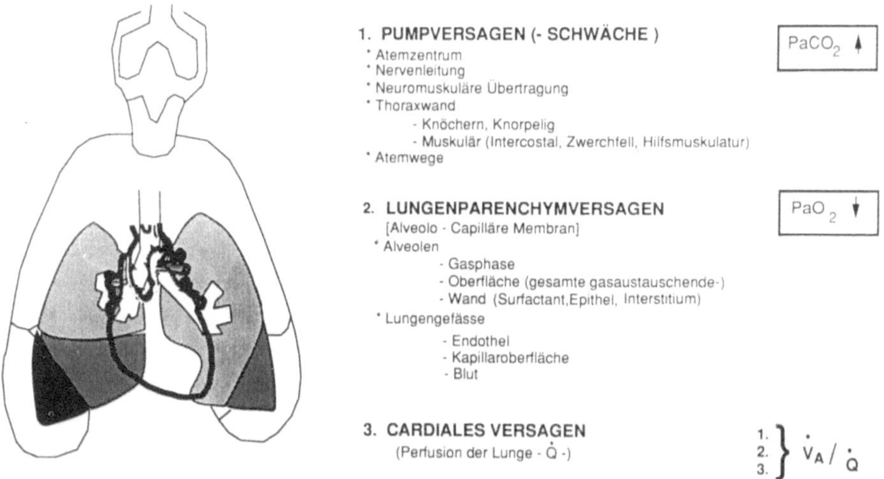

Abb. 1. Ursachen einer respiratorischen Insuffizienz: Pumpversagen (-schwäche) und Lungenparenchymversagen (Störung an der alveolokapillären Membran)

Das Pumpversagen kann durch eine Störung im Atemzentrum, in der Nervenleitung, in der neuromuskulären Übertragung, an der Thoraxwand oder in den Atemwegen bedingt sein.

Lungenparenchymversagen (Abb. 1)

Leitparameter des Lungenparenchymversagens ist der arterielle Sauerstoffdruck.

Die Ursachen eines Lungenparenchymversagens können in der Gasphase der Alveole, im Bereich der gasaustauschenden Oberfläche (funktionelle Residualkapazität – FRC) und in der Alveolarwand lokalisiert sein.

Schließlich spielen in der Pathogenese des Lungenparenchymversagens Veränderungen im Bereich der Lungenkapillaren eine wichtige Rolle (Endothel, Kapillaroberfläche, Blut).

Häufig ist die respiratorische Insuffizienz durch eine Mischform von Pumpversagen und Lungenparenchymversagen bedingt.

Kardiales Versagen (Abb. 1)

Eine Störung der Lungenperfusion verändert das Verhältnis von Ventilation zu Perfusion.

Die Funktion der Pumpe, des Lungenparenchyms und der Perfusion bestimmen das $\dot{V}_A$-$\dot{Q}$-Verhältnis.

Überwachung (Monitoring) des Einsatzes von Atemhilfen

Jeder Einsatz einer Atemhilfe muß von einem umfassenden Monitoring flankiert sein (Abb. 2).

Unter einem umfassenden Monitoring verstehe ich die kontinuierliche Überwachung des Patienten unter Einbeziehung der Klinik, des Gasaustausches und der Atemmechanik, der inneren Atmung, der Rückwirkungen auf andere Organsysteme und der Invasivität der Atemhilfe.

Klinische Überwachung

Haut (Farbe, Feuchtigkeit und Rekapillarisierung)

Atemfrequenz

Die regelmäßige Kontrolle und Dokumentation der Atemfrequenz ist eine der wichtigsten Überwachungsmethoden.

Gerade bei Spontanatemmethoden ist die Atemfrequenz entscheidend für die Indikation und Kontraindikation einer augmentierenden Beatmungsmethode.

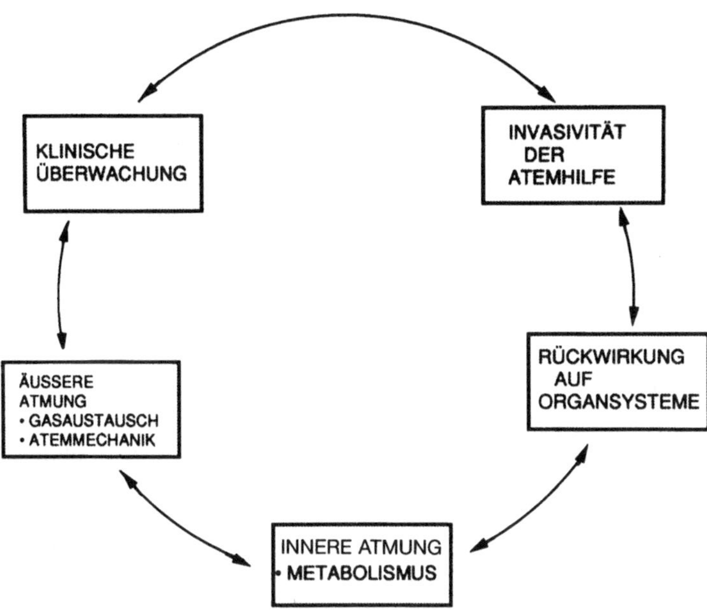

Abb. 2. Grundprinzipien einer umfassenden Überwachung des Patienten während des Einsatzes von Atemhilfen

Dies gilt auch für Entscheidungen in der Entwöhnungsphase. In der Tabelle 1 sind Normbereiche und Grenzbereiche für die Atemfrequenz in verschiedenen Lebensaltern angegeben.

Im Schlaf ist die Atmung in der Regel verlangsamt (Bradypnoe), Medikamente können ebenfalls zu einer Verlangsamung der Atemfrequenz führen (z. B. Opioide).

Eine Steigerung der Atemfrequenz (Tachypnoe) beobachten wir bei Stoffwechselsteigerung (Fieber, Sepsis), bei hormoneller Überfunktion (z. B. Hyperthyreose), bei Abnahme der Sauerstofftransportkapazität durch Hypovolämie, Abnahme des Herzzeitvolumens und Abnahme der Sauerstoffträger.

Die Tachypnoe ist häufig das erste Zeichen eines beginnenden Lungenversagens (Hypoxic drive). Eine Tachypnoe wird sehr häufig beim Schädel-Hirn-Trauma (SHT) beobachtet. Psychologische Momente (Angst, Trauer), Schmerzen und körperliche Anstrengung (z. B. physikalische Therapie) führen beim Intensivpatienten zu einer Tachypnoe.

Tabelle 1. Norm- und Grenzbereiche für die Spontanatemfrequenz

	Norm/min	Grenzbereich/min
Neugeborene	40–45	±50
Kleinkind	25–30	±40
Erwachsene	12–20	±35

Atemrhythmus

Von diagnostischem Wert ist die Beurteilung des Atemrhythmus und der Atemtiefe. Nach Thoraxverletzungen und Schmerz beobachten wir häufig eine oberflächliche und beschleunigte Atmung. Die Atmung kann im Koma und bei metabolischer Azidose vertieft sein, prognostisch wichtig ist die Kontrolle des Atemrhythmus beim SHT (maschinenartiges und periodisches Atmen).

Bei tiefer Bewußtlosigkeit und vor allem agonal beobachten wir Schnappatmen mit geöffnetem Mund, begleitet durch ein Auf- und Abwärtsbewegen des Kehlkopfes.

Atemtypen

Üblicherweise heben sich beim Einatmen synchron Bauch und Brustkorb. Bei der Schaukelatmung bewegen sich Thorax und Abdomen asynchron. Dies ist häufig Folge einer Verlegung der oberen Atemwege; die Schaukelatmung kann auch bei zentralen Störungen auftreten (Diskoordination). Von paradoxer Atmung sprechen wir, wenn sich die beiden Thoraxhälften nicht synchron bewegen bzw. wenn sich während der Einatmung umschriebene Thoraxbereiche einziehen. Dies beobachten wir bei Rippen-Stückbrüchen, bei ausgedehnten einseitigen Lungenatelektasen (einseitige Intubation) und besonders beim Kleinkind bei Vorliegen obstruktiver und restriktiver Lungenveränderungen.

Dyspnoe (Atemnot)

Unter Dyspnoe verstehen wir das subjektive Gefühl von Lufthunger. Dyspnoe tritt dann auf, wenn eine Diskrepanz zwischen Anforderung an die Atmung und Möglichkeit von seiten des Patienten besteht. Dyspnoe wird häufig initial beim Pumpversagen (Verschlechterung eines Asthma) oder initial bei einem Lungenparenchymversagen (sehr typisch beim polytraumatisierten Patienten) beobachtet. Dyspnoe ist ein Zeichen dafür, daß eine für den Patienten möglicherweise nicht mehr tolerierbare Atemarbeit vorliegt, sie ist somit ein sehr wichtiger Parameter in der Abwägung von Indikation und Kontraindikation zu augmentierenden Spontanatemmethoden.

Atemgeräusche

Abnorme Atemgeräusche können für die Diagnosestellung und Indikation von Atemhilfen bedeutsam sein (Schnarchen, Stridor, Keuchen).

Auskultation und Perkussion

Die regelmäßige physikalische Untersuchung ist zur Überwachung der respiratorischen Funktion des Intensivpatienten und der Funktion der Atemhilfe obligat.

Beide Methoden können essentielle Aufschlüsse über den Zustand der Lunge und die Effizienz der Atemhilfe geben (Spannungspneumothorax, einseitige Intubation, Beatmungshub). Die regelmäßige Schulung des Pflegepersonals und des ärztlichen Personals in diesen Methoden ist anzustreben.

Bildgebende Verfahren

Bei Einsatz einer Atemhilfe ist die tägliche Röntgenuntersuchung der Lunge obligat. Es soll jedoch diese Untersuchung nicht zur „Routine", sondern tagtäglich gezielt angeordnet werden. Immer mehr setzen sich andere bildgebende Verfahren (CT, MNR, PET) zur speziellen Überwachung der Atemhilfe auch in der Intensivstation durch. Limitierend für diese Entwicklung ist die derzeit häufig große Distanz zwischen Intensivstation und Untersuchungsort.

Überwachung der Lungenfunktion (Gasaustausch in der Lunge, Atemmechanik)

Die Überwachung der Oxygenation erfolgt in der Routine durch die Bestimmung des arteriellen Sauerstoffdrucks (PaO_2).

Der arterielle Sauerstoffdruck ist mit der inspiratorischen Sauerstoffkonzentration (FIO_2) immer in Beziehung zu setzen.

Guten Aufschluß zur Oxygenation gibt die Bestimmung – wenn dies für den Patienten tolerabel ist – des arteriellen Sauerstoffdrucks bei „Luftatmung". Zur Beurteilung des arteriellen Sauerstoffdrucks muß die Lungenanamnese (chronische Hypoxämie bei chronischem Lungenleiden) und die Abhängigkeit des Sauerstoffdrucks vom Alter des Patienten berücksichtigt werden (Tabelle 2).

In der Beurteilung der Oxygenation hat sich die alveoloarterielle Sauerstoffdruckdifferenz als globaler Parameter bewährt. Dieser Parameter erfaßt die Oxygenation in der Lunge, somit den Zustand des Lungenparenchyms, die FIO_2, die Sauerstofftransportkapazität sowie die innere Atmung (Metabolismus).

Als Parameter für die alveoloarterielle Sauerstoffdruckdifferenz verwenden wir in der Regel den Quotienten (PAO_2-PaO_2)/PAO_2 [9].

Dieser Quotient schwankt (didaktisch vorteilhaft) zwischen 0,0 (der alveoläre Sauerstoffdruck = arterieller Sauerstoffdruck) und 1,0 (kein Übertritt von alveolärem Sauerstoff in das arterielle Blut). Ein Quotient von 0,7 signalisiert das Vorhandensein eines schweren Lungenparenchymschadens.

Tabelle 2. Normwerte für den arteriellen Sauerstoffdruck in Abhängigkeit vom Alter

Alter (Jahre)	PaO_2 (mm Hg)
<60	80
60–70	70
70–80	60
>80	<60

Der Quotient ist in der Beurteilung des Lungenschadens und der Beatmung von Wert.

Die Messung des Shuntvolumens kann eine wertvolle Entscheidungshilfe sein, in der praktischen Klinik wurde diese Bestimmung nicht zur Routine.

Der Einsatz der transkutanen Sauerstoffmessung hat sich in der Neonatologie bewährt, beim erwachsenen Intensivpatienten ist sie problematisch und signalisiert in der Regel Veränderung anderer, jedoch wichtiger Größen, wie Mikrozirkulation, HZV und intravaskuläres Blutvolumen [33].

Eine „On-line"-Bestimmung der Sauerstoffsättigung ermöglicht die Pulsoxymetrie [49, 52]. Diese konnte sich bereits im Operationssaal durchsetzen, wird jedoch in zunehmendem Maße auch in der Überwachung des Intensivpatienten eingesetzt. Sie hat sich als Monitoring bei kritischen Manövern (Absaugung, fiberoptische Absaugung und Diagnostik, Lungenlavage) und beim Einsatz kritischer und invasiver Beatmungsmethoden, wie Hochfrequenzbeatmung, extrakorporale Verfahren und Inversed ratio ventilation, sowie bei schwerem Lungenparenchymversagen, bei sich rasch ändernder Pumpfunktion der Lunge und progredientem Parenchymversagen bewährt.

Der Bestimmung des gemischtvenösen Sauerstoffdrucks kommt in der Beurteilung der inneren Atmung (Metabolismus) und der Herz-Kreislauf-Funktion Bedeutung zu.

Die On-line-Überwachung der gemischtvenösen Sauerstoffsättigung mittels einer fiberoptischen Methode ist wertvoll, sie konnte sich bis heute in der Intensivmedizin als Routinemethode noch nicht durchsetzen.

Die Beurteilung der Ventilation erfolgt durch die Bestimmung des arteriellen CO_2-Drucks ($PaCO_2$). In der Beurteilung des Wertes muß das Alter, der pH-Wert und auch die Lungenanamnese des Patienten (COPD) mitberücksichtigt werden.

Die Erfassung des endexspiratorischen CO_2-Drucks mittels der Kapnographie hat auch auf der Intensivstation Bedeutung. So kann die On-line-Beobachtung des endexspiratorischen CO_2 beim Einsatz von Spontanatemmethoden, in der Weaning-Phase und bei der Beurteilung besonderer Respiratoreinstellungen bedeutend sein. Die Kapnographie soll dann eingesetzt werden, wenn ein Patient nach SHT von der kontrollierten Beatmung auf eine Spontanatemmethode umgestellt wird. Eine ideale Kombination in dieser Situation ist die Erfassung von intrakraniellem Druck (ICP) und Kapnogramm.

Die Überwachung der Atemmechanik ist sowohl für die Indikation zum Einsatz einer Atemhilfe, zur Beurteilung der Respiratoreinstellung und -steuerung sowie zur Abwägung der Toleranz einer Atemhilfe durch den Patienten wichtig.

Die Atemfrequenz ist ein einfacher und verläßlicher Parameter zur kontinuierlichen Überwachung der Lungenmechanik. Der Schwellenwert für die Atemfrequenz liegt beim Erwachsenen etwa bei 35/min.

Die Bestimmung des Atemzugvolumens (V_T) und der Vitalkapazität mit einfachen Spirometern kann für die Indikationsstellung zu Atemhilfen wertvoll sein. Als Grenzwerte für V_T werden 5 ml/kg KG und eine Vitalkapazität unter 10–15 ml/kg KG angegeben. Auf manchen Intensivstationen wurde die

Bestimmung der inspiratorischen Kraft gegen einen verschlossenen Atemweg zur Routine. Es soll eine inspiratorische Kraft von mehr als -25 cm H_2O notwendig sein, um dem Patienten eine adäquate periodische Tiefatmung und auch einen Hustenstoß zu ermöglichen. Die Bestimmung der inspiratorischen Kraft wird vielfach für die Überwachung der Weaning-Phase empfohlen.

Die Kenntnis der funktionellen Residualkapazität (FRC) wäre sowohl zur Beurteilung der respiratorischen Insuffizienz als auch zur Beurteilung der Atemhilfe und zur adäquaten Einstellung der Atemhilfe interessant und wertvoll. Die Messung der FRC ist derzeit in der Routine auf der Intensivstation nicht möglich.

Die Bestimmung der Compliance ist für die Kenntnis der Lungensituation und auch für das Monitoring der Atemhilfe interessant, die Erfassung ist jedoch nicht einfach.

Das kontinuierliche Monitoring und die Dokumentation der maximalen Atemwegsdrucke, des mittleren Atemwegsdrucks, des endinspiratorischen Drucks (Plateau, Hold) und des endexspiratorischen Drucks und der effektiven Compliance geben im Rahmen der maschinellen Beatmung wichtige Einblicke in die Lungenmechanik [19].

Vielfach kann man durch diese „On-line"-Beobachtung und -Dokumentation rasche Veränderungen in der Atemmechanik (Resistanceerhöhung durch Sekret, Complianceveränderung durch Pneumothorax) erkennen.

Die Messung des Flow kann in der Einstellung besonderer Beatmungsverfahren, z. B. Inversed ratio ventilation, wertvoll sein. Während der Inversed ratio ventilation läßt ein endexspiratorisch noch bestehender Flow Schlüsse auf ein Airtrapping zu.

Innere Atmung (Metabolismus)

Kenntnisse zum Metabolismus können sowohl für die Einschätzung des Krankheitszustandes als auch für die Auswahl der Atemhilfe wertvoll sein. Die Bestimmung des Sauerstoffverbrauches ($\dot{V}O_2$) und der CO_2-Produktion ($\dot{V}CO_2$) (indirekte Kalorimetrie) können zur Beurteilung der Toleranz einer Spontanatemmethode (Atemarbeit) und in der Überwachung der Weaning-Phase Vorteile bringen (Ernährungsregime).

Gewisse diagnostische Möglichkeiten erlaubt die indirekte Kalorimetrie in der Erkennung der Sepsis und in der Verlaufskontrolle dieses Syndroms [1, 57, 58].

Rückwirkung der Atemhilfe auf Organsysteme

Die Beatmungsstrategie verlangt eine ständige „On-line"-Beobachtung der Rückwirkungen der Atemhilfe auf andere Organsysteme.

Nur diese laufende Kontrolle ermöglicht eine rasche und rechtzeitige Korrektur des Beatmungsregimes, um irreversible Störungen im Bereich anderer Organsysteme zu verhindern.

Invasive Atemhilfen verursachen negative Rückwirkungen auf andere Organsysteme. Invasiv ist eine Atemhilfe dann, wenn sie über lange Zeiträume eingesetzt wird (Langzeitbeatmung), wenn die inspiratorische Sauerstoffkonzentration toxisch und wenn die intrathorakalen Drucke stark erhöht sind. Spontanatemmethoden verursachen geringere negative Rückwirkungen auf andere Organe und sind daher im Zusammenhang mit der Prophylaxe eines Multiorganversagens (Multiple organe failure syndrome – MOFS) invasiven Verfahren vorzuziehen.

Lunge

Bei hohen Beatmungsdrucken muß man mit einem Barotrauma rechnen. Die sorgfältige Beachtung eines Hautemphysems und eine subtile Diagnostik des Lungenröntgens auf ein Mediastinalemphysem und natürlich einen Pneumothorax sind essentiell.

Eine inadäquate Befeuchtung, eine fehlerhaft durchgeführte Bronchialtoilette und hohe Sauerstoffkonzentrationen stören die Clearance des Bronchialsekrets.

Die Langzeitbeatmung und die damit zunehmende Kolonisation und Infektion in den Atemwegen erhöht die Gefahr des Entstehens von Sepsis, Lungenversagen und Multiorganversagen. Die regelmäßige und sorgfältige mikrobiologische Kontrolle ist essentiell [34].

Herz-Kreislauf-Funktion

Invasive Beatmungsverfahren stören die Herz-Kreislauf-Funktion und bedingen eine Abnahme des Herzzeitvolumens und damit der Sauerstofftransportkapazität.

Beim Einsatz invasiver Beatmungsverfahren müssen Drucke und das Herzzeitvolumen mittels eines Swan-Ganz-Katheters monitiert werden.

Zentrales Nervensystem

Potentiell gefährlich ist die Kombination von schweren funktionellen und morphologischen Lungenveränderungen mit einem SHT.

So wird die Kombination invasive Atemhilfe und SHT die kontinuierliche Messung des intrakraniellen Drucks (ICP) notwendig machen.

Unter Umständen muß durch Änderung der Methodik der Atemhilfe auf das Hirnödem Rücksicht genommen werden, vor allem ist darauf zu achten, daß der Effekt der Beatmung auf den intrakraniellen Druck durch eine Oberkörperhochlagerung (30°) kompensiert wird [56].

Nierenfunktion

Die Anwendung erhöhter intrathorakaler Drucke kann durch Abnahme de Herzzeitvolumens und über eine Umverteilung der intrarenalen Perfusion zu Störung der Nierenfunktion führen.

Die Auswirkung des Beatmungsverfahrens auf die Nierenfunktion wird an besten durch eine kontinuierliche Beobachtung der Stundenharnmenge beur teilt.

Bei Anwendung invasiver Beatmungsmethoden kann durch die gleichzeitig Applikation einer „Nierendosis" von Dopamin die negative Rückwirkung au die Nierenperfusion kompensiert werden [8].

Leberfunktion

Das Versagen der Leberfunktion spielt in der Entwicklung eines Multiorgan versagens eine besondere Rolle. In diesem Zusammenhang dürften Perfusions störungen der Leber bei Abfall des Herzzeitvolumens und Störungen de Leberfunktion bei Rechtsherzversagen eine besondere Rolle spielen. Invasiv Beatmungsverfahren können über eine Störung der Funktion des rechtei Herzens die Leberfunktion beeinträchtigen.

Das sorgfältige Monitoring des Serumbilirubins, der Enzyme und de Gerinnungsparameter ist obligat.

Intestinaltrakt

Das Versagen des Intestinaltraktes scheint im Rahmen des Multiorganversagen und des septischen Syndroms eine Rolle zu spielen [58]. Bei Versagen de Intestinaltraktes (Paralyse) treten Endotoxin und Bakterien in den Kreislau über.

Auch in diesem Zusammenhang muß man daran denken, daß die Perfusioı des Intestinaltraktes bei invasiven Beatmungsverfahren und Rechtsherzinsuffi zienz gestört wird.

Wenn wir an solche Zusammenhänge denken, werden wir mit große Anstrengung bemüht sein, invasive Verfahren möglichst zu vermeiden oder si so kurz wie möglich anzuwenden!

Beurteilung der Invasivität der Atemhilfe (PIF)

Im Zusammenhang mit einem umfassenden Monitoring muß die Invasivität de Atemhilfe dem Erfolg oder Mißerfolg der Beatmung (z. B. arterieller Sauer stoffdruck) gegenübergestellt werden.

Wie man in der Behandlung eines Diabetes nicht nur den Erfolg de Behandlung (z. B. Normalisierung des Blutzuckers), sondern auch die dazı notwendige Therapie – Invasivität (z. B. Insulin) – ständig vergleichen kontrolliert, muß man auch bei der künstlichen Beatmung Invasivität un

Therapieerfolg vergleichen. Eine Forderung, die leider sehr häufig nicht berücksichtigt wird.

Wesentliche Stellgrößen für die Oxygenation sind der endexspiratorische Druck (PEEP), das Atemzeitverhältnis (I:E-Ratio) und die inspiratorische Sauerstoffkonzentration (FIO_2).

Durch die Multiplikation dieser drei Parameter ergibt sich die errechnete Größe PIF. Es hat sich bewährt, diese Invasivitätsgröße während des Einsatzes von Atemhilfen laufend zu beobachten (39).

Man wird darauf achten, mit welcher Beatmungsinvasivität (PIF) ein entsprechender Gasaustausch erzielt wird.

Immer haben wir uns die Frage zu stellen, ob eine Erhöhung der Invasivität (PIF) auch zu einer Verbesserung der pulmonalen Situation (Gasaustausch, Atemmechanik) führte. Es ist sinnlos und gefährlich, eine Invasivitätstufe während der Beatmung unverändert aufrechtzuerhalten, auch wenn sie zu keinem entsprechenden Erfolg führte. Zusätzlich ermöglicht im Rahmen der Atemhilfe eine Dokumentation der einzelnen Therapieschritte durch gleichzeitige Registrierung der Invasivität und Registrierung von Blutgasanalyse, Atemmechanik und weiteren Daten eine nachträgliche bessere Auswertung der Atemtherapie und vor allem eine bessere Möglichkeit der Beurteilung des Therapiekonzeptes.

Ein derartiges umfassendes Monitoring ermöglicht einen sinnvollen, indizierten und geplanten frühzeitigen Einsatz von Atemhilfen, ein Konzept, das heute als modern gilt. Das umfassende Monitoring gibt uns die Möglichkeit, die Atemhilfe möglichst kurz einzusetzen und vor allem gefährliche Langzeitbeatmungen zu verhindern. Ein Konzept, das sich in der Prophylaxe des akuten Lungenversagens und Multiorganversagens bewähren wird.

Allgemeine Richtlinien zum Einsatz von Atemhilfen

Aufgabe und Zielsetzung beim Einsatz von Atemhilfen

Die Atemhilfe kann zunächst als Ersatztherapie – Life support system – bei Ausfall einer Atemfunktion auf Zeit den Gasaustausch und die Atemmechanik aufrechterhalten. Es ist bekannt, daß ein solches System bei irreversibler Schädigung der Pumpsteuerung auf Dauer die äußere Atmung ersetzen kann.

Bei Einsatz der Atemhilfe auf Zeit ermöglicht sie dem Patienten ein Überleben, bis die primäre Störung im Bereich der Atempumpe oder im Bereich des Lungenparenchyms abgeheilt ist.

Das Life support system kann darüber hinaus z. B. nach einer Anästhesie eine iatrogen induzierte Atemlähmung (Curare) oder Atemdepression (Opioid) überbrücken.

Die Anforderungen an die Atemhilfe werden dann besonders groß, wenn diese der Prophylaxe und Therapie von Erkrankungen im Bereich der Lunge dienen soll. Zumindest muß dann die Atemhilfe so gestaltet werden, daß sie die

Tabelle 3. Moderne Strategie in der Indikationsstellung und Auswahl der Atemhilfe

- Frühzeitiger Einsatz
- Richtige „Dosierung“ (FIO_2, $P_{endexsp}$, $P_{endinsp}$, I:E-Ratio)
  Ziel = adäquater Gasaustausch, adäquate Atemmechanik, Alveolen rekrutieren und offen halten
- So kurz wie möglich, so wenig invasiv wie möglich
  Cave: Langzeitbeatmung

Abheilung der zugrundeliegenden Erkrankung der Lunge nicht stört und das Auftreten sekundärer Schäden in der Lunge oder in anderen Organen nicht fördert.

Eine moderne Beatmungsstrategie (Tabelle 3) soll ein lehrbarer und zielführender Weg zur Indikationsstellung und Auswahl einer Atemhilfe darstellen.

Aufgrund unserer langjährigen klinischen Erfahrungen sind wir bestrebt, die Atemhilfe frühzeitig einzusetzen.

Wir sprachen früher auch von prophylaktischer Beatmung, es ist jedoch besser und richtiger, von einem frühzeitigen Einsatz der Atemhilfe zu sprechen.

Ein weiterer Grundpfeiler einer modernen Strategie ist das Bestreben, die Atemhilfe von Anfang an richtig zu dosieren.

Richtig dosieren heißt, die inspiratorische Sauerstoffkonzentration, den endexspiratorischen Druck, den endinspiratorischen Druck und das Atemzeitverhältnis mit dem Ziel auszuwählen, einen adäquaten Gasaustausch bei adäquater Atemmechanik herzustellen. Die schon am Beginn und bei frühzeitigem Einsatz der Atemhilfe richtig dosierten Atemwegsdrucke ermöglichen die Eröffnung (Rekrutierung) kollabierter Alveolen sowie das Offenhalten dieser Alveolen.

Eine richtige Dosierung muß darauf hinzielen, das Atemzugvolumen in einen optimalen Bereich der FRC zu plazieren (Abb. 3). Dieser Bereich ist bei schlechter Compliance schmal, große Atemzugvolumina führen zu hohen Spitzendrucken, da sie weit in den Bereich der flachen Compliance-Kennlinie hineinragen. In dieser Situation kann z. B. eine Inversed ratio ventilation oder eine Hochfrequenzoszillation Vorteile bringen [29]. Ist prinzipiell trotz schlechter Compliance eine Spontanatemmethode möglich, kann diese Druckschädigungen der Lunge besser verhindern (z. B. CPAP, BIPAP).

Der frühzeitige Einsatz und die mit Anbeginn richtige Dosierung einer Atemhilfe ermöglicht letztendlich die Realisierung der Forderung, die Atemhilfe so kurz wie möglich zu gestalten und damit eine Langzeitbeatmung, die über den Weg der pulmonalen Kolonisation und pulmonalen Infektion zur Sepsis und zum Multiorganversagen führen kann, zu vermeiden. Der frühzeitig und richtig dosierte Einsatz der Atemhilfe ermöglicht durch rasche Rekrutierung von Alveolen letztendlich den Einsatz einer nichtinvasiven Atemhilfe (Tabelle 3).

Im Zusammenhang mit dem akuten Lungenversagen wird sehr häufig das Prinzip einer Ruhigstellung der erkrankten Lunge diskutiert [6].

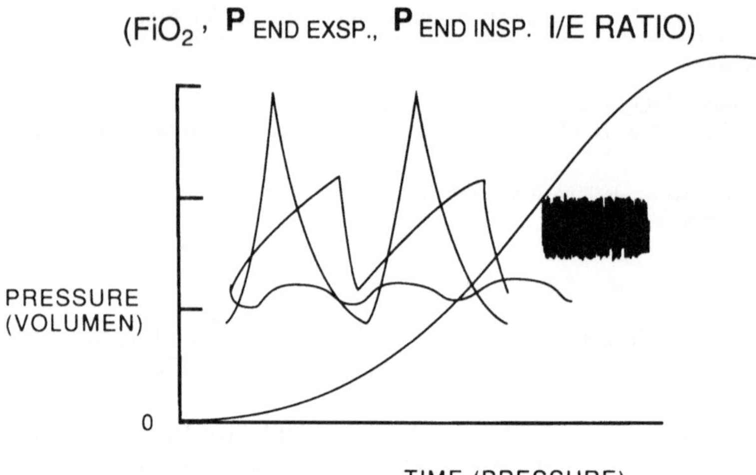

Abb. 3. Dosierung verschiedener Atemhilfen, deren Atemwegsdruckkurve im Zusammenhang mit der Compliance-Kennlinie

Beobachtungen beim Einsatz der extrakorporalen Membranoxygenation sowie Ergebnisse aus tierexperimentellen Untersuchungen sprechen dafür, daß rhythmische Überdehnungen der Lunge im Rahmen einer Überdruckbeatmung sekundäre Schäden setzen können, die möglicherweise auf eine Störung des Surfactant zurückzuführen sind.

Eine solche Ruhigstellung der erkrankten Lungen könnte im Prinzip mit einem hochfrequenten Beatmungsverfahren erzielt werden. Dies gilt im besonderen für die hochfrequente Oszillation, bei der die Lunge bis auf eine leichte Vibration ruhiggestellt wird.

Das Prinzip der Ruhigstellung liegt auch der heute schon verbreitet eingesetzten extrakorporalen CO_2-Elimination zugrunde. Auch dort versucht man, die rhythmische Bewegung der erkrankten Lunge durch eine extrakorporale CO_2-Elimination zu reduzieren.

Grundsätzliches zur Indikationsstellung zum Einsatz von Atemhilfen

Als Entscheidungshilfe zum Einsatz von Atemhilfen steht die klinische Beurteilung nach wie vor im Vordergrund. Meßdaten, wie Blutgasanalyse, Atemmechanik, Metabolik, aber auch Monitore und Lungenröntgen sind in der Indikationsstellung wichtig, haben jedoch vor allem unterstützende Funktion. Sie sind Orientierungshilfen, die die Indikationsstellung erleichtern.

Die Miteinbeziehung der Klinik, der Risikofaktoren, der Grunderkrankung, der Begleiterkrankung und der Prognose ist wesentliche Grundlage zur Indikationsstellung. Darüber hinaus ist für die Indikationsstellung, für die Planung des Einsatzes von Atemhilfen, für die Strategie beim Einsatz der

Atemhilfe und für die Entwöhnung das klinische Gefühl, basierend auf guter Erfahrung, eine wichtige Hilfe.

Im folgenden sollen die grundsätzlichen Indikationen für den Einsatz einer Atemhilfe erörtert werden:

Pumpversagen oder Pumpschwäche (Abb. 1)

Pumpversagen oder Pumpschwäche führen zu einer Störung der CO_2-Elimination und damit zum Anstieg des arteriellen CO_2-Drucks (Hyperkapnie).

Bei akuter Pumpschwäche und auch bei einer Verschlechterung eines chronischen Pumpversagens wird man eine noch vorhandene, jedoch nicht ausreichende Spontanatmung zunächst unterstützen (augmentieren).

Bei chronischem Pumpversagen (chronisch-obstruktive Ventilationsstörung) werden je nach Stadium der Erkrankung PCO_2-Werte zwischen 50 und 60 mm Hg toleriert.

Bei Anstieg des arteriellen CO_2-Drucks über 70–80 Torr besteht eine absolute Indikation zur kontrollierten Beatmung.

Beim akuten und chronischen Pumpversagen ist die Erneuerung des Alveolargases gestört, der erhöhte Partialdruck für CO_2 in den Alveolen tritt auf Kosten des Sauerstoffpartialdrucks auf, so daß beim Pumpversagen durch Verminderung des alveolären Sauerstoffpartialdrucks in der Regel auch der arterielle Sauerstoffdruck erniedrigt ist.

Zentrale Ursachen des Pumpversagens sind Störungen im Atemzentrum oder im zervikalen oder thorakalen Rückenmark. Die Veränderungen können traumatischer, neoplastischer oder degenerativer Natur sein. Häufig beobachtet man solche Störungen nach einem SHT, nach neurochirurgischen Eingriffen, bei medikamentösen Vergiftungen, bei Nieren- und Leberinsuffizienz und anderen endogenen Intoxikationen.

Initial kann bei zentral bedingten Störungen der Atempumpe zunächst auch eine Hyperventilation mit Abfall des arteriellen CO_2-Drucks (Hypokapnie) auftreten.

In der Regel führt die zentrale Störung der Pumpfunktion jedoch zu einer Hypoventilation mit respiratorischer Azidose und $PaCO_2$-Werten von über 50–60 mm Hg. Bei chronischem Pumpversagen wird die respiratorische Insuffizienz metabolisch kompensiert. $PaCO_2$-Werte von 50–60 mm Hg bedürfen dann keiner Therapie, Vorsicht, z. B. im postoperativen Verlauf, ist bei solchen Patienten jedoch geboten.

Die Ursachen eines peripher bedingten Pumpversagens (Hypoventilation) sind vielfältig und werden durch Störungen im Bereich der Nervenleitung, der neuromuskulären Überleitung, der Atemmuskeln, der Thoraxwand und der Luftwege verursacht (Tabelle 4).

Tabelle 4. Ursachen eines peripher bedingten Pumpversagens

- Hypokaliämie
- Myasthenie, progressive Muskellähmung
- Intoxikationen, z. B. Botulismus
- Tetanus
- Polyneuritis (Guillain-Barré-Syndrom)
- Wirkung und Nachwirkung von Muskelrelaxanzien und von Medikamenten, die muskelrelaxanzienähnliche Wirkungen zeigen
- Störung der Integrität der Thoraxwand, wie bei Rippenserienfrakturen und Stückbrüchen der Rippen und Bruch des Sternums
- Zwerchfellruptur oder Zwerchfellhernien
- Kyphoskoliose
- Muskelschwäche bei „Muscle fatigue", nach Langzeitbeatmung und Katabolismus
- Störung in der Durchgängigkeit der Luftwege sowohl im oberen als auch im unteren Bereich durch Verletzungen, Ödem, Fremdkörper, Entzündungen, Sekretretention und Spasmus

Akutes oder chronisches Versagen des Lungenparenchyms (Akute Respiratorische Insuffizienz (ARI), Akutes Lungenversagen (ALV), Acute Lung Failure (ALF), Adult Respiratory Distress Syndrom (ARDS))

Die Hypoxämie ($PaO_2 < 50–60$ mm Hg bei Luftatmung) ist das Leitsymptom des Lungenparenchymversagens.

Das akute Lungenversagen ist durch eine progressive, meist rasche Verschlechterung sowohl des pulmonalen Gasaustausches als auch der Atemmechanik gekennzeichnet.

Beim chronischen Lungenversagen führt eine protrahierte, langsam verlaufende Destruktion und/oder Proliferation im Bereich der alveolokapillären Membran (Emphysem, Fibrose) zu einer langsam zunehmenden Gasaustauschstörung und Verschlechterung der Atemmechanik.

Bei akuter respiratorischer Insuffizienz kann ein hydrostatisches (kardiogenes) Lungenödem oder ein Permeabilitätsödem ursächlich beteiligt sein. Das Permeabilitätsödem ist ein typischer Befund beim akuten Lungenversagen.

Das akute Lungenversagen (ALV, ALF, ARDS) wird durch sogenannte Triggerereignisse (Risikofaktoren) ausgelöst (Tabelle 5). Diese Triggerereignisse induzieren eine pathogenetische Sequenz mit Auftreten von toxischen Substanzen [53, 58].

Solche Risikofaktoren sind absolute Indikationen zum Einsatz einer Atemhilfe, die jedoch nicht unbedingt eine mechanische Beatmung sein muß! Die Indikationsstellung erfolgt dann unabhängig von Gasaustausch und Atemmechanik. Man wird die Atemhilfen frühzeitig einsetzen und primär solche Hilfen auswählen, die die Spontanatmung erhalten, die Intubation vermeiden und die Maske ermöglichen.

Tabelle 5. Risikofaktoren für die Entwicklung eines akuten Lungenversagens (ALV)

- Schock (septisch, toxisch, hämorrhagisch, kardiogen, anaphylaktisch)
- Trauma
- Fettembolie
- Schweres Schädel-Hirn-Trauma
- Verbrennung
- Aspiration von Mageninhalt (speziell bei niedrigem pH)
- Beinahe-Ertrinken
- Infektion der Lunge
  Viruspneumonie
  bakterielle Pneumonien (Staphylokokken, Streptokokken, Klebsiellen, Pneumokokk
  Enterokokken, Pseudomonaden)
  Miliartuberkulose
  Legionellenpneumonie
  Pneumocystis carinii
  Zytomegalievirus
- Malaria
- Sepsis
- Pankreatitis
- Peritonitis
- Massentransfusionen
- Disseminierte intravaskuläre Koagulation (DIC)
- Infarzierung des Darms
- Inhalation von giftigen Gasen und Dämpfen
- Sauerstofftoxizität
- Überdosierung von Drogen
- Leukämie
- Knochenmarktransplantation (Komplikation)
- Immunsuppression
- Kardiopulmonaler Bypass (Komplikation)
- Toxische Stoffe (z. B. Paraquat)
- Radiatio
- Chemotherapie
- Höhenerkrankung
- Reexpansion einer kollabierten Lunge (unilaterales ARDS)
- Urämie
- Leberversagen
- Transfusionsreaktionen
- Komplikationen nach der Geburt
- Embolie von Amnionflüssigkeit
- Diabetische Ketoazidose
- Anaphylaktische Reaktionen
- Neurogenes Lungenödem
- Akuter Herzinfarkt
- Komatöse Zustände

Die postoperative respiratorische Störung

Unmittelbar postoperativ kann es zu einer Mischform zwischen Pumpversag und Versagen des Lungenparenchyms kommen. Solche respiratorischen St rungen sind sehr häufig Indikation für den Einsatz von Atemhilfen.

Schon präoperativ existente Lungenfunktionsstörungen, Risikofaktoren (A ter, Übergewicht, Nikotinabusus), intra- und postoperative Störungen abhäng von der Länge und Lokalisation des operativen Eingriffes sind für die respiratorische Insuffizienz verantwortlich. Gerade bei Oberbauchoperationen kann es intraoperativ beginnend und postoperativ fortschreitend infolge Abnahme der funktionellen Residualkapazität und Atelektasenbildung in zwerchfellnahen und abhängigen Lungenarealen zu einer ausgeprägten Abnahme des Ventilations-Perfusions-Verhältnisses kommen [65]. Nach Thorax- und Oberbauchoperationen ist sehr häufig der postoperative Schmerz die Ursache der respiratorischen Störung.

Das Atemzentrum kann durch die Nachwirkung von Analgetika und Anästhetika gedämpft sein, die postoperative Hypoventilation wird dann nicht selten durch weitere Gaben von Analgetika verstärkt. Schmerzbedingt und durch Anästhetika verursacht, kann die Funktion des mukoziliaren Transportmechanismus gestört sein und zur Sekretretention in der Lunge führen.

Das postoperative Fortsetzen einer adäquaten Beatmung bzw. der Einsatz anderer geeigneter Atemhilfen kann das Ausmaß solcher Störungen verkleinern und auch Folgeerscheinungen verhindern.

Störungen anderer Organe, Indikation aus extrapulmonalen Ursachen

Das Schädel-Hirn-Trauma, die postoperative Situation nach einer Gehirnoperation können zur Indikation für eine geeignete Atemhilfe auch ohne Vorliegen einer Störung im Bereich der Lungenfunktion werden. Nach einem SHT wird man besonders im Akutstadium durch Hyperventilation ($PaCO_2$ um 30 mm Hg) eine Hirnödemprophylaxe anstreben.

Beim akuten Herzversagen kann mittels einer geeigneten Atemhilfe das Grundleiden prophylaktisch und therapeutisch beeinflußt werden.

Die Übernahme der Atemarbeit durch den Respirator wird bei eingeschränkten Reserven, beim Schock oder bei einer Sepsis die Sauerstoffbilanz verbessern. Nach bestimmten Verletzungen oder Operationen (an der Wirbelsäule, Lungen- und Atemwegen, nach ausgedehnten plastischen Operationen und Verbrennungen, bei notwendiger Bauchlage etc.) kann im Rahmen einer kompletten Ruhigstellung des Patienten und Übernahme der äußeren Atmung durch den Respirator der postoperative bzw. posttraumatische Verlauf pflegegünstiger gestaltet werden.

Bei gestörter Zusammensetzung der Luft kann eine geeignete Atemhilfe Gefahren eines Sauerstoffmangels (z. B. Höhenerkrankung) und Gefahren einer Hyperkapnie (CO_2 in der Landwirtschaft) kompensieren. Solche Atemhilfen werden insbesondere in der Notfallmedizin einzusetzen sein.

Auswahl der Atemhilfe (Abb. 4)

Um die geeignete Atemhilfe auswählen zu können, müssen wir zunächst unterscheiden, ob ein Pumpversagen oder ein Lungenparenchymversagen vorliegt [10, 11, 12].

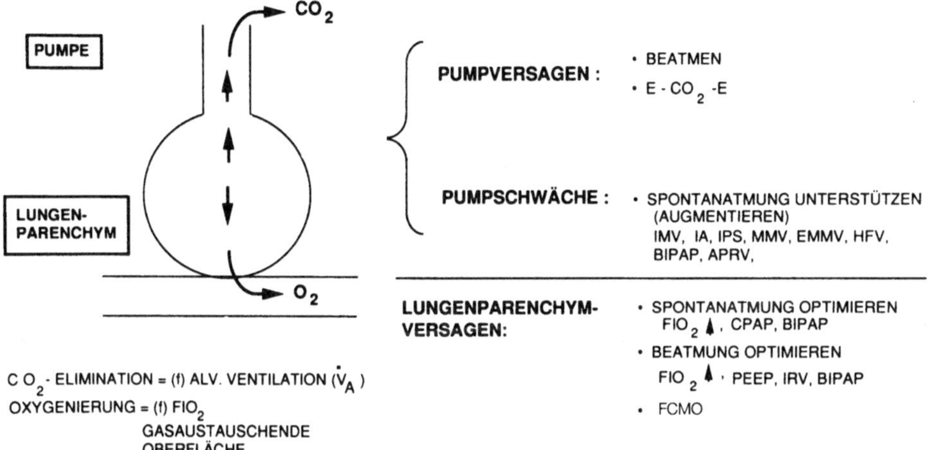

Abb. 4. Systematik in der Auswahl der geeigneten Atemhilfe

Beim Pumpversagen ist die CO_2-Elimination gestört, diese ist eine Funktion der alveolären Ventilation (V_A).

Bei einem Lungenparenchymversagen, also bei einer Störung im Bereich der alveolokapillären Membran, ist die Oxygenierung gestört.

Die Oxygenierung ist eine Funktion der inspiratorischen Sauerstoffkonzentration (FIO_2) und der gasaustauschenden Oberfläche (FRC).

Die prinzipiellen Stellgrößen zur Beeinflussung der Oxygenierung und der CO_2-Elimination sind in der Abb. 5 schematisch dargestellt.

Die Oxygenierung kann durch Optimierung der inspiratorischen Sauerstoffkonzentration, durch Einstellung eines adäquaten endexspiratorischen Drucks, über eine Veränderung der I:E-Ratio und mittels extrakorporaler Membran (ECMO) verbessert werden. Bei einer Störung der Oxygenation wird man in gegebener Situation durch eine Senkung des Sauerstoffverbrauches (z. B. durch Hypothermie) das gestörte O_2-Angebot zu kompensieren versuchen.

Die CO_2-Elimination kann durch eine konventionelle Form der Ventilation, also mittels einer entsprechenden Volumsverschiebung (konventionelle mechanische Beatmung, High frequency positive pressure ventilation (HPPV) und auch High frequency jet ventilation (HFJV) mit Frequenzen bis zu 300/min bewerkstelligt werden. Bei weiterer Steigerung der Beatmungsfrequenz, insbesondere bei der High frequency oscillation (HFO) erfolgt die CO_2-Elimination durch alternative Gasaustauschmechanismen. Bei einer extrakorporalen CO_2-Elimination kann bei Ruhigstellung der Lunge eine CO_2-Elimination erzielt werden.

Das Gleichgewicht zwischen CO_2-Elimination und CO_2-Produktion kann bei gestörter Elimination durch eine Senkung der CO_2-Produktion (VCO_2) wiederhergestellt werden (Hypothermie, Änderung des Ernährungsregimes).

Bei Pumpversagen (Abb. 4) muß der Patient beatmet werden, oder es wird das CO_2 extrakorporal (E-CO_2-E) eliminiert.

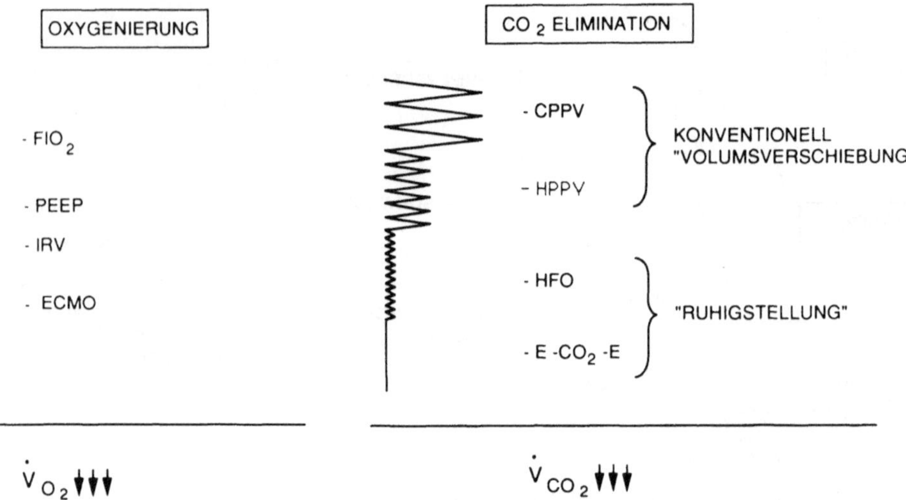

Abb. 5. Die prinzipiellen Stellgrößen zur Beeinflussung der Oxygenierung und der CO_2-Elimination

Bei Pumpschwäche (d. h. bei vorhandener, jedoch nicht ausreichender Spontanatmung) ist es vielfach besser, diese Spontanatmung nicht durch Sedierung oder Relaxierung zu unterdrücken und kontrolliert zu beatmen, sondern die Spontanatmung in die Atemhilfe miteinzubeziehen, also die Spontanatmung zu unterstützen (augmentieren). Es stehen uns heute viele, vielleicht zu viele Methoden zur Verfügung, die sich für eine augmentierte Spontanatmung mehr oder weniger eignen:

intermittierende maschinelle Beatmung (IMV),
druckunterstützte Spontanatmung (IPS, IA, ASB),
obligatorisches Atemminutenvolumen (MMV),
erweitertes obligatorisches Atemminutenvolumen (EMMV),
Hochfrequenz-Beatmung (HFV),
biphasischer positiver Atemwegsdruck (BIPAP),
Airway pressure release ventilation (APRV).

Bei Lungenparenchymversagen und gestörter Oxygenierung wird man die inspiratorische Sauerstoffkonzentration (FIO_2) oder die gasaustauschende Oberfläche (FRC) optimieren (Abb. 4).

Ist die Hypoxämie mit einer ausreichenden CO_2-Elimination kombiniert, die Spontanatmung also ausreichend, wird man die Spontanatmung bei entsprechenden Voraussetzungen beibehalten und diese durch Erhöhung der inspiratorischen Sauerstoffkonzentration oder durch Erhöhung der funktionellen Residualkapazität (CPAP, BIPAP) optimieren. Liegt neben der Oxygenationsstörung auch ein Pumpversagen vor, muß man die Überdruckbeatmung optimieren, entweder durch Erhöhung der inspiratorischen Sauerstoffkonzentration oder durch Anwendung von Methoden, die die FRC verbessern (PEEP, IRV, SIGH, HOLD, HFV).

Letztendlich kann in dieser Situation die Oxygenierung und die CO_2-Elimination extrakorporal erfolgen (ECMO).

Wie man letztendlich die Oxygenationsstörung behandelt, hängt von verschiedenen Voraussetzungen ab.

Diese Wahl wird von der Art, Genese und dem Ausmaß des Lungenparenchymversagens und vom Ausmaß der eventuell begleitenden Pumpstörung beeinflußt.

Die Auswahl ist auch von äußeren Umständen abhängig. Am Notfallort oder im Hubschrauber wird man andere Methoden zur Korrektur der Oxygenationsstörung heranziehen als im Schockraum, im Operationssaal oder auf der Intensivstation. Aber immer sollten wir uns im klaren sein, daß die richtige Auswahl für das Überleben des Patienten entscheidend werden kann!

Inspiratorische Sauerstoffkonzentration (FIO_2)

Die rasche Verbesserung der Oxygenierung durch Erhöhung der inspiratorischen Sauerstoffkonzentration ist in vielen Situationen der erste absolut notwendige Schritt, um die lebensbedrohende Hypoxämie zu behandeln. So wird man in Notfallsituationen (am Notfallort, Lungenödem etc.) die Hypoxämie durch O_2-Applikation akut behandeln.

Auch auf der Intensivstation kann die Erhöhung der inspiratorischen Sauerstoffkonzentration in vielen Situationen als alleinige Atemhilfe sinnvoll sein. Die Erhöhung der inspiratorischen Sauerstoffkonzentration wird bei schwerer Lungenparenchymschädigung auch im Rahmen einer maschinellen Beatmung häufig notwendig sein.

Wir sollten jedoch daran denken, daß Sauerstoff in hohen Konzentrationen und langer Expositionszeit schädigend wirken kann. Über die Toxizität des Sauerstoffs wurde viel geschrieben, viele Untersuchungen sind nicht relevant, noch herrschen in dieser Frage viele Unsicherheiten. Trotzdem sprechen klinische Beobachtungen und experimentelle Untersuchungen dafür, daß Sauerstoff in hohen Konzentrationen und bei Vorliegen bestimmter Risikofaktoren gefährlich werden kann [16, 55].

So wird man prinzipiell die inspiratorische Sauerstoffkonzentration so hoch wie erforderlich und so gering wie möglich wählen.

Die Atmung oder Beatmung mit reinem Sauerstoff (FIO_2 1,0) kann die Entwicklung von Resorptionsatelektasen begünstigen. Reiner Sauerstoff führt zu einer Auswaschung von Stickstoff, dies kann in hypoventilierten Alveolarbezirken zum Alveolarkollaps führen. Daran wird man bei Durchführung eines Hyperoxygenationstestes denken!

Bei der Überwachung der künstlichen Beatmung ist darauf zu achten, daß die optische und akustische Warnung sowohl bei Unter- als auch bei Überschreitung einer bestimmten inspiratorischen Sauerstoffkonzentration funktioniert.

Die Erhöhung der inspiratorischen Sauerstoffkonzentration sollte als eine Substitutionstherapie verstanden werden.

In unserer Strategie des „Step by step approach" ist die inspiratorische Sauerstoffkonzentration (FIO_2) ein wesentlicher Leitparameter. Wir versuchen, die Grenzkonzentration von $FIO_2 = 0{,}5$ soweit möglich nicht zu überschreiten. Damit diese Regel sinnvoll und für den Organismus nicht schädigend eingesetzt wird, ist ein umfassendes Monitoring notwendig.

Es ist nicht akzeptabel, eine inspiratorische Sauerstoffkonzentration von 0,6 bis 0,7 bei längerer Exposition als sicher anzusehen. Klinische und experimentelle Beobachtungen sprechen dafür, daß schon Sauerstoffkonzentrationen um 0,6 auf Dauer toxisch wirken können.

Inspiratorische Sauerstoffkonzentrationen >0,5 können folgende den Krankheitsverlauf aggravierende Nebenwirkungen haben:
Resorptionsatelektasen (Reduktion von V_A/Q). Vermehrte Bildung von Sauerstoffradikale (ALF!). Aktivierung von Makrophagen.
Freiwerden von Chemotaxin aus alveolaren Makrophagen, Granulozyteneinschwemmung in die Lunge.
Augmentation der Sauerstofftoxizität durch andere Stoffe (Bleomycin, Nitrofurantoin, Paraquat, Antibiotika, Zytostatika).
Störung der Wirkung von Antiproteinasen (Zunahme des Permeabilitätsödems (ALF).
Depression des mukoziliaren Apparats.
Störung der Migration alveolärer Makrophagen.
(Steigerung der Adhärenz von gramnegativen Organismen im unteren Respirationstrakt, Kolonisation und Infektion in der erkrankten Lunge.)
Störung der mukoziliaren Clearance.

Gasaustauschende Oberfläche, funktionelle Residualkapazität (FRC)

Die wesentliche Systemstörung bei Patienten mit akutem Lungenversagen ist das Mißverhältnis zwischen Ventilation und Perfusion. Um das Ventilations-Perfusions-Verhältnis zu optimieren und somit die wesentliche zugrundeliegende Störung, die zur Gasaustauschstörung für Sauerstoff führt, zu optimieren, muß die zur Verfügung stehende Alveolaroberfläche restauriert und erhalten werden. Die Abhängigkeit der Oxygenierung von dieser Oberfläche wird durch die Tatsache verstärkt, daß der Prozeß der Arterialisierung des Blutes auch während der Exspirationszeit des Atemzyklus stattfindet. Diese im Exspirium zur Verfügung stehende Oberfläche ist durch die funktionelle Residualkapazität (FRC) charakterisiert, also durch dasjenige Volumen, das nach normaler Exspiration in der Lunge verbleibt, die Alveolen offen hält und für den Sauerstoffgasaustausch verantwortlich ist [42].

Die funktionelle Residualkapazität wird schon in den Anfangsstadien des akuten Lungenversagens kleiner und wird dann die Ursache für die arterielle Hypoxämie.

Während die Erhöhung der inspiratorischen Sauerstoffkonzentration die Hypoxämie lediglich symptomatisch oder als Substitutionstherapie behandelt, kann eine pathogenetisch begründete Vergrößerung bzw. Normalisierung der gasaustauschenden Oberfläche die Hypoxämie therapeutisch behandeln.

Vorerst müssen durch oberflächenoptimierende Maßnahmen verlorengegangene Alveolarbezirke neu rekrutiert werden. Noch einmal sei darauf hingewiesen, daß eine solche optimierende Maßnahme frühzeitig einzusetzen hat, nur bei frühzeitigem Einsatz gelingt es, Alveolarbezirke zu rekrutieren [29].

Ist es gelungen, die funktionelle Residualkapazität zu erhöhen, also verschlossene Alveolen wieder zu eröffnen, muß die funktionelle Residualkapazität durch diese Therapiemaßnahme aufrechterhalten werden, also solange die ätiologischen Faktoren (Triggerfaktoren) noch einwirken oder der Triggerprozeß noch nicht zum Stillstand gekommen ist.

Es stehen prinzipiell zwei Möglichkeiten zur Verfügung, um die gasaustauschende Oberfläche zu erhalten (Abb. 6).

Druck

Während der Nicht-Flow-Phase des Exspiriums befindet sich die Lunge in der sogenannten Atemruhelage. Es besteht ein Gleichgewicht zwischen den expandierenden Kräften (Atemwegsdruck) und den impandierenden (Brustkorb, Lunge).

Durch Erhöhung des Differenzdrucks Atemweg – Pleuraraum (transpulmonaler Druck) während des gesamten Atemzyklus wird sich diese Atemruhelage bei einem größeren Lungenvolumen einstellen. Es ist grundsätzlich möglich und auch experimentell belegt, daß ähnliche Verhältnisse nicht nur mit höheren Atemwegsdrucken, sondern auch durch Sog am Thorax (Tankrespiratoren) zu

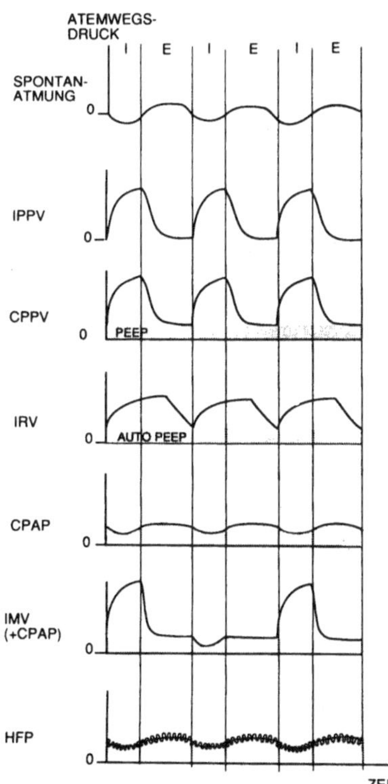

Abb. 6. Druck-Zeit-Verhalten bei Spontanatmung und verschiedenen Atemhilfen

erzielen sind. Diese Verfahren werden derzeit in der klinischen Routine selten angewendet.

Zeit

Neben der ständigen Atemwegsdruckerhöhung in der Nicht-Flow-Phase des Exspiriums kann auch der Exspirationsflow kurz vor Null gestoppt werden. Technisch wird das durch verkürzte Exspirations- und verlängerte Inspirationszeiten erzielt. Ohne am Respirator meßbare Erhöhung der Atemwegsdrucke ist es möglich, die Alveolen in einen, ihrer Zeitkonstante angepaßten Blähungszustand zu versetzen und so die gasaustauschende Oberfläche zu optimieren.

Atemwegsdruck – PEEP

Eine häufig angewandte Methode zur Optimierung der gasaustauschenden Oberfläche ist die ständige und konstante Erhöhung des Luftwegsdrucks (Continuous positive pressure ventilation (CPPV)).

1. *Titration der einzustellenden PEEP-Höhe.* Als grobe Eckpfeiler stehen unterer und oberer Grenzwert als eher gesicherte Daten zur Verfügung. Ein Atemwegsdruck von 5 cm H_2O wird bereits bei Spontanatmung, per vias naturales atmenden Menschen durch den Glottisschluß während der exspiratorischen Ruhelage aufrechterhalten. Dieser Wert ist als unterstes, sinnvolles PEEP-Niveau anzusehen.

   Am oberen Ende der Skala tritt ab Werten von 15 cm H_2O bereits eine deutliche Verschlechterung der Perfusion von parenchymatösen Organen auf. Wo dazwischen das ideale PEEP-Niveau (Best-PEEP, optimaler PEEP) für den individuellen Patienten mit akuter respiratorischer Insuffizienz liegt, ist noch weitgehend unklar. Es fehlt vor allem eine Regelgröße, die eine eindeutige Festlegung (Titration) der PEEP-Höhe erlauben würde [42, 46, 61].
2. *Titration nach Oxygenierung.* Als Ausdruck der PEEP-Wirkung wird in der klinischen Routine meist ein Parameter der Oxygenierung herangezogen. Allerdings sollten bei diesem Vorgehen die verwendeten Zahlen vom inspiratorisch angebotenen Sauerstoff unabhängig, d. h. an diesem relativiert sein.
   - *Arterieller Sauerstoffdruck (PaO_2)*
     Der am häufigsten verwendete Parameter, um die PEEP-Wirkung zu überprüfen, ist die arterielle Sauerstoffspannung. Diese Größe spiegelt allerdings nur die gasaustauschende Funktion der Lunge wider, diese Größe wird durch den Kreislauf wenig beeinflußt.

     FIO_2-unabhängige Parameter ($AaDO_2$, Quotient, Ratio) verbessern die Beurteilbarkeit. Die $AaDO_2$ muß im Unterschied von PaO_2 jedoch als globaler Parameter gelten, er wird vom HZV und von der venösen Beimischung wesentlich beeinflußt.
   - *Verfügbarkeit*
     Die Verwendung der arteriellen Sauerstoffverfügbarkeit (Sauerstofftransportkapazität), ein Produkt aus arteriellem Sauerstoffgehalt und Herzzeitvolumen, zielt auf die Einbeziehung von kardialen Nebenwirkungen von

PEEP ab. Eine verläßliche Meßmethode für das Herzzeitvolumen ist erforderlich.

- *Venöse Sauerstoffsättigung*
  Die gemischtvenöse Sauerstoffsättigung als resultierende Größe aus Lungen-, Herz- und Stoffwechselfunktion ist als Globalüberwachung geeignet. Eine Titration des PEEP-Niveaus ist allerdings wegen der mehrfachen Abhängigkeit dieser Größe von biologischen Variablen nicht angezeigt.

3. *Titration nach Atemmechanik.* Die Titration von PEEP nach atemmechanischen Gesichtspunkten erscheint von der Wirkungsweise (FRC-Erhöhung) her sehr sinnvoll. Gelänge es, das atemmechanisch notwendige Ausmaß an PEEP festzulegen, wäre ein wesentliches Rationale der PEEP-Therapie erreicht.

- *Statische Compliance*
  Versuche, PEEP nach statischer Compliance festzulegen, wurden mehrfach unternommen. Meist scheitern sie an Unzulänglichkeiten der Interpretation von Volumen-Druck-Diagrammen.
- *PEEP-Welle* [42]
  Schwierigkeiten mit dem V-P-Diagramm und mit der Messung einer effektiven Compliance führten zu einer technischen Neuentwicklung, die es erlauben soll, den relevanten FRC-Gewinn beim Anlegen verschiedener PEEP-Niveaus zu messen. Zum Unterschied von V-P-Diagrammen ist das Verfahren nicht apnoisch, kann somit in kleineren Schritten durchgeführt werden und ist aussagekräftiger. Der Volumsverlust durch Sauerstoffbeladung des arteriellen Blutes ist bei diesem unter ständiger Beatmung durchgeführten Verfahren irrelevant. Ferner ist kein eigenes Gerät nötig; die elektronische Steuerung ist als zusätzliche Platine in einem handelsüblichen, Mikroprozessor-gesteuerten Beatmungsgerät implementiert.

  Das Prinzip beruht auf einer vom Respirator (Software-gesteuert) selbständig durchgeführten Beatmung auf zuerst aufsteigenden, dann absteigenden PEEP-Niveaus.

  Das inspiratorische Atemhubvolumen bleibt immer gleich, es entspricht dem im Zuge der therapeutischen Beatmungseinstellung vorgewählten Betrag.

  Das exspiratorisch gemessene Atemhubvolumen läßt nun auf jedem PEEP-Niveau nach Veränderungen typische Differenzen messen.

  Bei aufsteigendem PEEP bleibt für wenige Atemhübe das exspiratorische unter dem inspiratorischen Tidalvolumen, das Differenzvolumen geht als FRC ein und wird nicht mehr ausgeatmet.

  Sobald die ausgeatmeten Tidalvolumina konstant sind, kann das Gerät die nächste PEEP-Stufe testen. Prinzipiell ist somit aus dieser Methodik zu ersehen, wann eine Erhöhung des PEEP-Niveaus vom atemmechanischen Standpunkt her nicht mehr notwendig oder sinnlos ist, also dann, wenn durch eine Erhöhung des PEEP-Niveaus kein Volumenzuwachs mehr zu registrieren ist.

4. *Technische Realisierung von PEEP*
   - *Spontanatmung (CPAP)*
     Unter Spontanatmung kann PEEP sowohl mit Maske als auch über den Endotrachealtubus oder bei Tracheostoma eingesetzt werden. Meist spricht man bei vollständig erhaltener Spontanatmung (Ventilation erhalten, Atemmechanik im wesentlichen funktionierend) von CPAP (Continuous positive airway pressure breathing).
   - *Hochfrequente Techniken*
     Verschiedene hochfrequente Beatmungsverfahren bieten bei freier Durchatembarkeit infolge „Airtrapping" PEEP-ähnliche Phänomene.
   - *Augmentierende Verfahren*
     Die technisch anspruchsvolle Realisierung von PEEP erfolgt bei augmentierenden Beatmungsverfahren. Neben allen Forderungen, die an ein gutes CPAP-System gestellt werden, muß die Glättung der Atemwegsdruckkurve hier auch noch während der Anfangsphase des getriggerten Atemhubes erfolgen.
   - *Kontrollierte Beatmung*
     Die Kombination von kontrollierter Beatmung mit PEEP ist technisch einfach zu realisieren.
5. *Nebenwirkungen von PEEP.* Beinahe alle parenchymatösen Organe sind Zielorgane für unerwünschte Nebenwirkungen von PEEP. Während bei den meisten Organsystemen erst bei höherem PEEP-Niveau mit einer Schädigung oder Funktionseinbuße zu rechnen ist, ist die renale Perfusion schon bei häufig therapeutisch angewandten PEEP-Werten eingeschränkt [8, 44, 62].

Zeit-Form-Faktoren (Inversed ratio ventilation (IRV))

Eine mögliche Alternative für PEEP kann eine relative Verlängerung der inspiratorischen Zeitkomponente auf Kosten des Exspiriums sein. Vorteilhaft ist eine soweit wie mögliche Zurücknahme des inspiratorischen Flow, es resultiert bei gegebenem Atemhubvolumen (Volumenkonstanz) ein möglichst niedriger Atemwegsspitzendruck. Der gebräuchliche Ausdruck für dieses Verfahren ist Inversed ratio ventilation (IRV) [2, 20, 25, 43, 64].

1. *Prinzip der IRV.* Die unter IRV verbesserte Oxygenierung entsteht durch verbesserte regionale Belüftung vor allem geschädigter Alveolarbezirke. Während der Inspiration ist eine bessere Verteilung durch den langsamen Inspirationsflow beabsichtigt, während der Exspiration haben Alveolen mit langsamer Zeitkonstante zu wenig Zeit wieder zu kollabieren. Es stellen sich in verschiedenen Lungenregionen unterschiedliche Druckniveaus (Individual PEEP) ein, am Ende der Inspiration ist daher ein geringerer Restflow meßbar.
2. *Länge.* Die zeitliche Verschiebung zwischen In- und Exspiration kann zwischen dem klassischen 1:2-Rhythmus bis etwa 3:1 erfolgen. Höhere Verhältnisse haben keinen zusätzlichen klinischen Effekt. Derzeit ist noch keine atemmechanische Regelgröße gefunden, die eine Festsetzung von IRV erlauben würde.

In der klinischen Praxis wird das Verhältnis von I:E nach arterieller Oxygenierung titriert (arterieller Sauerstoffdruck, Sauerstofftransportkapazität, venöse Sauerstoffsättigung). Wir steigern die Stufen der Inversed ratio ventilation langsam über 1:1 nach 3:1. Gleichzeitig trachten wir, den am Respirator eingestellten PEEP soweit wie möglich zu reduzieren bzw. nur langsam zu steigern.

Merke: IRV anstelle von PEEP.

3. *Technische Realisierung.* Die technische Realisierung bietet bei den meisten modernen, zeitgesteuerten Beatmungsgeräten keine Probleme. Auf eine stufenlose Regelung mit individueller Möglichkeit zur Flowangleichung ist Wert zu legen.

   Prinzipiell kann die Inversed ratio ventilation volumenkontrolliert [2] oder druckkontrolliert [43, 64] erfolgen.
4. *Nebenwirkungen.* Die Nebenwirkungen von IRV sind ähnlich wie bei PEEP. Bei absolut kurzen Exspirationszeiten und obstruktiven Veränderungen in der Lunge ist auf Entwicklung eines progressiven Airtrapping zu achten. In solchen Grenzsituationen kann es sich empfehlen, gleichzeitig mit den Atemwegsdrucken den Flow zu registrieren, um am Ende der Exspiration das Ausmaß des Restflow (= Airtrapping) zu monitieren.

Strategie beim Einsatz der Atemhilfen

Um die geeignete Atemhilfe frühzeitig und richtig dosiert einsetzen und die Entwöhnung von der Atemhilfe rasch durchziehen zu können, bedarf es eines Konzeptes.

In unserem Arbeitsbereich hat sich seit Jahren eine Strategie bewährt, die wir als Step by step approach bezeichnen [10, 11, 12].

Natürlich gibt es viele Wege, die „nach Rom" führen, wichtig ist, daß das Konzept lehr- und lernbar und zielführend ist.

Eine Beatmungsstrategie dient als Orientierungshilfe für den Anfänger und für den Fortgeschrittenen. Sie darf kein enges Korsett sein, sie soll dem jungen Assistenten als Leitfaden dienen, jedoch dem Erfahrenen genügend Möglichkeit geben, individuelle, dem Patienten angepaßte Modifikationen vornehmen zu können. Unserer Erfahrung nach wird sich der Anfänger sehr gerne und dies zum Vorteil für den Patienten eher eng an ein solches Konzept halten. Der Könner und Erfahrene wird sich immer mehr am klinischen Bild orientieren und die Beatmungsstrategie als vorteilhaftes Gerüst empfinden.

Der gesamte Umfang der Orientierungshilfe (Tabelle 6) beinhaltet die Indikationsstellung, die Festlegung des Atem-,Beatmungsweges, den Step by step approach und die Entwöhnung.

Indikationsstellung

Grundsätzliches ist dazu schon einleitend besprochen worden. Spezielle Indikationsstellungen sind jeweils der Beschreibung der einzelnen Methoden vorangestellt.

Tabelle 6. Strategie beim Einsatz von Atemhilfen (Beatmung). Innsbrucker Programm

① Indikationsstellung

② Festlegung des Atem- bzw. Beatmungsweges

③ Step by step approach

Sektor A Atemtherapie – Physiotherapie

Sektor B Stufenplan – Step by step approach $FIO_2 \leq 0{,}5$

Step 1: Optimierte Spontanatmung – CPAP, BIPAP (Maske Tubus, Tracheostoma)
Step 2: Unterstützte (augmentierte) Spontanatmung – IMV, IA (IPS), MMV, EMMV, HFV, BIPAP, APRV
Step 3: CPPV: PEEP, BIPAP
Step 4: CPPV: IRV, BIPAP

Sektor C Additivmethode: Hämofiltration
Alternative Methoden: HFV
Extrakorporale Oxygenierung
Extrakorporale CO_2-Elimination

④ Entwöhnung (Weaning)

Festlegung des Atem-, Beatmungsweges

Verschiedene Atemhilfen können über eine Maske oder über eine nasopharyngeale Sonde (Sauerstoffinsufflation) oder über eine dicht sitzende Maske (CPAP, BIPAP) appliziert werden.

Voraussetzung für eine solche Applikationsform, insbesondere Masken-CPAP, sind Kooperation des Patienten (Bewußtseinslage, psychische Motivierung) und freie Atemwege sowie intakte Schluckreflexe.

Insbesondere bei Anwendung einer CPAP-Spontanatmung mittels Maske muß stets an die Gefahr einer Aspiration und an die Möglichkeit einer Verschiebung von Luft in den Gastrointestinaltrakt gedacht werden.

Die Intubation (oraler oder nasotrachealer Weg) und auch die Tracheostomie sind vom Prinzip her nicht als Atemhilfen zu betrachten, sie sind lediglich eine Methode, die dazu dient, den Atemweg für die Applikation einer Atemhilfe zu optimieren. Die Indikation für eine Intubation oder Tracheotomie ist dann gegeben, wenn:
- eine Verlegung oder Verletzung der Atemwege vorliegt,
- ein Verlust der Kontrolle der oberen Atemwege durch Bewußtseinsstörung oder andere Ursachen entstanden ist,
- die Intubation oder Tracheotomie als Hilfsmittel notwendig wird, um die Atemhilfe (in der Regel die kontrollierte, mechanische Beatmung, in der Mehrzahl der Fälle die unterstützte Spontanatmung) über einen kontrollierten Weg zum Einsatz zu bringen.

Die Intubation oder Tracheotomie muß in der Regel beim Intensivpatienten von einer Atemhilfe gefolgt sein, d. h. von einer Atemhilfe der Stufe I (CPAP) oder der Stufe II (unterstützte Spontanatmung) oder der Stufe III oder IV (kontrollierte Beatmung).

Nur zur Überbrückung – Notfallmedizin, Notfallort –, in der Regel jedoch nicht beim Intensivpatienten darf über den Endotrachealtubus eine Sauerstoffinsufflation erfolgen. Abgesehen von chronischen Situationen soll die Applikation von Sauerstoff mittels einer CPAP-Einrichtung erfolgen.

Die Ausschaltung der Glottis durch den Tubus oder das Tracheostoma schaltet den sogenannten glottisbedingten physiologischen PEEP aus.

Insbesondere bei akuter respiratorischer Insuffizienz, bei Vorliegen von Risikofaktoren (drohendes Lungenversagen) kann die Sauerstoffinhalation über einen Tubus oder über das Tracheostoma ohne kontinuierlich erhöhtem Atemwegsdruck den Alveolarkollaps (FRC-Verlust) fördern.

Merke: Sauerstoffinhalation über einen Tubus nur mit gleichzeitiger CPAP-Anordnung.

Diese Forderung gilt natürlich auch für die Sauerstoffapplikation in der Weaning-Phase, und dies im besonderen nach einer Langzeitbeatmung.

Step by step approach

Sektor A: Atemtherapie – Physiotherapie

a) Sauerstofftherapie (Sauerstoffinhalation unter Spontanatmung)

Bei einem akuten oder chronischen Lungenversagen mit Hypoxämie (PaO_2 unter Luftatmung < 50–70 mm Hg) kann man unter Berücksichtigung der Klinik sowie des Alters des Patienten den PaO_2 durch eine einfache Erhöhung der inspiratorischen Sauerstoffkonzentration (FIO_2) verbessern.

Bei Vorliegen von Risikofaktoren (Patient at risk) soll Sauerstoff bei Spontanatmung prinzipiell unter den Bedingungen des kontinuierlich erhöhten Atemwegsdrucks (CPAP) appliziert werden! Postoperativ, in der Weaning-Phase, bei chronisch obstruktiver Ventilationsstörung mit Exazerbation (Cave: Globalinsuffizienz!), bei Pneumonien, posttraumatisch und als erste Therapie in Notsituationen (Notfallort, kardiogenes Lungenödem) wird man Sauerstoff über eine Sonde oder Maske applizieren.

Bei Zunahme der Atemfrequenz (> 30–35/min), bei einem Atemzugvolumen (V_T) < 5 ml/kg KG, bei einer Vitalkapazität (VK) < 15 ml/kg KG, bei Kollapsneigung der Alveolen, bei Tendenz zur Verkleinerung der FRC (Risikofaktoren), bei Entwicklung von Atelektasen, bei Sekretretention, bei Bronchopneumonien, bei Pneumonien wird man in der Regel die Sauerstoffinhalation mit einer Physiotherapie (siehe unten), etwa mit einer intermittierenden CPAP-Atmung, unterstützen. Vorsicht ist bei fortgeschrittener obstruktiver Lungenerkrankung geboten, bei Übergang der Partialinsuffizienz in eine Globalinsuffizienz, mit Steuerung der Atmung über die Hypoxämie. Dann kann die Sauerstoffinhalation zu einer weiteren Hypoventilation mit Anstieg des arteriellen CO_2-Drucks bis zur CO_2-Narkose führen.

Tabelle 7. Beziehung zwischen der Sauerstoffkonzentration in der Einatemluft und der arteriellen Sauerstoffspannung bei gesunder Lunge unter Spontanatembedingungen

FIO_2	PaO_2 (mm Hg)
0,3	150
0,4	200
0,5	250
0,8	400
1,0	500

Bei Applikation des Sauerstoffs über eine nasopharyngeale Sonde kann man bei einem Sauerstofffluß von 5–6 l Sauerstoff/min mit einer therapeutisch relevanten Erhöhung der inspiratorischen Sauerstoffkonzentration auf eine FIO_2 von etwa 0,4 rechnen. In der Tabelle 7 wird auf die normale Beziehung zwischen der Sauerstoffkonzentration in der Einatemluft (FIO_2) und der arteriellen Sauerstoffspannung bei gesunder Lunge unter Spontanatembedingungen hingewiesen.

Wird eine Hypoxämie durch Sauerstoffinhalation bei Spontanatmung behandelt, soll bei einem Sauerstofffluß von 6 l/min, also bei einer inspiratorischen Sauerstoffkonzentration von etwa 0,4, zumindest ein arterieller Sauerstoffdruck um 50–100 mm Hg erzielt werden.

Bleibt der arterielle Sauerstoffdruck trotz dieser Atemhilfe (FIO_2 = 0,4) weiter unter 90 mm Hg und liegt keine chronisch obstruktive Ventilationsstörung vor, soll die Sauerstoffinhalation zumindest intermittierend durch CPAP und/oder durch rigorose Physiotherapie unterstützt werden.

CPAP wird in dieser Situation jeweils über 10–20 min appliziert, dazwischen erfolgt über 1–2 h die Sauerstoffgabe mittels einfacher Maske oder nasopharyngealer Sonde.

Es ist wichtig, durch wiederholte Blutgasanalysen den Effekt von CPAP bzw. des notwendigen und tolerablen Überdrucks sorgfältig zu kontrollieren.

Es gibt durchaus Situationen, bei denen die Anwendung von CPAP für den Patienten ungünstig ist und den Gasaustausch verschlechtert (Emphysem).

Bei Hypoventilation ($PaCO_2 > 50$ mm Hg) und respiratorischer Azidose kann sich bei einer chronisch obstruktiven Ventilationsstörung (Emphysem und Exazerbation durch Bronchopneumonie) ein Versuch mit Aminophyllin i.v. lohnen, zunächst mit einem Bolus von 4 mg/kg KG i.v. und dann mit einer Erhaltungsdosis von 12–15 mg/kg KG i.v. in 24 h [62].

Diese Therapie ist mit einer entsprechenden rigorosen Physiotherapie zu kombinieren.

Bei Hyperventilation kann man versuchen, die Atemtherapie durch eine Sedierung zu unterstützen. Die Sedierung muß vorsichtig dosiert und streng kontrolliert erfolgen, bewährt haben sich Opioide und Benzodiazepine, in vorteilhafter Weise die Kombination dieser beiden Stoffgruppen (Analgosedierung).

b) Physiotherapie [3, 7, 18, 27, 32]
Praktisch bei jedem Intensivpatienten, immer jedoch bei Immobilisation des Patienten, bei Vorliegen von Risikofaktoren, bei Erkrankungen im Bereich der Lunge, in der Wartephase vor einer eventuell notwendigen Beatmung und in der Weaning-Phase muß eine Physiotherapie, die von einer geschulten Physiotherapeutin durchgeführt wird, an der Intensivstation rund um die Uhr zur Verfügung stehen.

Es hat sich bewährt, daß jede Intensivstation über ein eigenes physiotherapeutisch tätiges Team verfügt!

Wichtige Methoden der Physiotherapie sind:

Mobilisation, Lagerungswechsel

Die Mobilisation ist eine der besten Methoden zur Wiedergewinnung einer adäquaten funktionellen Residualkapazität. Es ist in manchen Situationen durchaus möglich, bei Motivation des Patienten und entsprechend dosierter Analgosedierung den außerhalb des Bettes sitzenden Patienten kontrolliert zu beatmen. Die Intensivmediziner warten noch immer auf das spezielle Intensivbett, das während der künstlichen Beatmung jede Lageveränderung maschinell durchführen läßt.

Derzeit wird der regelmäßige Lagewechsel durch entsprechende Polster realisiert.

Sekretolyse und Entfernung des Bronchialsekrets

Abhustübungen sind die wichtigsten physiotherapeutischen Handlungen. Wenn immer möglich, sollen Patienten vor Operationen oder vor einer künstlichen Beatmung – wenn Zeit dafür vorhanden ist – das Abhusten lernen. Abhustübungen werden von der Physiotherapeutin mit ihren Händen durch Halten, Abtasten, Reflexbehandlung, Vibrieren und Klopfen unterstützt. Solche Maßnahmen können bei Bedarf mit mechanischen Hilfen unterstützt werden. In diesem Zusammenhang haben sich Hochfrequenz-Jet-Atemtherapiegeräte bewährt. Vielfach wird die gezielte fiberoptische Absaugung notwendig sein. Letztere Methode hat sich mehr und mehr als Routinemaßnahme beim beatmeten Intensivpatienten durchgesetzt.

Analgesie

Eine ausreichende Analgesie durch Gabe von Schmerzmittel und in vielen Situationen mittels einer Katheterperiduralanästhesie (Thoraxtrauma, postoperativ) ist eine essentielle Maßnahme im Rahmen der Lungenpflege. Die geeignete und richtig dosierte Analgosedierung ist immer Voraussetzung für die Anwendung nichtinvasiver Atemhilfen, wie z. B. die Applikation von CPAP mittels Maske nach schwerem Thoraxtrauma.

Psychologische Betreuung

Eine der dankbarsten Aufgaben einer guten Physiotherapeutin ist die psychologische Betreuung ihres Patienten. Die den Patienten womöglich schon vor der Operation betreuende Therapeutin ist postoperativ in der Regel der wichtigste Anker für den aufwachenden Patienten. Eine liebevolle psychologische Betreuung der Patienten durch das gesamte Intensivteam ist in kritischen Phasen, etwa während der künstlichen Beatmung, von großer Bedeutung. Sie ermöglicht eine kontrollierte Beatmung ohne tiefe Sedierung. Die begleitende gute psychische Betreuung des Patienten erleichtert die Entwöhnung vom Respirator.

Mechanische Hilfen [3, 7, 27, 32, 62]

Totraumatmung mit Giebelröhren (Dead space breathing (DB)) eignet sich zur Vertiefung der Atmung und regt bei manueller Führung und Unterstützung durch die Physiotherapeutin die Zwerchfellatmung beim immobilisierten Patienten an. Die Dosierung der Totraumatmung ist dann ideal, wenn sie zur Vertiefung der Atmung, aber nicht zu einer Erhöhung der Atemfrequenz führt. Tachypnoe ist immer ein Zeichen, daß diese Atemhilfe nicht toleriert wird. Zur Verbesserung der Oxygenation soll am distalen Ende der Giebelröhre (nicht proximal – Auswaschung des Totraums) Sauerstoff zugeführt werden.

Intermittent Positive Pressure Breathing (IPPB)

Diese mechanische Hilfe bewährt sich bei Patienten mit chronischem Pumpversagen und auch chronischem Lungenparenchymversagen (chronisch-obstruktive Ventilationsstörung mit Erhöhung des Residualvolumens). Eine rigorose Anwendung dieser mechanischen Hilfe kann bei COPD vielfach den Einsatz der künstlichen Beatmung umgehen. Eine geeignete Befeuchtung mit Zusatz von Mukolytika ist wichtig.

Intermittent Positive Pressure Dead Space Breathing (IPPDB)

Bei dieser Atemhilfe wird ein einfaches Gerät zur intermittierenden Überdruckatmung zusätzlich mit Giebelröhren ausgestattet. Diese Atemhilfe hat sich dann bewährt, wenn die Adaptation der intermittierenden Druckatmung an den Patienten Schwierigkeiten macht und wenn gleichzeitig zur Überdruckatmung eine bessere Zwerchfellmitbewegung induziert werden soll. Diese Kombination verbessert die Belüftung abhängiger Lungenareale.

Intermittierende Applikation von CPAP

Diese Atemhilfe ist besonders dann zu empfehlen, wenn mit Alveolarkollaps und Atelektasen zu rechnen ist. Im besonderen wird diese intermittierende Applikation postoperativ nach Oberbauchoperationen und bei Risikopatienten eingesetzt.

Inzentive Spirometrie

Die Inspirationsübung mit inzentiver Spirometrie und mit den anderen mechanischen Hilfsmitteln soll im besonderen der Entstehung von Atelektasen entgegenwirken und das tiefe Durchatmen auch im Bereich abhängiger Lungenregionen ermöglichen. Bei Risikopatienten soll man jedoch mit dieser mechanischen Hilfe, die während der Inspiration den negativen Druck im Bereich der Alveolen stark erhöht, vorsichtig sein.

Sektor B – Stufenplan bei Beatmung und Entwöhnung – Step by Step Approach (Tabelle 8)

Die in unserem Arbeitsbereich gelehrte und bewährte Beatmungsstrategie nennen wir Stufenplan, Step by step approach [10, 11, 12].

In diesen Stufenplan sind vier Stufen der Atemhilfe (Step I–IV) eingebaut, sie unterscheiden sich jeweils in ihrer Invasivität.

Zu diesen in vier Stufen eingeteilten Atemhilfen kommen sogenannte alternative Verfahren, wie die Hochfrequenzbeatmung, die extrakorporale CO_2-Elimination und die extrakorporale Oxygenierung. Zusätzlich ist in diesem Stufenplan ein Additivverfahren, die Hämofiltration, eingebaut.

Die Stufen I und II beinhalten Atemhilfen mit erhaltener, optimierter bzw. unterstützter (augmentierter) Spontanatmung.

Verfahren der Stufe I sind die Spontanatmung bei kontinuierlich erhöhtem Atemwegsdruck (Continuous positive airwaypressure (CPAP)) und die Spontanatmung bei biphasisch erhöhtem Atemwegsdruck (Biphasic positive airway pressure (BIPAP)). Diese Atemhilfen können mit Maske, über einen endotrachealen Tubus oder ein Tracheostoma appliziert werden.

Tabelle 8. Strategie bei Beatmung und Entwöhnung: Step by step approach

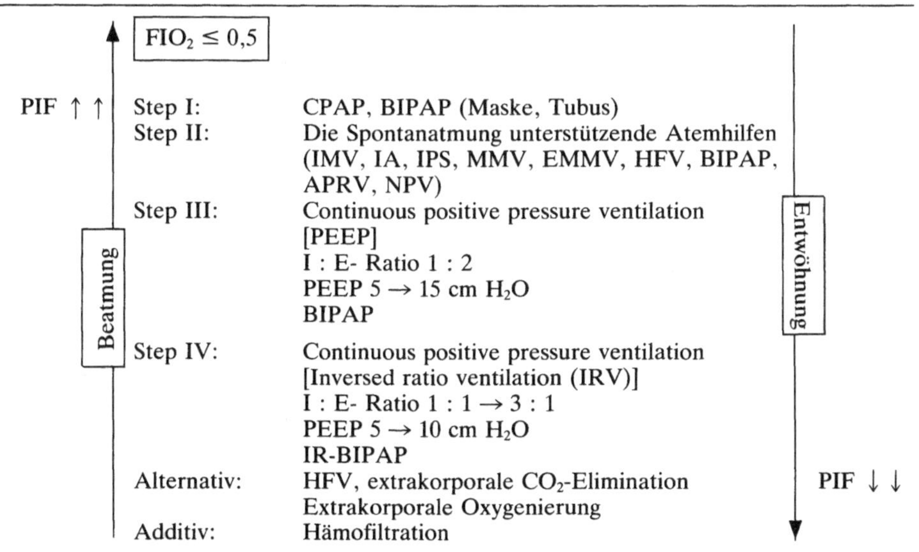

↑ Beatmung	$FIO_2 \leq 0{,}5$		↓ Entwöhnung
PIF ↑ ↑	Step I:	CPAP, BIPAP (Maske, Tubus)	
	Step II:	Die Spontanatmung unterstützende Atemhilfen (IMV, IA, IPS, MMV, EMMV, HFV, BIPAP, APRV, NPV)	
	Step III:	Continuous positive pressure ventilation [PEEP] I : E- Ratio 1 : 2 PEEP 5 → 15 cm H_2O BIPAP	
	Step IV:	Continuous positive pressure ventilation [Inversed ratio ventilation (IRV)] I : E- Ratio 1 : 1 → 3 : 1 PEEP 5 → 10 cm H_2O IR-BIPAP	
	Alternativ:	HFV, extrakorporale CO_2-Elimination Extrakorporale Oxygenierung	PIF ↓ ↓
	Additiv:	Hämofiltration	

Die Stufe II enthält Methoden, bei denen eine nicht mehr ausreichende Spontanatmung unterstützt bzw. augmentiert wird.

Dazu zählen die intermittierende maschinelle Beatmung (Intermittent mandatory ventilation (IMV)), die inspiratorische Druckassistenz (IA), das sogenannte obligatorische Atemminutenvolumen (Mandatory minute volume (MMV)), das Extended mandatory minute volume (EMMV), die Hochfrequenzbeatmung (High frequency pulsation (HFP)), die Spontanatmung bei biphasisch erhöhtem Atemwegsdruck (BIPAP) und die Airway pressure release ventilation (APRV).

Die Stufen III und IV beinhalten kontrollierte Beatmungsformen mit kontinuierlich erhöhtem Atemwegsdruck (Continuous positive pressure ventilation (CPPV)).

In der Stufe III wird diese Beatmung durch eine Erhöhung des endexspiratorischen Drucks realisiert (PEEP).

In diese Stufe III ist wiederum die BIPAP-Methode einzureihen, diesmal als kontrollierte Form eines biphasischen positiven Atemwegsdrucks (Intermittent changes in PEEP levels).

Die Methoden der Stufe IV realisieren die kontrollierte Beatmung mit kontinuierlich erhöhtem Atemwegsdruck bei gleichzeitiger Veränderung des Atemzeitverhältnisses. Eine Beatmung mit verlängerter Inspirations- und verkürzter Exspirationszeit kann sowohl volumen- als auch druckgesteuert durchgeführt werden [2, 15, 20, 25, 43, 64].

Die Methoden werden mit dem Terminus Inversed ratio ventilation (IRV) bezeichnet. Auch in diese Stufe IV läßt sich die Methodik BIPAP einordnen. Also eine Beatmung mit intermittierend verändertem PEEP, kontrolliert, mit entsprechendem Atemzeitverhältnis und druckgesteuert (Pressure controlled – Inversed ratio – Biphasic airway pressure (IR-BIPAP)).

Es hat sich in der Praxis bewährt, von Beatmung zu sprechen, wenn wir in einer dieser Stufen verweilen oder die Invasivität (PIF) steigern.

Die Entwöhnung (Weaning) beginnt dann, wenn die Invasivität (PIF) erfolgreich reduziert werden konnte. Wir sprechen also beispielsweise bereits dann vom Beginn der Entwöhnung, wenn das I:E-Verhältnis von z. B. 2:1 auf 1:1 verkürzt werden konnte.

Ein Mißverständnis im Zusammenhang mit diesem Stufenplan soll sofort ausgeräumt werden: Natürlich bedeutet dieser Step by step approach nicht, daß prinzipiell jede Atemhilfe in der Stufe I beginnen kann und dann bei Bedarf von Stufe zu Stufe ansteigt. In der intensivmedizinischen Routine ist der Einstieg in dieses Stufenschema sehr häufig die Stufe III und dann auch sehr häufig gefolgt von der Stufe IV, es muß also oft mit einer kontrollierten mechanischen Beatmung (CMV) begonnen werden.

Ein solcher Einstieg in die Atemhilfe mittels einer Methode der Stufe III und IV kann durchaus auch im Rahmen eines frühzeitigen Einsatzes einer Atemhilfe notwendig werden.

Dann sind die Stufen II und I in der Regel Stufen der Entwöhnung, also sogenannte Weaning-Verfahren. Es ist jedoch absolut möglich, daß der Einstieg in die Atemhilfe auch durch Methoden der Stufe I oder Stufe II erfolgt, daß aber im weiteren Verlauf die Invasivität auf die Stufe III oder Stufe IV ausgedehnt werden muß.

Wird das Konzept der frühzeitig eingesetzten Atemhilfe rigoros beachtet, dann werden, gerade bei Vorliegen von Risikofaktoren und nicht oder kaum geschädigter Lungenfunktion, die Methoden der Stufe I oder II ausschließliche Atemhilfen bleiben.

Bei technisch richtigem Einsatz können sie als einzige Atemhilfe auch dann eingesetzt werden, wenn bereits ein akutes Lungenversagen vorliegt. Bei richtiger Dosierung können diese nicht invasiven Atemhilfen unter Umständen verschlossene Alveolarbereiche in einem Frühstadium besser als invasive Methoden rekrutieren.

> Merksatz: Schon bei der Indikationsstellung zum Einsatz der Atemhilfe muß an die Entwöhnung gedacht werden.

Das umfassende Monitoring, wie es eingangs dargestellt wurde, schützt uns am besten vor einer Überdosierung der Atemhilfe. Vor allem werden wir immer an die Invasivität (PIF) denken, diese Größe im Verlauf monitieren und danach trachten, sie so rasch wie möglich zu senken.

> Merksatz: Wenn im Rahmen einer schwierigen Beatmung, bei schlechtem Gasaustausch und Rückwirkungen auf andere Organsysteme, zur Verbesserung der Situation die Invasivität erhöht wurde und diese Erhöhung der Invasivität zu keinem Erfolg (Gasaustausch, Atemmechanik) führte, dann soll diese Erhöhung der Invasivität wieder zurückgenommen werden.

Einschränkend muß dazu jedoch gesagt werden, daß insbesondere Veränderungen im Bereich des Atemzeitverhältnisses (IRV) manchmal erst nach Stunden zu einem sichtbaren Erfolg führen [24].

Leitparameter in derartig schwierigen Situationen kann nur das umfassende Monitoring sein, also immer die Abwägung Wirkung auf den Gasaustausch und die Atemmechanik und Beeinflussung anderer Organsysteme (Kreislauf!).

In unserem Konzept erfolgt die Rücknahme der Invasivität in der Regel in einer bestimmten Reihenfolge:

1. Verminderung der FIO_2,
2. Normalisierung des Atemzeitverhältnisses,
3. Absenken des endexspiratorischen Drucks.

Diese Reihenfolge muß gegebenenfalls modifiziert werden. Unter Rücksichtnahme auf andere Organsysteme, aber auch auf die Atemmechanik der Lunge wird man in vielen Situationen zunächst den Atemwegsdruck und dann erst die inspiratorische Sauerstoffkonzentration reduzieren. Aber immer ist die rasche und zügige Entwöhnung das Anliegen eines jeden Beatmungskonzeptes.

Eine für die Zukunft interessante Methodik scheint das Konzept des biphasichen Atemwegsdrucks (BIPAP) zu werden. Diese Methodik läßt sich in jede Stufe I–IV einbauen, sie kann sowohl im Rahmen der Spontanatmung als auch bei einer kontrollierten und kontinuierlichen Überdruckbeatmung eingesetzt werden.

Die Besonderheit dieser Methode liegt darin, daß BIPAP die Spontanatmung des Patienten nicht stört, diese unterstützen und optimieren und die Beatmung auch kontrollieren kann. Der Übergang von kontrollierter auf Spontanatmung, eine wesentliche Phase in der Entwöhnung, wird erleichtert, tiefe Sedierung und Relaxierung kann man vermeiden [15].

Allgemeines zur Realisierung der Methoden in der Stufe I und Stufe II

Methoden der Stufe I und Stufe II werden als Atemhilfen im Rahmen einer akuten oder chronischen respiratorischen Insuffizienz und in der Weaning-Phase eingesetzt.

Methoden der Atemhilfen, bei denen die Spontanatmung erhalten bleibt, optimiert bzw. unterstützt (augmentiert) wird, sind in der Regel technisch schwieriger zu realisieren, die Überwachung ist bei vielen Atemhilfen dieser Stufen I und II lückenhaft.

Technische Mängel beim Einsatz dieser Methoden führen nicht selten zum Mißerfolg und zum Abbruch einer Spontanatemmethode.

Insbesondere beim kritisch Kranken, vor allem nach einer Langzeitbeatmung und auch bei primärem Einsatz solcher Atemhilfen mit schwerer Hypoxämie, gestörter Atemmechanik, erhöhter Atemfrequenz und erhöhtem Atemminutenvolumen kann der Einsatz von Spontanatemmethoden scheitern.

Im Prinzip werden diese Methoden dann fehlschlagen, wenn sie mit einer nicht mehr tolerablen Erhöhung der Atemarbeit verbunden sind [36, 37, 38].

Optimale Voraussetzungen geben derzeit noch immer sogenannte High-flow-Systeme. Die Entwicklung von Demand-Ventilen macht zwar Fortschritte, dennoch ist das Problem der Ansprechzeit noch nicht optimal gelöst. Nach wie vor kann man bei Spontanatemmethoden mit kontinuierlich oder biphasisch erhöhtem Atemwegsdruck (CPAP, BIPAP) und auch bei augmentierenden Beatmungsmethoden, in klassischer Weise bei der intermittierenden maschinellen Beatmung (IMV) beobachten, daß auch „optimale“ Demand-Ventile bei starker Belastung durch den Patienten (Hyperventilation, Tachypnoe, hohes Atemminutenvolumen) kein absolut befriedigendes Ergebnis liefern.

Auch für die augmentierenden Beatmungsmethoden gilt, daß die zwischen den mechanischen Hüben angesiedelte Spontanatmung mit möglichst geringer Atemarbeit erfolgen soll. Diese Voraussetzungen sind gerade bei Verwendung von synchronisierten Demand-Systemen meist nicht gegeben.

Bei nicht mehr tolerierter Zunahme der Atemarbeit beobachten wir, daß die Patienten unruhig werden, daß die Tachypnoe fortschreitend zunimmt, daß sich der arterielle Sauerstoffdruck vermindert und gleichzeitig zunächst eine Hypokapnie beobachtet wird. In letzter Konsequenz kann dann diese Hypokapnie in eine Hyperkapnie übergehen.

Um dies bei Patienten, die meist eine sehr schmale Bandbreite der Toleranz besitzen, zu vermeiden, sind wenige, aber wichtige grundsätzliche Kenntnisse und Erfordernisse zum System zu beachten:

Zur Einstellung und Überwachung ist das Monitoring des Atemwegsdrucks essentiell. Dieser sollte prinzipiell am proximalen Tubusende gemessen werden.

Zum Verständnis der tatsächlich eintretenden Atemschwankungen ist zu beachten, daß die Druckverschiebungen während der Atmung vom proximalen Tubusende über die Carinaebene, die Alveolen bis zum Pleuraraum zunehmen [28].

Bei einer idealen CPAP-Anordnung sind die Atemdruckschwankungen gering, sie sind geglättet, der Patient atmet kontinuierlich bei erhöhtem Atemwegsdruck.

Bei technisch schlechter Realisierung der Anordnung, aber auch bei Fehlindikation (hohes Atemminutenvolumen) und auch bei nicht adäquater Analgosedierung wandert der inspiratorische Druck in Richtung Null bzw. in den negativen Bereich. Man spricht dann von einem Expiratory positive airway pressure (EPAP) (Abb. 7).

Die Druckschwankungen nehmen auch dann zu, wenn die Widerstände während der Ausatmung im exspiratorischen Schlauchsystem und im Bereich des Ventils groß sind. Der Atemwegsdruck wandert dann während der Ausatmung überschießend in den positiven Bereich.

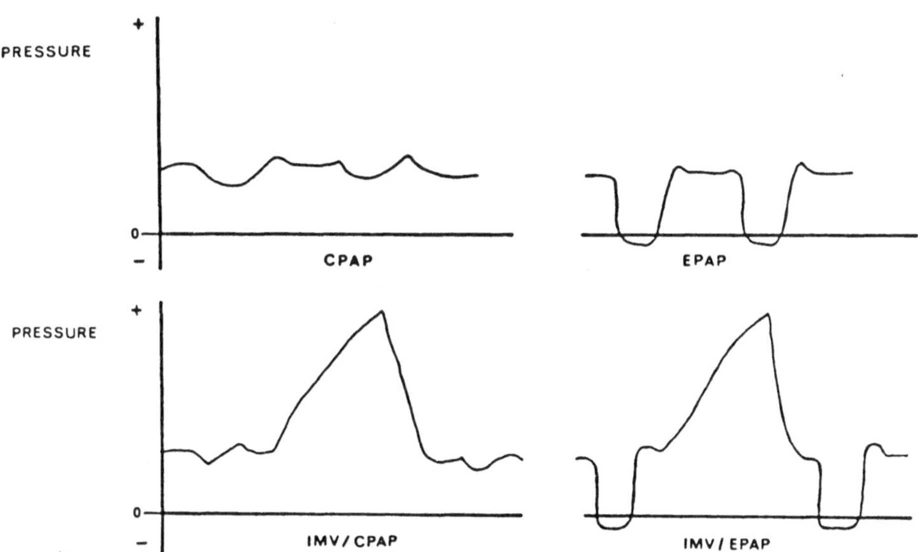

Abb. 7. Druck-Zeit-Verhalten bei CPAP und EPAP während Spontanatmung und intermittierender maschineller Beatmung

Da sich die Atemarbeit zur Volumsverschiebung und zur Druckänderung proportional verhält, gilt prinzipiell, daß die Atemarbeit dann zunimmt, wenn sich die CPAP-Atmung in Richtung EPAP-Atmung verändert. Für die intermittierende maschinelle Beatmung (IMV) gilt, daß die klinische Praxis immer wieder zeigt, daß die Güte dieser Atemhilfe weniger von der Synchronisation des maschinellen Hubes als von der idealen, geglätteten Atemwegskurve zwischen den Beatmunghüben abhängig ist (Abb. 7).

Eine ideale Realisierung einer geglätteten CPAP-Atemwegskurve ist am einfachsten mit einem High-flow-System realisierbar.

Ein kontinuierlicher Flow deckt den größeren Teil des inspiratorischen Flows, das kompliante Reservoir im Einatemschenkel den Spitzenflow während der Inspiration ab (Abb. 8).

Die Einstellung des kontinuierlichen Flows soll so erfolgen, daß durch den Flow die Ausatemwiderstände während der Ausatmung nicht zu groß werden.

Zu beachten ist, daß sich zum Ausatemflow des Patienten der kontinuierliche High flow addiert. Hohe Strömungen steigern jedoch die Reibungswiderstände im Ausatemsystem.

Bei Verwendung eines Wasserschlosses als PEEP-Ventil soll die Einstellung des High flow so vorgenommen werden, daß während der Inspiration gerade noch ein Ausperlen von Luft zu erkennen ist.

Das ideale CPAP-System hat keine resistiven Schläuche oder Ventile, es verfügt über ein ausgewogenes kompliantes Volumenreservoir im Einatemschenkel.

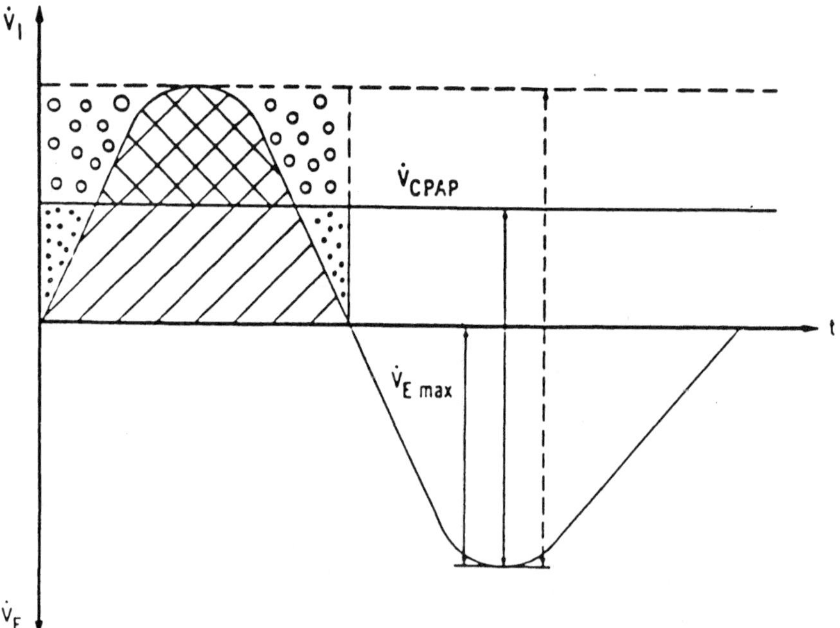

Abb. 8. Flow-Zeit-Verhalten bei CPAP, realisiert mit einem High-flow-System

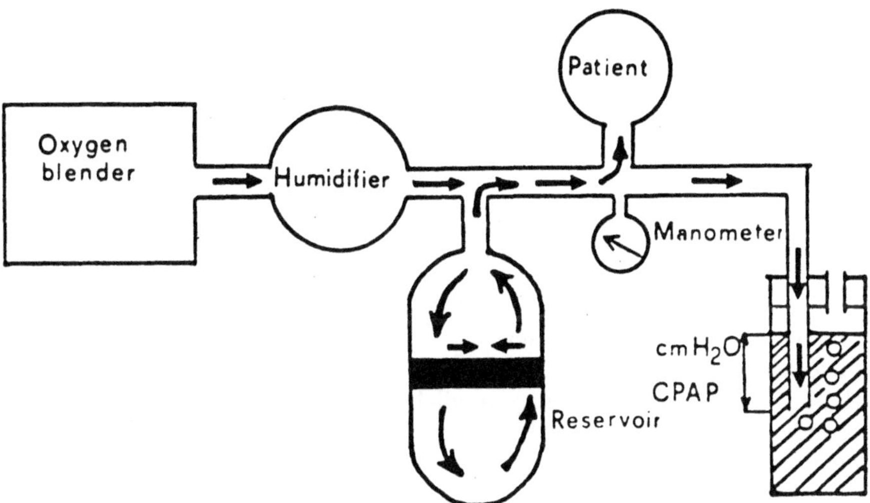

Abb. 9. Einfaches hausgemachtes High-flow-CPAP-System

Solche Systeme werden heute von der Industrie geliefert, für den klinischen Alltag kann ein solches System auch hausgemacht sein. Die Einzelsysteme sind leicht zu sterilisieren bzw. als Einmalsysteme verwendbar (Abb. 9).

Im folgenden sei kurz über zwei Methoden berichtet, die primär in die Stufen I und II einzuordnen sind: Biphasic positive airway pressure (BIPAP) und Airway pressure release ventilation (APRV).

1. BIPAP (Biphasic positive airway pressure) [15].

Seit Jahren wird von Baum und Benzer an der Realisierung eines Beatmungssystems (Atemhilfe) gearbeitet, das

- dem Patienten in jeder Beatmungsphase (Inspiration, Exspiration, exspiratorische Pause) eine freie, ungehinderte Spontanatmung mit idealer, geglätteter Atemwegskurve erlaubt,
- sowohl eine kontrollierte Beatmung als auch unterstützte oder optimierte Spontanatmung ermöglicht,
- die gesamte Palette, auch der invasiven kontrollierten und kontinuierlichen Überdruckbeatmung (PEEP und IRV) abdeckt,
- ein adäquates Monitoring ermöglicht.

Diese Atemhilfe soll folgende Indikationsbereiche abdecken:

Kurzzeitbeatmung

Postoperative Beatmung im Aufwachraum oder an der postoperativen Intensivstation sowie z. B. nach einem Trauma im Schockraum. Das Gerät ermöglicht nach Abklingen der Wirkung von Sedativa und Relaxanzien einen stufenlosen Übergang von der kontrollierten Beatmung auf Spontanatmung (CPAP oder ZEEP).

Entwöhnungsphase

Das Gerät dient sowohl der Optimierung der Oxygenation durch Verbesserung der FRC als auch der Augmentation der Spontanatmung (Verbesserung der CO_2-Elimination).

Kontrollierte versus spontane Atmung [15]

Das Gerät ist auch bei akuter und chronischer respiratorischer Insuffizienz zur kontrollierten Beatmung einsetzbar.

Die Möglichkeit eines freien Durchatmens in jeder Phase des Atemzyklus erlaubt, die Analgosedierung möglichst oberflächlich zu halten und unter besonderen Bedingungen auf die Relaxation zu verzichten. Der Patient kann ungehindert mit der Spontanatmung einsetzen, das Respirator-Fighting wird möglichst vermieden.

Dieses stufenlose Weaning sollte das Prinzip der Kurzzeitbeatmung und raschen Entwöhnung vom Respirator konsequenter verwirklichen lassen.

Technisch wurde dieses Prinzip eines intermittierenden Wechsels des PEEP zunächst an einem modifizierten High-flow-CPAP-System realisiert.

Theoretisch kann man bei rhythmischem Wechsel der CPAP-Höhe (BIPAP) eine bessere Augmentierung von Alveolen als bei kontinuierlich erhöhtem Überdruck (CPAP) erwarten.

Nachgewiesen wurde dies bei der Beatmung unreifer Neugeborener mit einem Defizit an Surfactant. Wir konnten beobachten, daß nach intermittierender Erhöhung der FRC nach anschließendem Rückgang auf den Ausgangs-PEEP die Compliance sich verbesserte.

Es gilt abzuklären, ob derartige Verbesserungen auch beim akuten Lungenversagen des Erwachsenen erwartet werden können.

Der rhythmische Abfall der FRC beim Übergang von einer höheren auf eine niedrigere PEEP-Stufe augmentiert die alveoläre Ventilation.

Methodisch sei darauf hingewiesen, daß BIPAP mit einer PTR von 1:2 oder kürzer nicht mit intermittierender maschineller Beatmung (IMV) zu vergleichen ist. Im Gegensatz zu IMV kann der Patient auch während des PEEP-Level-high frei durchatmen!

Prinzipielles zur Methodik des BIPAP

Wird eine druckkontrollierte Beatmung (Pressure controlled ventilation) mit einer I:E-Ratio von 1:2 mit CPAP kombiniert (Abb. 10), dann ist eine Atemhilfe realisiert, die wir Biphasic positive airway pressure (BIPAP) bezeichnen. PEEP wechselt intermittierend zwischen zwei Höhen, PEEP-Level-high und PEEP-Level-low.

Die Dauer jeder PEEP-Höhe nennen wir PEEP-Time-high (PT-high) oder PEEP-Time-low (PT-low). Das Verhältnis (Ratio) zwischen PT-high und PT-low wird PEEP-Time-Ratio (PTR) bezeichnet.

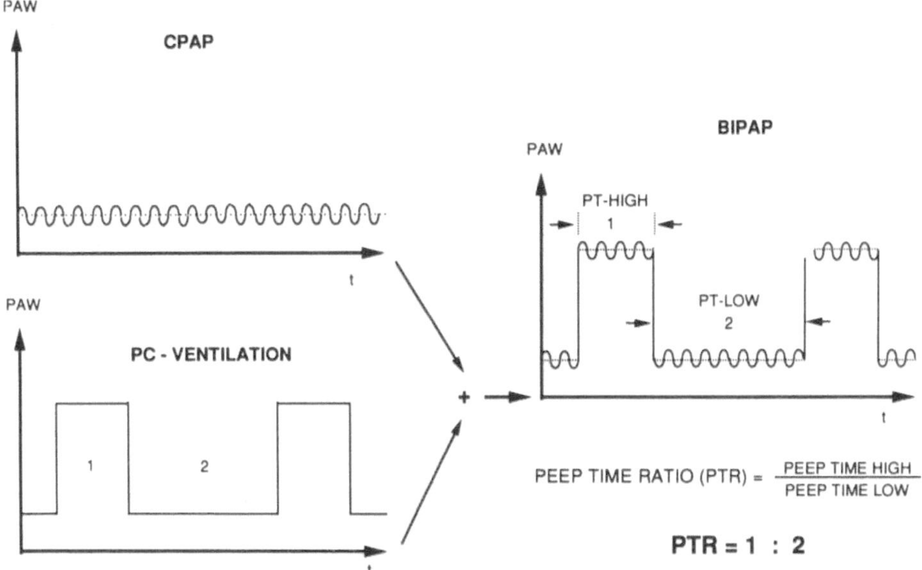

Abb. 10. Schematische Darstellung der prinzipiellen Realisierung von BIPAP. Kombination einer druckkontrollierten Beatmung mit einem Atemzeitverhältnis von 1:2 mit CPAP

Die Abb. 11 zeigt eine Originalregistrierung von Atemwegsdruck und CO_2-Konzentration bei einem Patienten nach Thoraxkontusion und akuter respiratorischer Insuffizienz (Hypoxämie und Hyperkapnie). Der Patient ist endotracheal intubiert.

BIPAP ist (linke Seite der Abb. 11) mit einer PTR von 2:1 und (rechte Seite der Abb. 11) mit einer PTR von 1:2 und einem mittleren Atemwegsdruck (PAW) von 8 cm H_2O realisiert. Bei beiden Einstellungen war die CO_2-Elimination nicht unterschiedlich.

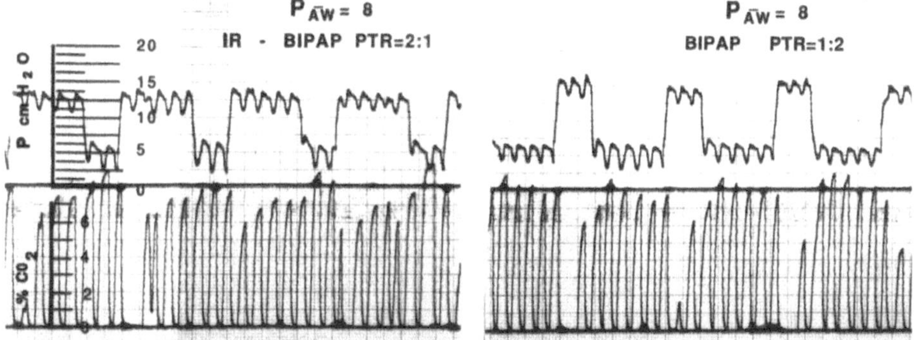

Abb. 11. Originalregistrierung von Atemwegsdruck und CO_2-Konzentration bei einem Patienten nach Thoraxkontusion und akuter respiratorischer Insuffizienz. Im linken Bildabschnitt ist BIPAP mit einer PEEP-Time-ratio von 2:1 und im rechten Bildabschnitt von 1:2 realisiert. Der mittlere Atemwegsdruck beträgt bei beiden Einstellungen 8 cm H_2O

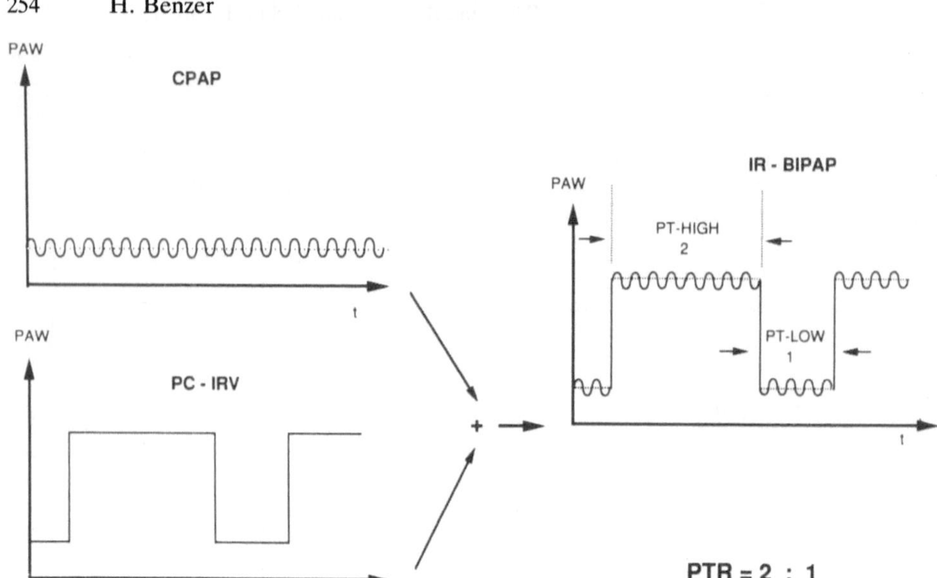

Abb. 12. Schematische Darstellung der prinzipiellen Realisierung von IR-BIPAP. Kombination einer druckkontrollierten Beatmung mit einem Atemzeitverhältnis von 2:1 mit CPAP

Es sei erwähnt, daß die Methodik BIPAP im Prinzip auch über eine Maske appliziert werden kann.

Wenn eine druckkontrollierte Inversed ratio ventilation (PC-IRV) mit CPAP kombiniert wird (Abb. 12), dann liegt eine Kombination vor, die wir Inversed ratio-Biphasic-positive-airway-pressure (IR-BIPAP) bezeichnen.

Die PEEP-Time-high ist länger als die PEEP-Time-low, die PEEP-Time -ratio ist 2:1 in der Abb. 11 (linker Bildabschnitt) und Abb. 12.

In der Abb. 13 findet sich die Registrierung von Atemwegsdruck und Kapnogramm bei einem Patienten mit COPD und postoperativem akutem

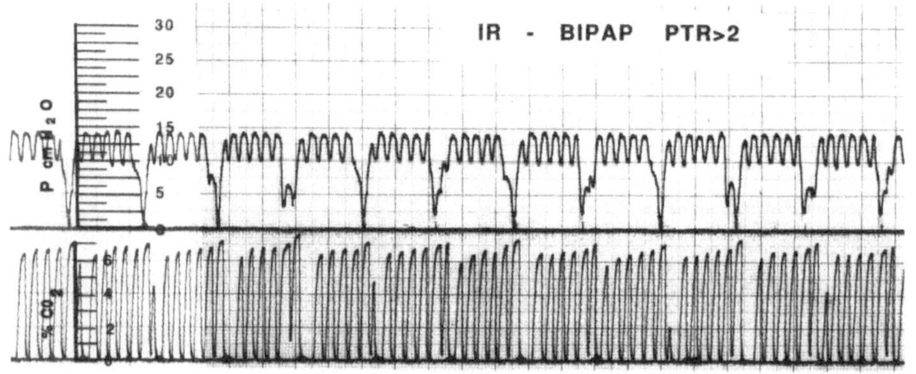

Abb. 13. Registrierung von Atemwegsdruck und Kapnogramm, die Atemhilfe ist eine Inversed-ratio-Biphasic-positive-airway-pressure (IR-BIPAP) mit einer PEEP-Time-ratio von >2

Lungenversagen. Bei diesem Patienten wurde bei Hypoxämie und nicht ausreichender CO_2-Elimination die Spontanatmung mit IR-BIPAP optimiert und augmentiert.

Die PTR ist >2. Diese Atemwegskurve erinnert an die sogenannte Airway pressure release ventilation (APRV).

APRV (Airway Pressure Release Ventilation) [22, 23, 30, 54, 59]

Im Jahre 1987 berichteten Stock, Downs und Frolicher über ein neues Konzept einer Atemunterstützung, der Airway pressure release ventilation. Diese Methode ermöglicht eine Optimierung der funktionellen Residualkapazität durch CPAP und eine Verbesserung der CO_2-Elimination durch einen intermittierenden Abfall der funktionellen Residualkapazität.

Ein Konzept, das unserer Atemhilfe Inversed ratio-BIPAP (IR-BIPAP) entspricht.

Die Autoren postulieren, daß während APRV ohne Erhöhung des Atemwegsdrucks bei Absenken des CPAP-Level im Gegensatz zur intermittierenden maschinellen Beatmung (IMV) Barotraumen und negative Kreislaufeffekte weniger zu beobachten wären.

Die Wirksamkeit der Augmentierung hängt natürlich von der Höhe des CPAP und von der Lungenmechanik ab. Wird APRV bei Vorliegen von Risikofaktoren (akutes Lungenversagen) oder beim unreifen Neugeborenen mit Surfactantmangel eingesetzt, muß man, zumindest theoretisch, mit einem progressiven Verlust an FRC rechnen.

Praktische Realisierung der Methoden – Step I und Step II

Step I (CPAP, BIPAP)

Indikation für CPAP ist prinzipiell das Lungenparenchymversagen, also Hypoxämie. Voraussetzung ist eine Spontanatmung mit ausreichender CO_2-Elimination und tolerabler Atemmechanik (Atemarbeit!).

Wie bei der Anwendung von PEEP muß die Höhe des CPAP titriert werden.

Als Grundeinstellung wird auch bei CPAP – nach Möglichkeit – eine maximale inspiratorische Sauerstoffkonzentration von 50% angestrebt. Die Messung und Kontrolle der inspiratorischen Sauerstoffkonzentration ist obligat.

Die Oxygenierung wird durch intermittierende Bestimmung des arteriellen Sauerstoffdrucks (PaO_2) kontrolliert.

In kritischen Situationen hat sich zusätzlich zur arteriellen Sauerstoffdruckmessung das On-line-Monitieren der Sauerstoffsättigung mittels Pulsoxymeter bewährt.

Wird die CPAP-Atmung nicht toleriert, kommt es in typischer Weise zu einem kontinuierlichen Abfall des arteriellen Sauerstoffdrucks (unter die

Bandbreite 80–100 mm Hg), zu einem kontinuierlichen Anstieg der Atemfrequenz (über 50/min hinaus), der Patient wird unruhig, die Zunahme der Hypoxämie bedingt zunächst (hypoxische Atemstimulation) eine Hyperventilation mit Abnahme des arteriellen CO_2-Drucks. Die Tachypnoe und Hyperventilation mit arteriellen CO_2-Drucken unter 30 mm Hg sind häufig die ersten Zeichen der Unverträglichkeit von CPAP.

Die Hyperventilation kann dann in weiterer Folge in eine Hypoventilation mit Hyperkapnie übergehen. Gelingt es nicht, durch Änderung des CPAP-Level nach oben oder unten, durch Änderung der Analgosedierung (mehr oder weniger Sedierung!) und durch eine tolerable Steigerung der inspiratorischen Sauerstoffkonzentration Gasaustausch und Atemmechanik entsprechend zu korrigieren, wird in einem nächsten Schritt BIPAP unter Spontanatmung eingesetzt. Es ist durchaus möglich, daß dann sowohl eine Besserung als auch die Augmentierung der Spontanatmung erreicht wird.

Unter BIPAP ist es möglich, die Analgosedierung auch einmal tiefer zu gestalten, da mit BIPAP jederzeit die Atmung kontrolliert werden kann. Anstelle von BIPAP können natürlich andere Atemhilfen des Step II in dieser Situation eingesetzt werden.

Ein Übergang auf BIPAP oder andere Atemhilfen der Stufe II ist auch dann indiziert, wenn man im Lungenröntgen Zeichen einer Zunahme des interstitiellen oder alveolären Ödems oder progredient zunehmende Atelektasen erkennt.

Beide Methoden – CPAP und BIPAP – sind prinzipiell mit Maske oder Tubus realisierbar.

Voraussetzung für die Anwendung dieser Atemhilfen über die Maske ist die Kooperation des Patienten. Bei Traumapatienten und gleichzeitigem Schädel-Hirn-Trauma und nicht entsprechender Ansprechbarkeit des Patienten muß intubiert werden, natürlich auch, wenn der Schluckreflex nicht intakt ist, wenn Aspirationsgefahr besteht. Die Anwendung mittels Maske führt zu Nebenwirkungen, wie Luftschlucken und Magenüberblähung. Eine entsprechende Magendrainage ist daher notwendig, die Magensonde kann jedoch die Dichtigkeit im Bereich der Maske stören (eventuell perkutane Magenfistel).

Die Überblähung des Gastrointestinaltrakts während CPAP-Atmung mittels Maske könnte nach Operationen und Anastomosen im Bereich des Gastrointestinaltrakts zu Komplikationen führen. Bewährt hat sich die Anwendung der Maske zur Atemhilfe bei akuter Exazerbation eines chronischen Lungenleidens, bei Pneumonien, bei immunsupprimierten Patienten mit respiratorischer Insuffizienz, in der Transplantationschirurgie und bei Lungenkomplikationen, nach Thoraxverletzungen, insbesondere bei instabilem Thorax und beim hydrostatischen Lungenödem (Herzinfarkt). Gerade bei Anwendung der Maske, aber auch beim Tubus-CPAP ist eine adäquate Analgosedierung obligat. Oft wird man diese Analgesie durch eine Periduralanästhesie am besten realisieren. Motivierung des Patienten verbessert die Toleranz der Maske, bei Kindern ist in dieser Situation die Mutter das beste „Analgosedativum“!

Das Auftreten von Atelektasen mahnt zu einer rigorosen Physiotherapie, z. B. der fiberoptischen Bronchialtoilette, bei Masken-CPAP Übergang auf Tubus-CPAP.

Spezielle Indikationen für CPAP und BIPAP

1. Immer bei Vorliegen von Risikofaktoren (Risikopatienten, akutes Lungenversagen).
2. Das hydrostatische Lungenödem (akut und chronisch kardiogen, sehr bewährt bei Herzinfarkt).
3. Die Pneumonie (bakterielle und virale Pneumonien, Mykoplasmen); der Erfolg wird dann besonders gut sein, wenn die Atemhilfe frühzeitig zum Einsatz kam. Dies gilt insbesondere für immunsupprimierte Patienten, nach Transplantationen (Knochenmarktransplantation!) und auch bei Aids.
4. Chronisch-obstruktive Ventilationsstörung (COPD, COVST) und akute Exazerbation.

Es ist darauf zu achten, daß bei diesen Erkrankungen das Emphysem ein sorgfältiges Titrieren des CPAP notwendig macht. Bei diesen Patienten wird man häufig die inspiratorische Sauerstoffkonzentration über 0,5 erhöhen müssen.

Bei Globalinsuffizienz oder wenn die notwendige Erhöhung der inspiratorischen Sauerstoffkonzentration zu einer Zunahme der Hypoventilation führt, hat sich BIPAP oder APRV bewährt.

5. Postoperative Atemhilfe (insbesondere nach Oberbauchoperationen, in der Weaning-Phase nach Herzoperationen, nach Thorax- und Lungenoperationen).
6. Traumapatienten, insbesondere nach Thoraxtrauma (Rippenserienfrakturen mit paradoxer Atmung, schwere Lungenkontusion).

Bei diesen Patienten hat sich zur Optimierung der Oxygenation, aber auch zur Verbesserung der CO_2-Elimination BIPAP bewährt.

7. Immobilisation nach speziellen Operationen (Öffnen oder Offenhalten minderbelüfteter abhängiger Alveolarbezirke).
8. Akute Exazerbation eines Asthmaleidens, die eine Atemhilfe notwendig macht. Muß die CO_2-Elimination augmentiert werden, hat sich BIPAP bewährt.
9. Verbrennungspatienten (Immobilisation, Risikofaktor).
10. Entwöhnung vom Respirator (Weaning).

Step II – Unterstützte (augmentierte) Spontanatmung (IMV, MMV, EMMV, HFV, IA, IPS, BIPAP, APRV)

Allgemeine Indikationen zu den Atemhilfen der Stufe II sind die isolierte Pumpschwäche (Spontanatmung vorhanden, CO_2-Elimination nicht ausreichend), die isolierte Oxygenationsstörung, bei der mit CPAP kein entsprechender Gasaustausch zu erzielen ist, wenn die Atemmechanik gestört ist und zu einer intolerablen Erhöhung der Atemarbeit führt. Diese Indikation ist typisch dann gegeben, wenn bei CPAP die Hypoxämie mit zunehmender Tachypnoe sich verschlechtert. Eine weitere Indikation für Atemhilfen der Stufe II ist gegeben, wenn eine Kombination von Lungenparenchymschaden mit Pumpschwäche (Hypoxämie und Hyperkapnie) vorliegt.

Es hat sich bewährt, bei Ermüdung unter CPAP intermittierend eine Atemhilfe der Stufe II einzusetzen, dies im besonderen während der Nachtstunden.

Für diesen nächtlichen intermittierenden Einsatz einer Atemhilfe der Stufe II hat sich die inspiratorische Assistenz vielfach bewährt.

Spezielle Indikationen

1. Risikogruppen (wie bei CPAP).
2. Das hydrostatische Lungenödem.
   Die Kombination einer mechanischen Atemhilfe mit Spontanatmung reduziert den intrapleuralen Druck und ist somit bei kardialer Störung, wenn immer möglich, einer kontrollierten Beatmung vorzuziehen.
3. Die chronisch-obstruktive Ventilationsstörung (COPD, COVST) mit akuter Exazerbation. Bei einer Pneumonie im Gefolge einer chronisch-obstruktiven Ventilationsstörung ist ein augmentierendes Spontanatemverfahren der kontrollierten Beatmung absolut vorzuziehen und soweit wie möglich „durchzustehen".
4. Patienten mit schwerer Kyphoskoliose und sekundärer restriktiver Ventilationsstörung mit Komplikationen, wie Pneumonie oder postoperativ (CPAP-Höhe vorsichtig titrieren – nicht zu hoch wählen!)
5. Die Pneumonie, soweit CPAP nicht ausreichend ist. Indiziert bei Pumpversagen und Lungenparenchymversagen, bei Pneumonien jeder Genese und ganz besonders bei immunsupprimierten Patienten, bei denen man invasive Beatmungsverfahren soweit wie möglich vermeiden sollte. In dieser Situation soll auch bei Atemhilfen der Stufe II der Versuch einer Durchführung mit Maske gemacht werden. Dies ist im besonderen mit BIPAP oder Hochfrequenzpulsation (HFP) möglich (kontinuierlich oder intermittierend).
6. Das exazerbierte Asthma, insbesondere bei kombiniertem Pump- und Lungenparenchymversagen.
7. Im Rahmen der postoperativen Phase.
8. In der Entwöhnungsphase (Weaning), insbesondere nach einer Langzeitbeatmung. In dieser Situation wird man vor Übergang auf CPAP zur Teilübernahme der Atemarbeit zunächst eine dieser Atemhilfen der Stufe II einsetzen.
9. Atemhilfen der Stufe II sind unter prinzipiellen Voraussetzungen vielfach auch als primäre Atemhilfe bei akuter oder chronischer respiratorischer Insuffizienz einzusetzen.

Die Industrie baut die gesamte Palette an solchen Atemhilfen der Stufe II in Superkombinationsrespiratoren ein. Der Anwender ist verführt, möglichst alle diese Methoden einzusetzen, um die ganze Palette seines Respirators auszukosten. Es wird dringend empfohlen, sich mit wenigen Methoden vertraut zu machen und darin Erfahrung zu gewinnen und vor allem deren Vor-, aber auch Nachteile zu erkennen!

Viele erfahrene Intensivmediziner kommen mit ein bis zwei Atemhilfen der Stufe II aus.

IMV (Intermittierende maschinelle Ventilation, Intermittent Mandatory Ventilation) [14, 21, 66]

Es ist dies die am längsten bekannte Atemhilfe zur Unterstützung der Spontanatmung, sie wurde primär ausschließlich in der Entwöhnungsphase eingesetzt. Die Überwachung des Patienten ist mit dieser ausgefeilten Methode gut durchführbar, sie ist für den klinischen Alltag sehr zu empfehlen.

IMV hat sich nicht nur in der Entwöhnung von der Beatmung, sondern auch als eigenständige Atemhilfe bewährt. Die Übernahme der Atemarbeit durch den Patienten läßt sich in einfacher Weise durch Änderung der Frequenz der maschinellen Hübe Schritt für Schritt erzielen.

Die Methode ist nach wie vor sehr zu empfehlen.

MMV (obligatorisches Atemminutenvolumen), EMMV (erweitertes obligatorisches Atemminutenvolumen) [35]

Diese vor über 10 Jahren eingeführte Methodik soll dem Patienten im Prinzip grundsätzlich ein minimales konstantes Atemminutenvolumen sichern.

Die Methode hat sich, trotz theoretisch interessantem Konzept, in der klinischen Praxis nicht durchsetzen können.

HFV (Hochfrequenzbeatmung) [4, 5, 50]

Wird die Hochfrequenzbeatmung im offenen System durchgeführt, ist dem Patienten auf diese Weise eine freie Durchatmung garantiert, läßt sich durch Variation an der Beatmungsfrequenz, dem Antriebsdruck und dem I:E-Verhältnis eine gute Optimierung (CPAP) und gute Augmentierung der Spontanatmung durchführen. In dieser Indikation hat sich die sogenannte High frequency pulsation (HFP) bewährt. Es ist dies eine sehr einfach zu realisierende Methodik, bei der in das Dach eines T-Stückes durch eine Düse der Jet appliziert wird. Das T-Stück wird auf den Endotrachealtubus oder auch auf die Maske aufgesetzt. Diese Methode eignet sich in der Entwöhnungsphase, zur postoperativen Beatmung und auch als primäre Atemhilfe im Frühstadium des akuten Lungenversagens.

IA (inspiratorische Assistenz) IPS (inspiratorischer Pressure support) ASB (assistierte Spontanatmung) [17, 44]

Die sogenannte druckunterstützte Atmung, d.h. Druckunterstützung der Inspirationsphase, kann während der Spontanatmung die Atemarbeit durch Erhöhung des Atemzugvolumens und Senkung der Atemfrequenz verringern.

Diese Methodik wurde zunächst in der Weaning-Phase eingesetzt. Sie hat sich in dieser Indikation bewährt; zu achten ist allerdings darauf, daß durch ihren Einsatz nicht etwa die Weaning-Zeit verlängert wird. Die Methodik scheint sich jedoch immer mehr als eigenständige Atemhilfe durchzusetzen. Hier hat sie sich bei chronisch-obstruktiven Ventilationsstörungen und bei Beatmungspflichtigkeit durchgesetzt.

Es gibt Zentren, die diese Methodik bei Pumpschwäche und Lungenparenchymversagen als eigenständige Atemhilfe mit Erfolg einsetzen.

Dann liegt jedoch eher eine assistierte Beatmung vor, wie sie früher mit dem Bennett-Gerät (PR II) durchgeführt wurde.

Nicht verschwiegen werden soll, daß diese Methode von der Industrie gefördert wird, um die schlechte Funktion von Demand-Ventilen zu verschleiern. Die Druckunterstützung kann die Resistance inspiratorischer Ventile kompensieren und damit die Atemarbeit reduzieren.

BIPAP (Biphasischer positiver Atemwegsdruck) und APRV (Airway pressure release ventilation) sind ebenfalls Atemhilfen der Stufe II.

Ihre Methodik und Indikation wurden bereits beschrieben.

Negative Druckbeatmung (NPV) [67]

Diese Atemhilfe scheint heute in der Langzeitbetreuung von Patienten im fortgeschrittenen Stadium einer chronisch-obstruktiven Ventilationsstörung eine beachtliche Wiederbelebung zu erfahren.

Der intermittierende Einsatz dieser Methode (Küraß-Methode) scheint die respiratorische Situation solcher Patienten wesentlich zu verbessern.

Möglicherweise könnte sich diese Methode in der Entwöhnungsphase nach Langzeitbeatmung (Muscle fatigue) bewähren.

Step III und Step IV

Atemhilfen der Stufen III und IV
Allgemeines zur Indikation und zur Realisierung

Die Atemhilfen der Stufen III und IV werden im Rahmen einer kontrollierten maschinellen Beatmung (Controlled mechanical ventilation (CMV)) eingesetzt. Der Respirator übernimmt die äußere Atmung des Patienten zur Gänze.

Die Realisierung einer kontrollierten Überdruckbeatmung kann entweder als intermittierende Überdruckbeatmung (Intermittent positive pressure ventilation (IPPV)) oder als kontinuierliche Überdrucksbeatmung (Continuous positive pressure ventilation (CPPV)) erfolgen.

Die kontinuierliche Überdruckbeatmung wird entweder durch eine Erhöhung des endexspiratorischen Drucks (PEEP) oder durch Veränderung des Atemzeitverhältnisses (Inversed ratio ventilation (IRV)) realisiert (Abb. 14).

Biphasic positive airway pressure (BIPAP) kann ebenfalls als Atemhilfe in die Stufe III und Stufe IV eingeordnet werden.

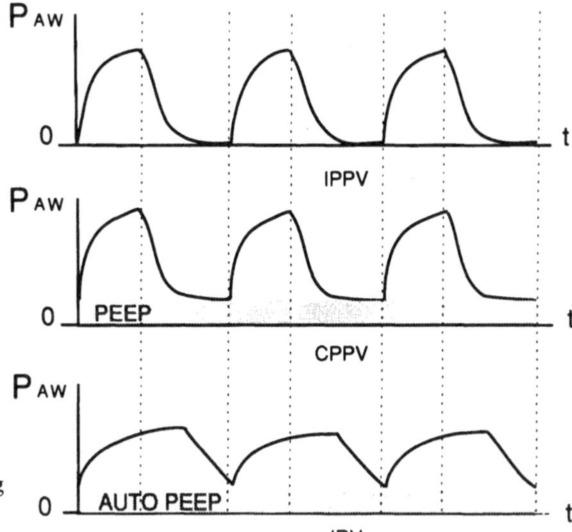

Abb. 14. Schematische Darstellung der Atemwegsdrucke bei IPPV, PEEP und IRV

Bei Lungenparenchymversagen ist die kontinuierliche Überdruckbeatmung die Methodik der Wahl.

Nur in sehr ausgewählten Situationen, eventuell bei chronisch obstruktiven Ventilationsstörungen, sehr selten bei akuten obstruktiven Ventilationsstörungen (Asthma), kommt eine Überdruckbeatmung mit einem endexspiratorischen Druck von 0 cm Wasser (ZEEP) in Frage. Da der Tubus oder das Tracheostoma die Glottisenge eliminiert und damit den Aufbau eines physiologischen PEEP verhindert, kann IPPV zu einer progredienten Abnahme der FRC führen.

Die Indikation für eine kontinuierliche Überdruckbeatmung ist prinzipiell bei einem Pumpversagen (fehlende CO_2-Elimination, Hyperkapnie) gegeben.

Bei einer Kombination von Pumpversagen und Versagen des Lungenparenchyms erfolgt die Optimierung der kontrollierten Beatmung durch Methoden, die die FRC erhöhen, und durch Anheben der inspiratorischen Sauerstoffkonzentration.

Ein schweres Lungenparenchymversagen (akutes Lungenversagen) mit Störung der Atemmechanik kann trotz vorhandener Spontanatmung eine kontrollierte Überdruckbeatmung mit tiefer Sedierung und Relaxierung notwendig machen.

Methoden der Stufen III und IV werden darüber hinaus dann notwendig sein, wenn die Atemhilfen der Stufen I und II nicht mehr toleriert werden, also bei zunehmender Hypoxämie, Hypo- oder Hyperkapnie, Tachypnoe und progredienten Veränderungen im Röntgenbild des Thorax.

Die Indikation für eine kontrollierte Überdruckbeatmung ist auch dann gegeben, wenn aus therapeutischen oder pflegerischen Gründen eine komplette Immobilisierung des Patienten notwendig ist (Tetanus, Enlampsie, nach speziellen plastischen Operationen, beim Verbrennungspatienten, bei einem schweren Schädel-Hirn-Trauma etc.).

Realisierung der Atemhilfe zur kontrollierten Überdruckbeatmung im Rahmen der Beatmungsstrategie – Step by Step Approach (Tabelle 8)

Der Einstieg in unseren Stufenplan ist sehr häufig die kontrollierte Beatmung und dann die Atemhilfe der Stufe III. Dies wird in der Regel beim unmittelbar postoperativen Patienten, beim polytraumatisierten Patienten ab Notfallort oder ab Notfallaufnahme, nach Aspiration, bei fortgeschrittenen Stadien des akuten Lungenparenchymversagens und bei Vorliegen gravierender und drohender Risikofaktoren sein.

Die kontrollierte Überdruckbeatmung wird prinzipiell als kontinuierliche Überdruckbeatmung (CPPV) zunächst mit PEEP realisiert (Step III).

Wir beginnen mit einem konservativen Atemzeitverhältnis von 1:2 und mit einem minimal möglichen endexspiratorischen Druck von 5 cm Wasser. Der endexspiratorische Druck (PEEP) wird Schritt für Schritt langsam nach Notwendigkeit auf maximal 10–15 cm Wasser gesteigert.

Als Leitparameter gilt eine inspiratorische Sauerstoffkonzentration von 50%.

Kann nach diesen Schritten bei akzeptabler inspiratorischer Sauerstoffkonzentration eine entsprechende Oxygenierung (PaO_2 um 80 mm Hg) nicht erreicht werden, verändern wir das Atemzeitverhältnis und beatmen mit Inversed ratio ventilation (IRV).

Wird die Erhöhung des endexspiratorischen Drucks jedoch nicht toleriert, treten Nebenwirkungen an anderen Organsystemen auf (Herzzeitvolumen, Nierenfunktion, intrakranieller Druck, Leberstauung, Barotrauma, Anstieg des Beatmungsspitzendrucks über 30 cm Wasser), dann wird von der typischen Schrittfolge abgegangen und schon früher die inspiratorische Sauerstoffkonzentration erhöht oder zu einem früheren Zeitpunkt (etwa schon bei 8–10 cm Wasser PEEP) auf eine Inversed ratio ventilation (mit niedrigem inspiratorischem Flow!) übergegangen.

Der Einstieg in die Stufe III kann auch BIPAP sein, bzw. es wird bei schlechter Akzeptanz der volumengesteuerten Beatmung mit PEEP schon vorzeitig auf die druckkontrollierte Beatmung mit BIPAP übergegangen.

In der Regel wird im Stufenplan mit der Stufe III (PEEP) begonnen und dann erst auf die Stufe IV (Inversed ratio ventilation) übergegangen.

Es sei noch einmal betont, daß eine sachgemäße Titrierung des endexspiratorischen Drucks ein umfassendes Monitoring benötigt.

Bei invasiven Verfahren (vor allem bei Anwendung hoher Atemwegsdrucke) muß bei Schädel-Hirn-Trauma der intrakranielle Druck monitiert werden. Bei invasiven Verfahren besteht darüber hinaus in der Regel eine Indikation zum Einsatz eines Swan-Ganz-Katheters. Dies ermöglicht die Kontrolle des Herzzeitvolumens, die Erfassung von Rückwirkungen auf die Herzfunktion und der O_2-Transportkapazität und erleichtert die Volumentherapie.

Die Einstellung des Atemzeitverhältnisses wird wie bei PEEP titrierend vorgenommen. Wir ändern das Atemzeitverhältnis sehr langsam über die Stufen 1:1 bis in der Regel auf maximal 3:1.

Gleichzeitig senken wir die Einstellung des endexspiratorischen Drucks am Respirator. In der pathologisch veränderten Lunge entwickelt sich bei kurzer

Exspirationszeit ein Auto-PEEP, der in verschiedenen Alveolarbezirken als ein Individual-PEEP auftritt.

Merke: Inversed ratio ventilation anstelle von PEEP (am Gerät eingestellt).

Die Inversed ratio ventilation wird bei uns in der Regel volumsgesteuert [2] durchgeführt. Wir arbeiten mit einem möglichst niedrigen inspiratorischen Flow und titrieren diesen so, daß am Ende der Inspiration gerade noch ein kurzes Plateau (Hold) angedeutet bleibt. Der niedrige inspiratorische Flow ermöglicht eine bessere Füllung von Alveolen mit verschiedenen Zeitkonstanten, so daß endinspiratorisch eine bessere Luftverteilung erwartet werden kann.

Darüber hinaus gelingt es, bei extrem niedrigem, gerade noch Volumenkonstanz garantierendem inspiratorischem Flow den Spitzendruck zu senken und auf diese Weise bei schlechter Compliance in einem möglichst optimalen Compliancebereich verbleiben zu können (Abb. 3). Ideal wäre es, bei notwendig hohem Auto-PEEP und möglichst niedrigem Plateaudruck eine quasi Ruhigstellung der Lunge zu erzielen.

Wesentlich für die Inversed ratio ventilation ist die absolut kurze Exspirationszeit. Die kurze Exspirationszeit führt in Alveolarkompartimenten mit langer Zeitkonstante zum Airtrapping, somit zur Entwicklung eines Individual-PEEP, unabhängig von dem am Respirator eingestellten PEEP, was die endexspiratorische Luftverteilung verbessert. Natürlich ist darauf zu achten, daß besonders bei obstruktiven Ventilationsstörungen die kurze Exspirationszeit ein Airtrapping mit Gefahr eines Barotraumas fördert.

So hat sich bei kritischen IRV-Einstellungen die gleichzeitige Registrierung des Flows und Beachtung des Restflows am Ende der Exspiration am Sichtschirm bewährt. Diese Flowkontrolle ist ein wichtiges Maß bei der Titrierung des Atemzeitverhältnisses.

Beim Einsatz solcher invasiver Beatmungsverfahren muß ein exzellentes Bed-side-Röntgen der Lunge möglich sein, um ein interstitielles und vor allem mediastinales Emphysem frühzeitig vor Auftreten eines Pneumothorax erkennen zu können.

Merke: Führt die Einstellung eines invasiveren Verfahrens (PIF-Steigerung) zu keiner Verbesserung im Gasaustausch und/oder Atemmechanik, dann wird diese Steigerung der Invasivität prinzipiell wieder zurückgenommen.

Verschiedene Zentren bevorzugen eine druckkonstante Form der Inversed ratio ventilation (Pressure controlled, PC-IRV) [43, 64]. Wenn wir BIPAP in der Stufe IV einsetzen, arbeiten wir ebenfalls druckkontrolliert (Pressure controlled, IR-BIPAP).

Tabelle 9. Richtgrößen für die initiale Einstellung des Respirators

	[Step III]
FIO_2	= 0,5–0,8 [eventuell höher]
V_T	= 10–15 ml/kg KG
	[8–12 ml/kg KG – akutes Lungenversagen]
F	= 8–15/min
Modus	= kontrolliert
I:E-Ratio	= 1:2
Plateau [Hold]	= 0,5 s
PEEP	= 5 cm H_2O
Sedierung	= adäquat

Richtgrößen für die initiale Einstellung des Respirators in den Stufen III und IV (Tabelle 9)

Es handelt sich hier nur um Richtgrößen, diese sind von Patient zu Patient verschieden, schon initial muß oft mit anderen Einstellungen gearbeitet werden! Erfahrung, Wissen und ein klinischer Blick sind Voraussetzungen, rasch eine ideale Einstellung des Gerätes zu finden.

Initial ist das Monitoring besonders engmaschig zu gestalten; in dieser Situation bewähren sich On-line-Methoden wie die Pulsoxymetrie, die fiberoptische Messung der gemischtvenösen Sättigung oder die Kapnographie.

FIO_2

Anzupeilende Richtgröße für die inspiratorische Sauerstoffkonzentration ist in unserem Stufenplan eine FIO_2 von 0,5.

Verschiedene Zentren beginnen initial die Beatmung aus Gründen der Sicherheit und besseren Beurteilbarkeit des Gasaustausches ($AaDO_2$) mit einer FIO_2 von 1,0. Wir lehnen eine prinzipielle Einstellung mit einer FIO_2 von 1,0 auch für kurze Zeit ab, da instabile Alveolen bei einer inspiratorischen Sauerstoffkonzentration von 1,0 schon in kurzer Zeit kollabieren.

Aus Sicherheitsgründen empfehlen wir für die initiale Einstellung eine FIO_2 von mindestens 0,5 und maximal 0,8.

Lediglich bei schon bekannter bzw. zu erwartender kritischer Hypoxämie oder im Rahmen einer kardiopulmonalen Reanimation empfehlen auch wir, initial eine inspiratorische Sauerstoffkonzentration von 1,0 einzustellen.

Wir trachten in der Regel einen altersentsprechenden arteriellen Sauerstoffdruck zu erzielen. Der arterielle Sauerstoffdruck soll um 80 mm Hg liegen, keineswegs jedoch über 100 mm Hg.

Nur bei schwerstem Lungenparenchymversagen und zu erwartender rascher Änderung der Atemmechanik wird man, wenn möglich, für den arteriellen Sauerstoffdruck eine größere Sicherheitsgrenze ($\geq$100 mm Hg) einplanen.

Beginnt man initial mit hohen inspiratorischen Sauerstoffkonzentrationen, darf man nicht vergessen, so rasch wie möglich eine unnütz hohe inspiratorische Sauerstoffkonzentration zu reduzieren!

Atemhubvolumen (V_T) [45, 46, 47]

Viele Zentren bevorzugen die Beatmung mit hohen Atemzugvolumina und langsamen Frequenzen. Mit solchen Einstellungen kann man tatsächlich das Gerät besser an den Patienten adaptieren und sowohl Sedierung als auch Relaxierung einsparen.

So werden heute für das Atemzugvolumen 10–15 ml/kg KG empfohlen. Einstellungen, die sich 15 ml/kg KG nähern, muß man bei Risikopatienten (Risikofaktoren), bei akutem Lungenversagen, bei Surfactantmangel oder Surfactantfunktionsstörung als potentiell gefährlich bezeichnen. Rhythmische Überdehnungen der Alveolaroberfläche können zu einer Störung der Surfactantfunktion führen. Wir empfehlen daher, bei Vorliegen von Risikofaktoren aus Sicherheitsgründen ein Atemzugvolumen zwischen 8 und 12 ml/kg KG für die initiale Einstellung zu wählen. Die in der Tabelle 9 empfohlenen Richtgrößen für das V_T verstehen sich für das ideale Körpergewicht.

Die Titrierung des Atemminutenvolumens erfolgt über den arteriellen CO_2-Druck ($PaCO_2$). Man wird einen Wert zwischen 35 und 40 mm Hg anstreben. Dieser Wert wird bei gleichzeitigem Schädel-Hirn-Trauma und Prophylaxe des Hirnödems um 30 mm Hg zu halten sein. Bei Vorliegen einer chronisch obstruktiven Erkrankung mit schon primär erhöhtem arteriellem CO_2 wird man während der Beatmung arterielle CO_2-Drucke über 45 mm Hg tolerieren.

Bei stark reduzierter Compliance, also bei flacher Compliance-Kennlinie (Abb. 3), ist jener Bereich, in den man unter günstigen Volumen-Druck-Verhältnissen das V_T plazieren kann, außerordentlich schmal.

Setzt man in dieser Situation auf einen hohen PEEP große Atemzugvolumina, wird man endinspiratorisch weit über die Compliance-Kennlinie hinauskommen und damit den intrapulmonalen Druck stark erhöhen. Unter sorgfältigem Monitieren des inspiratorischen Spitzendrucks und Plateaudrucks muß das geeignete Atemzugvolumen gewählt werden. Man wird eventuell auf ein kleineres Tidalvolumen zurückgreifen und zur Aufrechterhaltung eines geeigneten Atemminutenvolumens die Frequenz erhöhen. Es ist aufgrund klinischer Erfahrungen bekannt, daß auch mit einem konventionellen Gerät und beim Erwachsenen Beatmungsfrequenzen von 30–60/min gut und ohne relevanten Anstieg der Totraumatmung toleriert werden.

Frequenz

Die übliche Empfehlung ist 8–15/min. Diese Empfehlung gilt für Erwachsene und für ein Atemzugvolumen von 10–15 ml/kg KG. Wie schon beim Atemzugvolumen empfohlen, müssen unter bestimmten Bedingungen höhere Frequenzen bei niedrigem V_T gewählt werden.

Modus

Initial wird in der Regel kontrolliert beatmet, der Patient muß dann entsprechend sediert und möglicherweise relaxiert werden. Dieser initial notwendige und verwendete Modus wird jedoch sofort überdacht, so daß so rasch wie möglich von der kontrollierten Form der Beatmung auf eine Spontanatemmethode zurückgegangen werden kann.

I:E-Ratio

Für die initiale Einstellung empfehlen wir ein Atemzeitverhältnis von 1:2.

In der Regel wird das Atemzeitverhältnis erst dann verlängert, wenn mit der Stufe III keine adäquate Oxygenierung zu erzielen ist.

Es gibt jedoch durchaus Situationen, besonders bei einem manifesten, akuten Lungenversagen und auch beim Kind, wo wir schon initial mit einer I:E-Ratio von 1:1 beginnen bzw. vor Erreichen einer PEEP-Höhe von 10–15 cm auf 1:1 übergehen.

Das Atemzeitverhältnis von 1:1 hat sich in der Neonatologie als Routineeinstellung bewährt. Der Nachteil der Inversed ratio ventilation liegt u. a. darin, daß die Patienten tiefer sediert und bei extremen Einstellungen auch relaxiert werden müssen.

Nicht zuletzt aus diesem Grunde sollte sich die IR-BIPAP bewähren.

Plateau (Hold)

Initial stellen wir in der Regel eine Plateaudauer von ca. 0,5 s ein.

Für die Beatmung mit PEEP bevorzugen wir eine Hold-Zeit von $\geq$0,5 s, bei Anwendung der volumenkontrollierten Inversed ratio ventilation verkürzt sich dieses Plateau auf etwa 0,1 s.

PEEP

Initial beginnen wir mit 5 cm H_2O.

Bei chronisch obstruktiven Ventilationsstörungen beginnen wir eventuell lediglich mit 2–3 cm H_2O, bei Risikofaktoren und Gefahr des Alveolarkollaps möglicherweise schon zu Beginn mit $\geq$8 cm H_2O.

Die PEEP-Einstellung muß initial sehr dicht anhand der Blutgasparameter und Atemwegsdrucke kontrolliert werden, Korrekturen müssen entsprechend rasch verändert werden, die Titrierung des PEEP erfolgt wie eingangs beschrieben.

Sedierung

Gerade initial ist die adäquate Sedierung des Patienten entscheidend für den Erfolg der Beatmung.

Eine initiale Relaxierung des Patienten ist nicht obligat, kann aber bei unruhigen Patienten, bei schwerer Hypoxämie, bei starker Schädigung der Atemmechanik und bei Patienten mit Schädel-Hirn-Trauma vorteilhaft oder notwendig sein.

Sehr oft kann man nach initialer Relaxierung und damit möglicher idealer Einstellung des Respirators rasch mit geeigneter Sedierung auf die Relaxierung wieder verzichten.

Sektor C im Stufenplan: Additivmethoden und alternative Methoden

Im Stufenplan sind Additivmethoden (Hämofiltration) und alternative Methoden (Hochfrequenzbeatmung, extrakorporale Oxygenierung, extrakorporale CO_2-Elimination) vorgesehen.

Diese Methoden kommen bei Versagen der Atemhilfen der Stufen III–IV oder bei besonderen Situationen (z. B. bronchopleurale Fistel) zum Einsatz.

Additivmethode Hämofiltration [40, 41, 51]

Die kontinuierliche oder diskontinuierliche arteriovenöse oder venovenöse, spontane oder pumpengetriebene Hämofiltration hat bei Intensivpatienten auch im Rahmen einer pulmonalen Insuffizienz an Bedeutung gewonnen. In der Tat kann ein Hämofiltrationsverfahren bei akutem Lungenversagen und bedrohlich vermehrtem Lungenwasser ohne gleichzeitig vorliegendem Nierenversagen indiziert sein (siehe auch entsprechendes Kapitel).

Die Hämofiltration erlaubt, unabhängig von der Funktion der Niere und auch unabhängig von der nicht kalkulierbaren Wirkung der Diuretika, eine akute und gezielte Korrektur der Flüssigkeitsbilanz und auf diesem Wege eine Verbesserung der Lungencompliance und in der Regel eine Verbesserung des Gasaustausches, wobei diese akute Entwässerung der Lunge auch röntgenologisch sichtbar wird. Wir beobachten insbesondere bei fulminanten Viruspneumonien (nach Transplantationen, bei immunsupprimierten Patienten), daß mit dieser gezielten Flüssigkeitsbilanz unter Verwendung der Hämofiltration sehr häufig durch die Verbesserung der Lungenfunktion das invasive Beatmungsverfahren reduziert werden und die nichtinvasive Spontanatemmethode beibehalten werden kann.

Alternative Methoden
Hochfrequenzbeatmung (HFV) [4, 5, 29, 50]

Klinisch relevante Indikationsbereiche für Hochfrequenzbeatmungstechniken gibt es derzeit in der intraoperativen Beatmung, besonders in der Lungenchirurgie und in der Chirurgie der großen Atemwege.

Im Aufwachraum und auf der Intensivstation werden Hochfrequenztechniken im Rahmen der postoperativen Beatmung (z. B. nach Lungenoperationen mit schwierigen Anastomosen an den großen Luftwegen) und als Atemhilfe der Stufe II eingesetzt (siehe dort).
Man hat sich vor Jahren nach Einführung der Hochfrequenzbeatmung in die Klinik sehr große Hoffnungen für den Einsatz der Hochfrequenzbeatmung bei akuter respiratorischer Insuffizienz und im besonderen beim akuten Lungenversagen gemacht:

1. Hohe Frequenzen und sehr kleine Atemzugvolumina sollten eine Ruhigstellung der erkrankten Lunge möglich machen [6].
2. Bei einem Krankheitsbild, bei dem konventionelle Beatmungsmethoden mit konventionellem Gasaustausch versagen, sollte eine Methodik mit alternativen Gasaustauschvorgängen Vorteile bringen.
3. Hohe Frequenzen und niedrige Atemzugvolumina sollten über eine intrathorakale Druckentlastung die Beatmung bei Vorliegen von bronchopleuralen Fisteln besser ermöglichen.

Diese Hoffnungen haben sich bis heute kaum erfüllt [29].

Extrakorporale Verfahren
Extrakorporale Membranoxygenation (ECMO)

Diese Methode ist heute bei erwachsenen Intensivpatienten in den Hintergrund gerückt, sie wird jedoch im vermehrten Maße bei Frühgeborenen und Säuglingen eingesetzt.

Technische Verbesserungen im System und in der Verbindung zwischen Blutgefäßen und System dürften in der Zukunft das Einsatzgebiet erweitern.

Extrakorporale CO_2-Elimination (E-CO_2-E) [31, 48]

Die extrakorporale CO_2-Elimination gewinnt heute, nach einer langdauernden Phase des Zögerns, die jedoch von Gattinoni mit um so größerer, zu bewundernder experimenteller und klinischer Aktivität ausgefüllt war, immer mehr an klinischer Bedeutung, so daß derzeit schon mehrere Zentren mit dieser Methode intensiv und erfolgreich arbeiten.

Die Methodik hat im Prinzip folgende Indikationen:

1. Die Übernahme oder Unterstützung der CO_2-Elimination durch eine extrakorporal gelagerte Membran soll eine Ruhigstellung der erkrankten Lunge und auf diese Weise eine bessere Abheilung der Erkrankung ermöglichen.

   Dieses Prinzip der Ruhigstellung wird vor allem dann zum Tragen kommen, wenn die Methodik so weit zur Routine wird, daß sie auch frühzeitig, also am Beginn eines akuten Lungenversagens, eingesetzt werden kann. Die Methodik leidet heute immer noch daran, daß sie häufig lediglich bei hoffnungslosen Situationen eingesetzt wird.
2. Die extrakorporale CO_2-Elimination hat ihren Einsatzbereich dann, wenn mit konventionellen Beatmungstechniken infolge der lokalen Lungensitua-

tion kein Erfolg mehr erzielt werden kann, also unter anderem bei ausgedehnten bronchopleuralen Fisteln.

3. Nach wie vor wird man diese Methode dann einsetzen, wenn durch konventionelle Beatmungstechniken kein Erfolg mehr zu erzielen ist bzw. wenn durch konventionelle Beatmungstechniken die Nebenwirkungen auf andere Organsysteme zu groß werden.

Der klinische Fortschritt im Einsatz dieser Methode ist heute auch darauf zurückzuführen, daß extrakorporale Systeme mit Heparin so präpariert werden, daß eine generalisierte Heparinisierung nicht mehr notwendig ist. Damit entfallen viele Kontraindikationen für den Einsatz der E-CO_2-E.

Entwöhnung vom Respirator (Weaning) [13, 26, 36, 37, 38, 44, 63]

Die Entwöhnung vom Respirator kann eine erfreuliche, aber oft auch frustrierende Phase in der Behandlung des atemgestörten Patienten werden.

Die Phase der Entwöhnung ist auch für den Patienten eine subjektiv schwierige Situation, die von ihm häufig als unangenehm erlebt wird. Es ist dies auch jene Phase, in der der Patient von Sedativa und Analgetika entwöhnt wird, so daß in dieser Phase zusätzlich Entzugsphänomene auftreten können.

Der Vorgang der Entwöhnung gestaltet sich von Patient zu Patient verschieden, die Entwöhnung muß mit viel Fingerspitzengefühl durchgeführt werden, sie fordert den Intensivmediziner heraus, er muß Erfahrung haben; es ist keine Übertreibung, wenn man das Weaning als Kunst versteht.

Daher ist es schwer, den Vorgang der Entwöhnung in ein Korsett zu zwängen und eine starre Strategie zu empfehlen. Daß aber in dieser Phase besonders vom unerfahrenen Mediziner viele Fehler gemacht werden, liegt nicht zuletzt darin, daß es an kochbuchartigen Strategien fehlt, daß es so viele Atemhilfen für die Entwöhnung gibt und daß dann sehr häufig bei schwieriger Entwöhnung von einer Methodik zur anderen gewechselt wird, was den Arzt und den Patienten verwirrt.

Prinzipielle Voraussetzungen für die Einleitung und Durchführung der Entwöhnung

In diesem Kapitel gilt es, Mißverständnisse im Zusammenhang mit dem Weaning auszumerzen. So muß darauf hingewiesen werden, daß insbesondere in Lehrbüchern nicht zutreffende Anweisungen zur Indikation und Durchführung der Entwöhnung gegeben werden. So werden immer wieder Voraussetzungen angeführt, die die Indikation zum Beginn der Entwöhnung vom klinischen Status abhängig machen. Diese Voraussetzungen (Tabelle 10) sind für jeden Intensivpatienten während der Beatmung und in der Entwöhnung anzustreben, es handelt sich zum Teil um Voraussetzungen für den Abschluß eines Entwöhnungsverfahrens, es sind Voraussetzungen, die den Entwöhnungsvorgang begleiten sollten, aber niemals sind sie unbedingt notwendige Voraussetzungen für das Einleiten der Entwöhnung.

Tabelle 10. „Sogenannte" Voraussetzungen für die Entwöhnung aufgrund des klinischen Status

1. Psychologische Motivation, Hilfe durch das Pflegepersonal
2. Patient ist adäquat mobilisiert
3. Entsprechender Ernährungszustand
4. Ausgeglichene Flüssigkeitsbilanz
5. Metabolischer Zustand adäquat
6. Gute Darmmotilität (Cave: Zwerchfellhochstand)
7. Keine Diskoordination der Atembewegung
8. Stabile Herz-Kreislauf-Situation (Katecholamine)
9. Adäquate respiratorische Situation

Psychische Motivation und Hilfe durch das Pflegepersonal sind für jeden Intensivpatienten wichtig, sie sind für den Entwöhnungsablauf Voraussetzung. Adäquate Mobilisierung ist immer anzustreben, sie ist für den Beginn der Entwöhnung und eventuell auch Abschluß der Entwöhnung nicht unbedingte Voraussetzung, wenn eben eine adäquate Mobilisierung von der Grunderkrankung her nicht möglich ist.

Ein entsprechender Ernährungszustand ist wiederum immer anzustreben, der Entwöhnungsprozeß wird bei adäquatem Ernährungszustand erleichtert sein. Eine ausgeglichene Flüssigkeitsbilanz ist prinzipiell anzustreben und natürlich gerade bei einem schwierigen Entwöhnungsvorgang wichtig.

Ein adäquater metabolischer Zustand ist ebenfalls immer anzustreben, erleichtert den Entwöhnungsvorgang und ist möglicherweise Bedingung für den Abschluß einer Entwöhnung.

Gute Darmmotilität ist auch während der Beatmung, und sei sie noch so invasiv, wichtig, sie ist nicht Voraussetzung für den Entwöhnungsbeginn, sie erleichtert aber den Entwöhnungsablauf.

Stabile Herz-Kreislauf-Situation ist für einen erfolgreichen Abschluß der Entwöhnung wichtig, niemals jedoch Voraussetzung für den Beginn; oft wird erst der Beginn der Entwöhnung durch Verringerung der Invasivität der Beatmung eine stabile Herz-Kreislauf-Situation schaffen! Die Entwöhnung, vor allem aber den Entwöhnungsbeginn von der Menge der notwendigen Katecholaminmedikation abhängig zu machen, ist falsch.

Eine adäquate respiratorische Situation ist natürlich notwendig, um eine Entwöhnung abschließen zu können. Wenn man jedoch mit dem Einleiten der Entwöhnung wartet, bis eine adäquate respiratorische Situation gegeben ist, wird man einen Patienten schwer entwöhnen können!

Noch heute wird vielfach in fehlerhafter Weise das Weaning mit der Extubation gleichgesetzt. Es ist wichtig festzustellen, daß die Voraussetzungen für das Einleiten der Entwöhnung absolut von den Voraussetzungen zur Extubation verschieden sind.

Die Voraussetzungen von seiten der Lungenfunktion (Tabelle 11) werden hier in richtiger Weise in Voraussetzungen für den Beginn der Entwöhnung und Voraussetzungen für die Extubation unterteilt [63]. Während man die in der Tabelle 11 angeführten Voraussetzungen für die Extubation uneingeschränkt

Tabelle 11. „Sogenannte" Voraussetzungen für die Entwöhnung vom Respirator: Kriterien von seiten der Lungenfunktion

	Entwöhnungsbeginn	Extubation
Vitalkapazität	≥5 ml/kg KG	≥10–15 ml/kg KG
Inspiratorische Kraft	≥10 cm H_2O	≥25 cm H_2O
Höhe des PEEP/CPAP	≤15 cm H_2O	≤5 cm H_2O
PaO_2 bei FIO_2 0,4	≥60 mm Hg	≥60 mm Hg
pH	≥7,3	>7,3
Atemfrequenz	<45/min	<35/min
Atemminutenvolumen	<18 l/min	<10 l/min

akzeptieren kann, sind die Voraussetzungen für den Entwöhnungsbeginn nach unserer Definition der Entwöhnung zu eng begrenzt.

Würde man mit der Entwöhnung erst dann beginnen, wenn diese Voraussetzungen gegeben wären, käme es zu einer Verzögerung der Entwöhnung, eine Langzeitbeatmung könnte zur Regel werden.

Die Vitalkapazität läßt sich beim Entwöhnungsbeginn in der Regel nicht messen. Das gleiche gilt für die inspiratorische Kraft.

Angaben zur Atemfrequenz sind überflüssig, am Beginn der Entwöhnung atmet der Patient selten spontan. Ein Atemminutenvolumen von 18 l oder mehr ist tatsächlich eine kritische Situation und kann den Entwöhnungsbeginn verbieten.

Allgemeine Strategien zur Entwöhnung (Weaning)

Ich möchte im folgenden jene Strategien vorstellen, die sich in unserem Arbeitsbereich bewährt haben. Um unser Vorgehen verstehen zu können, ist es allerdings notwendig, von alten Vorstellungen zum Entwöhnungsvorgang abzugehen.

> Merke: Schon nach Indikationsstellung zum Einsatz einer Atemhilfe und nach Einleitung dieser Atemhilfe soll an die Entwöhnung vom Respirator gedacht werden!

Liegt beim Patienten keine Grundkrankheit vor, die an sich eine lange Beatmungszeit erfordert (z. B. irreversibles zentralbedingtes Pumpversagen, neurologische Erkrankungen, nach Verletzungen und Erkrankungen im zentralen Nervensystem), dann gilt der oben angeführte Merksatz uneingeschränkt.

> Merke: Die Entwöhnungsphase ist weder am Beginn noch im Verlauf ein statischer, sondern immer ein absolut dynamischer Prozeß.

> Merke: Die Entwöhnung eines beatmeten Patienten (eines Patienten, der eine Atemhilfe benötigt) beginnt dann, wenn der erste Schritt zur Verminderung der Invasivität der Atemhilfe (PIF) eingeleitet werden konnte.

Beispiel

Kann bei einer Respiratoreinstellung mit einem Atemzeitverhältnis von 2:1, einem endexspiratorischen Druck von 10 cm H_2O und einer inspiratorischen Sauerstoffkonzentration von 0,8 die Sauerstoffkonzentration auf 0,7 reduziert werden, dann hat die Entwöhnung (Weaning) begonnen. Hat diese Reduktion der inspiratorischen Sauerstoffkonzentration zu keiner bzw. zu einer tolerablen Störung des Gasaustausches geführt, dann ist dieser erste Schritt in der Weaning-Phase erfolgreich abgeschlossen worden.

In solchen Schritten geht dann die Entwöhnung weiter, Schritt für Schritt über eine optimierte, augmentierte Spontanatmung bis zur Extubation.

Die Weaning-Phase ist abgeschlossen, wenn der Patient ohne Atemhilfe spontan atmen kann. Das Ende der Weaning-Phase hat prinzipiell mit dem Atemweg nichts zu tun, die Weaning-Phase ist auch dann abgeschlossen, wenn der Patient z. B. anschließend über die Trachealkanüle spontan atmet!

> Merke: Eine Änderung der Respiratoreinstellung in Richtung zunehmende Invasivität (PIF) oder Verbleiben in einer Invasivität bedeutet: Beatmung. Eine Änderung in Richtung abnehmende Invasivität heißt: Entwöhnung (Weaning).

Dieser fast gleitende Entwöhnungsvorgang, also die sukzessive Verminderung der Invasivität, erfolgt ebenfalls nach unserer Strategie Step by step approach (Tabelle 8).

Auch für die Entwöhnung ist ein umfassendes Monitoring Voraussetzung. Mit großer Flexibilität müssen laufend Therapieerfolg und Therapiemißerfolg, Rückwirkungen auf Organsysteme, PIF untereinander verglichen und abgewogen werden.

In schwierigen Entwöhnungsphasen kann es eventuell notwendig werden, den Sauerstoffverbrauch und die CO_2-Produktion durch eine indirekte Kalorimetrie zu bestimmen und durch eine entsprechende Ernährung zu manipulieren (Einschränkung der CO_2-Produktion). Dies kann bei erschwerter Entwöhnung bei einem chronischen Lungenleiden mit akuter Exazerbation hilfreich sein [1].

In einer langwierigen Entwöhnungsphase wechseln sich verständlicherweise Weaning-Perioden und Beatmungsperioden ab, bis letztendlich der erfolgreiche Durchbruch in Richtung Entwöhnung möglich wurde.

Tabelle 12. Systematik bei der Reduktion der Beatmungsinvasivität (PIF) im Rahmen der Entwöhnung vom Respirator

1. Reduktion der *inspiratorischen O_2-Konzentration*
   [FIO_2 erstrebenswert 0,5]
2. Verkürzung des *Atemzeitverhältnisses* [I:E-Ratio]
   [schrittweise von 3:1 bis 1:2]
3. Reduktion des endexspiratorischen Drucks [PEEP]
   [schrittweise von 15 auf 5 cm H_2O]
4. Förderung der *Spontanatmung* [Anwendung von Atemhilfen Step II]
   [Anpassen der Analgosedierung]
5. Atemhilfen Step II:
   IMV: Reduktion der maschinellen Hübe (f und V_T)
   IA: Druckreduktion
   HFV: Reduktion des Antriebsdrucks [Driving pressure]
   BIBAP: Reduktion △ PEEP- high/PEEP- low
6. Reduktion von *Atemwegsdruck* und *FIO_2*
   [während CPAP über Tubus, nach Extubation kontinuierlich, dann intermittierend mit Maske]

Spezielle Strategie der Entwöhnung, Systematik bei der Reduktion der Invasivität der Atemhilfe [13, 26]

Es ist für den jungen Assistenten didaktisch wichtig, wenn bei der Rücknahme der Invasivität der Atemhilfe nach einer bestimmten Systematik vorgegangen wird.

Die in der Tabelle 12 empfohlene Reihenfolge kann natürlich nur bei begleitendem Monitoring (Lungenfunktion, Rückwirkung der Atemhilfe auf andere Organsysteme) eingehalten werden. Es wird oft notwendig sein, von dieser Systematik abzuweichen. Insbesondere wird man bei der primären Reduktion der inspiratorischen Sauerstoffkonzentration Kompromisse eingehen müssen (vor der Reduktion der inspiratorischen Sauerstoffkonzentration Reduktion des Atemwegsdrucks).

Es kann auch notwendig sein, daß man vor dem Zurücknehmen des Atemzeitverhältnisses den endexspiratorischen Druck am Respirator reduziert. In der Regel empfehle ich folgendes Vorgehen:

1. Man beginnt mit der Reduktion der inspiratorischen Sauerstoffkonzentration. Es wäre erstrebenswert, diese Reduktion bis zu einem Wert von 0,5 vorzunehmen. Häufig wird man vor Erreichen dieses Idealwertes etwa schon bei $FIO_2 \pm 0{,}6$ mit der Reduktion des Atemwegsdrucks beginnen.
2. Anschließend wird das Atemzeitverhältnis schrittweise in seiner Invasivität bis auf 1:2 zurückgenommen. Zumindest aber wird man bis zu einem Atemzeitverhältnis von 1:1 reduzieren.
3. Es folgt dann die Reduktion des endexspiratorischen Drucks (PEEP). PEEP wird schrittweise auf 5 cm Wasser zurückgenommen. Auch hier kann es vorkommen, daß man schon bei Werten um ±10 cm Wasser auf Spontanatemmethoden übergehen wird.

4. Wichtig ist, daß der mittlere Atemwegsdruck (I:E-Verhältnis und PEEP) niemals abrupt (Herz-Kreislauf-Belastung), sondern immer in langsamen Schritten reduziert wird.

   Nicht selten wird man erschrecken, wenn man bei einer zu großzügigen Reduktion der inspiratorischen Sauerstoffkonzentration oder des Atemwegsdrucks plötzlich mit katastrophalen Gasaustauschverhältnissen konfrontiert wird.
5. Nach adäquater Verringerung des mittleren Atemwegsdrucks wird man engagiert versuchen, die Spontanatmung mitspielen zu lassen. Man wird jetzt in dieser Weaning-Phase unterstützende (augmentierende) und optimierende Spontanatemmethoden der Stufe II einsetzen.

   Schon bei Beginn der Entwöhnung, aber insbesondere im Stadium der einsetzenden Spontanatmung wird man die Analgosedierung entsprechend anpassen müssen. Man wird die Analgosedierung in der Regel zu reduzieren haben, es kann jedoch nie genug betont werden, daß der Übergang auf Spontanatemmethoden oft eine stärkere, aber zumindest ausreichende Analgosedierung notwendig macht. Dieser Grundsatz gilt im besonderen bei sensiblen Patienten und bei Kindern.
6. Es erfolgt nun die Reduktion der Invasivität der Atemhilfen der Stufe II.

   Bei IMV wird langsam die maschinelle Beatmungsfrequenz und das Hubvolumen reduziert. Während einer Atmung mit inspiratorischer Assistenz wird die Höhe der Druckunterstützung Schritt für Schritt reduziert. Bei Hochfrequenzpulsation erfolgt die Entwöhnung durch Reduktion des Antriebsdrucks, während BIPAP wird in der Entwöhnung die Druckdifferenz zwischen PEEP-high und PEEP-low schrittweise reduziert.
7. Nun wird die Reduktion des Atemwegsdrucks Hand in Hand mit der inspiratorischen Sauerstoffkonzentration vorgenommen. Dies erfolgt zunächst bei Tubus-CPAP, nach Extubation mit Masken-CPAP kontinuierlich, dann intermittierend.

Die Extubation ist in der Regel dann möglich, wenn bei einer inspiratorischen Sauerstoffkonzentration von etwa 40 %, einem CPAP ~5 cm H_2O ein arterieller Sauerstoffdruck von mindestens 60 mm Hg erzielt werden kann. In diesem Zusammenhang soll darauf hingewiesen werden, daß in der Beurteilung des arteriellen Sauerstoffdrucks das Grundleiden (chronisch-obstruktive Ventilationsstörung) und auch das Alter miteinbezogen werden muß.

Weitere Voraussetzung für die Extubation ist eine Spontanatemfrequenz von nicht höher als 35/min bei einem CPAP von nicht höher als 5–6 cm Wasser. Wichtig ist, daß vor der Extubation über eine adäquate Zeitperiode die Parameter PaO_2, $PaCO_2$ und Spontanfrequenz bei CPAP (5–6 cm H_2O) und $FIO_2 \pm 0{,}4$ konstant geblieben sind.

Man wird mit der Extubation dann länger zuwarten, wenn nach Langzeitbeatmung oder grenzwertiger Lungenfunktion und fehlender Kooperation Schwierigkeiten mit der Anwendung des Masken-CPAP zu erwarten sind. Mit der Extubation wird zugewartet, wenn Risikofaktoren noch vorhanden oder zu erwarten sind.

Auf alle Fälle wird nach Langzeitbeatmung, bei grenzwertiger Lungenfunktion und nach einem akuten Lungenversagen unmittelbar nach der Extubation zunächst kontinuierlich und dann diskontinuierlich CPAP über die Maske appliziert.

Absolut abzulehnen ist jedoch die O_2-Insufflation über den Tubus (ZEEP) in der Weaning-Phase. Die Anwendung der Atemhilfe Biphasic positive airway pressure (BIPAP) wird möglicherweise als universale Atemhilfe den Ablauf Beatmung und Entwöhnung erleichtern und vereinfachen. Dies wird dann zu beurteilen sein, wenn ausgedehnte klinische Erfahrungen vorliegen werden.

Immer wieder wird man während der Entwöhnung Phasen einer Beatmung einschieben müssen. Es hat sich bewährt, die CPAP-Phase in der Nacht durch eine augmentierende Atemhilfe mit Erhöhung der Sedierung zu unterbrechen. Das kann dem Patienten Erholung bei besserer Nachtruhe bieten.

Es gibt sehr kritische Entwöhnungen, wo man kurzfristig, dies sogar innerhalb von Minuten, Entwöhnung und Beatmung abwechseln muß (bei sehr sensiblen Patienten, bei chronisch-obstruktiven Ventilationsstörungen mit Exazerbation, nach Langzeitbeatmung wegen akutem Lungenversagen). Die Entwöhnung ist eine Phase, in der man den Patienten nicht einfach längere Zeit einer bestimmten Geräteeinstellung überlassen kann. Diese Tatsache erklärt den Umstand, daß gerade für die Phase der Entwöhnung reichlich und vor allem qualitativ ausgezeichnetes Pflegepersonal notwendig ist.

Die Intensivschwester spielt gerade in dieser Phase eine besonders wichtige Rolle.

Mangel an gutem Pflegepersonal führt nicht selten dazu, daß vor allem in der Nacht sehr gerne auf eine „kontrollierte" Spontanatemmethode übergegangen wird (IA in einer Einstellung, die man als Beatmung bezeichnen muß).

Es wird manchmal notwendig sein, die Entwöhnung auch zu erzwingen, dies wird jedoch ohne entsprechende Motivation und liebevolle Unterstützung des Patienten nicht gelingen.

In der Entwöhnungsphase ist eine absolute Flexibilität des Intensivmediziners entscheidend.

Aus physischen und auch psychischen Gründen sollte jeder schlecht tolerierte Entwöhnungsschritt rasch zurückgenommen werden. Gerade am Anfang der Entwöhnung ist es schlecht, den Patienten in einer schlecht tolerierten Stufe der Atemhilfe zu belassen. In der Entwöhnungsphase muß das ganze Team, Ärzte und Pflegepersonal, den Patienten mit maximaler Hinwendung und dichter Betreuung zur Seite stehen. In dieser Phase muß man dem Patienten alle Möglichkeiten von Kommunikationshilfen anbieten, man muß ihm die Schritte der Entwöhnung erklären, man muß ihn aufmuntern und eben motivieren.

Gerade in dieser Phase ist es notwendig, daß Schmerzen rigoros bekämpft werden und der Patient auch eine adäquate Sedierung erhält. Es wäre im Rahmen der Entwöhnung falsch, eine Sedierung zu rasch und unkontrolliert abzusetzen und dabei den Patienten zu abrupt mit der Realität zu konfrontieren und möglicherweise auch Entzugssymptome zu provozieren.

Die umfassende psychische Betreuung und Hilfe ist für den Erfolg der Entwöhnung entscheidend.

Literatur

1. Askanazi J, Nordenstrom J, Rosenbaum SH, Elwyn DH, Hyman AI, Carpentier YA, Kinney JM (1981) Nutrition for the patient with respiratory failure, glucose vs fat. Anesthesiology 54: 373
2. Baum M, Benzer H, Geyer A, Kundi M, Pauser G, Tonczar L (1980) Inversed Ratio Ventilation (IRV): Die Rolle des Atemzeitverhältnisses in der Beatmung beim ARDS. Anaesthesist 29: 592
3. Benzer H, Baum M, Duma S, Geyer A, Koller W, Mutz N, Pauser G, Wagner J (1983) Physikalische Atemtherapie – eine Schwachstelle in unserem Behandlungskonzept? In: Intubation, Tracheostomie und bronchopulmonale Infektion. Springer, Heidelberg, p 281
4. Benzer H, Baum M, Haider M, Koller W, Mutz N, Pauser G (1986) Klinische Anwendung verschiedener Techniken der Hochfrequenzbeatmung. Anaesth Intensivmed 187: 266
5. Benzer H, Baum M, Mutz N, Pauser G (1983) Klinische Anwendung verschiedener Verfahren hochfrequenter Beatmungstechniken. Anaesthesist 32: 80
6. Benzer H, Coraim F, Mutz N, Geyer A, Pauser G (1979) Probleme der „Respiratorischen" Beatmung bei der Schocklunge. In: Akutes progressives Lungenversagen. Thieme, Stuttgart, p 263
7. Benzer H, Fitzal S, Geyer A, Jenkner FL, Pauser G (1978) Behandlungsprinzipien der Atemtherapie. In: Aktuelle Probleme der Intensivbehandlung I. Thieme, Stuttgart, p 76
8. Benzer H, Haider W, Kundi M, Laczkovics A, Todt W (1977) Die Kombination von kontinuierlicher Überdruckbeatmung (PEEP) und Dopamin beim postkardiochirurgischen Patienten. Herz 2: 465
9. Benzer H, Haider W, Mutz N, Geyer A, Goldschmied W, Pauser G, Baum M (1979) Der alveolo-arterielle Sauerstoffquotient = „Quotient" = $(PAO_2\text{-}PaO_2)/PAO_2$. Anaesthesist 28: 533
10. Benzer H, Koller W, Kroesen G, Putensen Ch (1987) Moderne Aspekte der Beatmungsstrategie beim Intensivpatienten. In: Anaesthesiologie – Klinisches Fach auf drei Säulen. Zuckschwerdt, München, p 233
11. Benzer H, Koller W, Lexer B, Putensen Ch, Putz G (1988) Strategie der Beatmung. Beitr Anaesth Intensivmed 25: 263
12. Benzer H, Koller W (1987) Die Strategie der Beatmung. Intensivmed 24: 214
13. Benzer H (1986) Entwöhnung vom Respirator. European Congress of Anaesthesiology; Proceedings, Refresher Courses; Wien 77
14. Benzer H (1982) The value of intermittent mandatory ventilation. Intensive Care Med 8: 267
15. Benzer H (1988) Ventilatory support by intermittent changes in PEEP levels. 4th European Congress on Intensive Care Medicine, Baveno-Stresa
16. Blom-Muilwijk MC, Vriesendrop R, Veninga W (1988) Pulmonary toxicity after treatment with bleomycin alone or in combination with hyperoxia. Br J Anaesth 60: 91
17. Brochard L, Pluskwa F, Lemaire F (1987) Improved efficacy of spontaneous breathing with inspiratory pressure support. Am Rev Respir Dis 136: 411
18. Burchardi A (1989) Physikalische Therapie und Krankengymnastik. In: Lawin P (Hrsg) Praxis der Intensivbehandlung, 5. Aufl. Thieme, Stuttgart, p 8
19. Burchardi H (1988) Lungenmechanik und Beatmung. Beitr Anaesth Intensivmed 25: 21
20. Cole AGH, Weller SF, Sykes MK (1984) Inversed ratio ventilation with PEEP in adult respiratory failure. Intensive Care Med 10, 5: 227
21. Downs JB, Perkins HM, Modell JH (1974) IMV: an evaluation. Arch Surg 109: 519
22. Downs JB, Stock MCh, Räsånen J (1987) Airway pressure release ventilation (APRV): a new approach to the management of acute lung injury. In: Vincent JL (ed) Update in intensive care and emergency medicine, vol 3: Update 1987. Springer, Heidelberg, p 228

23. Downs JB, Stock MCh (1987) Airway pressure release ventilation: A new concept in ventilatory support. Crit Care Med 15: 459
24. Duma St, Baum M, Benzer H, Koller W, Mutz N, Pauser G (1982) Inversed Ratio Ventilation (IRV) nach kardiochirurgischen Eingriffen. Anaesthesist 31: 549
25. Duncan StR, Rizk NW, Raffin ThA (1987) Inversed ratio ventilation: PEEP in disguise? Chest 92, 3: 390
26. Falke KJ (1988) Die Entwöhnung von der Beatmung. Beitr Anaesth Intensivmed 25: 284
27. Foitzik H, Lawin P (1989) Atemtherapie. In: Lawin P (Hrsg) Praxis der Intensivbehandlung, 5. Aufl. Thieme, Stuttgart, p 19,2
28. Frankenberger H, Schwanbom E (1979) Konstruktionsmerkmale verschiedener Respiratorsysteme. In: Ahnefeld FW, Bergmann H, Burri C, Dick W, Halmágyi M, Hossli G, Rügheimer E (Hrsg) Akutes Lungenversagen. Klinische Anästhesiologie und Intensivtherapie, Band 20. Springer, Berlin Heidelberg New York, p 150
29. Froese AB (1984) High frequency ventilation: A critical assessment. Critical Care, State of the Art 5
30. Garner W, Downs JB, Stock MCh, Räsänen J (1988) Airway pressure release ventilation. Chest 94, 4: 179
31. Gattinoni L, Pesenti A, Mascheroni D, Marcolin R, Fumagalli R, Rossi F, Japichino G, Romagnoli G, Uziel L, Agostoni A, Kolobow T, Damia G (1986) Low-frequency positive pressure ventilation with extracorporal CO_2 removal in acute respiratory failure. JAMA 256: 881
32. Giebel O (1967) Praeoperative Atemgymnastik. Z prakt Anästh 2: 101
33. Gregory GG (1982) Transcutaneous oxygen measurement. In: Spence AA (ed) Respiratory monitoring in intensive care. Clinics in critical care medicine, vol 4. Churchill Livingstone, London
34. Hartenauer U, van Saene HKF, Thüling B (1989) Kolonisation und Infektion. In: Lawin P (Hrsg) Praxis der Intensivbehandlung, 5. Aufl. Thieme, Stuttgart, p 7
35. Hewlett AM, Platt AS, Terry VG (1977) Mandatory minute volume: a new concept in weaning from mechanical ventilation. Anaesthesia 32: 163
36. Katz JA, Marks JD (1985) Inspiratory work with and without continuous positive airway pressure in patients with acute respiratory failure. Anesthesiology 63: 598
37. Kellermann W, Jensen U (1988) Atemarbeit und Weaning. Beitr Anaesth Intensivmed 25: 295
38. Kellermann W, Summa Y, Rupprecht H, Unertl K, Jensen U (1986) Atemarbeit bei Spontanatmung mit kontinuierlich positivem Atemwegsdruck (CPAP). Schweiz Med Wochenschr 116: 561
39. Koller W, Benzer H, Duma S, Mutz N, Pauser G (1983) Ein Modell zur einheitlichen Behandlung und Therapieauswertung beim schweren ARDS. Anaesthesist 32: 576
40. Koller W, Benzer H, Pauser G (1984) CAVH in acute respiratory failure. In: Continuous arteriovenous hemofiltration (CAVH). Karger, Basel, p 96
41. Koller W, Joukhadar S, Mutz N, Pauser G (1983) Arteriovenöse Haemofiltration als Agens der Beatmung: Besser als Diuretika? Anaesthesist 32 (Suppl): 85
42. Koller W, Lexer B, Putensen Ch, Wieser Ch (1988) Methoden zur Optimierung der gasaustauschenden Oberfläche. Beitr Anaesth Intensivmed 25: 232
43. Lachmann B (1988) Inversed Ratio Ventilation (IVR). Beitr Anaesth Intensivmed 25: 243
44. Lawin P, Scherer R (1989) Beatmung. In: Lawin P (Hrsg) Praxis der Intensivbehandlung, 5. Aufl. Thieme, Stuttgart, p 17
45. Lazarus G (1983) Das endinspiratorische Lungenvolumen als limitierender Faktor der PEEP-Beatmung. Anaesthesist 32: 582
46. Lazarus G (1988) Dosierung des Atemzugvolumens unter kontrollierter Beatmung. Beitr Anaesth Intensivmed 25: 276
47. Lazarus G (1985) PEEP ohne Lungenüberblähung. Anaesthesist 34: 59
48. Lennartz H (1989) Extrakorporale CO_2-Elimination. In: Lawin P (Hrsg) Praxis der Intensivtherapie, 5. Aufl. Thieme, Stuttgart, p 17

41. Koller W, Joukhadar S, Mutz N, Pauser G (1983) Arteriovenöse Haemofiltration als Agens der Beatmung: Beser als Diuretika? Anaesthesist 32 (Suppl): 85
42. Koller W, Lexer B, Putensen Ch, Wieser Ch (1988) Methoden zur Optimierung der gasaustauschenden Oberfläche. Beitr Anaesth Intensivmed 25: 232
43. Lachmann B (1988) Inversed Ratio Ventilation (IVR). Beitr Anaesth Intensivmed 25: 243
44. Lawin P, Scherer R (1989) Beatmung. In: Lawin P (Hrsg) Praxis der Intensivbehandlung, 5. Aufl. Thieme, Stuttgart, p 17
45. Lazarus G (1983) Das endinspiratorische Lungenvolumen als limitierender Faktor der PEEP-Beatmung. Anaesthesist 32: 582
46. Lazarus G (1988) Dosierung des Atemzugvolumens unter kontrollierter Beatmung. Beitr Anaesth Intensivmed 25: 276
47. Lazarus G (1985) PEEP ohne Lungenüberblähung. Anaesthesist 34: 59
48. Lennartz H (1989) Extrakorporale CO_2-Elimination. In: Lawin P (Hrsg) Praxis der Intensivtherapie, 5. Aufl. Thieme, Stuttgart, p 17
49. Mertzlufft F, Zander R, Dick W (1988) Grundlagen und Klinik der Pulsoximetrie. Beitr Anaesth Intensivmed 25: 61
50. Mutz N, Putz G, Lexer B (1988) Perspektiven der Hochfrequenzbeatmung. Beitr Anaesth Intensivmed 25: 345
51. Pauser G (1988) Beatmung und Haemofiltration. Beitr Anaesth Intensivmed 25: 317
52. Payne JP, Severinghaus JW (1986) Pulsoxymetrie. Springer, Berlin
53. Pepe PE (1986) The clinical entity of adult respiratory distress syndrome (Definition, prediction, prognosis). Crit Care Clinics 2: 377
54. Räsänen J, Downs JB (1988) Airway pressure release ventilation. In: Vincent JL (ed) Update in intensive care and emergency medicine, vol 5: Update 1988. Springer, Berlin, p 772
55. Rinaldo JE, Rogers RM (1982) Adult respiratory distress syndrome. Changing concepts of lung injury and repair. N Engl J Med 306: 900
56. Schedl R (1985) Spezielle Beatmungsverfahren und intrakranieller Druck. Wien Klin Wochenschr 97 (Suppl 157): 6
57. Semsroth M, Brandstätter B, Hiesmayr M, Schramm W (1988) Wertigkeit der indirekten Kalorimetrie für die Beatmungstherapie. Beitr Anaesth Intensivmed 25: 205
58. Sibbald WJ, Bone RC (1987) The adult respiratory distress syndrome in 1987: Is it a systemic disease? Crit Care, State of the Art 8: 279
59. Stock MCh, Downs JB, Frolicher DA (1987) Airway pressure release ventilation. Crit Care Med 15: 462
60. Strohschneider E (1988) Seitengetrennte Beatmung. Beitr Anaesth Intensivmed 25: 307
61. Suter PM, Fairley HB, Eisenberg MD (1975) Optimum endexpiratory airway pressure in patients with acute pulmonary failure. N Engl J Med 292: 284
62. Suter PM (1984) Akute respiratorische Insuffizienz. In: Steinbereithner K, Bergmann H (Hrsg) Intensivstation, -pflege, -therapie, 2. Aufl. Thieme, Stuttgart, p 295
63. Suter PM (1983) Intermittent and continuous positive pressure ventilation. In: Tinker J, Rapin M (eds) Care of the critically ill patient. Springer, Berlin Heidelberg New York, p 371
64. Tharrat RSt, Allen RP, Albertson TE (1988) Pressure controlled inversed ratio ventilation in severe adult respiratory failure. Chest 94: 755
65. Tokics L, Hedenstierna G, Strandberg A, Brismar Bo, Lundquist H (1987) Lung collapse and gas exchange during general anaesthesia: Effects of spontaneous breathing, muscle paralysis and positive end-expiratory pressure. Anesthesiology 66: 157
66. Weismann IM, Rinaldo JE, Rogers RM, Sanders MH (1983) State of the art: Intermittent mandatory ventilation. Am Rev Respir Dis 127: 641
67. Zwick H (Persönliche Mitteilung) Negative Druck-Beatmung (NPV)

Management der akuten respiratorischen Insuffizienz bei chronisch obstruktiven Lungenkranken

M. Sydow und *H. Burchardi*

Der Begriff chronisch obstruktive Lungenerkrankung (Chronic obstructive lung disease oder Chronic obstructive pulmonary disease, kurz: COLD bzw. COPD genannt) bezeichnet ein sehr breites Krankheitsbild, das als pathophysiologische Gemeinsamkeit die Einschränkung der Atemstromstärken bzw. die Erhöhung des Atemwegswiderstandes hat. Zugrundeliegende Krankheiten sind einzeln oder in Übergängen eine chronische Bronchitis, ein Asthma bronchiale oder ein obstruktives Lungenemphysem. Die akute respiratorische Insuffizienz (ARI) oder besser die Exazerbation der chronischen respiratorischen Insuffizienz bei COPD zeichnet sich durch eine Verschlechterung der Blutgase und eine Ermüdung der Atemmuskulatur aus, die nicht mehr in der Lage ist, gegen den erhöhten Atemwegswiderstand eine ausreichende Ventilation aufrechtzuerhalten. Im Vordergrund der Behandlung steht die Senkung des Atemwegswiderstandes (symptomatisch und durch Beseitigung der auslösenden Ursachen) sowie die Stärkung der Atemmuskulatur bzw. die temporäre Unterstützung durch maschinelle Beatmung zur Erholung der Atemmuskeln.

Pathophysiologie

Bei COPD-Patienten ist zu bedenken, daß ein Teil der chronischen respiratorischen Insuffizienz durch physiologische Anpassungsmechanismen kompensiert ist bzw. „Sollwertverstellungen“ vorliegen. So entwickelt sich aufgrund der Hypoxämie oft eine Polyglobulie, auch der Pulmonalarteriendruck ist – bedingt durch hypoxische Vasokonstriktion – erhöht, und als Folge davon kann ein Cor pulmonale bzw. eine Rechtsherzinsuffizienz entstehen. Diese Entwicklung wird noch durch die Rarefizierung der pulmonalen Kapillaren bei einem Emphysem verstärkt. Die chronische Hyperkapnie wird renal kompensiert, durch Bikarbonaterhöhung bleibt der arterielle pH in physiologischen Bereichen. Allerdings wird die Nierenfunktion und somit die Kompensation durch hohe PCO_2-Werte sowie sehr niedrige PO_2-Werte eingeschränkt. Ein $PCO_2 > 65$ mm Hg reduziert den effektiven renalen Plasmafluß, ab einem $PO_2 < 40$ mm Hg sinkt die glomeruläre Filtrationsrate und somit die Urinausscheidung entscheidend ab. Der Atemantrieb wird nicht mehr über den erhöhten PCO_2, sondern über den verminderten PO_2 gesteuert, so daß unkontrollierte O_2-Zufuhr zur Abnahme des Atemantriebs bis zur sogenannten „CO_2-Narkose“ führen kann.

Ursachen der ARI bei COPD-Patienten

Häufigste Ursache einer Exazerbation bei COPD ist ein bronchopulmonaler Infekt. In Untersuchungen an unserem eigenen Krankengut (Tabelle 1) war dies in 74% der Fall (Tabelle 2). Die Infektion wird in der Regel klinisch diagnostiziert (Röntgen-Thorax, Blutbild, Fieber, purulentes Sputum). Nur in knapp der Hälfte der Fälle (46%) konnten wir mikrobiologisch einen Erreger isolieren. Grund dafür ist wohl einerseits eine schon vor Aufnahme begonnene Antibiotikatherapie, andererseits werden bronchopulmonale Infekte bei COPD-Patienten häufig primär durch Viren oder Mykoplasmen ausgelöst [6], die durch mikrobiologische Routineuntersuchungen nicht entdeckt werden. Dieses Erregerspektrum ist bei der Antibiotikatherapie mit zu bedenken, so daß sich primär z.B. Tetrazykline, Erythromycin oder Gyrasehemmer anbieten. Durch einige Gyrasehemmer kann allerdings die Elimination von Theophyllin

Tabelle 1. COPD-Patienten der Anästhesie-Intensivstation der Universitätskliniken Göttingen 1986 und 1987 (Mittelwerte in Klammern)

	Gesamt	Überlebende	Verstorbene
Anzahl	47	38 (81%)	9 (19%)
Alter (Jahre)	49–82 (66,3)	49–79 (65,9)	61–82 (68,3)
Geschlecht	18 F, 29 M	15 F, 23 M	3 F, 6 M
Liegedauer (Tage)	3–111 (16,3)	3–111 (10,8)	15–78 (39,7)
Median	9	6,5	41
Beatmungsdauer (Tage)	0–104 (10,4)	0–104 (5,9)	5–73 (29,9)
Median	3	2,5	19

Tabelle 2. Ursachen der akuten respiratorischen Dekompensation bei 47 Patienten mit COPD

Ursache		Anzahl
Bronchopulmonaler Infekt		35 (74%)
Isolierter Keim:		
S. aureus	2	
E. coli	4	
Pseudomonas	7	
andere gramnegative	6	
unbekannt	23	
Linksherzinsuffizienz		6 (13%)
Postoperative respiratorische Insuffizienz		4 (8,5%)
Rezidivierende Lungenembolie		1 (2%)
Sedativaüberdosierung		1 (2%)

eingeschränkt werden (z.B. Ciprofloxacin oder Enoxacin), so daß Theophyllin-Plasmaspiegel kontrolliert werden müssen. Sind die Patienten bereits längere Zeit anbehandelt, so hat oft ein Keimwechsel stattgefunden (nosokomiale Keime). In diesem Fall muß das gramnegative Spektrum sowie S.aureus ausreichend antibiotisch abgedeckt sein; ein Grampräparat bringt hier schnelle Entscheidungshilfe.

Eine dekompensierte Linksherzinsuffizienz ist ein weiterer Grund für eine ARI, wobei häufig retrospektiv nicht mehr unterschieden werden kann, ob eine ARI die Herzinsuffizienz ausgelöst hat oder umgekehrt. Die beste nichtinvasive Untersuchungsmethode, eine Linksherzinsuffizienz zu diagnostizieren, ist die Röntgenaufnahme des Thorax, wo prominente Hili und vermehrte Durchblutung der oberen Lungenanteile die frühesten Befunde sind. Nur selten ist unserer Meinung nach ein Pulmonaliskatheter indiziert, der einen erhöhten pulmonalkapillären Verschlußdruck anzeigen würde. Fehlen Infektionszeichen, so ist mit großer Wahrscheinlichkeit davon auszugehen, daß der Auslöser für die ARI die Linksherzinsuffizienz ist.

Laparotomien waren bei unseren Patienten der dritthäufigste Grund für eine ARI. Eine pulmonale Komplikation eines chirurgischen Eingriffs bei COPD-Patienten ist zwar vorhersehbar, jedoch nicht immer zu verhindern. Nach abdominal- und thoraxchirurgischen Eingriffen ist nach unserer Erfahrung die postoperative kontinuierliche Analgesie über PDA-Katheter mit langwirksamen Lokalanästhetika wichtig, eventuell auch mit Morphin, wobei hierbei ein möglicher atemdepressorischer Effekt bedacht werden muß.

Rezidivierende Lungenembolien als Auslöser werden in ihrer Häufigkeit oft unterschätzt. Eine Polyglobulie und die oft eingeschränkte Mobilität der COPD-Patienten begünstigen thromboembolische Komplikationen. Die prämortale Diagnose einer Lungenembolie ist schwierig, da die Symptome denen der dekompensierten COPD ähneln. Postmortale Untersuchungen konnten in fast einem Viertel der Fälle eine Lungenembolie nachweisen [3].

Eine iatrogene überhöhte Sedierung (z.B. um die Nebenwirkungen der Theophyllin- und Sympathikomimetikatherapie zu dämpfen) kann bei diesen Patienten eine akute Ateminsuffizienz auslösen bzw. verschlimmern. Hier muß auch auf die Gefahr der Sedierung bei agitierten COPD- bzw. Asthma-Patienten hingewiesen werden. Ursachen der Agitiertheit sind oft Hypoxie und Hyperkapnie, die durch Sedativa gefährlich verstärkt werden können.

Intubation und Beatmung

Ist die akute Ateminsuffizienz durch konservative medikamentöse Maßnahmen und kontrollierte (!) O_2-Zufuhr nicht ausreichend zu therapieren, so sollte eine Beatmung nicht zu lange aufgeschoben werden. Die Entscheidung zur Intubation und maschinellen Beatmung wird bei COPD anders als bei anderen Ursachen einer ARI oft als Ultima ratio angesehen. Die zu erwartende schwierige Weaning-Phase mit dem Bild des „dauerbeatmeten Patienten" sowie Komplikationen während der Respiratortherapie lassen viele Ärzte zögern, mit der Beatmungstherapie zu beginnen.

Indikationen zur Intubation und Beatmung

Der Zeitpunkt zur Intubation und Beatmung sollte anhand klinischer Parameter und weniger anhand von Laborwerten gewählt werden. Zwar ist allgemein akzeptiert, daß ein $PaO_2 < 50$ mm Hg (unter Raumluft) und ein $PaCO_2 > 70$ mm Hg brauchbare Richtlinien für diese Entscheidung sein können, bei vielen COPD-Patienten („Blue bloater") können diese Werte jedoch aufgrund einer chronischen Sollwertverstellung „Normalwerte" sein. Einen besseren Anhaltspunkt bieten der arterielle pH und der Basenüberschuß, wobei ein pH < 7,28 nicht lange toleriert werden sollte. Ein gleichzeitig niedriger BE (etwa von 1 – 2 oder gar negativ) weist auf die nicht mehr ausreichende Kompensationsfähigkeit der Nieren hin. Die Atemfrequenz ist ein einfacher und guter Indikator für das Ausmaß der Dekompensation, Frequenzen über 35/min führen rasch zur Muskelermüdung des Zwerchfells und zur Verschlechterung der respiratorischen Situation. Ist es nicht möglich, durch kontrollierte O_2-Zufuhr den $PaO_2 > 50$ mm Hg und den $PaCO_2 < 70$ mm Hg bei einem kompensierten pH zu halten, sollte die Beatmung nicht länger verzögert werden. Agitiertheit und noch besser eine rasch zunehmende Entwicklung einer Somnolenz sind unseres Erachtens die wichtigsten Indikationen zur Intubation und Beatmung von COPD-Patienten. In manchen Situationen kann auch die mangelnde Fähigkeit zur Expektoration eine Intubationsindikation sein, um eine suffiziente Bronchialtoilette durchzuführen. Insgesamt muß hier betont werden, daß die noch vor wenigen Jahren (vorwiegend von Pulmonologen) vertretene extrem zurückhaltende Einstellung gegenüber der Beatmung von COPD-Patienten durch die Entwicklung moderner Respiratoren einer großzügigeren Indikationsstellung gewichen ist. Allerdings stellt die alleinige Intubation ohne Atemhilfe aufgrund der Querschnittsverminderung der oberen Luftwege eine Atembehinderung dar und ist daher obsolet.

Wahl des endotrachealen Tubus

Grundsätzlich sollte der größtmögliche Tubus gewählt werden, um erstens die Widerstandserhöhung der oberen Luftwege gering zu halten und zweitens eine eventuell notwendige Bronchoskopie zu ermöglichen. Wir intubieren primär nasal, da dieses von den Patienten unseres Erachtens leichter toleriert wird. Andere Zentren bevorzugen die orale Intubation (auch über viele Wochen), da seltener Nasennebenhöhleninfekte auftreten und ein größerer Tubusdurchmesser gewählt werden kann. Die Tracheotomie kann oft vermieden werden. Erst wenn ein erfolgreiches Weaning auch nach zwei Wochen noch nicht abzusehen ist, sollte sie in Absprache mit dem Patienten erwogen werden. Der Grund für die Tracheotomie ist nicht etwa eine Totraumverminderung (die beim Erwachsenen vernachlässigbar ist), sondern sie ermöglicht dem Patienten einige wichtige Grundbedürfnisse. Dieser kann mit einer Trachealkanüle z.B. wieder normal essen, auch ist eine Trachealkanüle mit Cuff zur IPPV in der (noch instabilen) Weaning-Phase intermittierend für kurze Zeit auswechselbar gegen eine Sprechkanüle.

Tabelle 3. Medikamentöse Basistherapie bei dekompensierter COPD

Medikament	Dosierung
Theophyllin	0,5–1 mg/kg/h i.v. (Serumspiegel 10–20 μg/ml)
Terbutalinsulfat	0,25–0,5 mg s.c., 6- bis 8stündlich
Salbutamol oder Fenoterol	2 Hübe, 3- bis (maximal) 6stündlich
Azetylzystein	300 mg i.v., 6- bis 8stündlich
Methylprednisolon	0,5–1,5 mg/kg, 6- bis 8stündlich

Medikamentöse Basistherapie und Beatmungsstrategie

Die medikamentöse Basistherapie der dekompensierten COPD ist aus Tabelle 3 ersichtlich.

Die Wahl der Atemhilfe ist abhängig von der im Vordergrund stehenden Symptomatik (Muskelermüdung, Spastik, Sekretverhaltung, Pneumonie).

Das Ventilations- oder auch „Pump"-versagen der Atemmuskulatur erfordert meist eine Beatmungstherapie, bei der anfangs 50–100 % der Ventilationsarbeit vom Respirator übernommen wird. Dies sollte im SIMV-Modus (Synchronized intermittent mandatory ventilation) geschehen, um die am Respirator eingestellten Atemzyklen möglichst „patientenangepaßt" zu applizieren. Diese Einstellung erlaubt auch spontane zusätzliche Atemzüge, die wiederum zur Verminderung der Atemarbeit des Patienten durch ASB (Assisted spontaneous breathing) druckunterstützt werden sollten. Ist der Patient kooperativ und wieder kräftiger, so kann der Anteil der SIMV zugunsten der ASB reduziert werden. Der Vorteil dieser physiologischeren Beatmungsform ist die Vermeidung von hohen Beatmungsdrucken und die bessere Eigensteuerung der Atmung durch den Patienten selbst. (*Der Patient hat mehr Freiheit bei der Beatmung.*) Da die Atemzugvolumina aber nicht wie bei CMV oder SIMV fest einstellbar sind, ist eine engmaschige Kontrolle und Einstellung der Alarmgrenzen notwendig. (*Das „Mehr an Freiheit" braucht ein „Mehr an Kontrolle"!*) Dieses Problem ist auch durch das neue MMV (Mandatory minute ventilation) nur zum Teil gelöst. Hierbei wird ein Mindestminutenvolumen definiert, und falls der Patient dieses mit CPAP oder ASB nicht erreicht, so wird ihm über definierte SIMV-Atemzüge das fehlende Volumen zugeführt. Auch bei MMV ist die Kontrolle der spontanen Atemzugvolumina unerläßlich, um eine ineffektive Totraumbelüftung zu erkennen. Eine Beeinflussung des Flows (Verlängerung der Inspirationsphase) zur Verbesserung der Gasverteilung ist bei ASB im Gegensatz zu CMV und SIMV nicht möglich. Da die forcierte Exspiration bei COPD durch Einschränkung der Retraktionskraft der Lunge und folgenden Bronchiolenkollaps erschwert ist, muß die Exspirationsdauer ausreichend lang sein, um eine *dynamische Lungenüberblähung* (sogenannter Intrinsic PEEP) zu vermeiden. Diese würde entstehen, wenn die Exspiration durch die nächste Inspiration abgebrochen wird, bevor der intrathorakale Druck sich dem Atmosphärendruck angleichen konnte. Eine dynamische

Lungenüberblähung führt durch Erhöhung der Exspirationsarbeit zu gesteigertem O_2-Bedarf der Atemmuskulatur. Der spontanatmende COPD-Patient vermindert den Bronchiolenkollaps durch Reduktion seines Exspirationsflows (exspiratorische Stenose durch „Schürzen der Lippen"). Beim intubierten Patienten ist eine exspiratorische Strömungsverlangsamung durch Stenose unter Spontanatmung und ASB unseres Erachtens nicht genügend an die wechselnden Exspirationsbedürfnisse des Patienten adaptierbar. Hierdurch könnte es wiederum zu einer dynamischen Lungenüberblähung kommen. In diesem Fall ist es besser, den Bronchiolenkollaps durch CPAP zu vermindern. Der CPAP sollte 3 – 5 cm H_2O betragen und liegt damit in den allermeisten Fällen unterhalb des „Intrinsic PEEP", so daß eine weitere Erhöhung der FRC nicht zu erwarten ist. Durch den CPAP wird möglicherweise die aufgrund des „Intrinsic PEEP" erhöhte Triggerschwelle zur Auflösung der nächsten Inspiration verringert, so daß auch die zur Triggerung notwendige Muskelarbeit vermindert werden könnte. Eine negative Wirkung auf den Kreislauf tritt nicht auf, wenn der CPAP unterhalb des „Intrinsic PEEP" liegt. Der Inspirationsflow sollte wegen der bestehenden ventilatorischen Verteilungsstörung nicht zu hoch gewählt werden, um eine gleichmäßige Verteilung des Inspirationsgases in allen Lungenabschnitten zu gewährleisten. Nach unserer Erfahrung ist ein *I : E-Verhältnis* von 1 : 2 bis 1 : 1,5 ein guter Kompromiß, von dem nur bei starker Obstruktion (Status asthmaticus, s.u.) abgewichen werden muß.

Die Ventilation (AMV) sollte nach dem pH (zwischen 7,35 und 7,45) und nicht nach dem $PaCO_2$ gesteuert werden, um eine „Überbeatmung" mit der Folge von Alkaliverlust und eingeschränkter renaler Kompensation zu vermeiden. Der PaO_2 sollte zwischen 60 und 80 mm Hg gehalten werden. Niedrigere Werte verschlechtern die Muskelfunktion, höhere können den Atemantrieb supprimieren.

Status asthmaticus

COPD-Patienten haben oft eine hyperreagible Bronchialschleimhaut, die bei verschiedenen Noxen (Infekt, Allergene etc.) asthmoid, d.h. mit einer Bronchospastik, reagiert. Diese Bronchialobstruktion kann bis zum „Status asthmaticus" gehen. Auf weitere Differenzierung zwischen dem klassischen exogen allergischen Asthma und der asthmoiden Reaktion bei COPD soll an dieser Stelle nicht eingegangen werden. Die Bronchialobstruktion im Status kann bei Versagen der konservativen Therapie eine derart lebensbedrohende Form annehmen, daß eine maschinelle Beatmung kaum möglich ist. Das volatile Anästhetikum Halothan ist bekannt als potenter Bronchodilatator. Daher ist es bei Asthmatikern das Anästhetikum der Wahl. Es kann auch zur Durchbrechung der Bronchospastik in der Intensivmedizin eingesetzt werden. Voraussetzung ist ein Narkoserespirator mit Halothanverdampfer und Narkotikaentsorgung (z.B. Servo 900C mit Halothanvergaser von Siemens-Elema). Die notwendige inspiratorische Konzentration beträgt zwischen 0,5 und 1,5 Vol.%. Bei 41 erfolgreich mit Halothan therapierten Patienten im lebensbedrohlichen Status asthmaticus (hohe Beatmungsdrucke wurden meist innerhalb 1 h

Tabelle 4. Nebenwirkungen der Halothantherapie zur Bronchodilatation bei 41 Patienten de Universitätsklinik Göttingen

Hypotension (RR < 85 mm Hg)	13 (32%)
Tachykardie (HF > 120/min)	18 (44%)
Arrhythmie	9 (22%)
Leberenzymanstieg	13 (32%)*

* nur bei Therapie länger als 12 h

gesenkt) konnten wir keine ernsthaften Nebenwirkungen registrieren (Tabel le 4). Das intravenöse Anästhetikum Ketamin hat ebenfalls einen, wenn auc unserer Erfahrung nach nicht so sicheren, bronchodilatatorischen Effekt. De Vorteil dieses potenten Analgetikums liegt in der großen therapeutische Breite, der geringen Nebenwirkungsrate und der einfachen Zufuhr. Nach einen moderaten Bolus von 3 – 5 mg/kg i.v. erfolgt die weitere Gabe über Perfuso (2 – 5 mg/kg/h). Zur Unterdrückung von sympathikotonen Kreislaufreaktio nen und psychomimetischer Nebenwirkungen sollte zusätzlich ein Benzodiaze pin verabreicht werden. Die Therapiedauer kann bei Ketamin mehrere Tag betragen. Bei der Halothantherapie haben wir Erfahrungen mit einer Behand lungsdauer bis zu 65 h. Bei einer Therapie über 12 h muß mit reversible Leberwerterhöhungen gerechnet werden; die Einschränkung der metaboli schen Kapazität der Leber ist dabei individuell unterschiedlich ausgeprägt.

Komplikationen unter Therapie (Tabelle 5)

Das *Barotrauma* (interstitielles Lungenemphysem, Mediastinalemphysem *Pneumothorax*) unter IPPV ist in der Hauptsache abhängig vom hohe Beatmungsdruck, von der Lungenvorschädigung (Pneumonie, Thoraxtrauma und vom Ausmaß des obstruktiven Atemwegssyndroms [2]. Ein *Pneumothora* trat bei unseren Patienten während der Therapie nicht auf, allerdings konnte e bei zwei Patienten bei Aufnahme diagnostiziert werden. Konsequente Therapi der Bronchospastik sowie differenzierte Anpassung des Respirators an de Patienten (und nicht umgekehrt!) unter Vermeidung von hohen Beatmungs drucken, z.B. druckunterstützte Beatmung (ASB), sind hier unserer Meinun nach die entscheidenden Faktoren.

Der *Status asthmaticus* als stärkste Ausprägung der Bronchospastik trat be acht von 47 Patienten auf, bei einem war er die Todesursache. Bei fünf de überlebenden Patienten konnte der Status nur durch Halothan oder Ketami durchbrochen werden (s.o.).

Die *Lungenembolie* wird an anderer Stelle besprochen (s.o.). An eine Lungenembolie verstarben zwei unserer Patienten, nachdem sie schon mehrer Tage extubiert und respiratorisch kompensiert waren. Unsere Konsequen daraus ist eine über das Maß einer Low-dose-Heparinisierung hinausgehend (leichte) Anhebung der Thrombinzeit durch intravenöse Heparingabe übe Perfusor während des Aufenthalts auf der Intensivstation.

Tabelle 5. Komplikationen unter der Intensivtherapie von COPD-Patienten

Art	Gesamt	Überlebende	Verstorbene
Pneumothorax	2 (4,3%)	1 (2,6%)	1 (11%)
Status asthmaticus	8 (17%)	7 (18%)	1 (11%)
Lungenembolie	2 (4,3%)	0	2 (22%)
Nosokomiale Pneumonie	4 (8,5%)	0	4 (44%)
Streßulkus	0	0	0
Arrhythmie leicht	8 (17%)	6 (16%)	2 (22%)
schwer	24 (51%)	17 (45%)	7 (78%)
Darmatonie leicht	16 (34%)	14 (37%)	2 (22%)
schwer	16 (34%)	10 (21%)	6 (67%)
Paralytischer Ileus	2 (4,3%)	1 (2,6%)	1 (11%)
Zerebraler Krampfanfall	1 (2%)	1 (2,6%)	0
Patientenzahl	47	38 (100%)	9 (100%)

Eine sekundäre *nosokomiale Pneumonie* ist nicht nur von der Grundkrankheit, sondern in großem Maße auch von der Intubations- und Liegedauer auf der ICU abhängig [4, 7]. Bei uns trat sie nur in der Gruppe der Verstorbenen auf. Hier war sie in drei von vier Fällen die Folge einer noch später zu diskutierenden „Therapia minima". In einem Fall führte sie allerdings zu einer Sepsis, an deren Folge der Patient verstarb. Das Fehlen von sekundären nosokomialen Pneumonien in der Überlebenden-Gruppe liegt unter anderem an der durchschnittlich viel kürzeren Intubationsdauer.

Streßulzera sind eine gefürchtete Komplikation bei beatmeten Intensivpatienten. Allerdings scheint ihre Inzidenz in den letzten Jahren trotz zurückhaltender Anwendung von H_2-Blockern (vermehrtes Auftreten von nosokomialen Pneumonien unter Beatmung) seltener zu werden. Wir vermuten, daß ein Zusammenhang mit der besseren Beatmungstherapie, der selteneren Relaxierung sowie der konsequenteren (Analgo-)Sedierung gegenüber früher bestehen könnte. Streßulzera traten bei keinem unserer Patienten auf, obwohl nur bei etwa der Hälfte eine Streßulkusprophylaxe mit H_2-Blockern durchgeführt wurde. Eine Prophylaxe erhalten bei uns zur Zeit nur Patienten mit Ulkusanamnese.

Darmatonien sind häufig. Sie sind bedingt durch Stauung der intestinalen Strombahn bei Rechtsherzinsuffizienz sowie durch die Immobilisation. Dies führt zu Motilitätstörung mit Blähung der Darmschlingen und nachfolgend zur Darmatonie bis hin zum paralytischen Ileus. Die daraus bedingte Erhöhung des intraabdominellen Drucks behindert die Zwerchfellatmung, und die ohnehin schon eingeschränkte Ventilation wird weiter erschwert.

Arrhythmien sind nicht nur eine Folge einer bei COPD-Patienten oft zusätzlich bestehenden kardialen Erkrankung (Cor pulmonale, chronische

Rechtsherzinsuffizienz, aber auch koronare Herzkrankheit und Linksherzinsuffizienz), sondern häufig auch bedingt oder verstärkt durch hochdosierte Theophyllin- und Sympathikomimetikatherapie. Über die Hälfte unserer Patienten hatte schwere Rhythmusstörungen, meist eine Tachyarrhythmie. Therapie der Wahl ist neben einer Digitalisierung die Gabe von Verapamil über Perfusor.

Eine Theophyllinüberdosierung kann auch zu zerebralen Krampfanfällen führen.

Weaning vom Respirator

Die Weaning-Phase ist zeitlich nicht starr determiniert. Sie ist ein dynamischer Prozeß, bei dem das Ausmaß der Atemhilfe (des Respirators) an die Kraft der Atemmuskulatur des Patienten angepaßt wird. Sie beginnt bereits, wenn die auslösenden Ursachen der respiratorischen Dekompensation erfolgreich behandelt sind. Durch langsame stufenweise Reduktion der Atemhilfen (Erniedrigung der SIMV-Frequenz und Verringerung der Druckunterstützung) wird der Extubationszeitpunkt individuell unterschiedlich schnell erreicht.

Der Patient sollte wach, kooperativ und mobilisiert sein. Der Mobilisierungsgrad des Patienten (d.h. ob er bettlägerig ist oder aber ob er auch intubiert im Sessel sitzen bzw. gehen kann) ist ein wichtiger Prädiktor für ein erfolgreiches Weaning. Unserer Erfahrung nach ist jeder gut zu mobilisierende Patient (d.h. ein intubierter Patient, der gehen kann) erfolgreich vom Respirator zu entwöhnen. Demgegenüber gehörten in unserer Untersuchung alle bettlägerigen sowie drei von vier nur passiv bis in den Sessel zu mobilisierenden Patienten zur Gruppe der Verstorbenen. Unserer Meinung nach ist die Mobilisierung und besonders das (unterstützte) Gehen sowohl für den intubierten Patienten als auch nach der Extubation die wichtigste physikalische Atemtherapie.

Von vielen Untersuchern werden für ein erfolgreiches Weaning quantifizierte Kriterien gefordert: z.B. Atemzugvolumen von über 5 ml/kg, Vitalkapazität über 10 ml/kg, Atemminutenvolumen über 10 l; andere Kriterien sind ein maximaler Inspirationsdruck von −20 cm H_2O oder mehr und ein Verhältnis von Totraum zu Tidalvolumen < 0,6 [1, 5]. Diese Werte sind allerdings nur Orientierungspunkte und sollen keinesfalls absolute Voraussetzungen für die Extubation sein. Wie bei den Intubationskriterien ist auch hier das klinische Bild wichtiger. Eine Spontanatemfrequenz bei geringer Atemhilfe (CPAP oder niedrige SIMV-Frequenz bzw. Druckunterstützung) von weniger als 35/min sowie dabei ein ausgeglichener pH über einige Stunden sind einfache und gute Parameter zur Extubation. Die Spontanatmung über ein T-Stück über längere Zeit als Voraussetzung zur Extubation führt unseres Erachtens eher zur erneuten Muskelermüdung (Widerstandserhöhung durch verminderten Querschnitt der oberen Luftwege sowie fehlende exspiratorische Stenose durch „Schürzung der Lippen") und sollte daher nicht mehr angewandt werden. Allerdings kommt es oft vor, daß der erste Extubationsversuch nicht gelingt und der Patient nach einigen Stunden oder am nächsten Tag wieder intubiert und beatmet werden muß. Diese Rückschläge gehören sozusagen zur „Dynamik" des Weaning bei COPD-Patienten und dürfen nicht enttäuschen. Etwa die Hälfte unserer COPD-Patienten mußten zum Teil mehr als einmal reintubiert werden, bevor sie endgültig extubiert werden konnten. Wichtig ist während des gesamten Weaning die enge Kooperation mit dem Patienten und eine zugewandte psychologische Führung, um Panikreaktionen (z.B. mit unökonomischer Tachypnoe) zu vermeiden bzw. nicht das Gefühl von Resignation und „Respiratorabhängigkeit" aufkommen zu lassen.

Todesursachen

Einige wichtige Todesursachen, wie Lungenembolie, Status asthmaticus und Sepsis, sind schon erwähnt worden. Bei fünf anderen unserer Patienten war die Todesursache letztlich die Folge der sich bis zum Endstadium weiter verschlechternden COPD mit dekompensiertem Cor pulmonale.

Wenn sich der Zustand des Patienten trotz intensiver Therapie weiter verschlechtert, sollte jeder weitere invasive therapeutische Schritt überdacht werden. An diesem Punkt spielen nicht nur medizinische, sondern auch ethische Gesichtspunkte eine Rolle. Wir möchten aufgrund der Komplexität einer solchen Situation nur unseren Entscheidungsweg beschreiben und keine Richtlinien aufstellen. Die Schwierigkeit liegt darin, das Endstadium der COPD zu erkennen. Der Intensivmediziner kennt den Patienten meist nur in der Akutsituation und kaum aus anamnestischer Sicht, außerdem sind Lungenfunktionsmessungen am beatmeten Patienten nur schwer durchzuführen. Daher ist es für ihn schwierig, das Endstadium der COPD zu erkennen, das eine Rücknahme des therapeutischen Einsatzes rechtfertigen würde. Der Entschluß zu einer solchen „Therapia minima" kann keinesfalls allein aufgrund des Alters des Patienten und der Dauer der Beatmung getroffen werden. (Einer unserer Patienten konnte nach über 100 Tagen Beatmung erfolgreich entwöhnt werden, er war 72 Jahre alt!) Eine sich verschlechternde mentale Situation und insbesondere eine Immobilität des Patienten (besonders wenn er schon lange vor Aufnahme bettlägerig war) markieren diesen Endpunkt eher. Auch die eigene Einstellung des Patienten zur weiteren Therapie und sein soziales Umfeld (z.B. Angehörige) müssen die Entscheidung beeinflussen. So wurde einer unserer Patienten auf eigenen Wunsch nach mehrfachen Extubationsversuchen bei sich wiederum verschlechternder Spontanatmung zuletzt nicht mehr intubiert.

Zusammenfassung

Das therapeutische Management der akuten respiratorischen Insuffizienz bei COPD muß nach besonderen Gesichtspunkten erfolgen. Neben der Therapie der auslösenden Ursache ist besonderes Augenmerk auf die chronischen pathophysiologischen Veränderungen zu richten (Hyperkapnie mit Säuren-Basen-Kompensation, Steuerung des Atemzentrums über O_2, hyperreagibles Bronchialsystem, Cor pulmonale, veränderte Atemmechanik etc.). Die Respiratortherapie entlastet die versagende Atemmuskulatur und verbessert de Gasaustausch. Aufgrund aggressiver Intensivtherapie und moderner, subt einstellbarer Respiratoren hat sich die Prognose verbessert. Es besteht kei Grund, Intubation und Beatmung aus Angst vor Komplikationen zu verme den.

Literatur

1. Francis PB (1983) Acute respiratory failure in obstructive lung disease. Med Clin North Aı 67: 657
2. Hillman K (1985) Pulmonary barotrauma. In: Dobb G (ed) Current topics in intensive carı Clinics in Anaesthesiology 3 (4): 877
3. Neuhaus A, Bentz RR, Weg JG (1978) Pulmonary embolism in respiratory failure. Che: 73: 460
4. Northey D, Adess ML, Hartsuck JM et al. (1974) Microbial surveillance in a surgic: intensive care unit. Surg Gynecol Obstet 139: 321
5. Sahn SA, Lakshminarayan S, Petty TL (1976) Weaning from mechanical ventilation. JAM, 235: 2208
6. Smith CB, Golden CA, Kanner RE, Renzetti AD (1980) Association of viral an mycoplasma pneumoniae infections with acute respiratory illness in patients with chroni obstructive pulmonary diseases. Am Rev Respir Dis 121: 225
7. Thorp JM, Richards WC, Telfer ABM (1979) A survey of infection in an intensive care uni Anaesthesia 34: 634

Medikamentöse Therapie, Inhalationstherapie

S. Fitzal

Zur erfolgreichen Respiratortherapie gehört auch der gezielte Einsatz von Pharmaka: einerseits um bei bestimmten Indikationen eine optimale Adaptation an das gewählte Beatmungsverfahren zu ermöglichen, andererseits um eine Verbesserung gewisser pulmonaler Störfaktoren zu erreichen. Daher sind prinzipiell zwei ganz verschiedene medikamentöse Zielrichtungen zu besprechen, nämlich die therapeutischen Verfahren zur Sedierung/Analgesierung und Relaxation sowie jene medikamentösen Maßnahmen, die bronchodilatatorisch und mukokinetisch wirksam sind.

Sedierung/Analgesierung und Relaxation

Zunehmende Erfahrungen und Verbesserungen auf dem Gebiet der Beatmungstechniken haben unsere Einstellung bezüglich der Handhabung sedierender und relaxierender Medikation entscheidend gewandelt. Standen früher technische Gründe für diese medikamentösen Maßnahmen im Vordergrund, so sind es heute lediglich bestimmte medizinische Indikationen, die den Einsatz dieser Pharmaka notwendig machen (Tabelle 1). Ähnlich der stufenschematischen Beatmungsstrategie Benzers gilt es auch hier, die Notwendigkeit zur Sedierung und allenfalls Relaxierung einer ständigen kritischen Überprüfung in Hinblick auf die Möglichkeit der Entwöhnung = Dosisreduktion zu unterziehen. Es muß der richtige Mittelweg zwischen optimalen Pflegebedingungen und weitgehend erhaltener Kooperation sowie psychischer Stabilität des Patienten gefunden werden.

Oft sprechen auch andere medizinische Gründe (Tabelle 2) für eine möglichst niedrig dosierte und dem Patienten jeweils angepaßte Sedierung bzw. dafür, relaxierende Maßnahmen äußerst zurückhaltend einzusetzen.

Tabelle 1. Indikationen zur Sedierung, Analgesie und Relaxation von beatmungspflichtigen Patienten

1. Schmerzen, Angst und andere Streßzustände
2. Psychomotorische Unruhe
3. Mangelnde Kooperation
4. Kreislaufinsuffizienz
5. Schwere Gasaustauschstörungen

Tabelle 2. Nachteile einer sedierenden und relaxierenden Medikation

1. Schlechte Überprüfbarkeit der aktuellen Bewußtseinslage und des neurologischen Status
2. Hämodynamische Nebenwirkungen
3. Toxische Effekte
4. Medikamenteninteraktionen

Die einzelnen zur Sedierung und Relaxierung verwendeten Medikamentengruppen sind in Tabelle 3 zusammengefaßt. Aus der Gruppe der Sedativa/Hypnotika haben Barbiturate bis auf ganz wenige spezielle Indikationen nur geringe Bedeutung, was durch ihr relativ hohes toxisches Risiko begründet ist. Etomidat eignet sich wegen seiner adrenokortikal supprimierenden Effekte [46] lediglich für eine kurzbefristete Ruhigstellung des Patienten. Dagegen werden Ketamin [24] und das jüngst entwickelte intravenöse Anästhetikum Propofol [13, 31] zunehmend auch für die prolongierte Sedierung eingesetzt. Für die Anwendung von Ketamin spricht neben der Tatsache, daß es auch analgetisch wirksam und praktisch nicht toxisch ist, daß es keine negative Inotropie oder aber einen Tonusverlust des peripheren Gefäßsystems verursacht [1, 35]. Außerdem bewirkt Ketamin keine Atemdepression, was ja vor allem bei den verschiedenen, die Spontanatmung unterstützenden Atemhilfen und bei der Entwöhnung des Patienten von der Respiratortherapie von Bedeutung sein kann [24]. Propofol wiederum zeichnet sich durch seine rasche Abbaurate aus [2, 7], jedoch ist häufig ein deutlicher Abfall des arteriellen Drucks zu beobachten, welcher sowohl auf eine Verminderung der Herzauswurfleistung als auch des systemischen Gefäßwiderstandes zurückzuführen ist [38]. Aus oben genannten Gründen wird daher die Kombination von Propofol mit Ketamin empfohlen und mit Erfolg angewendet [11].

Das Kernstück jedoch beinahe jeder sedierenden Therapie bilden Benzodiazepine, da sie – verglichen mit anderen Pharmaka und auch bei längerfristiger

Tabelle 3. Medikamente zur Sedierung/Analgesierung und Relaxation

Sedativa/Hypnotika	Neuroleptika	Analgetika	Relaxanzien
Benzodiazepine:	Phenothiazine	Agonisten:	Pancuronium
Diazepam	Thioxanthene:	Morhpin	Atracurium
Flunitrazepam	Chlorprothixen	Pethidin	Vecuronium
Midazolam		Piritramid	
	Butyrophenone:	Fentanyl	
Barbiturate:	Haloperidol	Alfentanil	
Thiopental		Sufentanil	
		Tramadol	
Etomidat			
Ketamin		Partialagonisten:	
Propofol		Buprenorphin	
		Nalbuphin	

Anwendung – zu relativ gering ausgeprägter Toleranz und Abhängigkeitsentwicklung führen [34] und weniger toxisch sind. Aus der relativ großen Zahl verfügbarer Präparate kommen für intensivmedizinische Belange nur injektable Applikationsformen in Betracht, und hier wiederum nur diejenigen mit ausgeprägten sedierenden und hypnotischen Eigenschaften. Damit reduziert sich das Präparateangebot auf Diazepam, Flunitrazepam und Midazolam (Lormetazepam ist derzeit nur in der BRD, nicht aber in Österreich in Ampullenform erhältlich). Im wesentlichen unterscheiden sie sich in ihren Eliminationsgeschwindigkeiten. Während die Halbwertszeiten von Diazepam und Flunitrazepam zwischen 10 – 50 h liegen und ihre Metaboliten noch langsamer eliminiert werden, beträgt die Halbwertszeit von Midazolam lediglich 1 – 3 h und diejenige seines aktiven Metaboliten liegt sogar noch darunter. Um relativ gleichmäßige Plasmaspiegel zu erreichen, eignen sich daher Diazepam und Flunitrazepam eher für die repetitive Bolusapplikation, hingegen wird Midazolam am besten kontinuierlich zugeführt. Jedoch ist auch bei Anwendung sogenannter „nichtkumulierender“ Dosierungen, d.h. Einhaltung der Dosierungsintervalle in der Größenordnung der jeweiligen Halbwertszeit bzw. Dosierungsgeschwindigkeit bei konstanter Infusion in Abhängigkeit von der Clearance, mit erheblichen Kumulationen und Nebenwirkungen zu rechnen [21]. Vor allem bei Störungen der Leberfunktion kann es zu unvorhersehbar verlängerter Wirkdauer kommen, da die Elimination der Benzodiazepine durch die mikrosomalen Leberenzyme bewerkstelligt wird. Dosiskorrektur nach Wirkung ist daher unvermeidlich.

Die zur Gruppe der Neuroleptika zählenden Pharmaka besitzen ebenfalls gute sedierende Eigenschaften, darüber hinaus aber auch schwach analgetische und antiemetische Effekte. Allerdings führen sie auch zu einer Vielzahl unerwünschter Nebenwirkungen, wie Tachykardie, Hypotonie, extrapyramidale Störungen, anticholinerge Effekte, Krampfanfälle und allergische Reaktionen. Daher steht die Indikation für Neuroleptika selten im Vordergrund, lediglich bei psychotischen Zuständen sollten sie bereits primär eingesetzt werden. Im allgemeinen sind jedoch Neuroleptika als Mittel zweiter Wahl anzusehen und erst bei nicht ausreichenden Therapieeffekten durch Hypnotika und/oder „Minor tranquilizer“ indiziert. Dabei sind Butyrophenone besser als Phenothiazine geeignet, da letztere viel häufiger zu extrapyramidalen Symptomen führen. Das für die Bedürfnisse des Intensivpatienten relativ günstigste Wirkspektrum dürfte Dehydrobenzperidol aufweisen, da sich dieses Pharmakon durch eine altersunabhängige Clearance, eine relativ geringe Nebenwirkungsrate und einen großen therapeutischen Bereich auszeichnet.

Neben einer Langzeitsedierung ist oftmals die zusätzliche Gabe von Analgetika indiziert, da Schmerzfreiheit die wichtigste Grundvoraussetzung jeder sedierenden Behandlung ist. Für diese Zwecke kommen lediglich zentral wirksame Analgetika in Frage, die jedoch wiederum bei langfristiger Anwendung die Gefahr von Gewöhnung und Abhängigkeit und daher Entzugssymptomatik in sich bergen. Daneben sind vielfach mehr oder weniger ausgeprägte unerwünschte Nebenwirkungen zu beachten (Tabelle 4). Die Entscheidung für ein bestimmtes Opioid hängt allerdings oft von pesönlichen Gewohnheiten und Erfahrungen ab. Rationale Argumente können sich auf das Nebenwirkungs-

Tabelle 4. Nebenwirkungen von Opioiden

1. Vagusstimulation: Blutdrucksenkung, Bradykardie, Bronchialspasmus
   Spasmen der Hohlorgane, Obstipation
2. Histaminliberation
3. Übelkeit, Erbrechen
4. Schwitzen, Kopfschmerzen
5. Muskuläre Rigidität
6. Erhöhung der fibrinolytischen Aktivität
7. Dysphorie, Schwindel
8. Atemdepression, Hustendämpfung
9. Toleranz, Abhängigkeit

spektrum beziehen; bezüglich Toleranz und Abhängigkeit gibt es jedoch bei längerer Anwendung adäquater Dosierungen keine grundsätzlichen Unterschiede, wobei Gewöhnung fast regelmäßig entsteht, Sucht aber praktisch nie. Im besonderen haben sich derzeit Fentanyl, Alfentanil [41], Sufentanil, Buprenorphin und Piritramid [9] bewährt [16].

Im Zusammenhang mit der Analgetikatherapie zur Langzeitanwendung erscheinen die Beobachtungen von Rawal und Tandon [39] von besonderem Interesse. Diese Autoren beschrieben ihre Erfahrungen bei der Behandlung sogenannter „schwieriger" operativer Intensivpatienten, bei denen eine vernünftige Analgesierung mittels konventioneller Techniken nicht zu erreichen war, weshalb sie die epidurale Applikationsform vorzogen. Unter diesem Regime waren einerseits geringere Dosierungen nötig, andererseits konnte auf zusätzliche Pharmaka, wie z.B. Relaxanzien, verzichtet werden. Die wesentliche Schlußfolgerung ihrer Untersuchungen aber war, daß die Unruhe des Patienten durch Schmerzen und weniger durch eine inadäquate Sedierung verursacht wird. Lehmann [26] vermutet sogar, daß Hypnotika und Sedativa zugunsten von Analgetika in den Hintergrund treten könnten, sofern die analgetische Therapie ausreichend, zielgerecht und allenfalls auch mittels alternativer und mindestens ebenso guter, wenn nicht besserer Methoden, wie Anwendung von Spasmolytika, Lachgas oder Lokalanästhetika, konsequent durchgeführt wird.

Prinzipiell entscheidet man sich bei einer analgosedierenden Therapie für die Mehrfachapplikation oder aber für eine Dauerinfusion. Repetitive Einzelinjektionen erscheinen immer dann gerechtfertigt, wenn nur gelegentlich Bedarf an analgetischen und/oder sedierend wirksamen Medikationen besteht, wie z.B. bei schmerzhaften Untersuchungen oder Pflegemaßnahmen sowie zur Linderung der Schlafdeprivation. Sowohl kurz- wie auch langwirkende Pharmaka können hierfür indiziert sein. Für die kontinuierliche Zuführung sind kurzwirkende Präparate – also solche mit hoher Clearance – vorzuziehen, um die jeweils erforderliche Dosis entsprechend rascher an den Zustand des Patienten anpassen zu können und Kumulationen weitgehend zu vermeiden.

Typisch für die Langzeitanwendung analgosedierender Maßnahmen bei Intensivpatienten ist eine äußerst unterschiedliche Wirksamkeit [33] sowie zunehmende Toleranzentwicklung. Dies beruht nicht nur auf der bekannten unterschiedlichen Empfindlichkeit gegenüber Schmerzen und psychischen

Affektionen, sondern vor allem auch auf Änderungen der Pharmakokinetik, bedingt durch Arzneimittelinteraktionen, Verdünnungsmechanismen, variable Kreislaufverhältnisse und Veränderungen der Rezeptorkinetik. Darüber hinaus wird die individuelle Dosisfindung bei den rezeptorspezifischen Pharmaka (Benzodiazepine, Opioide) durch den bekannten „Ceiling effect“ (fehlende Wirkungszunahme ab einem gewissen oberen Dosisbereich) zusätzlich erschwert. Um also die analgosedierende Therapie so einzustellen, daß der Patient zwar ansprechbar und kooperativ, dabei aber völlig schmerzfrei, komplett amnestisch und anxiolytisch ist (nur selten wird eine tiefe Sedierung und Narkose erforderlich sein), wäre es nicht nur wichtig, verläßliche Methoden zur Einstellung des vorgegebenen therapeutischen Konzentrationsbereiches zur Hand zu haben, sondern auch Möglichkeiten zur Überprüfung desselben. Beides stößt derzeit jedoch noch auf gewisse Grenzen [26]. Weder die auf pharmakokinetischen Gesetzen basierenden Modelle, wonach eine konstante Wirkstoffkonzentration erreicht und aufrechterhalten werden kann [25], noch die vorliegenden Überwachungsmethoden, wie neurophysiologische Untersuchungen, Überprüfung endokriner und anderer vegetativer Reflexe oder Messung der Medikamentenspiegel, sind wegen der genannten individuellen Unterschiede und mangels Praktikabilität oder Aussagekraft ausreichend verläßlich.

Für die kontinuierliche Applikation wird im allgemeinen empfohlen, nach einer initialen Bolusinjektion oder -infusion mit möglichst niedrig dosierter Erhaltungsinfusion zu beginnen und diese je nach Bedarf zu steigern. Um den oft gleichzeitig bestehenden Erfordernissen nach Sedierung und Analgesie Rechnung zu tragen, hat sich die Kombination von Hypnotika, Neuroleptika oder Benzodiazepinen mit zentralen Analgetika bewährt. Außerdem lassen sich unter derartigen Kombinationen die benötigten Mengen der Einzelkomponenten reduzieren.

In manchen Fällen werden psychopharmakologische sowie analgetische Maßnahmen zur psychomotorischen Ruhigstellung und Vermeidung extremer vegetativer Reaktionen allein nicht ausreichen. In diesem Fall müssen sedierende Maßnahmen mit Muskelrelaxation kombiniert werden, um damit eine kontrollierte Behandlung auch unter Verzicht auf Kommunikation mit dem Patienten zu ermöglichen. Sofern Muskelrelaxierung im intensivmedizinischen Bereich angewandt wird, steht natürlich außer Zweifel, daß hierfür Substanzen bevorzugt werden sollen, die keine negativen Auswirkungen auf den Kreislauf haben; daneben ist es von nicht unerheblicher Bedeutung, daß der Eliminationsprozeß solcher Präparate vorteilhafterweise unabhängig von der renalen und hepatischen Funktion abläuft. Ein den Kreislauf nicht negativ beeinflussendes Relaxans, nämlich Pancuronium, wurde bislang am häufigsten für diese Zwecke verabreicht. Nun kennen wir aber inzwischen noch bessere, den Kreislauf ebenfalls kaum beeinflussende Präparate, deren Abbauweg darüber hinaus, wie z.B. bei Atracurium, durch die sogenannte Hofmannsche Elimination von der Leber- und Nierenfunktion unabhängig ist. Vecuronium hingegen wird sehr wohl auf hepatischem und renalem Wege abgebaut und eliminiert, daher ist, wie Hunter et al. [19] und Lynam et al. [28] zeigen konnten, bei Störungen dieser Organfunktionen mit einer Verlängerung der Wirkdauer zu rechnen. Die meisten Erfahrungen in der Anwendung beider mittellang wirksamen Relaxanzien im intensivmedizinischen Bereich bestehen zur Zeit mit Atracurium [36, 43]. Hinsichtlich einer Kumulation von Laudanosin, einem strychninartig wirksamen Metaboliten von Atracurium, konnten jedoch bislang keine toxischen und damit krampfauslösenden Plasmaspiegel, auch nach Langzeitanwendung, nachgewiesen werden [47].

Bronchodilatatoren und Mukokinetika

Atemwegsobstruktion, bedingt durch Bronchialspasmus und Änderungen der Sekretbeschaffenheit, kann sowohl bei bereits vorbestehender Schädigung der Atemwege als auch erst im Verlauf einer Respiratortherapie zum komplizierenden Faktor werden, der eine zusätzliche medikamentöse Therapie erforderlich macht. Zum besseren Verständnis für den therapeutischen Ansatz der verschiedenen Pharmaka wird ein kurzer Überblick über die Pathophysiologie des Bronchialspasmus [4] und der Dyskrinie gegeben.

Bronchialspasmus

Der Spannungszustand der Bronchialmuskulatur wird durch eine Reihe biochemischer Vorgänge geregelt, welche in Abb. 1 schematisch dargestellt sind. Die

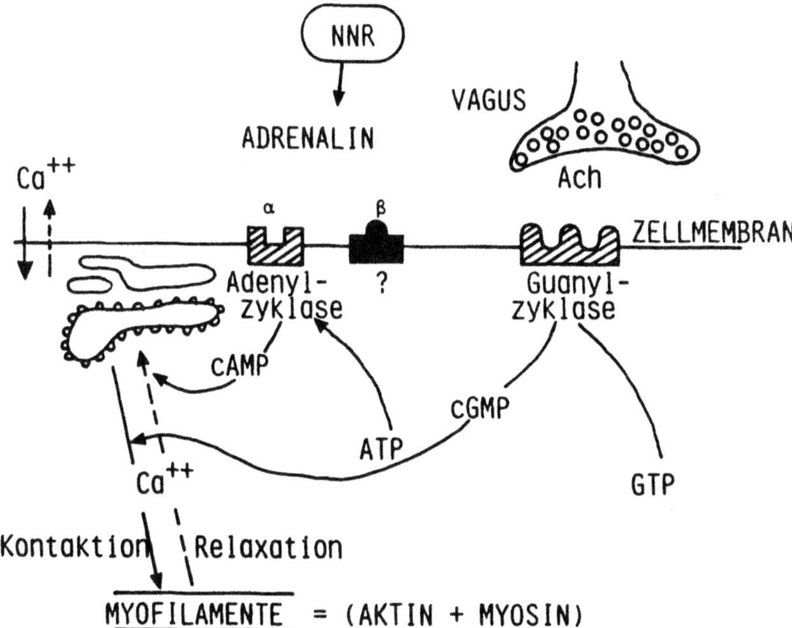

Abb. 1. Regulierung des Spannungszustandes der Bronchialmuskulatur (Erläuterungen siehe Text). Ach: Azetylcholin, ATP: Adenosintriphosphat, GTP: Guanosintriphosphat, cAMP: zyklisches Adenosinmonophosphat, cGMP: zyklisches Guanosinmonophosphat

Steuerung von Kontraktion und Relaxation der Myofibrillen erfolgt durch Kalziumionen, die über die Kalziumpumpe transportiert werden. Diese wiederum wird durch die Anwesenheit zweier gegensinnig wirkender intrazellulärer Nukleotide beeinflußt, nämlich das zyklische Adenosinmonophosphat (cAMP), wodurch die Bindung von Kalziumionen an das sarkoplasmatische Retikulum gefördert wird, was zu einer Muskeldilatation führt, und das zyklische Guanosinmonophosphat (cGMP), welches die Kalziumpumpe hemmt und damit eine Muskelkontraktion bewirkt. Der Bronchialmuskeltonus wird also durch das intrazelluläre Gleichgewicht zwischen cAMP und cGMP bestimmt. Sie werden auch als sogenannte „Second messengers" bezeichnet. Die „First messengers" entsprechen Anteilen des autonomen Nervensystems, die außerhalb der Bronchialmuskelzelle liegen. Zwischen den ersten und zweiten Boten sind mehrere Überträgerstationen zwischengeschaltet (Abb. 2), nämlich die Neurotransmitter Adrenalin bzw. Azetylcholin, die adrenergen und cholinergen Rezeptoren an der Zellmembran und die Enzyme Adenyl- oder Guanylzyklase, die die Bildung zyklischer Monophosphate aus dem jeweiligen Triphosphat katalysieren.

In letzter Zeit gibt es aber auch Hinweise, daß neben den klassischen cholinergen und adrenergen Nerven auch nichtadrenerge, nichtcholinerge (NANC) Nerven bei der Regulierung des Bronchialtonus und der Bronchialsekretion eine Rolle spielen [8, 23]. Die Neurotransmitter dieses Systems sind noch nicht mit Sicherheit identifiziert worden. Es scheint jedoch evident zu sein, daß es sich um Neuropeptide handelt. Als sehr wahrscheinliche Kandidaten gelten das vasoaktive intestinale Peptid (VIP) und das Peptid Histidin-Methionin (PHM). Beide sind potente Bronchodilatatoren, vermutlich aufgrund eines bremsenden Effektes auf die cholinerge Reaktion. Weiters werden als Neurotransmitter des NANC-Systems diskutiert: Substance P und andere Tachykinine, wie Neurokinin A und Calcitonin gene-related peptide (CGRP), welche alle bronchokonstringierend wirken.

Neben diesen auf den Tonus der Bronchialmuskulatur Einfluß nehmenden Systemen können über eine Unzahl äußerer Reize, die auf bestimmte Effek-

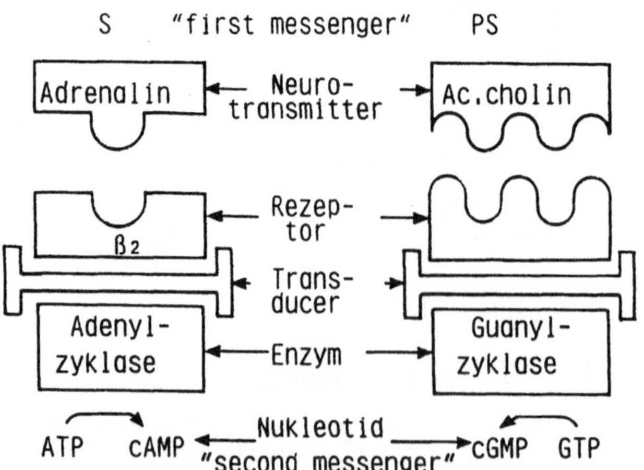

Abb. 2. Überträgerstationen zwischen „First" und „Second messengers" (Erläuterungen siehe Text)

torzellen treffen, Entzündungsmediatoren freigesetzt werden. Die wichtigsten darunter sind: Histamin, welches über Aktivierung von H_1- und H_2-Rezeptoren zur Bronchokonstriktion führt, weiters der eosinophile chemotaktische Faktor (ECF-A) und der neutrophile chemotaktische Faktor (NCF-A). Auch werden aus den Mastzellen toxische Sauerstoffprodukte freigesetzt, insbesondere Superoxidanionen, Wasserstoffperoxid, Hypochlorsäure und Sauerstoff- und Hydroxylradikale. Prostaglandine und Leukotriene, letztere auch als Slow reacting substance of anaphylaxis (SRS-A) bekannt, sind ebenfalls hochpotente Bronchokonstriktoren (30- bis 1000mal stärker als Histamin). Darüber hinaus erhöhen Leukotriene die Gefäßpermeabilität und stimulieren die Schleimsekretion. Gewebeschädigende Wirkung haben der plättchenaktivierende Faktor (PAF) und die Proteoglykane Heparin und Chondroitinsulfat. Die Freisetzung von Entzündungsmediatoren bewirkt neben ihren direkten Wirkungen auch die Rekrutierung und Aktivierung sekundärer Effektorzellen, wie neutrophile und eosinophile Granulozyten, Monozyten, Makrophagen und Plättchen. Diese Zellen verstärken den Entzündungsprozeß, indem sie ihre eigenen Mediatoren freisetzen (Tabelle 5).

Tabelle 5. Sekundäre Effektorzellen und ihre Mediatoren

Zelle	Mediator	Wirkung
Neutrophile	Proteasen	Proteinabbau, Gewebeschaden
	Lysozyme	Gewebeschaden
	Leukotrien B_4	Chemotaktische Ansammlung von Entzündungszellen
	Leukotrien C_4	Bronchokonstriktion, Vermehrung der Gefäßpermeabilität und Schleimsekretion
	5–Hete	Induktion der Mediatorfreisetzung
	Peroxidase	Katalysiert Oxydation, Zellschaden
Eosinophile	Eosinophiles kationisches Protein	Direkter toxischer Effekt auf das Bronchialepithel
	Basisches Protein	Induziert Mediatorfreisetzung an Mastzellen
	Peroxidase	Katalysiert Oxydation, Zellschaden
Aktivierte Plättchen	Serotonin	Bronchokonstriktion Vasokonstriktion, erhöht Gefäßpermeabilität
	Plättchenaktivierender Faktor (PAF)	Induziert langanhaltende bronchiale Hyperreaktivität
Monozyten ↓ Makrophagen	Verschiedene Enzyme und Mediatoren	Leiten ein und regulieren bronchiale Entzündungsreaktionen
T-Lymphozyten		Immunologische Effektorfunktionen
B-Lymphozyten ↓ Plasmazellen		Antikörperproduktion

Bronchodilatatoren

Sie wirken durch Veränderung der zellulären Konzentration der zyklischen Nukleotide, und zwar entweder über Stimulation der Adenylzyklase, was eine Konzentrationserhöhung von cAMP bewirkt (Betasympathikomimetika), oder über Hemmung der Guanylzyklase und damit verbundener Abnahme der cGMP-Konzentration (Anticholinergika). Auch die Hemmung der für den Abbau von cAMP verantwortlichen intrazellulären Phosphodiesterase (PDE) bewirkt einen Anstieg der cAMP-Konzentration (Methylxanthine).

Betasympathikomimetika

Vorzugsweise werden selektiv auf die $Beta_2$-Rezeptoren affine Substanzen angewendet, die neben der auf die Bronchialmuskulatur erschlaffenden Wirkung bei weitgehender Ausschaltung kardialer Effekte auch eine Steigerung des mukoziliären Transports bewirken. Durch lokale (inhalative) Anwendung ist ein besonders günstiges Verhältnis zwischen Dosis und Wirkung gegeben [37], außerdem lassen sich unerwünschte Effekte auf extrabronchiale Betarezeptoren noch weiter in den Hintergrund drängen. Diesen Überlegungen folgend sind die meisten der heute verwendeten $Beta_2$-Mimetika als lokale, aber auch orale, jedoch nur wenige als intravenöse Applikationsform im Handel (Tabelle 6). Neben der Möglichkeit der inhalativen Anwendung über Dosieraerosole können Inhalationslösungen von $Beta_2$-Sympathikomimetika auch mittels mechanischer Atemhilfen (z.B. IPPB) vernebelt werden, jedoch scheint der Stellenwert dieser mechanischen Hilfen von geringer Bedeutung zu sein [29].

Tabelle 6. Applikationsformen neuerer sympathikomimetischer Bronchospasmolytika

	i.v.	per os	lokal
Isoprenalin (Medihaler)			+
Orciprenalin (Alupent)	+	+	+
Hexoprenalin (Ipradol, Etoscol)	+	+	+
Terbutalin (Bricanyl)		+	+
Salbutamol (Sultanol)		+	+
Fenoterol (Berotec)			+
Reproterol (Bronchospasmin)	+	+	+
Clenbuterol (Spiropent)		+	

Xanthinderivate

Die Methylxanthine gelten neben den $Beta_2$-Sympathikomimetika als Mittel der Wahl bei der Behandlung des Bronchialspasmus. Da sich ihr Wirkmechanismus grundsätzlich von dem der $Beta_2$-Rezeptor-stimulierenden Substanzen unterscheidet, wurde allgemein lange Zeit hindurch angenommen, daß sie eine additive Wirkung zur katecholamininduzierten Broncholyse besitzen. Jedoch ist diese Auffassung heutzutage nicht mehr uneingeschränkt zu vertreten [12], da nicht alle Patienten von einer Kombinationstherapie gleichermaßen profitieren, und es in manchen Fällen zu deutlich zunehmenden kardialen Nebenwirkungen kommt [20]. Zu betonen ist jedenfalls, daß eine optimale Theophyllintherapie ständige Kontrollen des Blutspiegels erforderlich macht, da – um im therapeutischen Bereich zwischen 10 – 20 μg/l zu liegen – oft äußerst unterschiedliche Theophyllinmengen erforderlich sind und Nebenwirkungen bereits bei Spiegeln > 25 μg/l in Form von Herzrhythmusstörungen und generalisierten Krampfanfällen gefährlich sind. Worauf der bronchialdilatierende Effekt von Theophyllin aber tatsächlich zurückzuführen ist, ist bis heute nicht ganz geklärt, denn die PDE-Hemmwirkung ist innerhalb der genannten Wirkspiegel nur gering ausgeprägt [3]. Daher werden weitere Wirkmechanismen diskutiert, wie z.B. ein adenosinantagonistischer [17], ein katecholaminfreisetzender Effekt, hemmende Wirkung auf Prostaglandine [18] und Kalziummobilisierung [22]. Auch werden Verbesserung des mukoziliären Transports, Hemmung der Mediatorfreisetzung, Zunahme der Zwerchfellkontraktilität und zentrale Atemstimulation ins Treffen geführt [6].

Anticholinergika

Wegen der reichen vagalen Innervation der Atemwege sind selektive Antagonisten der muskarinischen Rezeptoren bei der Behandlung des Bronchospasmus äußerst wirksam. Sie entfalten ihren therapeutischen Effekt durch Relaxation der Bronchialmuskulatur und verhindern bis zu einem gewissen Grad auch die Freisetzung bronchokonstriktorisch wirksamer Mediatoren. Ein solches selektiv antimuskarinerg wirkendes und inzwischen gut geprüftes Präparat ist Ipratropiumbromid (Atrovent), ein quarternäres Ammoniumderivat von Atropin. Auf inhalativem Weg wird Ipratropiumbromid ca. 10mal besser resorbiert als nach i.v. und oraler Gabe, weshalb diese Applikationsform dominiert. Atrovent liegt sowohl als Dosieraerosol als auch als 0,025 %ige Lösung vor, aber auch als Kombinationspräparat mit Fenoterol (Berodual). Obwohl sich Anticholinergika durch ihre hohe Potenz und praktisch nicht ausschöpfbare therapeutische Breite auszeichnen, kommt ihnen in der bisherigen klinischen Praxis kein eindeutiger Stellenwert in der Therapie des schweren Asthmaanfalles zu. Dies mag daran liegen, daß von der Möglichkeit, hohe Dosierungen anzuwenden, kein Gebrauch gemacht wird [45].

Kortikosteroide

Sie werden üblicherweise bei schwerer Atemwegsobstruktion, die durch Betasympathikomimetika und Methylxanthine nicht zu beherrschen ist, eingesetzt. Sie sind aber keinesfalls als Therapie erster Wahl anzusehen, vor allem, weil der Wirkbeginn der Steroide erst nach Stunden einsetzt [30]. Auch die häufig zu beobachtende klinische Praxis, die sinnvolle Dosis von 50 – 100 mg

Prednisolonäquivalent zu vervielfachen, widerspricht den meisten experimentellen Daten [5, 30]. Folglich sind Kortikoide nur dann indiziert, wenn eine aggressive bronchodilatatorische Therapie – auch unter zusätzlichem Einsatz hoher Dosen Anticholinergika – versagt, wobei die Einzeldosis des gewählten Kortikosteroids 50 mg (max. 100 mg) des Prednisolonäquivalents nicht überschreiten, jedoch in 4- bis 6stündigen Intervallen erneut verabreicht werden soll, was sich aus dem zu erwartenden Wirkeintritt ergibt.

Dyskrinie

Die mukoziliäre Klärfunktion ist das Ergebnis eines komplexen Zusammenspiels bestimmter zellulärer Elemente und des sie umgebenden Schleims. Der Schleim oder die sogenannten Bronchialmuzine werden durch Drüsen der Bronchialwand und durch Becherzellen im Epithel der bronchialen Schleimhaut gebildet. Er mischt sich mit Stoffen aus dem Kapillartranssudat, mit den Bronchialproteinen und lokalen Stoffwechselprodukten und bildet so einen Schutzfilm gegen Austrocknung und Schädigung der Schleimhaut. Das Flimmerepithel des Respirationstrakts hat darüber hinaus die Aufgabe, Fremdkörper und endogen produzierte Partikel nach außen zu befördern und zu eliminieren. Es bewegt sich in der das Bronchialepithel schützenden Sekretschicht, die durch netzartig angelegte Fasern und Brückenbildungen verbunden und dadurch gefestigt ist. Diese Einheit aus Schleim- und Flimmerepithel bezeichnet man als mukoziliäres System. Damit der Schleim seine Funktion erfüllen kann, muß er eine Struktur besitzen, die ihm bestimmte rheologische Eigenschaften verleiht, wie Elastizität, Verformbarkeit und Spinnbarkeit, und die durch Bindungen verschiedener Art und verschiedenster Energien gesichert ist. Bei einer Störung durch exogen oder endogen bedingte Ursachen kommt es zu einer Verminderung der Flimmerzellen, einer Änderung der rheologischen Eigenschaften der Sekrete und damit zu einer Überproduktion von Schleim, der schlecht abtransportiert wird, sich in den Bronchien ansammelt und diese schließlich verstopft. Eine sich darauf aufpfropfende Infektion, verbunden mit dem Zerfall von Leukozyten und der Freisetzung von Nukleoproteinen, ist dann noch für die hohe Viskosität des Schleims verantwortlich.

Zur Beseitigung der Hypersekretion bzw. des Sekretstaus stehen verschiedene therapeutische Möglichkeiten zur Verfügung, wie Techniken der Kinesiotherapie, also forcierter Husten, Lagerung, Klopfmassagen, Vibrationen etc., die die Expektoration erleichtern. Will man aber den pathologischen Schleim medikamentös behandeln, so ist das Präparateangebot eher gering.

Von klinischer Bedeutung sind Mukolytika, Detergenzien und Mukoregulativa. Zur Gruppe der *Mukolytika* zählen jene Medikamente, die das Bronchialsekret verflüssigen, indem sie bestimmte Molekülketten – vor allem die Disulfidbrücken (Thiole) – sprengen und somit die Viskosität des Schleimes herabsetzen. Dazu gehören Azetylzystein (Fluimucetin, Mukolyticum Lappe) und Mercapthoäthanolsulfonat (Mesna).

Oberflächenaktive Substanzen (Detergenzien) erniedrigen die Oberflächenspannung des Bronchialschleims und verringern dadurch seine Haftung am

Epithel. Jedoch wird ihre klinische Bedeutung zunehmend in Frage gestellt. Als ein Vertreter aus dieser Gruppe ist Tacholiquin zu nennen.

Auch die Effektivität *proteolytischer Enzympräparate* (Trypsin, Streptokinase) ist nicht nachgewiesen, hingegen können anaphylaktische Reaktionen und – nach Langzeitbehandlung – Metaplasien am Bronchialschleimhautepithel auftreten. Daher ist der klinische Einsatz dieser Präparate heutzutage als obsolet zu bezeichnen.

Mukoregulativa sollen die Zusammensetzung des Schleimes im Sinne einer Viskositätsabnahme verändern, jedoch fehlen auch dafür gesicherte Hinweise [14]. Außerdem tritt die Wirkung erst nach langdauernder Applikation ein. Die bekanntesten Vertreter sind: Bromhexin (Bisolvon) und Ambroxol (Mucosolvan).

Inhalationstherapie

Durch Inhalation von Aerosolen wird eine optimale lokale medikamentöse Wirkung ohne systemische Nebenwirkungen beabsichtigt. Jedoch stellen die oberen Luftwege ein gewichtiges Hindernis dagegen dar, da es ja auch deren Aufgabe ist, die tiefen Luftwege vor Verschmutzung und daher auch vor aerosolisierten Medikamenten zu schützen. Tatsächlich zeigen zahlreiche Untersuchungen, daß nur ein relativ geringer Teil des Inhalates in den tiefen Luftwegen deponiert wird (Übersicht bei [32]). Diese Erkenntnis wurde verschiedentlich dahingehend fehlinterpretiert, die Inhalationstherapie sei lediglich eine komplizierte Form der peroralen Applikation von Medikamenten. Richtig ist indessen, daß medizinische Aerosole sehr wohl eine topische Wirkung entfalten, deren insgesamt verabreichte Dosis jedoch nur sehr vage abzuschätzen ist.

Derzeit eignen sich vier Substanzgruppen als Inhalationstherapeutika, nämlich Anticholinergika, topisch wirksame Steroide, Sympathikomimetika und Dinatriumcromoglycicum, ein die Mastzellmembran stabilisierendes Präparat. Hingegen ist der therapeutische Nutzen des überaus weitgefächerten und phantasievollen Angebotes von Inhalanzien – blande Aerosole, Mukolytika, Sekretolytika und ätherische Öle – nicht belegt [44].

Als Inhalationsgeräte werden einfache Handvernebler (komprimierte Dosieraerosole oder Pulverzerstäuber), elektrische Düsenzerstäuber, Ultraschallvernebler und IPPB-Geräte verwendet. Die heute von der Industrie angebotenen Dosieraerosole können aus technischer Sicht unbesehen verwendet werden [15]. Von den Naßverneblern (Düsen- oder Ultraschallvernebler) ist zu fordern, daß sie Aerosole mit günstiger Teilchengröße und adäquater Nebeldichte erzeugen. Untersuchungen mit radioaktiven Partikeln ergaben, daß für eine effiziente Deposition im Tracheobronchialbaum ein Partikeldurchmesser von etwa 2 – 7 μm erforderlich ist [10, 42]. Größere Partikel werden im Mund-Rachen-Raum ausgefiltert, kleinere vor ihrer Deposition im Bronchialbaum wieder ausgeatmet. Der Anteil des in den tiefen Luftwegen deponierten Inhalates wird aber auch durch die Inhalationstechnik, die Geometrie der oberen Luftwege und das Kaliber der tiefen Luftwege mitbestimmt [27].

IPPB-Geräte bringen hinsichtlich der Effizienz einer Inhalation keine neuen Gesichtspunkte. Der inspiratorische Überdruck verbessert die Wirkung des über Düsenverneblung erzeugten Inhalats offensichtlich nicht [40]. Der Einsatz von IPPB-Geräten als Inhalator bleibt folglich nur in jenen Fällen gerechtfertigt, wo eine Behandlung mit IPPB aus anderen Gründen indiziert zu sein scheint.

Literatur

1. Adams HA, Biscoping J, Russ W, Bachmann B, Ratthey K, Hempelmann G (1988) Untersuchungen zur sedativ-analgetischen Medikation beatmungspflichtiger Intensivpatienten. Anaesthesist 37:268
2. Beller JP, Potteches T, Lugnier A, Mangin P, Otteni JC (1988) Prolonged sedation with Propofol in ICU patients: recovery and blood concentration changes during periodic interruptions in infusion. Br J Anaesth 61:583
3. Bergstrand H (1985) Xanthines as phosphodiesterase inhibitors. In: Andersson KE, Persson CGA (eds) Anti-asthmatic xanthines and adenosine. Excerpta Medica, Amsterdam, p 61
4. Bonshey HA, Holtzmann MJ, Sheller JR, Nadel JA (1980) State of the art. Bronchial hyperreactivity. Am Rev Respir Dis 121:384
5. Britton MG, Collins JV, Brown D, Faithhurst NPA, Lambert RG (1976) High-dose corticosteroids in severe acute asthma. Br Med J 2:73
6. Bryant S, Edwards RHT, Faulkner JA, Hughes RL, Roussos C (1986) Respiratory muscle failure: fatigue or weakness? The role of theophylline. Chest 89:116
7. Cockshott ID (1985) Propofol („Diprivan") pharmacokinetics and metabolism – an overview. In: Healy TEJ, Hoffbrand BI, Kay B, Oakes AEM, Mc Ainsh J, Glen JB, Stark RD (eds) Postgraduate Medical Journal, vol 61, Suppl 3: Propofol („Diprivan") a new intravenous anaesthetic, p 45
8. Diamond L, Altiere RJ, Thompson DC (1988) The airway nonadrenergic noncholinergic inhibitory nervous system. Chest 93:1283
9. Dick W, Knoche E, Grundlach G, Klein I (1983) Klinisch experimentelle Untersuchungen zur postoperativen Infusionsanalgesie. Anaesthesist 32: 272
10. Dirnagel K (1971) Technisch-physikalische Grundlagen der Inhalationstherapie mit Aerosolen in ihrer Bedeutung für die Auswahl von Aerosolgeräten. Dtsch Med Wochenschr 22:245
11. Doenicke A (1989) Vortrag Festsymposium H. Benzer
12. Fanta CH, Rossing TH, Mc Fadden jr ER (1982) Emergency room treatment of asthma. Relationship among therapeutic combinations, severity of obstruction, and time course of response. Am J Med 72:416
13. Grounds RM, Lalor JM, Lumley J, Royston D, Morgan M (1987) Propofol infusion for sedation in the intensive care unit: preliminary report. Br Med J 294:397
14. Guyatt GH, Townsend M, Kazim F, Newhouse MT (1987) A controlled trial of Ambroxol in chronic bronchitis. Chest 92:618
15. Hiller FC, Mazumder MK, Wilson JD, Renninger RG, Bone RC (1981) Physical properties of therapeutic aerosols. Chest 80:901
16. Hoffmann P (1987) Kombination von Benzodiazepinen und Opioiden in der Intensivmedizin. Anaesthesist 36 (Suppl): 201
17. Holgate ST, Cushley MJ, Church MK, Hughes P, Mann JS (1985) Adenosine: a potential mediator of bronchial asthma and its antagonism by methylxanthines. In: Andersson KE, Persson CGA (eds) Antiasthmatic xanthines and adenosine. Excerpta Medica, Amsterdam, p 84
18. Horrobin DF, Manku MS, Franks DJ, Hamet P (1977) Methylxanthines phosphodiesterase inhibitors behave as prostaglandin antagonists in a perfused rat mesenteric artery preparation. Prostaglandins 13:33

19. Hunter JM, Parker CJR, Bell CF, Jones RS, Utting JE (1985) The use of different doses of vecuronium in patients with liver dysfunction. Br J Anaesth 57:758
20. Kaik G (1980) Bronchospasmolytika und ihre klinische Pharmakologie. Urban & Schwarzenberg, München
21. Klotz U (1988) Zur Toxikologie der in der Analgosedierung eingesetzten Pharmaka. In: Schulte am Esch J, Benzer H (Hrsg) Analgosedierung der Intensivpatienten. Anaesthesiologie und Intensivmedizin, Bd 200. Springer, Berlin Heidelberg New York London Paris Tokyo, p 1
22. Kolbeck RC, Speir jr WA, Carrier GO, Bransome jr ED (1979) Apparent irrelevance of cyclic nucleotides to the relaxation of tracheal smooth muscle induced by theophylline. Lung 156:173
23. Kubota E, Hamasaki Y, Sata T, Saga T, Said SI (1988) Autonomic innervation of pulmonary artery: evidence for a nonadrenergic noncholinergic inhibitory system. Exp Lung Res 14:349
24. Langrehr D, Miranda DR, Stoutenbeek CRP, Zandstra DF, van Saene HKF (1986) Ketamin-Benzodiazepin-Kombination zur Sedierung von Intensivpatienten. In: Schulte am Esch J (Hrsg) Langzeitsedierung des Intensivpatienten. Zuckschwerdt, München Bern Wien, p 46
25. Lauven PM, Stoeckel H, Schüttler J (1982) Zur Pharmakokinetik der intravenösen Narkotika. In: Lawin P, Götz E, Huth H (Hrsg) Intravenöse Narkose und Langzeitsedierung. Thieme, Stuttgart New York, p 10
26. Lehmann KA (1988) Analgosedierung mit Opioiden. In: Schulte am Esch J, Benzer H (Hrsg) Analgosedierung der Intensivpatienten. Anaesthesiologie und Intensivmedizin, Bd 200. Springer, Berlin Heidelberg New York London Paris Tokyo, p 14
27. Lippmann M, Esch JI (1988) Effect of lung airway branching pattern and gas composition on particle deposition. I. Background and literature review. Exp Lung Res 14:311
28. Lynam DP, Cronelly R, Castagnoli KP, Canfell C, Caldwell J, Arden J, Miller RD (1988) The pharmacodynamics and pharmacokinetics of vecuronium in patients anaesthetized with isoflurane with normal renal function or with renal failure. Anesthesiology 69:227
29. Magnussen H, Macha HN (1983) Pharmakotherapie des schweren Asthma-Anfalles. Dtsch Med Wochenschr 108: 1291
30. Mc Fadden jr ER, Kiser R, de Groot WJ, Holmes B, Kiker R, Viser G (1976) A controlled study of the effects of single doses of hydrocortisone on the resolution of acute attacks of asthma. Am J Med 60:52
31. Newman LH, Mc Donald JC, Wallace PGM, Ledingham IMcA (1987) Propofol infusion for sedation in intensive care. Anaesthesia 42:929
32. Newman SP, Clarke SW (1983) Therapeutic aerosols 1 – physical and practical considerations. Thorax 38:881
33. Oldenhof H, de Jong M, Steenhoek A, Janknegt R (1988) Clinical pharmacokinetics of midazolam in intensive care patients, a wide interpatient variability? Clin Pharmacol Ther 43:263
34. Owen RT, Tyrer P (1983) Benzodiazepine dependence – a review of the evidence. Drugs 25:385
35. Park GR, Manara AR, Mendel L, Bateman PE (1987) Ketamine infusion. Anaesthesia 42:980
36. Parker CJR, Jones JE, Hunter JM (1988) Disposition of infusions of atracurium and its metabolite, laudanosine, in patients in renal and respiratory failure in an ITU. Br J Anaesth 61:531
37. Paterson JW, Woolcock AJ, Shenfield GM (1979) Bronchodilator drugs. Am Rev Respir Dis 120: 1149
38. Patrick MR, Blair IJ, Feneck RO, Sebel PS (1985) A comparison of the haemodynamic effects of propofol („Diprivan") and thiopentone in patients with coronary artery disease. In: Healy TEJ, Hoffbrand BI, Kay B, Oakes AEM, Mc Ainsh J, Glen JB, Stark RD (eds) Postgraduate Medical Journal, vol 61, Suppl 3: Propofol („Diprivan") a new intravenous anaesthetic, p 23
39. Rawal N, Tandon B (1985) Epidural and intrathecal morphine in intensive care units. Intensive Care Med 11:129

40. Rochat T, Voowil A, Bachofen H (1983) Die Inhalation von β-Stimulatoren. Wirkungsvergleich zwischen sieben verschiedenen Inhalationsgeräten. Schweiz Med Wochenschr 113:314
41. Sinclair ME, Sear JW, Summerfield RJ, Fisher A (1988) Alfentanil infusions on the intensive therapy unit. Intensive Care Med 14:55
42. Swift DL (1980) Generation and respiratory deposition of therapeutic aerosols. Am Rev Respir Dis 122:71
43. Wadon AJ, Dogra S, Anand S (1986) Atracurium infusion in the intensive care unit. Br J Anaesth 58:64S
44. Wanner A, Rao A (1980) Clinical indications for and effects of bland, mucolytic and antimicrobial aerosols. Am Rev Respir Dis 122:79
45. Ward MJ, Fentem PH, Smith WHR, Davies D (1981) Ipratropium bromide in acute asthma. Br Med J 282:598
46. Watt I, Ledingham IMcA (1984) Mortality amongst multiple trauma patients admitted to an intensive therapy unit. Anaesthesia 39:973
47. Yate PM, Flynn PJ, Arnold RW, Weatherby BC, Simmons RJ, Dopson T (1987) Clinical experience and plasma laudanosine concentrations during the infusion of atracurium in the intensive therapy unit. Br J Anaesth 59:211

Anfeuchtung des Atemgases, physikalische Therapie

W. Mauritz und *K. Steinbereithner*

Es mag auf den ersten Blick befremdlich erscheinen, daß hier zwei scheinbar so unterschiedliche Themen – Befeuchtung und physikalische Therapie – in einem Kapitel abgehandelt werden. Bei näherer Betrachtung ist diese Art der Darstellung jedoch durchaus gerechtfertigt: Anfeuchtung des Atemgases und physikalische Therapie sind – neben einer ausreichenden Hydrierung des Patienten – diejenigen unspezifischen Maßnahmen, mittels derer die normale Funktion des tracheobronchialen Epithels während der Beatmung aufrechterhalten und/oder unterstützt werden soll und deren sorgfältige Durchführung erst den Erfolg der invasiveren Techniken (z.B. endotracheale Absaugung, vgl. den folgenden Beitrag) gewährleistet. Im folgenden sollen daher zunächst die Konsequenzen der Beatmung für das Epithel des Respirationstrakts kurz dargestellt und danach die verfügbaren Möglichkeiten der Anfeuchtung sowie der physikalischen Therapie diskutiert werden.

Konsequenzen der Beatmung

Die Hauptfunktionen des oberen Respirationstrakts sind die Erwärmung und Befeuchtung des Atemgases und die Elimination eingeatmeter Partikel oder Keime. Ermöglicht werden diese Funktionen durch die Beschichtung des Epithels mit einer viskösen Flüssigkeit, die als Lösung von Glykoproteinen (Muzin) und Elektrolyten angesehen werden kann. Diese kann bei der Einatmung Wasser und Temperatur an die Atemluft abgeben und bei der Ausatmung wieder aufnehmen; dies erfolgt vorwiegend im Nasen-Rachen-Raum, zu einem geringeren Anteil auch noch in der Trachea [17]. Die resultierenden Verluste – etwa 250 ml Wasser und 350 kcal Wärme pro Tag – sind dabei erstaunlich gering [21]; auch bei tracheostomierten Intensivpatienten betrugen die ermittelten maximalen Absaugmengen nicht mehr als 350 ml [6].

Üblicherweise werden eine Temperatur von 37 °C und eine relative Luftfeuchtigkeit von 100 % (= 44 mg Wasser /l Luft) knapp unterhalb der Carina erreicht, wobei die exakte Position dieser „isothermen Sättigungsgrenze" allerdings von der Feuchtigkeit und Temperatur des Atemgases und dem Atemzugvolumen abhängig ist [18].

Die Entfernung von inhalierten Partikeln erfolgt in den oberen Luftwegen durch Niesen und Husten, während in den tieferen Atemwegen die „mukoziliäre Clearance" im Vordergrund steht. Dieser Reinigungsmechanismus funktioniert derart, daß der gesamte Oberflächenbelag vom Flimmerepithel der unteren Luftwege kontinuierlich in Richtung Pharynx bewegt wird; aufgrund der Viskosität des Bronchialsekrets werden inhalierte Partikel mitbewegt und eliminiert. Die Geschwindigkeit der Elimination ist im Gegensatz zum oben dargestellten Prozeß der Aufbereitung der Atemluft altersabhängig: Die höchste Geschwindigkeit, etwa 10 mm/min, findet sich bei Jugendlichen und jungen Erwachsenen, bei Kindern und älteren Menschen wurden Werte um etwa 6 mm/min gefunden [23]. Die dabei wirkenden Kräfte sind erheblich; in vitro konnte gezeigt werden, daß allein durch die Ziliaraktivität in einer mit einem Schleimpfropf verschlossenen Trachea ein Sog von bis zu 15 cm H_2O erzielt werden kann [12].

Die Beatmung stört die soeben dargestellten Funktionen, da durch die Intubation der Nasen-Rachen-Raum umgangen wird und somit als Befeuchter und Wärmetauscher ausfällt. Bei Beatmung mit nicht oder zu wenig befeuchtetem Gas müssen diese Funktionen von der Mukosa der unteren Luftwege übernommen werden, was zu schweren Komplikationen führen kann. Neben einem beträchtlichen Abfall der Körpertemperatur, der vor allem bei Kindern eine Rolle spielen kann [9], kommt es zur Austrocknung der Mukosa. Dies kann fatale Komplikationen wie den Verlust der Ziliaraktivität, Ulzerationen, verminderte Mukokinese, Sekretretention, Atelektasenbildung und Infektion zur Folge haben [2, 14]. Das Ausmaß dieser Schädigungen hängt neben Beatmungsdauer und relativer Feuchtigkeit des Beatmungsgases auch vom Alter des Patienten und von einer eventuellen Raucheranamnese oder vorbestehenden Erkrankungen des Bronchialsystems ab [10, 18]. Exzessive Erwärmung und/oder Befeuchtung der Atemluft ist jedoch ebenfalls schädlich, da dies neben Verbrennungen der Mukosa und Hyperthermie auch eine Retention von Wasser zur Folge haben kann [19]. Da gezeigt werden konnte, daß die Permeabilität des Alveolarepithels durch die Beatmung mit PEEP erhöht wird [3], ist eine Wasserretention vor allem bei Beatmungsformen wie IRV zu erwarten, bei denen für längere Zeit ein höherer Beatmungsdruck erzielt wird. Weitere Folgen übertriebener Anfeuchtung sind eine vermehrte Sekretproduktion und Atelektasenbildung [20].

Ein weiterer Störfaktor ist der Trachealtubus selbst, der infolge mechanischer Irritation zu einer Beeinträchtigung der mukoziliären Clearance führt. Es konnte gezeigt werden, daß am dritten Tag nach einer im Mittel zweistündigen nasalen Intubationsdauer die Geschwindigkeit des Schleimtransports nur etwa 40% des Ausgangswertes beträgt [7]. Dies kann zu einer beträchtlichen Sekretretention führen. Die Problematik wird darüber hinaus durch die fehlende Möglichkeit, retiniertes Sekret effektiv abzuhusten, aggraviert; die Folge sind Atelektasenbildung und Infektion. Nicht zuletzt ist auch noch zu berücksichtigen, daß bei Bestehen eines ARDS häufig knappe oder negative Flüssigkeitsbilanzen angestrebt werden; systemische Dehydrierung führt jedoch infolge einer Viskositätszunahme der Interziliarflüssigkeit zu einer Beeinträchtigung der Funktion des Ziliarepithels [15].

Methoden der Anfeuchtung und Erwärmung des Atemgases

Die Notwendigkeit der Anfeuchtung und Erwärmung des Atemgases dürfte durch das bisher Gesagte hinreichend begründet sein, offen ist zur Zeit jedoch noch die Frage, welche Temperatur- und Feuchtigkeitswerte angestrebt werden sollten. In einer rezenten Übersicht wurden Empfehlungen verschiedener Autoren zusammengestellt; als optimale Temperatur wurden dabei Werte zwischen 20 und 37 °C genannt, die Angaben zur Feuchtigkeit schwankten zwischen 60 und 100 % [18]. Die Autoren des Reviews kamen zu dem Schluß, daß eine Temperatur von 32 °C und ein absoluter Wassergehalt von 27,3 mg/l (= 80 % relative Luftfeuchtigkeit) als optimal anzusehen wären.

Ein optimales Befeuchtungssystem sollte neben der Erzielung adäquater Temperatur- und Feuchtigkeitswerte noch die folgenden Forderungen erfüllen [1]:

- Sicherheitseinrichtungen, die bei Nichteinhaltung der geforderten Werte das Gerät automatisch abschalten und alarmieren,
- hygienische Sicherheit,
- elektrische Sicherheit,
- geringe interne Compliance, geringe Durchatemwiderstände.

Vor allem der erste der hier aufgezählten Punkte ist ein keineswegs optimal gelöstes Problem. Im folgenden sollen nun gängige Befeuchtersysteme kurz vorgestellt und anhand der hier aufgelisteten Kriterien auf ihre praktische Brauchbarkeit geprüft werden.

Die Anfeuchtung des Atemgases erfordert die Zugabe einer gewissen Menge Wasser; dieses kann entweder als Dampf (Gas in Gas gelöst – Verdunster) oder als Aerosol (Wassertropfen in Gas gelöst – Vernebler) dem Gas beigefügt werden. Die Zugabe als Dampf macht eine Erwärmung des Gases zwingend erforderlich, was bei Anwendung des Verneblerprinzips technisch nicht unbedingt nötig wäre. Wie oben bereits ausgeführt, ist jedoch die Anwärmung des Atemgases bei weitem physiologischer und sollte daher immer angestrebt werden.

Befeuchtung mittels Wasserdampf

Durchlaufverdunster („Bubble through humidifier"): Hier wird das Atemgas durch Wasser geleitet und dabei befeuchtet. Bei Verwendung kalten Wassers ist die Effektivität von der Größe der Grenzfläche zwischen Gas und Wasser und der Wassertemperatur abhängig, bei Verwendung warmen Wassers (z.B. Bennett Kaskadenbefeuchter) kann theoretisch eine vollständige Sättigung des Atemgases erzielt werden. Da hierbei die Gefahr der Überhitzung nie ganz auszuschließen ist, sind neuere Modelle relativ komplizierte Apparaturen mit Thermostat, Temperatur- und Wasserstandsüberwachung. Alle derartigen Geräte weisen einen relativ hohen Durchatemwiderstand auf, der vor allem bei Spontanatmung Probleme bereiten kann. Ein weiterer Nachteil ist die Möglichkeit der Verkeimung des Wassers mit konsekutiver nosokomialer Lungeninfektion. Zur Verringerung dieses Risikos kann dem Wasserreservoir Chlorhexidin zugesetzt oder aber die Wassertemperatur auf mehr als 60 °C konstant gehalten werden [18]; weiters kann das Atemgas nach Befeuchtung durch einen entsprechenden Filter geleitet werden. Ein weiteres Problem ist die Ansammlung von Kondenswasser im Schlauchsystem, die nicht nur die Funktion des Respirators stören [13] und den Durchatemwiderstand weiter erhöhen, sondern auch eine Keimquelle darstellen kann [4]. In jedem Fall sollte das gesamte Befeuchtungssystem regelmäßig gewechselt werden.

Oberflächenverdunster („Drawover humidifier"): Bei derartigen Befeuchtern strömt das Atemgas über eine hygroskopische Oberfläche (Docht, Plastikschwamm, Löschblatt etc.), die in Wasser eingetaucht oder mit diesem getränkt ist (z.B. Dräger Aquapor Befeuchter). Selbstverständlich sollte auch hier Modellen der Vorzug gegeben werden, bei denen eine gleichzeitige Erwärmung des Atemgases ermöglicht wird. Der Durchatemwiderstand ist niedriger als bei den meisten Durchlaufverdunstern, die interne Compliance meist höher. Auch hier besteht die Möglichkeit der Keimbesiedlung von Reservoir und Schlauchsystem. Eine Sonderform dieses Prinzips ist die sogenannte *„künstliche Nase"* („Heat and moisture exchanger"). Bei einigen dieser Modelle wird Wärme und Wasserdampf bei der Exspiration in einem hygroskopischen Filter gespeichert und bei der Inspiration wieder an das trockene Atemgas abgegeben, andere bestehen im wesentlichen aus einem Element mit schlechter Wärmeleitfähigkeit, entlang dessen sich ein Temperaturgradient ausbildet, aufgrund dessen Wärme und Feuchtigkeit der Exspirationsluft zurückgehalten werden. Praktisch alle Modelle bieten neben ausreichender Erwärmungs- und Befeuchterleistung [22] wesentliche Vorteile gegenüber herkömmlichen Verdunstern: Sie sind relativ billig, handlich, führen zu keiner Ansammlung von Kondenswasser im Schlauchsystem und stellen eine gewisse Keimbarriere dar. Darüber hinaus ist die Anwendung dieses Prinzips auch während Hochfrequenzbeatmung möglich [24]. Als Nachteil ist zu erwähnen, daß eine Verlegung mit Sekret zu einem drastischen Anstieg des Durchatemwiderstandes führen kann; weiters ist die Totraumvergrößerung speziell bei Kindern zu berücksichtigen.

Dampfinjektor: Hier wird dem Atemgas heißer Wasserdampf zugespritzt. Die Methode wäre hygienisch optimal, sicherheitstechnische sowie Dosierungsprobleme bei unterschiedlichem Atemzugvolumen stehen einer breiten Anwendung jedoch noch entgegen.

Befeuchtung mittels Wassertropfen

Düsenvernebler: Ein aus einer Düse austretender Hilfsgasflow saugt Wasser aus einem Reservoir an und zerstäubt es; über einen Prallkörper werden größere Teilchen ausgeschieden. Dieses Verfahren ist kaum mehr in Verwendung, da neben hygienischen (in den Wassertröpfchen gelöste Keime können weit nach distal verschleppt werden) auch technische Probleme (infolge ungenauer Dosierung massive Überhydrierung mit konsekutiver Erhöhung des Atemwiderstandes und Atelektasenbildung möglich) nicht lösbar scheinen [18].

Ultraschallvernebler: Hier wird das Wasser durch einen piezoelektrischen Schwinger vernebelt, wodurch ein Aerosol mit einheitlicher Teilchengröße erzielt werden kann. Diese Geräte sind im Dauerbetrieb jedoch relativ störanfällig und hygienisch bedenklich; sie werden daher nur noch selten verwendet.

Zusammenfassend darf festgehalten werden:

1. Intubation und Beatmung machen praktisch immer eine Anfeuchtung und Erwärmung des Atemgases notwendig (Ausnahme: Patient mit permanenter Tracheostomie).
2. Anfeuchtung und Erwärmung müssen individuell dem Patienten angepaßt werden; als Parameter können Menge, Konsistenz und Aussehen des Bronchialsekrets herangezogen werden.
3. Die Befeuchtung mit kaltem Wasser sollte unbedingt vermieden werden.
4. Es sollte Befeuchtern der Vorzug gegeben werden, deren Funktion auf dem Prinzip der Zugabe des Wassers in Form von Dampf beruht.
5. „Künstliche Nasen" sind billig, einfach in der Handhabung und hygienisch vorteilhaft; die Effektivität ist jedoch nicht beeinflußbar, plötzliche Sekretverlegung kann zu Komplikationen führen. Das Hauptanwendungsgebiet ist Notfall-, Transport- und Anästhesiebeatmung, sie sind jedoch auch für die Intensivbeatmung einsetzbar.
6. Durchzugs- und Oberflächenverdunster bieten die Möglichkeit, den Effekt der Befeuchtung sowie die Temperatur exakt einzustellen; sie sind technisch aufwendige Geräte und sollten ein Monitoringsystem aufweisen. Das Haupteinsatzgebiet ist die Intensivbeatmung.
7. Regelmäßiger Wechsel des Befeuchtungs- und Schlauchsystems ist unbedingt erforderlich.

Physikalische Therapie

Wie bereits ausgeführt, werden die Selbstreinigungsmechanismen des Tracheobronchialsystems durch die Intubation ausgeschaltet, wodurch eine Retention von Bronchialsekret erfolgt. Ziel der im folgenden dargestellten physikalischen Maßnahmen ist es, diese Reinigungsmechanismen zu unterstützen bzw. zu ersetzen. Hierzu kann eine Vielzahl von Methoden, wie Lagerungsdrainage, Perkussion, Vibration, hochfrequente Jetbeatmung, Atemübungen, Absaugung, Abhusten und Mobilisierung eingesetzt werden [16]. In diesem Kapitel soll jedoch nur auf diejenigen Techniken näher eingegangen werden, die bei beatmeten Patienten zum Einsatz kommen können; alle atemtherapeutischen Maßnahmen, die im Vorfeld der Beatmung oder nach Extubation des Patienten angewandt werden, sollen hier nicht näher berücksichtigt werden.

Lagerungsdrainage: Mittels Lagerungsdrainage soll 1. das Bronchialsekret durch die Schwerkraft hiluswärts befördert werden, 2. eine Verbesserung von Verteilungsstörungen erzielt werden und 3. der Gasaustausch optimiert werden [8]. Obwohl von einigen Autoren genauestens auf die den einzelnen Lungenabschnitten zugeordneten Lagerungstechniken eingegangen wird (vgl. [16]), ist eine entsprechende Durchführung an der operativen Intensivstation bei der Mehrzahl der Patienten praktisch nicht möglich. Eine absolute Kontraindikation gegen jede Kopftieflage ist beispielsweise ein Zustandsbild mit Hirndruckerhöhung; auch im Schock oder bei Kreislaufinstabilität ist eine Drainagelagerung nicht sinnvoll. Eine heute seltene Kontraindikation ist die Beatmung mit einem druckgesteuerten Respirator; hier kann es durch das Gewicht der Eingeweide zur Hypoventilation kommen. Seit der generellen Verwendung von Wassermatratzen bei allen Patienten wird im eigenen Arbeitsbereich (d.h. an der Intensivbehandlungsstation 1 der Klinik) auch kaum mehr eine Links- oder Rechtsseitenlage durchgeführt, ohne daß deshalb die Rate pulmonaler Komplikationen zugenommen hätte. Daraus darf der vorsichtige Schluß gezogen werden, daß die Lagerungsdrainage beim beatmeten Patienten nicht erforderlich ist, sofern es sich nicht um Patienten mit chronischen pulmonalen Veränderungen handelt.

Perkussion („Klopfen"): Mit gewölbt gehaltenen Handflächen werden rasch aufeinanderfolgende Schläge auf den Thorax ausgeübt, um Schleim von der Bronchialwand zu lösen und durch Absaugen entfernen zu können. Das Prinzip dieser Maßnahme ist die Ausnützung der Thixotropie des Bronchialsekrets, mit anderen Worten, es kommt zu einer Verflüssigung durch mechanische Agitation („Ketchup-Effekt"); das so verflüssigte Sekret läßt sich danach wesentlich leichter absaugen. Die Technik ist nur dann indiziert, wenn eine übermäßige Schleimproduktion vorliegt; sie kann alleine oder auch in Kombination mit Drainagelagerung und Vibration zur Anwendung kommen. Kommt es zum Auftreten eines Bronchospasmus während dieser Therapie, so muß sie unverzüglich abgebrochen werden; als weitere Kontraindikationen sind anzusehen: generalisierte Blutungsneigung, Vorliegen einer intrapulmonalen Blutung, (Serien-)Rippenfrakturen, das Bestehen eines Pneumothorax und Zustandsbilder mit erhöhter Krampfbereitschaft.

Vibration: Hier werden manuell oder (häufiger) maschinell hochfrequente Vibrationen (200/min) auf den Thorax ausgeübt. Im Gegensatz zum oben dargestellten Verfahren sollte Vibration nur in der Exspirationsphase angewandt werden. Diese Technik versucht ebenfalls, durch Verminderung der Viskosität eine Schleimlösung zu erzielen; sie kann, wiederum im Gegensatz zur Perkussion, auch bei Säuglingen und Kindern eingesetzt werden. Bei Austrocknung des Tracheobronchialbaums oder geringer Sekretproduktion ist auch die Vibration nicht sinnvoll; daneben gelten dieselben Kontraindikationen wie bei Perkussion.

Hochfrequente Jetbeatmung: Eine Sekretverflüssigung läßt sich nicht nur durch transthorakale (Perkussion, Vibration), sondern – einfacher und effektiver – auch durch intratracheale mechanische Agitation erzielen. Hierzu wurde im eigenen Arbeitsbereich von K. Czech ein handliches, praktisch überall einsetzbares Gerät entwickelt (Clinijet®; Fa. Logic Air, Wien), das seit mehr als sechs Jahren routinemäßig zum Einsatz kommt. Das Gerät liefert bei einer fest eingestellten Frequenz von 6 Hz und einem Druck von 2 bar ein Atemzugvolumen von 5 ml; die Inspirationsphase beträgt 25 % des Zyklus. Die Sauerstoffkonzentration kann variiert und damit dem Bedarf des Patienten angepaßt werden. Die Gasstöße werden über einen Winkeladapter ohne speziellen Katheter direkt in den Tubus appliziert; die Befeuchtung dieses zusätzlichen Atemgasvolumens ist bei kurzfristiger Anwendung nicht erforderlich. Das Atemzugvolumen des Respirators wird so weit reduziert, bis der vor Einsatz des

Jetgerätes gemessene Spitzen- und Plateaudruck wieder erreicht ist (in der Regel ist eine Reduktion des Atemzugvolumens um etwa 25% ausreichend); die übrigen Beatmungsparameter bleiben unverändert.

Zwar konnte eine Verminderung der Viskosität des Bronchialsekrets durch Anwendung hochfrequenter (3 und 30 Hz für jeweils 10 min) Vibrationen experimentell nicht nachgewiesen werden [11]; die eigenen klinischen Erfahrungen sprechen jedoch dafür, daß hochfrequente Beatmung – zumindest bei Verwendung des eigenen Gerätes – sehr wohl zu einer deutlichen Zunahme der Absaugmengen führt, wobei dieser Effekt bereits nach wenigen Minuten auftritt. Für die Effektivität dieser Therapievariante spricht ferner, daß seit der routinemäßigen Verwendung dieser Technik die Häufigkeit der fiberoptischen Bronchoskopien zur Behandlung von Atelektasen um etwa zwei Drittel abgenommen hat. Nach eigenen Erfahrungen läßt sich nicht nur das Auftreten von Atelektasen verhindern, sondern auch bereits vorhandene Atelektasen können binnen kurzer Zeit aufgelöst und abgesaugt werden. Die Technik kann sowohl beim spontanatmenden (via Maske) als auch beim beatmeten Patienten eingesetzt werden, die Anwendung ist auch bei unkooperativen Patienten oder Kindern problemlos. Als Kontraindikationen sehen wir das Vorliegen intrapulmonaler Blutungen an; Serienrippenfrakturen, Schädel-Hirn-Trauma und/oder erhöhte Krampfbereitschaft sind hingegen keine Kontraindikationen. Im eigenen Arbeitsbereich wird das Gerät bei praktisch allen beatmeten Patienten eingesetzt, um etwa 20 min vor dem Absaugen eine gute Sekretolyse zu erzielen. Darüber hinaus kommt das Gerät bei allen Patienten mit ARDS zum Einsatz, bei denen eine $FIO_2 > 0,7$ notwendig ist; dieser der konventionellen Beatmung „superponierte“ Dauerjet führt bei etwa 80% dieser Patienten zu einer drastischen Verbesserung der Oxygenierung. So fanden wir bei 12 Patienten während Dauerjet binnen 24 h einen Rückgang der effektiven $AaDO_2$ von 439 ± 193 mm Hg auf 189 ± 106 mm Hg [5]. Dieser Effekt dürfte zumindest teilweise auf einer Sekretolyse und damit Verbesserung der Ventilation beruhen; Dauerjet erwies sich nämlich immer dann als besonders wirkungsvoll, wenn eine Aspiration(spneumonie) vorlag. Aufgrund unserer Erfahrungen kann die Anwendung des hochfrequenten Jets zur Sekretolyse allgemein empfohlen werden; es handelt sich hier um eine sehr wirkungsvolle und einfache Methode.

Zusammenfassend darf festgehalten werden:

1. Physikalische Behandlungsmaßnahmen sind bei allen Patienten, die für mehr als 24 h beatmet werden müssen, ein wesentlicher Bestandteil der Intensivbehandlung.
2. Lagerung(sdrainage) ist bei beatmeten Patienten häufig kontraindiziert und nach eigenen Erfahrungen auch nur in Einzelfällen notwendig.
3. Perkussion und Vibration sind anerkannte Standardverfahren zur Verbesserung der Sekretolyse.
4. Hochfrequente Jetbeatmung dürfte zur Zeit das effektivste Verfahren sein; im Vergleich mit Perkussion und Vibration ist diese Methode zwar apparativ etwas aufwendiger, weist aber praktisch keine Kontraindikationen auf.

Literatur

1. Baum M, Frankenberger H, Schwanbom E, Steinbereithner K (1984) Technische Aspekte der künstlichen Beatmung. In: Intensivstation, -pflege, -therapie (eds. K. Steinbereithner, H. Bergmann), p. 267. Stuttgart, New York: Thieme
2. Chalon J, Loew DAY, Malebranche J (1972) Effect of dry anesthetic gases on tracheobronchial epithelium. Anesthesiology 37: 338
3. Cooper JA, van der Zee H, Line BR, Malik AB (1984) Relationship of end expiratory pressure, lung volume and ^{99m}Tc-DTPA clearance. J. appl. Physiol. 63: 1586
4. Craven DE, Goularte TA, Make BJ (1984) Contaminated condensate in mechanical ventilator circuits: A risk factor for nosocomial pneumonia. Amer. Rev. resp. Dis. 129: 625
5. Czech K, Mauritz W, Sporn P (1983) Superimposed high frequency jet bei ARDS (Abstract). Anaesthesist 32 (Suppl.), 347
6. Draxler V, Steinbereithner K (1978) Perspiratio insensibilis und tracheobronchiale Absaugmengen bei Intensivpatienten. Intensivbehandlung 3: 77
7. Elwany S, Merkhamer A (1987) Effect of nasotracheal intubation on nasal mucociliary clearance. Brit. J. Anaesth. 59: 755
8. Fitzal S (1984) Atem- und Inhalationstherapie. In: Intensivstation, -pflege, -therapie (eds. K. Steinbereithner, H. Bergmann), p. 328. Stuttgart, New York: Thieme
9. Fonkalsrud EW, Calmes S, Barcliff LT, Barrett CT (1980) Reduction of operative heat loss and pulmonary secretions in neonates by use of heated and humidified anesthetic gases. J. cardiovasc. Surg. 80: 718
10. Goodman RM, Yergin BM, Landa JL, Golinwaux MH, Sackner MA (1978) Relationship of smoking history and pulmonary function tests to tracheal mucus velocity in nonsmokers, young smokers, exsmokers, and patients with chronic bronchitis. Amer. Rev. respir. Dis. 117: 205
11. Hachenberg T, Wendt M, Deitmer T, Lawin P (1987) Viscoelasticity of tracheobronchial secretions in high frequency ventilation. Crit. Care Med. 15: 95
12. Hilding AC (1943) The role of ciliary action in production of pulmonary atelectasis, vacuum in the paranasal sinuses, and in otitis media. Ann. Otol. Rhinol. Laryngol. 52: 816
13. Hilton PJ, Clement JA (1983) Surgical emphysema resulting from a ventilator malfunction. Anaesthesia 38: 342
14. Iravani J, Melville GN (1975) Wirkung von Pharmaka und Milieuänderungen auf die Flimmertätigkeit der Atemwege. Respiration 32: 157
15. Iravani J, Melville GN, Horstmann G (1978) Tracheal clearance in health and disease: with special reference to interciliary fluid. In: Ciba Foundation Symposium 54: Respiratory tract mucus, p. 235. Amsterdam, Oxford, New York: Elsevier Excerpta Medica North-Holland
16. Mackenzie CF, Ciesla N, Imple PC, Klemic N (1981) Chest physiotherapy in the intensive care unit. Baltimore: William & Wilkins
17. Proctor DF, Adams GK, Andersen IB, Man SFP (1978) Nasal mucociliary clearance in man. In: Ciba Foundation Symposium 54: Respiratory tract mucus, p. 235. Amsterdam, Oxford, New York: Elsevier Excerpta Medica North-Holland
18. Shelly MP, Lloyd GM, Park GR (1988) A review of the mechanisms and methods of humidification of inspired gases. Intens. Care Med. 14: 1
19. Tamer MA, Modell JH, Rieffel CN (1970) Hyponatremia secondary to ultrasonic aerosol therapy in the newborn infant. J. Pediat. 77: 1051
20. Tsuda T, Noguchi H, Takima Y, Aochi O (1977) Optimum humidification of air administered to a tracheostomy in dogs. Brit. J. Anaesth. 49: 965
21. Walker JEC, Wells RE, Merrill EW (1961) Heat and water exchange in the respiratory tract. Amer. J. Med. 30: 259
22. Wick C, Altemeyer KH, Ahnefeld FW, Kilian J (1987) Vergleichende Feuchtigkeitsmessungen im halbgeschlossenen und halboffenen System unter zusätzlicher Verwendung von künstlichen Nasen. Anaesthesist 36: 172

23. Whaley SL, Muggenburg BA, Seiler FA, Wolff RK (1987) Effect of aging on tracheal mucociliary clearance in beagle dogs. J. appl. Physiol. 62: 1331
24. Zandstra DF, Stoutenbeek CP, Miranda DR (1987) Efficacy of a heat and moisture exchange device during high frequency jet ventilation. Intens. Care Med. 13: 355

Endotracheale Absaugung – Glasfiberbronchoskopie – Langzeitintubation – Tracheostomie

P. Sporn, W. Hackl und *W. Mauritz*

Endotracheale Absaugung

Der endotrachealen Absaugung kommt in der Prophylaxe der Lungeninfektion kritisch Kranker höchster Stellenwert zu. Unabhängig von der gewählten Technik bzw. Zugangsroute (Tabelle 1) sind spezifische Komplikationen zu vermeiden (Tabelle 2).

Zur Vermeidung einer Hypoxie sind folgende Maßnahmen zu empfehlen:

1. Rechtzeitige Absaugung, bevor es zum Auftreten einer Hypoxie kommt.
2. Die Saugmanöver sollten rasch erfolgen und gegebenenfalls nach längeren Erholungspausen so oft wiederholt werden, bis die Lungen auskultatorisch frei sind.
3. Voroxygenierung: Erhöhung der FIO_2 bei Beatmungspatienten 5 min vor der Absaugung, ansonsten Sauerstoffinsufflation über eine Maske. Bei geschwächten, primär nicht intubierten Patienten Sauerstoffbeatmung mittels Atembeutel und Maske.
4. Hohe PEEP-Werte sollten soweit möglich unter Steigerung der FIO_2 schrittweise reduziert werden, da es sonst unter der akuten Druckentlastung zum Auftreten eines Lungenödems kommen kann.
5. Zarte atraumatische Technik (Vermeidung der direkten Laryngoskopie beim wachen Patienten!), Zuspruch und Sedierung. Wenn der Patient aufgrund einer Hypoxie nicht kooperativ ist, sollte eher in Kurznarkose intubiert, manuell beatmet und dann erst abgesaugt werden.

Tabelle 1. Endotracheale Absaugtechniken

Blind nasotracheal
Über einen endotrachealen bzw. Tracheotomietubus
Unter laryngoskopischer Sicht
Endoskopisch (Fiberbronchoskopie)

Tabelle 2. Risiken der endotrachealen Absaugung

Hypoxie
Nosokomiale Lungeninfektion
Querinfektion durch kontaminierte Absaugkatheter
Verletzungen der Luftwege

Tabelle 3. Ursachen des Hypoxierisikos

- Primäre Hypoxämie durch Sekretretention
- Verlegung der Atemwege durch Absaugkatheter
- Unterbrechung der Beatmung
- Wegfall des PEEP, akzentuiert durch den negativen Druck der Saugung
- Zunahme der Sauerstoffschuld durch Agitiertheit des Patienten, der sich gegen die Absaugung wehrt
- Laryngospasmus

Eine endotracheale Absaugung sollte, akute Notfälle ausgenommen, stets unter kontinuierlicher EKG-Kontrolle durchgeführt werden. Trotz Voroxygenierung kann es vor allem bei fortgeschrittener respiratorischer Insuffizienz zu bedrohlichen Kreislaufkrisen kommen, die sich zumeist in Form von Bradykardien und Druckabfällen manifestieren. In diesen Fällen wird schon prophylaktisch Atropin (0,5 – 1 mg i.v.) einzusetzen sein. Atropin kann auch als Aerosol endobronchial zugeführt werden (0,05 mg/kg KG) – es lassen sich so Tachykardien eher vermeiden als unter i.v.-Gabe [38].

Dem hohen Risiko der Keimverschleppung ist durch streng sterile Kautelen und die optimale Entsorgung der kontaminierten Katheter Rechnung zu tragen. Diese Maßnahmen sind am ehesten bei der Absaugung über endotracheale Tuben gewährleistet und werden dort abgehandelt. Wegen des Risikos einer tracheobronchialen Läsion muß absolut zart und atraumatisch vorgegangen werden. Darüber hinaus ergeben sich gewisse Grundforderungen an den Einmalabsaugkatheter. Er muß weich und flexibel sein, die Spitze muß eine abgerundete Öffnung haben. Scharf ausgestanzte seitliche Öffnungen sind ausgesprochen gefährlich. Sie führen bei Obstruktion des zentralen Lumens durch Sekretpfröpfe dazu, daß sich der Katheter mit den seitlichen Öffnungen an der Tracheal- bzw. Bronchialwand festsaugt, wodurch es beim Zurückziehen zur Epithelläsion kommt und damit Saugstraßen entstehen.

Absaugtechniken

1. Die blinde nasotracheale Absaugung

Diese Technik gewinnt wegen des zunehmend differenzierten „Step by step approach“ der Therapie der respiratorischen Insuffizienz an Bedeutung. Am Anfang und am Ende der Atemtherapie steht die Atemhilfe, die nicht über einen endotrachealen Tubus, sondern über Maskentechniken erfolgt. Zentralproblem bei diesen respiratorischen Grenzfällen ist die Sputumretention; reichen sekretlösende und physikalische Maßnahmen nicht aus, muß abgesaugt werden.

Technik: Nach Oberflächenanästhesie über das Orificium nasi mittels Spray wird ein steriler Katheter zart ohne zu forcieren über das Nasenloch eingeführt. Beim Vorschieben wird das distale Katheterende zum Ohr gehalten. Während der Katheter den Epipharynx passiert, sind deutliche Atemgeräusche zu hören bzw. zu spüren. Hören diese auf, ist der Katheter beim Larynx vorbei in den Ösophagusmund abgeglitten; er ist so lange zurückzuziehen, bis wieder Atemgeräusche zu hören sind bzw. ein Luftzug am Ohr zu spüren ist. Der Patient wird dann aufgefordert, ruhig und tief einzuatmen, gleichzeitig wird der Katheter zügig vorgeschoben. Die korrekte endotracheale Lage ist zumeist durch einen deutlichen Hustenstoß bzw. durch maximale Atemgeräusche aus dem Katheter zu erkennen. In diesem Fall wird er, soweit es ohne wesentlichen Widerstand möglich ist, weiter vorgeschoben, die Hilfsperson konnektiert ihn mit dem Sauger und okkludiert das T-Stück mit dem Finger, wodurch ein Sog entsteht. Der Katheter wird dann langsam unter drehenden Bewegungen zurückgezogen. Vor Wiederholung dieses Manövers erhält der Patient wieder Sauerstoff über die Maske, für jede erneute Absaugung ist selbstverständlich ein frischer Absaugkatheter zu verwenden. Die Entsorgung des kontaminierten Katheters erfolgt unter den identen Hygienevorschriften, wie sie bei der Absaugung intubierter Patienten gültig sind.

2. Die Absaugung über einen endotrachealen Tubus bzw. über Tracheostoma

Die Technik ist sehr einfach und erlaubt ein absolut steriles Vorgehen, wenn zu zweit abgesaugt wird. Der Patient wird informiert, beruhigt und entsprechend voroxygeniert. Eine Hilfsperson reicht zu und trägt Arbeitshandschuhe. Die zweite Person zieht sterile Handschuhe an und übernimmt mit der linken Hand den Saugschlauch, an dem sich ein T-Stück befindet. Die Hilfsperson konnektiert das distale Ende des Katheters an das T-Stück, streift die Hülle ab und macht die Katheterspitze mit Silikonspray gleitfähig. Erst jetzt wird der Patient durch die Hilfsperson vom Respirator diskonnektiert und das Tubusansatzstück wird mit einem mit Desinfektionsmittel getränkten Tupfer abgewischt. Der Saugkatheter wird nun mit der rechten, absolut steril gehaltenen Hand wie ein Bleistift zwischen Daumen und Zeige- und Mittelfinger etwa 10 cm von der Katheterspitze entfernt übernommen und in den Tubus eingeführt und so lange vorgeschoben, bis ein Widerstand zu spüren ist bzw. ein Hustenstoß auftritt. Dann wird er etwa einen halben Zentimeter zurückgezogen, um ein Festsaugen an der Trachealwand zu vermeiden. Erst jetzt wird durch Verschluß des T-Stückes mit dem Finger die Saugung begonnen und der Katheter unter leicht drehenden Bewegungen langsam zurückgezogen. Nun ist vor allem darauf zu achten, daß weder die Schwester, die absaugt, noch die Hilfsperson jenen Saugkatheteranteil, der sich innerhalb des Tubuslumens befunden hat, berührt. Die weitere Vorgangsweise ist deshalb folgende: Die absaugende Schwester führt nun den kontaminierten Katheter nach wie vor mit der linken Hand, die den Saugschlauch im Bereich des T-Stückes festhält, und der rechten Hand, die den Saugkatheter noch immer bleistiftartig am distalen nicht kontaminierten Ende hält, über einen vorbereiteten Abfallkorb. Dort wird nun mit dem rechten Klein- und Ringfinger mit einer kurzen Drehbewegung der Saugeransatz vom T-Stück abgestreift und in den Abfallkorb fallengelassen. Dieser wohlüberlegte Handlungsablauf garantiert folgende sehr wichtige Hygienegebote:

1. Weder die absaugende noch die assistierende Schwester kommt mit dem kontaminierten Katheter in direkten Kontakt.
2. Der rechte Daumen, Zeige- und Ringfinger der absaugenden Schwester, die den Absaugekatheter halten, bleiben auch für eine neuerliche Absaugung steril.
3. Das vorsichtige Abziehen des möglichst kurzen distalen Endes stellt sicher, daß dieses nicht peitschenartig vom T-Stück schnellt und hochinfektiöses Bronchialsekret verspritzt wird. Nur so kann eine hochgradige Kontamination der unmittelbaren Umgebung des Respiratorpatienten vermieden werden.

3. Absaugung unter laryngoskopischer Sicht

Diese Technik sollte nur angewendet werden, wenn die blinde Methode nicht gelingt. Nach entsprechenden, bereits umrissenen Vorkehrungsmaßnahmen wird nach gründlicher Oberflächenanästhesie der Larynx mittels Laryngoskop eingestellt. Das gelingt nicht immer gleich, weil es vom Patienten als extrem unangenehm empfunden wird. Es empfiehlt sich daher langsam vorzugehen und wiederholt mit Lidocain zu sprühen, bis der Larynx erreicht ist. Dieses Verfahren erlaubt kaum ein steriles Vorgehen, weshalb es wirklichen Notfällen vorbehalten bleiben soll.

4. Fiberoptische Absaugung – Glasfiberbronchoskopie

Die Glasfiberbronchoskopie hat in den 20 Jahren seit ihrer Einführung durch Ikeda die Bronchoskopie mit dem starren Rohr im Intensivbereich fast völlig verdrängt. Sie erlaubt, ein mehrfach größeres Gebiet des Bronchialbaumes bis in die Segmentbronchien 2. und 3. Ordnung einzusehen [3]. Der große Vorteil der fiberoptischen gegenüber der „blinden“ Absaugung besteht darin, daß endoskopisch alle Lungensegmente abzusaugen sind, während bei der blinden Absaugung sehr häufig trotz der vielfach geübten Technik – Kopfdrehung nach links zur Absaugung der rechten Lunge, Kopfdrehung nach rechts zur Absaugung des linken Stammbronchus [9] – dieser in einem hohen Prozentsatz nicht erreicht wird. Dies dürfte daran liegen, daß der linke Hauptbronchus stärker von der Längsachse der Trachea abweicht als der rechte, so daß der Katheter immer wieder nach rechts abweicht [37]. Als relativer Nachteil des Verfahrens muß gelten, daß das Infektions- und Querinfektionsrisiko höher einzustufen ist als bei Verwendung von Einmalsaugern. Allerdings läßt sich dieses Risiko durch eine entsprechende Gerätedesinfektion und -wartung minimieren [7, 8, 30].

Die endoskopische Absaugung birgt wie jede andere Absaugung ein gewisses Hypoxierisiko [21], der wie eingangs ausgeführt durch eine ausreichende Oxygenierung vor und während der Endoskopie Rechnung zu tragen ist. Prinzipiell kann sie auch beim wachen Spontanatmenden nach Oberflächenanästhesie der Schleimhäute von Nase, Larynx, Pharynx und der Trachea durchgeführt werden [7, 8]. Zur Vermeidung einer Hypoxie, vor allem bei Kindern in schlechtem Allgemeinzustand, hat sich auch die Jetbeatmung über den Instrumentierkanal bewährt [5]; die Hochfrequenzventilation kann beim intubierten Patienten auch über einen T-Adapter erfolgen [23]. Am häufigsten wird im Intensivbereich die Glasfiberbronchoskopie jedoch über einen T-Adapter unter fortgesetzter volumskonstanter Beatmung durchgeführt, worin der enorme Vorteil im Vergleich zum starren Instrument liegt. Neben einer Erhöhung der FIO_2 auf 1,0 zur Hypoxieprophylaxe sollten jedoch der Inspirationsflow und hohe PEEP-Werte reduziert werden, um ein pulmonales Barotrauma zu verhindern.

Die Industrie bietet eine große Vielfalt von Geräten an. Für die Sekretabsaugung ist ein Gerät mit möglichst geringem Außendurchmesser und möglichst weitem Instrumentierkanal, z.B. Pentax FB 19 E (6,2 : 3,0 mm) oder Olympus BF 1T (5,9 : 2,6 mm) zu empfehlen.

Aus einer ganzen Fülle pulmonologischer Indikationen bieten sich folgende für die Intensivmedizin an (Tabelle 4). Das Glasfiberbronchoskop ist damit zum unentbehrlichen Instrument für Beatmungsstationen geworden; die endoskopische Technik gehört in den Ausbildungskatalog des Intensivmediziners.

Tabelle 4. Indikationen zur Glasfiberbronchoskopie an der Intensivstation

- Sekretretention – ausgedehnte Atelektasen
- Aspiration
- Gezielte Sekretgewinnung für die Bakteriologie [36]
- Bronchoalveoläre Lavage
- Lagekontrolle endotrachealer Tuben vor allem bei seitengetrennter Beatmung
- Diagnostik von Läsionen unter Langzeitintubation
- Behelf zur schwierigen Intubation bzw. zum Wechsel endotrachealer Tuben [29]

Langzeitintubation

Die oro- bzw. nasotracheale Intubation haben vor allem seit der Einführung der Glasfiberendoskopie [12, 16, 23, 25] die primäre Tracheotomie auf extreme Notfälle zurückgedrängt. Wie lange eine Intubation aufrechterhalten werden kann, hängt vom Zustand des Patienten, der Intubationsroute und vom verwendeten Tubus ab.

Orotracheale Intubation: Sie ist bei respiratorischer Insuffizienz Zugang der ersten Wahl, da beim hypoxiegefährdeten Patienten die Intubationsdauer und mögliche Komplikationen so niedrig wie möglich gehalten werden müssen. Eine unter Zeitdruck und Streß durchgeführte nasotracheale Intubation kann über eine nie mit Sicherheit zu vermeidende Blutung aus der Nasenpassage in einer Katastrophe enden. Nachteil der orotrachealen Route ist die schwierige Fixierbarkeit vor allem beim zahnlosen Patienten, die Behinderung der Mundpflege und der Umstand, daß orale Tuben vom Patienten deutlich schlechter toleriert werden als nasotracheale.

Nasotracheale Intubation: Sie ist als Zugangsroute der ersten Wahl für eine Langzeitbeatmung anzusehen. Kontraindikationen sind Schädelbasisfrakturen wegen der Gefahr einer aufsteigenden Infektion sowie schwere Gerinnungsstörungen wegen der Gefahr einer unstillbaren Blutung aus der Nase. Nachteile sind mögliche Druckschäden am Orificium nasi sowie die Gefahr der Infektion der Nebenhöhlen [10]. Eine Kontraindikation kann sich auch aus der Enge der transnasalen Passage ergeben, die nur einen relativ kleinlumigen Tubus passieren läßt, weil dies unter Umständen die Atemarbeit des Patienten während der Respiratorentwöhnung intolerabel erhöhen kann [31].

Tubustypen

Tuben mit Low volume-high pressure Cuff: Sie sollten nurmehr für Narkosen verwendet werden, weil die Cuffs erst bei Drucken zwischen 8,5 kPa (63,8 mm Hg) und 9,8 kPa (74,3 mm Hg) abdichten [13]. Das kann bei Langzeitanwendung zu schweren Trachealläsionen führen, bedenkt man, daß bei Werten über 85 mm Hg sich eine totale Ischämie der Schleimhaut im gesamten Auflagebereich entwickelt [24]. Diese Tuben haben für den intraoperativen Gebrauch nach wie vor eine gewisse Berechtigung, weil sie weniger zur Dislokation neigen und weniger laryngeale Irritationen und postoperative Heiserkeit verursachen als Niederdruckcuff-Tuben. Dies dürfte am größeren Intubationstrauma durch den großen gefalteten Cuff liegen, seiner größeren trachealen Kontaktfläche und am Umstand, daß mangels der intraoperativ kaum durchgeführten Cuffdruckmessungen der Vorteil eines niedrigen Cuffdrucks oft nicht zum Tragen kommt [17, 20].

Tuben mit High volume-low pressure Cuff: Die Einführung dieser neuen Tubusgeneration hat früher gefürchtete Folgen einer Langzeitintubation wie Tracheomalazie bzw. Trachealstenose auch nach prolongierter Intubation extrem selten gemacht. Im eigenen Bereich (IBST I Klin. Anaesth.) kam seit der generellen Einführung dieser Tuben kein einziger Fall zur Beobachtung. Die Industrie bietet mittlerweile sämtliche Tubustypen mit Low pressure Cuffs an, also auch Tracheostomietuben oder Tuben mit endobronchialen Manschetten zur seitengetrennten Langzeitbeatmung [27, 28, 32]. Wir glauben aber dennoch nicht auf die routinemäßige Cuffdruckmessung und die vierstündliche Cuffentlüftung verzichten zu können, wofür eine Reihe von Argumenten angeführt werden kann:

1. Es ist kein Mehraufwand, zum Aufblasen des Cuffs ein Cuffdruckmanometer statt einer Einmalspritze zu verwenden.
2. Nur die Cuffdruckmessung bietet die Sicherheit, daß der optimale Druck von 15 – 20 Torr erzielt wird.
3. Die im eigenen Bereich häufig durchgeführte Glasfiberbronchoskopie hat gezeigt, daß sich oberhalb des Cuffs wie auch zwischen den Cuff-Falten regelmäßig eitriges Sekret ansammelt, was die Gefahr einer Keimverschleppung in die Trachea birgt.

Tuben mit einem eigenen Absaugkanal oberhalb des Cuffs haben sich im eigenen Bereich nicht bewährt, weil sich dieser Absaugkanal leicht verlegt und

Tabelle 5. Schädigungsmuster nach translaryngealer Langzeitintubation

- Stimmbandödem
- Exkavation der Stimmbänder – funktionelle Störung des Glottisschlusses
- Stimmbandgranulome
- Dilatation der hinteren Kommissur
- Arytenoidläsionen (Ulzera von Schleimhaut und Knorpel, Fraktur)
- Stimmbandnekrose
- Schleimhaut- bzw. Knorpelulkus des Ringknorpels
- Stimmbandsynechien
- Trachealstenose – Tracheomalazie – ösophagotracheale Fistel
- Schwere Arrosionsblutung
- Keimverschleppung aus einem endotrachealen Bakterienrasen

nur unter Druck freizuspülen ist, was unseres Erachtens nach das Risiko einer Keimverschleppung in die Trachea erhöhen kann. Bei der vierstündlich durchzuführenden Cuffentlastung ist darauf zu achten, daß der Cuff erst bei exakt liegendem und funktionierendem Sauger entlüftet wird, um freigesetztes Sekret sofort abfangen zu können.

Die translaryngeale Langzeitintubation kann eine ganze Serie von Läsionen bzw. Schädigungsmuster verursachen [13, 15, 18, 19, 24, 33, 34], die in Tabelle 5 angeführt sind. Aus dieser Zusammenstellung ergeben sich eine Reihe von Argumenten gegen eine Langzeitintubation, die die seit Jahrzehnten geführte Kontroverse Tracheotomie versus Langzeitintubation nähren [2, 14, 18, 39]. Bei kritischer Interpretation der beschriebenen Intubationsschäden lassen sich folgende Aussagen ableiten:

1. Schwere tracheale Läsionen wie Malazie und Stenose sind mit der Einführung von Low pressure Cuffs praktisch „ausgestorben". Von dieser Seite her gibt es kaum eine zeitliche Limitation für eine Langzeitintubation, vor allem wenn die Cuffregion ab der zweiten Woche regelmäßig endoskopisch inspiziert wird.
2. Die meisten beschriebenen Läsionen des Kehlkopfes treten schon nach relativ kurzer Intubationsdauer auf und sind in vielen Fällen eher dem Intubationstrauma per se, dem Mißverhältnis von Tubus zu Kehlkopf, unzureichender Sedierung und Pflege sowie dem reduzierten Allgemeinzustand des Patienten zuzuschreiben als der Intubationsdauer.

Aus diesen Gegebenheiten läßt sich kaum eine Indikation zur primären Tracheotomie ableiten, zieht man in Betracht, daß dieser Eingriff zwar nur minimale primäre Komplikationsraten [35] aufweist, wohl aber Spätschäden auftreten können.

Aufgrund dieser Überlegungen und unter Kalkulation des Transportrisikos hochgradig respiratorisch insuffizienter Patienten haben wir die Indikation zur Tracheotomie immer mehr eingeengt [39] – die Tracheotomiefrequenz Langzeitbeatmeter sank von 56,5 % im Jahre 1974 auf 8,5 % in den Betriebsjahren 1981 – 1982 ab, ohne daß schwerwiegende Dauerschäden vermehrt zur Beobachtung kamen. Allerdings trat in den letzten Jahren das Problem der Sputumretention immer mehr in den Vordergrund, was Anlaß für eine

Tabelle 6. Häufigkeit der endotrachealen Absaugung nach Extubation

Tag der Extubation	Patientenanzahl	Mittlere Absaugfrequenz in 24 h (Bereich)
1.	30	5,0 (0 – 20)
2.	26	6,1 (1 – 19)
3.	21	6,1 (1 – 14)
4.	17	5,5 (1 – 12)
5.	13	5,2 (1 – 11)
6.	11	4,5 (0 – 8)
7.	7	4,5 (0 – 8)
8.	6	4,5 (1 – 9)
9.	6	3,1 (0 – 8)
10.	3	2,3 (1 – 5)
11.	3	3,3 (0 – 6)
12.	3	1,3 (1 – 2)

37 Patienten; mittlere Intubationszeit: 16,6 Tage (6 – 64). Reintubation bei sechs Patienten (einmal erster Tag, zweimal zweiter Tag, zweimal vierter Tag, einmal 10. Tag). Davon zur neuerlichen Entwöhnung tracheotomiert: vier Patienten. Keine endotracheale Absaugung bei sieben Patienten

prospektive Untersuchung war (Tabelle 6). Vom 1.3.1987 bis 31.3.1988 kamen 37 Patienten nach Langzeitintubation zur Extubation. 30 davon mußten wegen Sputumretention bis zu 20mal am Tag nasotracheal abgesaugt werden, in Einzelfällen bis zum 12. Tag nach Extubation. Als Ursache für dieses Phänomen sehen wir die Kombination eines fehlenden bzw. eingeschränkten Glottisschlusses nach Langzeitintubation sowie eine verstärkte Bronchorrhö in der Erholungsphase nach superinfiziertem ARDS an. Aufgrund dieser vorläufigen Ergebnisse glauben wir frühere Aussagen revidieren zu müssen. Entscheidungskriterium für eine Langzeitintubation ist der Ausbildungsstand der Pflegemannschaft; nur wenn generell die blinde nasotracheale Absaugung beherrscht wird und die Pflegeauslastung den unlimitierten Einsatz dieser wichtigen Maßnahme gewährleistet, ist eine Langzeitintubation über eine Woche vertretbar. Wenn das nicht gegeben ist, sollte nach der ersten Woche eine sekundäre Tracheotomie bzw. nach Extubation eine Minitracheotomie angelegt werden.

Tracheotomie

Die Tracheotomie hat zweifelsohne gewisse Vorteile zu bieten, die gegen ihre Risiken abzuwägen sind (Tabelle 7). Die Möglichkeit, Trachealkanülen jederzeit rasch und sicher zu wechseln, ist angesichts der in Endotrachealtuben beschriebenen Ausbildung von Keimrasen, die bei Absaugmanövern zur Keimverschleppung in die unteren Luftwege führen kann, von besonderer Aktualität [33]. Ein weiterer unbestrittener Vorteil ist es, daß sich gecuffte Tracheotomiekanülen wesentlich sicherer plazieren lassen. Das häufig trotz aller Fixationsbemühungen beobachtete Abgleiten des Tubus in den rechten

Tabelle 7. Vorteile und Risiken der Tracheotomie

Vorteile:	Keine Larynxschäden Risikoloser Kanülenwechsel Exaktere und sichere intratracheale Lage Komfort des Patienten
Risiken:	Operativer Eingriff Blutung Mediastinal- bzw. Hautemphysem, Pneumothorax Krikoidverletzung Rekurrensschädigung Infektion, Mediastinitis Supraorifizielle Stenosen nach zu großzügiger Resektion des Schildknorpels Schleimhautläsionen unterhalb des Stomas durch schlecht sitzende Kanülen → Granulationsbildung → narbige Stenose

Stammbronchus kann, falls sich die nasotracheale Route verbietet, eine eindeutige Indikation zur Tracheotomie sein. Was die Risiken der Tracheotomie anlangt, sei darauf hingewiesen, daß sich diese weitgehend durch die Einnähung des Tracheostomas vermeiden lassen.

Die eingenähte Tracheotomie bzw. das epithelialisierte Tracheostoma

Es werden verschiedene Techniken hierzu angegeben [1, 6, 22], prinzipiell wird bei allen Methoden die Halshaut mit dem Trachealrand im Stomabereich fest vernäht, so daß ein Hautkanal in die Trachea mündet. Dies erleichtert nicht nur den Kanülenwechsel, sondern vermeidet Komplikationen wie Blutung, Arrosion und Infektion. Bei septischen Patienten sehen wir allerdings nach frühzeitiger Tracheotomie sehr oft durch den hohen Gewebsdruck beim Permeabilitätsödem ein Durchschneiden der Nähte. Damit wird das eingenähte zum herkömmlichen offenen Tracheostoma mit all seinen Problemen. Wir tracheotomieren langzeitbeatmete septische Patienten erst dann, wenn es bereits wieder zum Rückshift sequestrierter Flüssigkeitsmengen gekommen ist. Nach kompletter Respiratorentwöhnung ist das Einlegen einer Metall- oder Einmalkanüle aus Kunststoff meist nicht notwendig. Nach nun schon jahrzehntelanger Routine an beiden Intensivbehandlungsstationen der Wiener Anästhesieklinik mit dieser Technik erscheint es uns unverständlich, warum mancherorts immer noch auf diese einfache Methode verzichtet und die konventionelle Tracheotomie zur Langzeitbeatmung durchgeführt wird. Neben dem minimal größeren Zeitaufwand für die Einnähung muß als kleiner Nachteil angeführt werden, daß epithelialisierte Tracheostoma eines plastischen Verschlusses bedürfen, weil es nach Spontanverschluß in einem gewissen Prozentsatz zu einer narbigen Stenose kommen kann.

Eine primäre Tracheotomie scheint uns dann indiziert, wenn die primäre Intubation nicht möglich ist bzw. aus Sicherheitsgründen dann, wenn der Patient hochgradig respiratorisch insuffizient und die primäre Intubation nur unter großen Schwierigkeiten zu erreichen ist. Eine weitere Indikation ist zweifelsohne dann gegeben, wenn schwere Verletzungen im Gesichtsschädel bzw. der oberen Luftwege vorliegen. Die Entscheidung zur sekundären Tracheotomie bleibt wie bereits ausgeführt umstritten und hängt von der Erfahrung des Intensivteams in der Lungenpflege und diagnostischen Möglichkeiten wie die der Fiberendoskopie ab.

Minitracheotomie [4, 11, 32]

Technik: Ein kleinkalibriger Katheter (4,0 mm Durchmesser) wird über einen Mandrin durch die Membrana cricothyreoidea unter Lokalanästhesie eingestochen. Die Industrie bietet hierfür bereits fertige Sets an (Portex). Indikation ist die Sputumretention bei Patienten, die nicht bzw. nicht mehr beatmet werden müssen. Wie vorläufige Berichte zeigen, ist diese Technik leicht zu erlernen und ermöglicht nicht nur jederzeit optimale Absaugbedingungen, sondern auch Hochfrequenzbeatmung. Es ist denkbar, daß diese Technik die Indikation zur primären bzw. sekundären Tracheotomie nachhaltig beeinflussen wird.

Literatur

1. Berger A, Kucher R, Lechner G, Steinbereithner K (1970) Die „eingenähte" Tracheostomie. Z prakt Anästh 5: 310
2. Berlauk JK (1986) Prolonged endotracheal intubation vs. tracheostomy. Crit Care Med 14: 742
3. Baumann HR (1979) Fiberbronchoskopie – Indikation, Technik, Ergebnisse. Huber, Bern Stuttgart Wien
4. Charnley RM, Verma R (1986) Inhalation of a minitracheostomy tube. Intensive Care Med 12: 108
5. Dalens B, Labbè A, Haberer JP (1982) Respiratory assistance secured by jet-ventilation during broncho-fiberscopy in forty-nine infants. Anesthesiology 57: 551
6. Denecke HJ (1983) Kritische Wertung der operativen Verfahren bei Anlegen und Verschluß eines Tracheostomas. In: Rügheimer E (Hrsg) Intubation, Tracheostomie und bronchopulmonale Infektion. Springer, Berlin Heidelberg New York Tokyo, p 152
7. Emslander HP (1980) Einsatzmöglichkeiten der Fiberbronchoskopie in der internistischen Notfallmedizin. Internist 21: 11
8. Emslander HP, Cyran J, Krüger R, Lüderitz B (1980) Diagnostische und therapeutische Möglichkeiten der Fiberbronchoskopie in der internistischen Intensivmedizin. Intensivmed 17: 10
9. Götz H, Grimm H, Tiefel H (1983) Pflegerische Maßnahmen bei intubierten und tracheotomierten Patienten. In: Rügheimer E (Hrsg) Intubation, Tracheostomie und bronchopulmonale Infektion. Springer, Berlin Heidelberg New York Tokyo, p 301
10. Grindlinger GA, Niehoff J, Hughes L, Humphrey MA, Simpson G (1987) Acute paranasal sinusitis related to nasotracheal intubation of head-injured patients.Crit Care Med 15: 214
11. Hart AM, Cashman JN, Baldock GIJ, Dick JA (1987) Minitracheostomy in the treatment of sputum retention. Intensive Care Med 13: 81
12. Hartung HJ, Osswald PM, Vossmann H (1980) Erfahrungen mit der nasotrachealen Intubation bei der Erstversorgung Gesichts- und Halsverbrannter. Anästh Intensivther Notfallmed 15: 7

13. Hausmann D, Schulte am Esch J, Koch U (1981) Behandlungsbedürftige Spätkomplikationen des Larynx und der Trachea nach prolongierter nasotrachealer Intubation. Anästh Intensivther Notfallmed 16: 211
14. Helms U (1976) Indikationen zur prolongierten Intubation und Tracheotomie. Prakt Anästh 11: 249
15. Hutschenreuter K, Fechner R, Racenberg E, Wittling I (1983) Kritische Analyse von über 5000 Langzeitintubationen. In: Rügheimer E (Hrsg) Intubation, Tracheostomie und bronchopulmonale Infektion. Springer, Berlin Heidelberg New York Tokyo, p 81
16. Jantzen JPAH, Kleemann PP, Hein HAT (1987) Fiberoptische orotracheale Intubation. Anästh Intensivther Notfallmed 22: 14
17. Jensen PJ, Hommelgaard P, Sondergaard P, Eriksen S (1982) Sore throat after operation: influence of tracheal intubation, intracuff pressure and type of cuff. Br J Anaesth 54: 453
18. Klose R, König W, Dreiz I, Lutz H (1978) Allgemeine Aspekte zur Wahl von Langzeitintubation und Tracheotomie. Prakt Anästh 13: 249
19. Kopp KH, Löhle E, Hesjedal O, Kitzing P, Vogel W (1983) Kehlkopfschäden während Langzeitintubation – Klinik und Verlauf. In: Rügheimer E (Hrsg) Intubation, Tracheostomie und bronchopulmonale Infektion. Springer, Berlin Heidelberg New York Tokyo, p 88
20. Mackenzie CF, Shin B, McAslan TC, Blanchard CL, Cowley RA (1979) Severe stridor after prolonged endotracheal intubation using high-volume cuffs. Anesthesiology 50: 235
21. Maroske D, Fahle W (1984) Die Bedeutung der Sauerstoffhyperventilation während der Bronchofiberskopie in der Intensivmedizin. Anästh Intensivther Notfallmed 19: 253
22. Masing H, Weidenbecher M (1983) Zur Indikation und Technik des epithelialisierten Tracheostomas. In: Rügheimer E (Hrsg) Intubation, Tracheostomie und bronchopulmonale Infektion. Springer, Berlin Heidelberg New York Tokyo, p 158
23. Nakhosteen JA, Niederle N (1983) Zur Anwendung der Bronchofiberskopie in der Intensivpflege. Anästh Intensivther Notfallmed 18: 233
24. Nordin U (1983) Cuffbedingte Schädigungen der Trachea. In: Rügheimer E (Hrsg) Intubation, Tracheostomie und bronchopulmonale Infektion. Springer, Berlin Heidelberg New York Tokyo, p 112
25. Renz D (1986) Erste Erfahrungen mit dem neuen Intubationsfiberskop LF-1. Anaesthesist 35: 46
26. Rogers SN, Benumoff JL (1983) New and easy techniques for fiberoptic endoscopy-aided tracheal intubation. Anesthesiology 59: 569
27. Rommelsheim K (1985) Ein neuer doppellumiger Tracheotomietubus zur Langzeitanwendung. Anästh Intensivther Notfallmed 20: 342
28. Rommelsheim K (1986) Anwendung des doppellumigen Tracheostomietubus (Tracheopart) bei Bronchusstumpfinsuffizienz unter Langzeitbeatmung. Anästh Intensivther Notfallmed 21: 270
29. Rosenbaum StH, Rosenbaum LM, Cole RP, Askanazi J, Hyman AI (1981) Use of the flexible fiberoptic bronchoscope to change endotracheal tubes in critically ill patients. Anesthesiology 54: 169
30. Schladetsch T (1986) Gerätewartung und Desinfektion. Intensivbehandlung 11: 128
31. Shapiro M, Wilson RK, Casar G, Bloom K, Teague RB (1986) Work of breathing through different sized endotracheal tubes. Crit Care Med 14: 1028
32. Smith BE, Hanning CD (1986) Advances in respiratory support. Br J Anaesth 58: 138
33. Sottile FD, Marrie TJ, Prough DD, Hodgood CD, Gowe DJ, Webb LX, Costerton JW, Cristina AG (1986) Nosocomial pulmonary infection: possible etiologic significance of bacterial adhesion to endotracheal tubes. Crit Care Med 14: 265
34. Steiner W (1983) Endoskopische Befunde der oberen Luftwege nach Intubation und Tracheotomie. In: Rügheimer E (Hrsg) Intubation, Tracheostomie und bronchopulmonale Infektion. Springer, Berlin Heidelberg New York Tokyo, p 98
35. Stock MC, Woodward CG, Shapiro BA, Cane RD, Lewis V, Pecaro B (1986) Perioperative complications of elective tracheostomy in critically ill patients. Crit Care Med 14: 861

36. Tobin MJ, Grenvik A (1984) Nosocomial lung infection and its diagnosis. Crit Care Med 12: 191
37. Wayand W (1979) Kontrollierte klinische Studie zum Vergleich „blinde" gegen fiberoptische Absaugung beim Respiratorpatienten. Anaesthesist 28: 92
38. Winston SJ, Gravelyn TR, Sitrin RG (1987) Prevention of bradycardic responses to endotracheal suctioning by prior administration of nebulized atropine. Crit Care Med 15: 1009
39. Zadrobilek E, Mauritz W, Spiss Ch, Draxler V, Sporn P (1984) Die Indikationsstellung zur Tracheotomie beim langzeitbeatmeten Intensivpatienten. Anästh Intensivther Notfallmed 19: 19

Thoraxdrainagen bei beatmeten Patienten – Indikationen, Technik der Plazierung, Komplikationen

F. Konrad

Indikationen für die Plazierung einer Thoraxdrainage bei beatmeten Patienten

Die klassischen Indikationen für eine Thoraxdrainage bei beatmeten Patienten sind der Pneumothorax, Hämatothorax und der Hämatopneumothorax [1, 3, 4, 5]. Bei chirurgischen Intensivpatienten sind diese Komplikationen besonders häufig Folge eines Thoraxtraumas. Ursache eines Pneumothorax ist in 72 % der Fälle eine direkte Verletzung des Lungenparenchyms (am häufigsten durch frakturierte Rippen), in 20 % liegt eine perforierende oder penetrierende Thoraxverletzung vor, wogegen Verletzungen der Trachea, der Bronchien und des Ösophagus zahlenmäßig eine untergeordnete Rolle spielen [1]. In 54% aller traumatischen Pneumothoraces liegt zusätzlich ein Hämatothorax vor, in 33% zusätzlich ein Haut- bzw. Mediastinalemphysem [1]. Aber auch im Rahmen einer Beatmungstherapie kann ein Pneumothorax entstehen. Besonders gefährdet sind Patienten, die mit hohen positiven Drucken beatmet werden müssen, und Patienten mit chronischer Bronchitis und Lungenemphysem, bei denen subpleurale Emphysemblasen leicht rupturieren können [4]. Abgesehen von wenigen Ausnahmen (z.B. kleiner abgekapselter Pneumothorax, Spitzenpneumothorax) sollte jeder Pneumothorax sofort drainiert werden, da sich daraus unter einer Beatmung jederzeit ein Spannungspneumothorax und damit ein akut lebensbedrohlicher Zustand entwickeln kann. Dagegen ist ein Haut- oder Mediastinalemphysem ohne gleichzeitig vorliegenden Pneumothorax primär nicht mit einer Thoraxdrainage zu behandeln. Hier gilt es, zunächst die Ursache durch ein Röntgenbild des Thorax, Bronchoskopie, Ösophagoskopie und Computertomogramm abzuklären und diese Ursache dann möglichst gezielt zu therapieren. Ein isoliertes Haut- oder Mediastinalemphysem, welches durch einen kleinen Schleimhautriß im Tracheobronchialbaum oder bei einer Alveolenruptur mit Luftübertritt ins interstitielle Gewebe und entlang der Blutgefäße ins Mediastinum entstanden ist, bedarf keiner Thoraxdrainage. Ist das Weichteilemphysem dagegen Folge einer Ruptur von Trachea, Bronchien oder Ösophagus bzw. einer größeren Lungenparenchymverletzung, so besteht in aller Regel zugleich ein Pneumothorax, welcher sofort mit einer Drainage zu therapieren ist [1]. Allerdings kann in diesen Fällen die Diagnose eines Pneumo- und auch Hämatothorax sehr schwierig sein, da durch das Hautemphysem das Röntgenbild des Thorax häufig nur eingeschränkt beurteilbar ist. Eine Therapie des Weichteilemphysems (kollare Mediastinotomie, subkutane Drainagen) ist nur bei einer Kompression der Trachea bzw. der großen intrathorakalen Venen mit entsprechender klinischer Symptomatik indiziert [1, 6]. In den letzten sechs Jahren war dies bei unseren Patienten auch bei grotesken Ausmaßen eines Weichteilemphysems nie der Fall.

Ein Hämatothorax entsteht am häufigsten durch Rippenfrakturen und Lungenparenchymverletzungen [1]. Beim linksseitigen Hämatothorax sollte allerdings immer an die Möglichkeit einer thorakalen Aortenruptur gedacht werden, beim rechtsseitigen Hämatothorax an eine Mitbeteiligung der Leber. Andere Ursachen für einen Hämatothorax sind Verletzungen intrathorakaler und interkostaler Blutgefäße, Herz- und Perikardverletzungen, transdiaphragmale Blutungen verletzter Abdominalorgane, Gerinnungsstörungen und ein Lungeninfarkt. Jeder größere Hämatothorax sollte möglichst bald mittels Thoraxdrainage entleert werden, da immer die Gefahr besteht, daß das Blut gerinnt und anschließend ein Fibrothorax entsteht, welcher je nach Ausmaß einer späteren chirurgischen Behandlung bedarf. Diese Gefahr besteht bei einem Pleuraerguß und Chylothorax nicht, weshalb hier zunächst eine Pleurapunktion vorgenommen werden kann. Je nach Ursache und Ausmaß kann aber auch in diesen Fällen eine Thoraxdrainage von Vorteil sein. Eine Rippenserienfraktur ist nicht automatisch eine Indikation für eine Thoraxdrainage. Allerdings ist bei einer eingeschränkten Überwachungs- und Therapiemöglichkeit, z.B. während eines Transports oder einer Operation, eine „prophylaktische Drainage" zu erwägen. In Tabelle 1 sind die Indikationen für eine Thoraxdrainage zusammengefaßt dargestellt.

Tabelle 1. Indikationen für eine Thoraxdrainage bei beatmeten Patienten

Obligate Indikationen:	– Pneumothorax – Hämatothorax – Hämatopneumothorax – Pyothorax
Fakultative Indikationen:	– Rippenserienfraktur – Mediastinalemphysem – Hautemphysem – Pleuraerguß – Chylothorax

Technik der Plazierung

Bezüglich der optimalen Plazierung einer Thoraxdrainage gibt es in der Literatur verschiedene Angaben und differierende Empfehlungen [1, 2, 3, 4, 5, 7]. Übereinstimmung besteht jedoch darüber, daß die Spitze der Drainage im Zentrum des zu drainierenden Prozesses liegen sollte, d.h. bei einem Pneumothorax möglichst ventral und apikal, bei einem Hämatothorax dorsal und paravertebral (beatmeter Patient in Rückenlage). Bei einem Pneumothorax kann die Drainage sowohl im zweiten bis dritten Interkostalraum in der Medioklavikularlinie eingeführt werden, wie auch in der vorderen oder mittleren Axillarlinie des vierten bis sechsten Interkostalraums. Zur Drainage von Flüssigkeiten wird allgemein die Punktion am lateralen Thorax (hintere, mittlere oder vordere Axillarlinie) in Höhe des fünften bis sechsten Interkostalraums empfohlen. Wir selbst bevorzugen einen mehr ventral gelegenen Zugangsweg, da damit eine optimale Plazierung der Drainage leichter gelingt. In der Regel punktieren wir ca. 2 cm medial der vorderen Axillarlinie am Unterrand der Pektoralismuskulatur. Die Punktion in der Axillarlinie hat den Nachteil, daß die Drainage leicht in den Interlobärspalt gelangt und dann ineffektiv ist.

Wir empfehlen eine Thoraxdrainage bei beatmeten Patienten grundsätzlich über eine Minithorakotomie zu legen, da hierdurch eine unbeabsichtigte Verletzung intrathorakaler Organe (z.B. bei pleuralen Verwachsungen) oder intraabdomineller Organe (z.B. bei einem Zwerchfellhochstand) sicher vermieden werden kann. Ferner gelingt eine genaue Plazierung der Drainage wesentlich leichter.

Für das Legen einer Thoraxdrainage sollte man neben Haube, Mundschutz und sterilen Handschuhen auch einen sterilen Kittel tragen. Die vorgesehene Punktionsstelle wird sorgfältig desinfiziert und mit einem sterilen Lochtuch abgedeckt. Für eine ausreichende Lokalanästhesie ist ein Volumen von mindestens 10 ml notwendig, wobei auf eine ausreichende Anästhesie der Interkostalmuskulatur sowie des Periostes geachtet werden sollte. Über der Rippe erfolgt eine ca. 3 cm lange Hautinzision. Mit einer stumpfen Schere oder Klemme erfolgt die Präparation der Subkutis bis auf die Rippe. Am Oberrand der Rippe wird das Periost und die Interkostalmuskulatur abpräpariert und die Pleura parietalis eröffnet. Mit dem Zeigefinger wird die Öffnung vergrößert. Bestehen keine ausgeprägten Verwachsungen, so muß bei einem beatmeten Patienten nun die Lunge zu palpieren sein. Anschließend wird die Thoraxdrainage plaziert. Die Wunde wird mit zwei durchgreifenden Hautnähten verschlossen, wobei mit der letzten Hautnaht zugleich die Thoraxdrainage fixiert wird. Bei Verwendung großlumiger Drainagen und bei dünnen Patienten empfiehlt sich die Anlage einer U- oder Tabaksbeutel-Naht um die Drainagestelle, die nach dem Entfernen des Drains einen sicheren Verschluß der Thoraxwand gewährleistet.

Für die Drainage haben sich besonders röntgenfähige, graduierte, gerade Katheter mit seitlichen Öffnungen und atraumatischer Kappe bewährt. Zur besseren Plazierung befindet sich im Inneren ein Trokar-Katheter, welcher nach korrekter Lage entfernt wird. Großlumige Drains sind für die Ableitung von Flüssigkeiten notwendig (z.B. 32 Charr), für Luft genügen Drains mit geringerem Querschnitt (z.B. 28 Charr).

Besonderheiten

Bei einem lebensbedrohlichen Spannungspneumothorax ist die sofortige Punktion vorrangig. Dies kann ohne Zeitverzug durch eine Punktion mit einer Plastikverweilkanüle (z.B. Braunüle Gr. 2) im zweiten bis dritten Interkostalraum in der Medioklavikularlinie bzw. in der vorderen Axillarlinie erreicht werden. Die Punktion der Pleura sollte auch hier stumpf erfolgen, d.h. Haut und

Interkostalmuskulatur werden mit kompletter Verweilkanüle durchstoßen, der Stahlmandrin wird zurückgezogen und der Plastikanteil durch die Pleura parietalis hindurch weitergeschoben. Nach Beseitigung des akut lebensbedrohlichen Zustandes kann nun eine Thoraxdrainage gelegt werden.

In schwierigen Fällen (z.B. abgekapselte Pneumothoraces) empfiehlt sich die gezielte Punktion mittels thorakaler Computertomographie.

Vor der Anwendung kleinlumiger Katheter, die durch eine scharfe Nadel oder Trokar in den Thorax geschoben werden, muß ausdrücklich gewarnt werden, da es hierbei zu lebensbedrohlichen, verletzungsbedingten Komplikationen kommen kann. Weiterhin verkleben diese Katheter relativ schnell.

Absaugsysteme

Für die Ableitung von Flüssigkeiten und Luft aus dem Thorax wird von der Industrie eine Vielzahl von Geräten und Systemen angeboten. Das gemeinsame Funktionsprinzip aller dieser Thoraxdrainageeinheiten ist die Bülau-Drainage mit Wasserschloß. Durch die einfache Bülau-Drainage (Abb. 1a) kann intrathorakale Luft zuverlässig abgeleitet werden. Das Wasserschloß verhindert das Eindringen von Luft in den Pleuraspalt. Fördert die Thoraxdrainage jedoch zusätzlich Flüssigkeit, so wird die weitere Drainage je nach der geforderten Flüssigkeitsmenge druckabhängig (Abb. 1b), da die Eintauchtiefe größer wird.

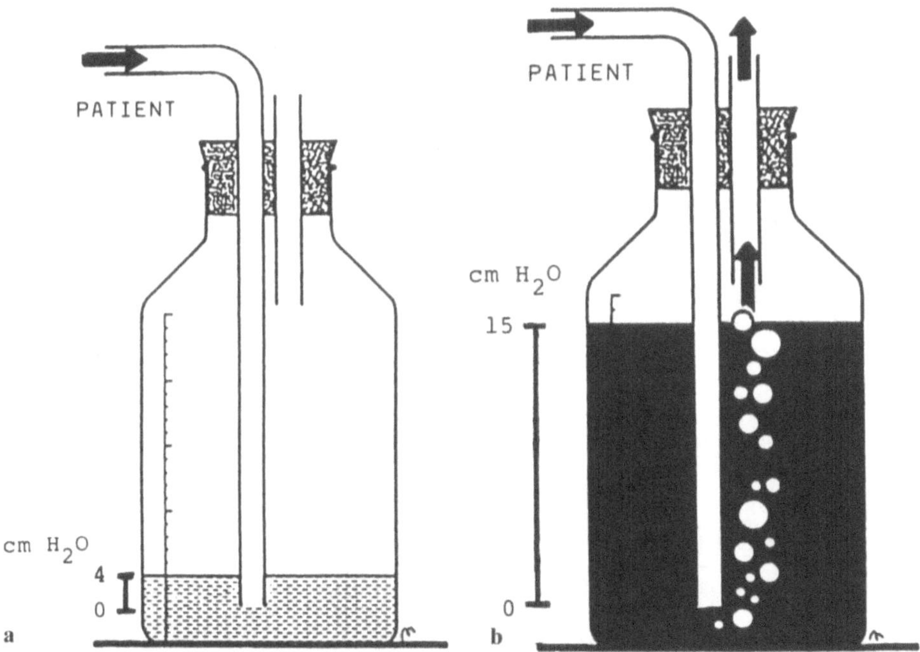

Abb. 1a, b. a Bülau-Drainage mit Wasserschloß **b** In der Bülau-Drainage hat sich Flüssigkeit angesammelt. Luft entweicht nur bei einem Druck > 15 cm H_2O

Dieser Nachteil läßt sich durch Zwischenschalten eines einfachen Auffangzylinders leicht beheben. Durch zusätzliche Anwendung eines konstanten Unterdrucks wird die Effektivität einer Thoraxdrainage besonders bei Flüssigkeiten verbessert. Der erforderliche Unterdruck kann von jeder zentralen Vakuumanlage, elektrischen Pumpe, Druck- und Sauerstoffejektor erzeugt werden. Ein Wassersicherheitsventil garantiert die Limitierung eines gewünschten Unterdrucks. In der Regel wird mit einem Unterdruck von −10 bis −20 cm H_2O gesaugt. In Abb. 2 ist ein Zweiflaschensystem der thorakalen Saugdrainage dargestellt. Je nach den speziellen Erfordernissen kann aus dem Zweikammersystem durch Zwischenschalten weiterer Gefäße ein Drei- bzw. Vierkammersystem hergestellt werden. Bei Mehrkammersystemen ist allerdings die Wahrscheinlichkeit einer Fehlfunktion durch einen technischen Defekt um so größer und die Erkennung desselben um so schwerer, je mehr Flaschen verwendet werden. Aus diesem Grund empfiehlt sich der Gebrauch von industriell angefertigten kompakten Einwegdrainagesystemen, die leicht zu handhaben und zu kontrollieren sind. Solche Drainageeinheiten sind geschlossene Systeme, eine sterile Entnahme von Proben für die bakteriologische Untersuchung ohne Unterbrechung der Saugung ist problemlos möglich.

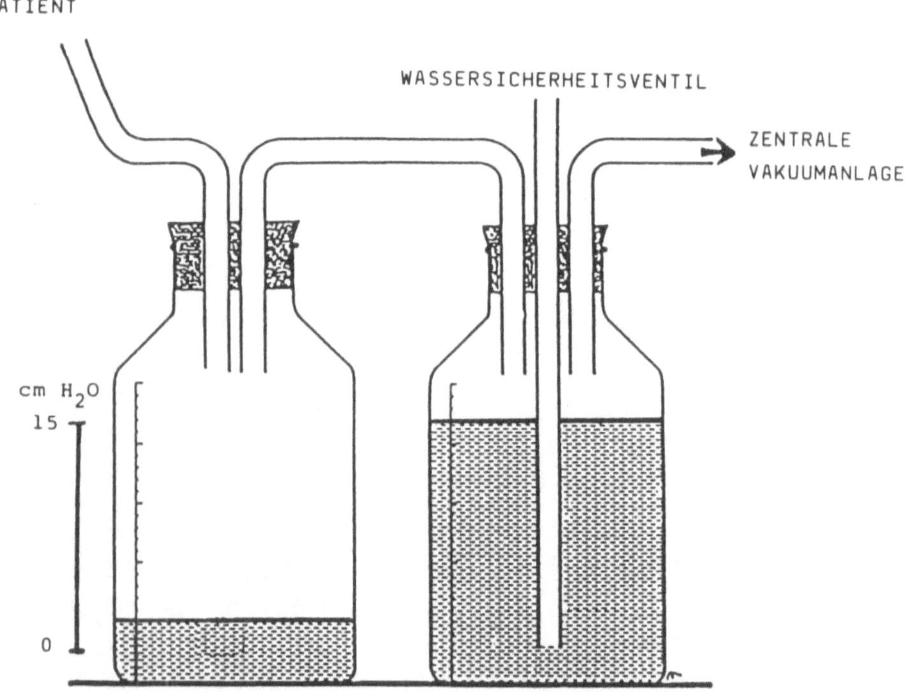

Abb. 2. Zweiflaschensystem einer Thoraxdrainage. Das Wassersicherheitsventil limitiert den Unterdruck auf −15 cm H_2O

Besonderheiten

Eine Thoraxdrainageeinheit muß immer unterhalb des Thoraxniveau plaziert werden. Der geringe Unterdruck reicht nicht aus, um anfallende Sekrete nach oben abzusaugen, es besteht sogar die Gefahr, daß Flüssigkeit in den Thorax gelangt (Prinzip der kommunizierenden Röhren).

Beim Transport eines beatmeten Patienten mit liegender Thoraxdrainage darf diese auf keinen Fall abgeklemmt werden.

Entfernen von Thoraxdrainagen

Jede Thoraxdrainage sollte sobald wie möglich wieder entfernt werden. Hat eine Drainage in den letzten 24 – 48 h weder Luft noch Flüssigkeit gefördert, sollte sie abgeklemmt werden und einige Stunden später nach Kontrolle des Röntgenthoraxbildes gezogen werden. Zu beachten ist, daß Flüssigkeitsmengen unter 200 ml häufig Folge einer drainagebedingten Pleurairritation sind. Das Ziehen einer Thoraxdrainage sollte wie folgt erfolgen:

Es wird die Umgebung der Drainstelle gereinigt und desinfiziert. Anschließend werden die Hautfäden, die den Drain fixieren, entfernt. Mit der linken Hand wird eine Kompresse mit Braunol-Salbe auf die Drainstelle gebracht, die rechte Hand zieht den Drain am Ende einer Inspiration heraus. Gleichzeitig (zweiter Helfer) wird die U- oder Tabaksbeutel-Naht festgezogen. Atmet der Patient spontan, sollte er tief einatmen und beim Ziehen die Luft anhalten. Einige Stunden nach dem Entfernen einer Drainage ist ein Röntgenbild des Thorax anzufertigen.

Mögliche Komplikationen

Beatmete Patienten mit einer Thoraxdrainage sind von entsprechend geschultem Personal zu überwachen, da kleine Fehler oder Fehlfunktionen zu einer akut bedrohlichen vitalen Gefährdung des Patienten führen können (z.B. Spannungspneumothorax). Die häufigste Ursache für eine ineffektive Drainage ist der Verschluß des Drains durch Fibrin oder Blut bzw. Abknicken des Drains oder seiner Verbindungsschläuche (besonders häufig nach Lagerungsmaßnahmen oder Transporten). Bei einer bronchopleuralen Fistel kann ein Hautemphysem durch die Thoraxdrainage entstehen [1]. Besonders bei langer Liegedauer kann es zu einer Infektion oder Erosion von thorakalen Organen kommen. Wird eine über einen längeren Zeitraum kollabierte Lunge durch eine Drainage zu schnell reexpandiert, besteht die potentielle Gefahr eines Lungenödems [3].

Die häufigsten Indikationen für das Legen einer Thoraxdrainage bei beatmeten Patienten sind der Pneumo-, Hämato- und Hämatopneumothorax. Die Plazierung der Drainage sollte über eine Minithorakotomie und stumpfer Präparation erfolgen, wobei die Spitze des Drains beim Pneumothorax ventral und apikal liegen sollte, beim Hämatothorax dorsal und paravertebral. Da kleine Fehler oder Fehlfunktionen einer Thoraxsaugdrainage für den Patienten lebensbedrohliche Folgen haben können, sind für die Überwachung dieser Patienten spezielle Kenntnisse erforderlich.

Literatur

1. Besson A, Saegesser F (1982) Chest trauma. Royal Smeets Offset, Weert
2. Emerson P (1981) Thoracic medicine. Butterworths, London Boston Sydney Wellington Durban Toronto
3. Killen DA, Gobbel WG (1968) Spontaneous pneumothorax. Little, Brown and Company, Boston
4. Lawin P (1981) Praxis der Intensivbehandlung. Thieme, Stuttgart New York, p 35.12
5. Nohl-Oser HCh, Nissen R, Schreiber HW (1981) Surgery of the lung. Thieme, Stuttgart New York
6. Sabiston jr D, Spencer FL (1976) Gibbon's surgery of the chest. Saunders, Philadelphia London Toronto
7. Shields ThW (1972) General thoracic surgery. Lea & Febinger, Philadelphia

Zusammenfassung der Diskussion zu dem Thema: „Technische Grundlagen und Therapie“

Technische Grundlagen der Beatmung

Frage:

Im Beitrag Baum ist von Freiheitsgraden die Rede. Bedeutet dies gleichzeitig die Notwendigkeit einer Überwachung?

Antwort:

Das Entscheidende am Freiheitsgrad ist, daß diese Größe sich in Anpassung an den Zustand des Patienten verändert. Um eine mögliche Entgleisung dieser Größen zu erkennen und zu verhindern, müssen sie überwacht werden. Einstellgrößen sind fix am Gerät eingestellte Werte, Freiheitsgrade ergeben sich aus dem Zusammenspiel zwischen Beatmungsgerät und Lungenfunktion des Patienten. Im Englischen und aus der Statistik ist dieser Begriff als „Degree of freedom“ bekannt.

Frage:

Sind die Demand-flow-Systeme heute den Continuous- oder High-flow-Systemen ebenbürtig?

Antwort:

Messungen der Atemarbeit am Modell, aber auch am Patienten [1, 2] haben ergeben, daß es bei den heutigen Systemen keine signifikanten Unterschiede mehr gibt. Die modernen Demand-flow-Systeme besitzen extrem schnell ansprechende Inspirationsventile. Speziell durch die Einführung der Methode der assistierten Spontanatmung wurde diese Entwicklung enorm beschleunigt.
Kritisch anzumerken ist jedoch, daß es heute noch nicht möglich ist, die Atemarbeit in ihrer Gesamtheit zu messen. Speziell gilt dies für die Kräfte, die notwendig sind, um die Thoraxwand isovolämisch zu bewegen.
Als reines CPAP-Atemsystem empfiehlt sich der Praktikabilität wegen weiterhin das High-flow-System.

Frage:

Was ist der Unterschied zwischen der assistierten Spontanatmung und der früher üblichen assistierten Beatmung mit dem Bird-System?

Antwort:

Beim Bird-System wird lediglich ein konstanter Flow verabreicht, unter den assistierten Spontanatmungsformen kann der Patient während der Inspiration seinen Atemflow variieren. Dieser Unterschied gilt jedoch nicht für den Bennett-PR2. Mit dem Verfahren der inspiratorischen Assistenz kommt die Flowsteuerung wieder in Mode.

Therapie der akuten respiratorischen Insuffizienz

Frage:

Welche Formen der Beatmung sind aus klinischer Sicht zu unterscheiden?

Antwort:

Ist die Ventilation gestört, wird ein entsprechendes Atemminutenvolumen zu applizieren sein. Ist dagegen die Oxygenation gestört (Parenchymversagen im Gegensatz zum Pumpversagen), muß die Hypoxämie behandelt werden. Selbstverständlich treten beide Formen häufig gemischt auf. Kritisch anzumerken ist, daß damit die häufigsten Ursachen nicht erfaßt werden, nämlich die Ventilations-Perfusions-Störungen. Zu unterscheiden ist zwischen der Funktion des Gasaustausches für Sauerstoff und der für CO_2.
Um das kardiale vom respiratorischen Pumpversagen zu trennen, wird vorgeschlagen, den Begriff „Ventilatorisches Pumpversagen“ zu verwenden.

Frage:

Wie ist das Stufenkonzept im Rahmen einer Beatmung klinisch einzusetzen?

Antwort:

Selbstverständlich ist es nicht so, daß von einem Patienten sämtliche Stufen von 1–4 durchlaufen werden. Die Regel dürfte sein, daß ein Patient in Stufe 3 eingeschleust wird und versucht wird, so rasch wie möglich auf Stufe 1 zurückzukehren. Für einen Einstieg in Stufe 3 werden wir uns dann entscheiden, wenn Spontanatmungsverfahren nicht mehr ausreichen oder wenn eine kontrollierte Beatmung aus extrapulmonaler Ursache indiziert ist (z.B. Schädel-Hirn-Trauma, Eklampsie). Als dritte Ursache gilt das Pump- oder Parenchymversagen, das zu einer Beatmung zwingt.

Als Leitforderung sollte noch klargestellt werden, daß eine FIO_2 von 0,5 nicht überschritten werden sollte, d.h. daß erst alle anderen Möglichkeiten ausgeschöpft werden sollten.
Die Aussage über die Begrenzung der FIO_2 gilt nicht für die eingangs zu wählende Einstellung des Respirators. Hier ist durchaus auch eine höhere Sauerstoffkonzentration notwendig und zu empfehlen. Sie sollte nur so rasch wie möglich auf 0,5 gesenkt werden.

Frage:

Gibt es Indikationen für eine Verlängerung der Exspirationsphase während einer Beatmung?

Antwort:

Sicherlich ist die einzige Indikation eine Erhöhung der Resistance, die eine verlängerte Exspiration notwendig macht.

Frage:

Welche Indikation gibt es für eine druckkonstante, zeitgesteuerte Beatmung?

Antwort:

Die Hauptindikation ist ohne Zweifel die Lungenfistel mit höheren Gasverlusten. Nur mit dieser Form der Beatmung ist es möglich, den Gasverlust adäquat zu ersetzen.

Frage:

Wenn unter einer Beatmung eine Hypoxämie auftritt, welche Beatmungsgrößen sollen primär verändert werden, die FIO_2 oder der Beatmungsdruck bzw. die Höhe des PEEP?

Antwort:

In jedem Fall sollte zunächst versucht werden, die gasaustauschende Oberfläche der Lunge zu optimieren, d.h. den PEEP-Wert zu erhöhen. Als zweite Möglichkeit steht die Variation des inspiratorischen Plateaus zur Diskussion, als dritte eine Veränderung des I:E-Verhältnisses in Richtung Inspirationsverlängerung.
Zu diskutieren ist bei restriktiven Lungenerkrankungen eine Reduktion des Atemzugvolumens bei gleichzeitiger Erhöhung der Atemfrequenz, um eine günstigere Druck-Volumen-Relation zu erreichen. Um hohe Spitzen- oder Plateaudrucke zu verhindern, bleibt im Grunde genommen nur eine Erhöhung der Atemfrequenz übrig, um eine Reduktion des Atemzugvolumens zu

ermöglichen. Die kritische Grenze für den Plateaudruck dürfte bei 30 mm Hg liegen. Eine weitere Erhöhung wird in den meisten Fällen zu einer Verschlechterung der Compliance der beatmeten Lunge führen. Benzer weist darauf hin, daß eine Verringerung des Plateaudrucks auch durch die Inversed ratio ventilation möglich ist. Wenn die IRV effektiv sein soll, muß die Exspiration so kurz sein, daß ein Airtrapping entsteht. Das Prinzip der IRV ist der am Ende der Exspiration noch nicht den Wert Null erreichende Flow. Die klinischen Erfahrungen in Innsbruck zeigen, daß über ein IRV-Verhältnis von 2:1 nur ganz selten hinausgegangen zu werden braucht. Bei Anwendung der IRV ist natürlich auf den PEEP-Wert zu achten. Sobald dieser kontinuierlich ansteigt, reicht die Zeit der Exspiration nicht mehr aus.
Die Auswirkungen einer Umstellung des I:E-Verhältnisses auf den PaO_2 können durchaus mehrere Stunden verzögert eintreten. Dies muß beachtet werden, ehe das Beatmungsregime erneut geändert wird. Der mittlere Atemwegsdruck ist bei der IRV in der Regel höher als bei der konventionellen Beatmung.

Frage:

Gibt es Kriterien, nach denen die Sedierung eines Beatmungspatienten zu steuern ist?

Antwort:

Es versteht sich von selbst, daß ein relaxierter Patient auch sediert werden muß. Schwieriger stellt sich das Problem, wenn ein Patient spontan atmen soll und kann. Die klinische Erfahrung zeigt, daß speziell bei Spontanatmungsverfahren die Sedierung und die Analgesie sehr zurückhaltend durchgeführt werden können. Muß dem Patienten ein bestimmtes Beatmungsregime aufgezwungen werden, kann dagegen eine kontinuierliche Sedierung in Form einer Infusion vorteilhaft sein. Bei der Entwöhnung bietet sich an, auf Bolusinjektionen zurückzugehen, wobei die Reduktion der Dosis einer Verlängerung des Zeitintervalls zwischen zwei Bolusinjektionen wahrscheinlich vorzuziehen ist. Problematisch ist weiterhin die nicht vorausplanbare Wirkungsdauer der Benzodiazepine und Neuroleptika.
Anläßlich des ZAK in München 1987 wurde über gute Ergebnisse mit der Kombination von Ketamin und Midazolam berichtet. Besonders hervorzuheben ist hier der fehlende negative Einfluß auf die Darmmotilität, die bei einer Analgesie mit Opiaten häufig als störend bezeichnet werden muß.
In vielen Fällen der Beatmung ist eine Sedierung heute kaum mehr notwendig, da die Adaptation des Beatmungsgerätes an den Patienten und nicht mehr des Patienten an das Gerät erfolgen kann. Ausnahmen bilden die nicht kooperationsfähigen Patienten, wobei jedoch kritisch anzumerken ist, daß die mangelnde Kooperationsfähigkeit nicht selten erst durch eine unkontrollierte Sedierung hervorgerufen worden ist.
Eine Relaxierung als Routinemaßnahme im Rahmen einer Beatmung ist heute sicherlich abzulehnen. In Ausnahmefällen kann sie jedoch notwendig werden,

um z.B. einen stark erhöhten Sauerstoffbedarf durch zentral ausgelöste Hyperventilation zu senken. Kontrovers wurde die Indikation bei Schädel-Hirn-Trauma diskutiert. Husten und Pressen beim Absaugen führen zweifelsohne zu einem Anstieg des intrakraniellen Drucks, er muß jedoch nicht unbedingt durch Relaxierung verhindert werden. Eine ausreichende Sedierung scheint wesentlich größere Vorteile zu bieten. Eine Relaxierung sollte deswegen nur dann stattfinden, wenn alle Möglichkeiten der Sedierung und der Adaptation des Beatmungsgerätes an den Patienten ausgeschöpft sind.

Frage:

Welchen Stellenwert hat die Inhalation von Mukolytika in Kombination mit Betasympathikomimetika?

Antwort:

Beim spontanatmenden Patienten kann durch eine Inhalation von Betasympathikomimetika 10 min vor der Gabe des spezifischen Präparates durchaus eine bessere bronchioläre Verteilung erreicht werden. Offen muß die Frage bleiben, inwieweit dies auch für den beatmeten Patienten zutrifft.
Weiter hat sich gezeigt, daß die Inhalation von Mukolytika und Sekretolytika wesentlich weniger effektiv ist als die orale oder intravenöse Gabe desselben Medikaments. Außerdem zeigt sich klinisch häufig eine bronchokonstriktorische Reaktion auf die Inhalation von Sekretolytika. Dies scheint besonders für Präparate auf Fermentbasis zu gelten.

Frage:

Welche Bedeutung kommt der Lagerung eines Beatmungspatienten zur Sekretmobilisation zu?

Antwort:

Die klinische Erfahrung zeigt, daß die häufig propagierten spezifischen Lagerungen in der Routine nicht durchgeführt werden bzw. nicht durchführbar sind. Bewährt hat sich die Links- und Rechtsseitenlagerung, ansonsten kommen vorzugsweise physiotherapeutische Maßnahmen wie Vibrationsmassage usw. in Frage. Mit Interesse zu verfolgen ist die interponierte Jetventilation, deren Effekt auf die Sekretolyse unumstritten ist. Bei der Verwendung des Jetventilations-Prinzips ist darauf hinzuweisen, daß es bis heute kein nach MedGV zugelassenes Beatmungsgerät gibt, das gleichzeitig eine Jetventilation erlaubt. Alle bisher eingesetzten Geräte sind Prototypen.
Speziell bei chronisch-obstruktiven Atemwegserkrankungen ist als wesentlicher Faktor der Sekretmobilisation die ausreichende Flüssigkeitssubstitution des Patienten zu sehen. Häufig ist die Sekreteindickung durch unzureichende Flüssigkeitszufuhr verursacht.

Frage:

Empfiehlt sich die routinemäßige Anwendung der sogenannten künstlichen Nasen im Rahmen einer Beatmungstherapie?

Antwort:

Die heute angebotenen Verdampfertöpfe sind so effektiv, daß auf die routinemäßige Anwendung künstlicher Nasen verzichtet werden kann. Abgesehen davon muß das Problem der Schleimverlegung bei tubusnaher Anbringung weiterhin als ungelöst angesehen werden. Der dadurch ausgelöste erhöhte Atemwegswiderstand kann plötzlich auftreten und den Patienten durch ein Barotrauma oder durch eine Hypoxie vital gefährden.
Unbeantwortet mußte die Frage bleiben, wieviel Flüssigkeit bei einer ausreichenden Anfeuchtung der Beatmungsluft vom Patienten aufgenommen wird. Es steht zu vermuten, daß mit einer Verlängerung der Inspirationszeit diese Menge zunehmen wird. Dies gilt natürlich auch mit zunehmender Temperatur der Atemgase. Vielleicht erklärt sich daraus die Beobachtung, daß in der Entwöhnungsphase Patienten häufig eine negative Flüssigkeitsbilanz bezogen auf das Infusionsregime und die Urinvolumina aufweisen.

Frage:

Welche Therapiekonzepte empfehlen sich bei Asthmapatienten, die einer Beatmung bedürfen?

Antwort:

An erster Stelle stehen die Betasympathikomimetika und die Xanthinderivate. Gleichzeitig wird die Gabe von Anticholinergika empfohlen. Erst wenn alle diese Maßnahmen nicht ausreichen, kann die Gabe von Kortikosteroiden diskutiert werden. In manchen Fällen wird sich trotz einer massiven medikamentösen Therapie die Beatmung nur dann optimal gestalten lassen, wenn der Patient zusätzlich relaxiert wird. In schweren Fällen kann darüber hinaus noch die Inhalation von niedrig dosiertem Halothan oder Isofluran versucht werden, außerdem die Sedierung mit Ketamin und Midazolam.

Frage:

Welche Indikationen sehen Sie für den Einsatz der fiberoptischen Bronchoskopie im Rahmen einer Beatmungstherapie?

Antwort:

Die häufigste Indikation ist die gezielte Tracheobronchialtoilette bei einer durch eine Hyper- oder Dyskrinie hervorgerufenen Sekretretention, vor allem wenn zusätzlich Atelektasen vorliegen. Daneben bietet die Fiberbronchoskopie jedoch auch wertvolle diagnostische Möglichkeiten, wie z.B. beim Thoraxtrauma, Aspirationsverdacht und in der Abklärung einer unklaren Hypoxämie. Beachtet werden sollte, daß es bei jeder Bronchoskopie zu einem PaO_2-Abfall kommen kann, der individuell verschieden ausgeprägt sein und auch unterschiedlich lange anhalten kann. Von besonderer Bedeutung für die Abnahme des Sauerstoffpartialdrucks beatmeter Patienten sind eine zu lange Untersuchungsdauer, zu ausgiebige Absaugmanöver sowie eine zu massive Spülung mit physiologischer Natriumchloridlösung.

Literatur

1. Falke KJ, Samodelov LF (1986) Inspiratory work of breathing. In: Update in intensive care and emergency medicine 1 (ed. J.L. Vincent), p. 96. Springer Berlin, Heidelberg, New York, Tokyo
2. Katz JA, Kraemer RW, Gjerde GE (1985) Inspiratory work and airway pressure with continuous positive airway pressure delivery systems. Chest 88: 519

jedoch auch wertvolle diagnostische Möglichkeiten, wie z. B. beim Thoraxtrauma. Apparativ [illegible] und in der Abklärung einer [illegible] Rezidiv werden sollte, daß es bei jeder Bronchoskopie zu einem PaO_2-Abfall kommen kann, der individuell verschieden ausgeprägt ist und auch unterschiedlich lange anhalten kann. [illegible] Bedeutung für die Abnahme des Sauerstoffpartialdrucks beatmeter Patienten sind eine zu lange Unterbrechung [illegible] Absaugung sowie eine zu massive Spülung [illegible] physiologischer Kochsalzlösung.

Literatur

1. Fiske KL, Schroeder [illegible] Inspiratory work of breathing. In: [illegible] and emergency medicine [illegible] Springer, Berlin Heidelberg New York Tokyo
2. Katz JA, Kraemer RW, Gjerde GE [illegible] Inspiratory work and airway pressure with continuous positive airway pressure delivery systems. Chest [illegible]

VI Wechselwirkung zwischen Beatmung und Organfunktion

Wirkungen und Nebenwirkungen der Beatmung auf Lungen-, Herz- und Kreislauffunktion

J. Peters

Die Anwendung kontinuierlicher oder zyklisch variierender positiver Atemwegsdrucke, d.h. über den umgebenden Atmosphärendruck hinausgehender intratrachealer und damit auch intraalveolärer Drucke (P_{alv}), ist ein akzeptiertes Verfahren bei der Behandlung von Störungen des pulmonalen Gasaustausches und/oder einer Insuffizienz der Atemmuskulatur. Das technische Spektrum reicht dabei von Beatmungsfrequenzen zwischen 6 (intermittierende Überdruckbeatmung, IPPV) und 4000 min^{-1} (High frequency oscillation) mit einer entsprechenden Anpassung des Tidalvolumens (V_T) zur Erzielung einer Normokarbie, über die intermittierende mandatorische Beatmung (IMV) und Spontanatmung mit Druckunterstützung (ASB), bis hin zur reinen Spontanatmung. Dabei kann den dynamischen intratrachealen Druckschwankungen durch das Beatmungsgerät jeweils zusätzlich ein statischer kontinuierlicher positiver Atemwegsdruck (CPAP) überlagert werden. Der nachstehende Beitrag bezieht sich zwar insbesondere auf die Wirkungen von kontrollierter maschineller Beatmung (CMV) mit positiv endexspiratorischem Druck (PEEP) bzw. CPAP auf die Lungen- und Herz-Kreislauf-Funktion, jedoch gelten die meisten Überlegungen prinzipiell auch für andere Formen der Atemtherapie und Beatmung.

Obwohl positive intratracheale Drucke meist sowohl eine Veränderung des Lungenvolumens als auch des pleuralen Drucks (P_{pl}) verursachen, sind beide Effekte auch in der Klinik nicht obligat miteinander verknüpft. So führt ein negativer pleuraler Druck bei Verlegung der Atemwege ebensowenig zu einer Änderung des Lungenvolumens wie ein positiver pleuraler Druck, der durch Kompression des Thorax von außen („Herzmassage" bei Wiederbelebung) erzeugt wird. Es ist deshalb zweckmäßig, Veränderungen des Lungenvolumens und des Pleuradrucks zunächst getrennt voneinander zu betrachten.

Positive Atemwegsdrucke (P_{aw}) führen in Abhängigkeit vom transpulmonalen Druck ($P_{tp} = P_{alv} - P_{pl}$) zu einer Erhöhung des Lungenvolumens, dessen Grad von der Lungencompliance (C_L) bzw. der Position der Lunge auf ihrer individuellen Compliancekurve gegeben ist. Ein gegebener Atemwegsdruck wird also bei gesunder Lunge das Lungenvolumen viel ausgeprägter erhöhen als bei einer steifen, kranken Lunge (Abb. 1). Da die sich ausdehnenden Lungen zur äußeren Umgebung bzw. zum Bauchraum von einer elastischen Hülle (Thoraxwand, Zwerchfell) umgeben sind, führt eine Zunahme des Lungenvolumens auch zur Erhöhung des Drucks in der Pleurahöhle, im Mediastinum und

Mit Unterstützung der DFG Projekt Pe 301/1-1

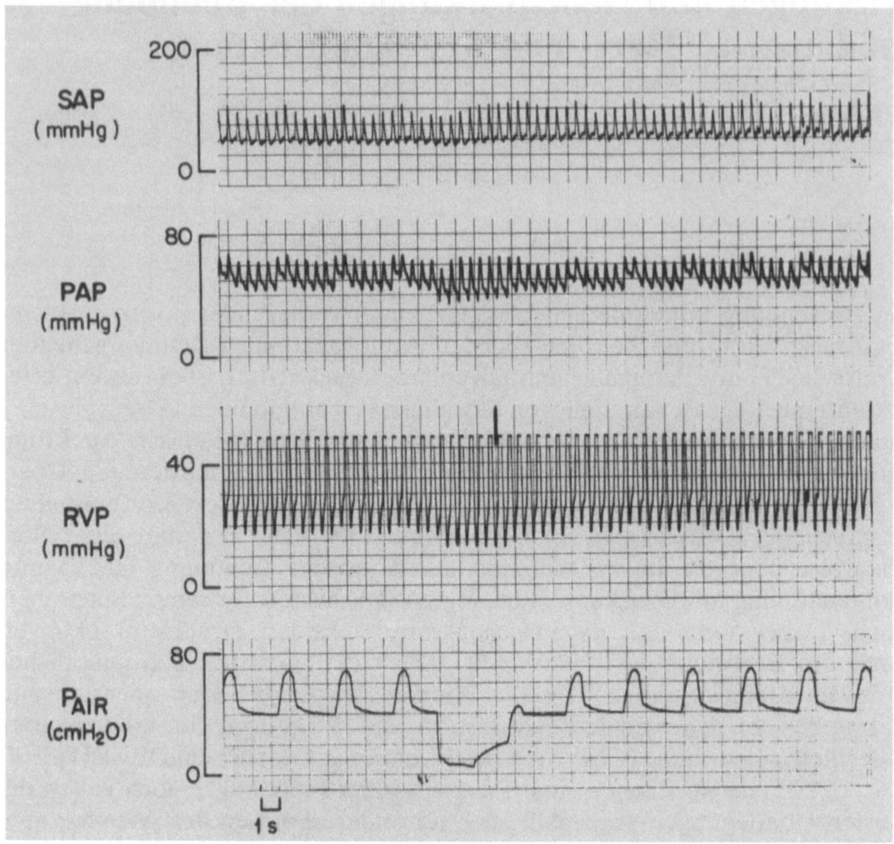

Abb. 1. Plötzliche Reduktion des Atemwegsdrucks (P_{AIR}) mit Abfall des positiv endexspiratorischen Drucks (PEEP) von 40 auf 5 cm H_2O bei einem Patienten mit schwerem ARDS (Originalregistrierung). Trotz Abfall des Atemwegsdrucks um 35 cm H_2O fallen der rechtsventrikuläre (RVP) und pulmonalarterielle (PAP) Druck nur um ca. 5 mm Hg (= ca. 7 cm H_2O). Ursache für die geringe Übertragung des alveolären auf den intravasalen bzw. intrathorakalen Druck ist vermutlich die starke Abnahme der Lungencompliance (Nach [53])

im Herzbeutel. Diese Drucke wollen wir nachstehend kursorisch als intrathorakalen Druck (P_{ITP}) bezeichnen. Für einen gegebenen Atemwegs- bzw. Alveolardruckanstieg hängt die Veränderung des intrathorakalen Drucks sowohl von der Lungen- als auch von der Thoraxcompliance ab. Ist die Lunge wenig dehnbar, so überträgt sich der alveoläre Druckanstieg in geringerem Maße auf die im Mediastinum liegenden Gefäße und das Herz. Analog führt eine Begrenzung der Exkursion der Thoraxwand (z.B. bei Fettsucht, engem Thoraxgips, prall gespanntem Abdomen, Bauchbinden) für ein vorgegebenes maschinelles Atemzugvolumen zu einer stärkeren Erhöhung des intratrachealen und intrathorakalen Drucks. Diese Zusammenhänge sind wichtig im

Hinblick auf die Kreislaufnebenwirkungen der Überdruckbeatmung und die Beurteilung des Füllungszustandes der Zirkulation (siehe unten), da es stets der transmurale Druck (Gefäßinnendruck minus äußerem Oberflächendruck) ist, der die Füllung z.B. des Herzens bestimmt.

Bedeutung des intrathorakalen Drucks

Alle großen intrathorakalen Gefäße und das Herz sind einem sich kontinuierlich ändernden Umgebungsdruck ausgesetzt, dessen Spannweite von −50 mm Hg bei Atemwegsobstruktion oder Asthma [30, 46], über −2 bis −7 mm Hg beim normalen spontanatmenden Menschen, bis hin zu +100 mm Hg beim kräftigen Husten oder während kardiopulmonaler Reanimation reicht [6, 18, 24, 28]. Die intrathorakalen Drucke sind also u.U. weitaus höher als die Füllungsdrucke des Herzens. Es liegt daher auf der Hand, daß der zentralvenöse (ZVD) und pulmonalkapilläre (PCWP) Druck, welche klinisch ja relativ zum Barometerdruck (Nulleichung) gemessen werden, ohne Berücksichtigung des intrathorakalen Drucks streng genommen eine bedeutungslose Größe sind. Entsprechend können Veränderungen der gemessenen Füllungsdrucke bei Erhöhung des intrathorakalen Drucks unter Überdruckbeatmung oder CPAP nur dann den Füllungszustand des Herzens oder Änderungen desselben widerspiegeln, wenn die Füllungsdrucke relativ zum tatsächlichen oder – näherungsweise – zum geschätzten intrathorakalen Druck betrachtet und interpretiert werden. So kann beispielsweise ein ZVD oder PCWP von 15 mm Hg unter Spontanatmung eine Hypervolämie und/oder Herzinsuffizienz bedeuten, unter einem CPAP oder PEEP von 20 mm Hg aber u. U. eine insuffiziente diastolische Füllung der Ventrikel.

Unglücklicherweise ist der die Gefäße bzw. das Herz umgebende intrathorakale Druck, d.h. der Druck im Mediastinum oder im Perikard, klinisch nicht genau zu messen. Selbst wenn, wie z.B. nach einer Herz- oder Lungenoperation, über eine Drainage eine Kommunikation zum Perikard, Mediastinum oder zur Pleurahöhle besteht, derer man sich zur Druckmessung in diesen Körperhöhlen bedienen könnte, hätte eine solche Messung Fehler. Normalerweise haben der Perikard- und Pleuraspalt nur eine minimale Breite. Würde ein Katheter zur Druckmessung eingebracht, so würde wahrscheinlich der Katheter selbst den zu messenden Druck verändern. Viel gravierender aber ist ein zweites Problem. Die Drucke an den Grenzflächen von Herz und Perikard bzw. Lunge und parietaler Pleura sind in erster Linie *Oberflächendrucke*, während über einen Katheter mit angeschlossenem Druckwandler oder ein Katheterspitzenmanometer ausschließlich *hydrostatische Drucke* gemessen werden. Der Unterschied beider Druckformen wird an einem einfachen Beispiel klar: Wenn man sich in einem niedrigen Zelt aufrichtet bis der Kopf das Dach des Zeltes eindrückt, so übt das Zeltdach einen Druck auf den Kopf aus. Würde man nun mit einem Druckwandler den Druck an einem beliebigen Ort im Zelt messen, so entspräche dieser Druck dem Barometerdruck bzw. wäre, auf Barometerdruck bezogen, gleich Null. Eine analoge Situation liegt vor, wenn bei Zunahme des Lungenvolumens die sich ausdehnende Lunge einen direkten Oberflächendruck auf das Herz ausübt (siehe unten). Eine Messung intrathorakaler Drucke über einfache luft- oder flüssigkeitsgefüllte Kathetersysteme wird also der physiologischen Problemstellung a priori nicht gerecht.

Gelegentlich wird mit einem luftgefüllten Ballon der Oberflächendruck im Ösophagus als Näherungswert für den tatsächlichen intrathorakalen Druck gemessen. Es ist sehr wahrscheinlich, daß der Ösophagusdruck im Liegen durch das Gewicht des Mediastinums den in der Pleurahöhle herrschenden absoluten Druck überschätzt und den lokal auf das Herz einwirkenden Oberflächendruck insbesondere bei großem Herz und/oder hohem Lungenvolumen erheblich unterschätzt.

Pulmonale Effekte von Überdruckbeatmung und PEEP

Mehrere Mechanismen werden genannt [23, 42], um die Verbesserung des Gasaustauschs unter mechanischer Beatmung mit PEEP bzw. mit CPAP zu erklären: a) Erhöhung der funktionellen Residualkapazität (FRC) sowohl durch Zunahme des Volumens bereits offener Alveolen als auch durch Wiedereröffnung zuvor kollabierter perfundierter Alveolen („Alveolar recruitment"); b) Vermeidung des Kollapses terminaler Atemwege und c) Verminderung des interstitiellen Lungenwassers. Da die Wirkung positiver intratrachealer und transpulmonaler Drucke auf Lungenmechanik und Gasaustausch bereits in anderen Beiträgen diskutiert wird, wird hier auf eine weitergehende Diskussion verzichtet. Ergänzt sei lediglich, daß Überdruckbeatmung per se wahrscheinlich nicht zu einer Abnahme der Flüssigkeitsfiltration in der Lunge führt, sondern eventuell sogar zu einer Zunahme. Soweit von isolierten Lungenpräparaten bekannt, vermindert nämlich ein positiver Alveolardruck bei konstantem Lungenvolumen die Filtration, während ein positiver transpulmonaler Druck, d.h. eine Zunahme des Lungenvolumens, die Filtration erhöht [2, 4]. Die Effekte einer Beatmung auf die Filtration sind deshalb nicht vorhersehbar.

Intrinsic PEEP (Auto-PEEP)

Die Exspiration wird bei Überdruckbeatmung per definitionem durch die nächste mechanische Inspiration beendet. Ist die Beatmungsfrequenz hoch, das Inspirations-Exspirations-Verhältnis groß (Inversed ratio ventilation) oder kommt es durch partiellen Luftwegskollaps zur exspiratorischen Flußlimitierung, so kann die mechanische Inspiration beginnen, bevor die letzte Exspiration beendet ist, d.h. der exspiratorische Gasfluß auf Null abgesunken ist. Dies bedeutet, daß in der Lunge endexspiratorisch ein positiver alveolärer Druck („Intrinsic PEEP", „Auto-PEEP") mit entsprechender Erhöhung des Lungenvolumens und des intrathorakalen Drucks entsteht, der aber am Beatmungsgerät weder eingestellt ist noch am Beatmungsdruckmanometer, welches ja während Exspiration zur Atmosphäre hin offen ist, notwendigerweise abgelesen werden kann. Dieses Phänomen scheint bei beatmeten Intensivpatienten häufig vorzuliegen [37] und verfälscht im übrigen auch die Bestimmung der statischen

Atemsystemcompliance, z.B. mit den zu einem Beatmungsgerät gelieferten Zusatzmodulen, erheblich. Das Vorliegen eines Intrinsic PEEP ist auch bei spontanatmenden Patienten mit chronisch obstruktiver Lungenerkrankung nachgewiesen worden [13].

Die Bedeutung des „Intrinsic PEEP" liegt nun in zwei Aspekten. Einmal hat Intrinsic PEEP grundsätzlich die gleichen Effekte auf Lungenvolumen und Kreislauf wie ein normaler extrinsischer PEEP, d.h. er erhöht – allerdings oft unbemerkt – den intrathorakalen Druck und deshalb auch die Füllungsdrucke relativ zum Barometerdruck. So kann beispielsweise ein Anstieg des PCWP oder ZVD bei Bronchospasmus Folge eines Intrinsic PEEP sein. Eine Gabe von Diuretika oder Vasodilatatoren zur Senkung des Füllungsdrucks wäre in diesem Fall sicher keine richtige oder logische Therapie.

Zum anderen erhöht Intrinsic PEEP bei partieller oder kompletter Spontanatmung des Patienten die „isovolämische" Atemarbeit u. U. erheblich, da der Patient die Druckdifferenz zwischen Atmosphärendruck (bzw. dem an der Beatmungsmaschine eingestellten PEEP) und dem Intrinsic PEEP erst einmal durch die Atemmuskeln überwinden muß, ehe der inspiratorische Gasstrom in Gang kommt.

Pathophysiologie intrathorakaler Drucke im Hinblick auf Herz und Kreislauffunktion

Positive intrathorakale Drucke führen, kommt es nicht zu einer reflektorischen Gegenregulation des Kreislaufs oder zu kreislaufstützenden Maßnahmen durch den Arzt, in den allermeisten Fällen zu einer Erniedrigung von Schlagvolumen und Herzminutenvolumen. Die möglichen Mechanismen für diese Kreislaufdepression sind vielfältig und klinisch im Einzelfall oft nicht exakt zu definieren. Folgende Mechanismen spielen eine Rolle:

Reflexeffekte

Eine Lungendehnung mit hohen transpulmonalen Drucken verursacht im Tierexperiment eine temporäre Vasodilatation im Systemkreislauf und vielleicht auch eine herabgesetzte kardiale Kontraktilität [1]. Die Effekte waren nach Vagotomie nicht mehr festzustellen. Es ist jedoch gegenwärtig unklar, ob und in welchem Ausmaß Reflexe und/oder humorale Mediatoren die akuten und chronischen Effekte der Beatmung modifizieren. Akzeptiert ist, daß positive intratracheale und intrathorakale Drucke prinzipiell komplexe homöostatische Reflexe über Vermittlung der arteriellen Barorezeptoren, der pulmonalen und kardialen Dehnungsrezeptoren aktivieren können, wobei die efferenten Effekte (Abb. 2) z.B. an der glatten Gefäßmuskulatur und Niere ihr Erfolgsorgan haben [12, 41]. Die Aktivierung dieser Reflexbahnen ist jedoch wiederum eine unmittelbare Konsequenz der direkten mechanischen Effekte der Überdruckbeatmung auf Herz und Kreislauf.

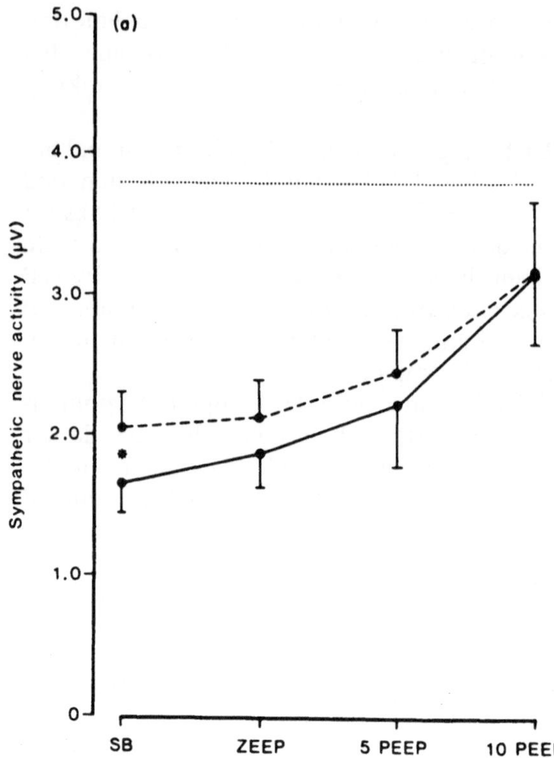

Abb. 2. Absolute (oben) und relative (Spontanatmung = 100%) Zunahme (unten) der sympathischen Nervenaktivität (SNA) während Spontanatmung (SB), Beatmung mit 0 (ZEEP), 5 und 10 cm H_2O PEEP vor (durchgezogene Linie) und nach (gestrichelte Linie) Vagotomie. Abgeleitet wurde vom N. splanchnicus und von Nierenefferenzen bei mit Chloralose anästhesierten Ratten. Die deutliche Zunahme der efferenten Sympathikusaktivität mit Erhöhung des mittleren Beatmungsdrucks ist klar erkennbar. Insgesamt sind die Anstiege nach Vagotomie etwas geringer.
Überdruckbeatmung kann also vor und nach Ausschaltung vagaler kardiopulmonaler Afferenzen eine erhebliche reaktive Tonuserhöhung des sympathischen Nervensystems hervorrufen (Nach [41])

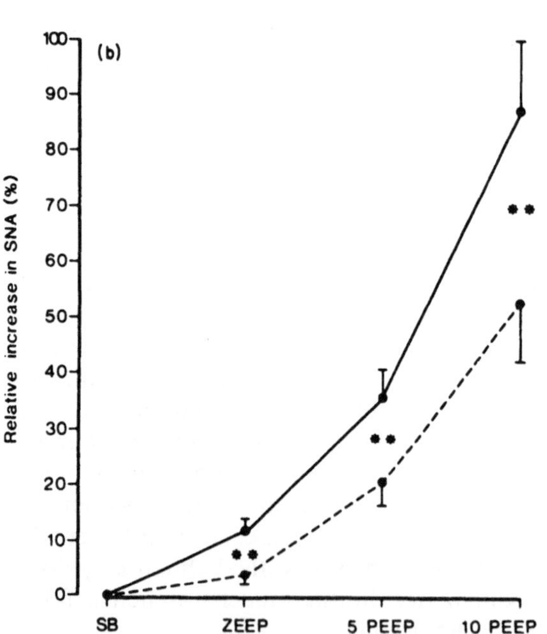

Abb. 3a–c. Schematische Beziehung zwischen rechtem Vorhofdruck [Pra] (auf Atmosphärendruck bezogen), venösem Rückstrom und Herzzeitvolumen vor (links) und nach Applikation eines erhöhten Pleuradrucks (Mitte) sowie nach zusätzlicher Volumengabe im Flußmodell nach Guyton bei normaler kardialer Kontraktilität. **a** Mit Zunahme des rechten Vorhofdrucks kommt es zu einer Abnahme des venösen Rückstroms, bis dieser bei Schneiden der x-Achse sistiert. Umgekehrt steigt mit Zunahme des Vorhofdrucks aber

Verminderung des venösen Rückstroms

Ein erhöhter intrathorakaler Druck erhöht den rechten Vorhofdruck relativ zum Barometerdruck und führt entsprechend den von Guyton entwickelten Konzepten durch Verminderung des den Rückstrom treibenden Druckgradienten zu einer Abnahme des venösen Rückstroms [10]. Da venöser Rückstrom und Herzminutenvolumen im Gleichgewicht identisch sein müssen, ist auch das Herzminutenvolumen entsprechend vermindert, wobei der Grad der HZV-Abnahme allerdings auch von der Suffizienz des Herzmuskels abhängig ist (Abb. 3). Es bestehen wenig Zweifel, daß dieser Mechanismus bei Erhöhung des intrathorakalen Drucks der wichtigste Faktor bei der Verminderung des Herzminutenvolumens ist. In dem Maß, wie durch eine Zunahme des Füllungsdrucks der Gesamtzirkulation („Mean circulatory filling pressure") mittels

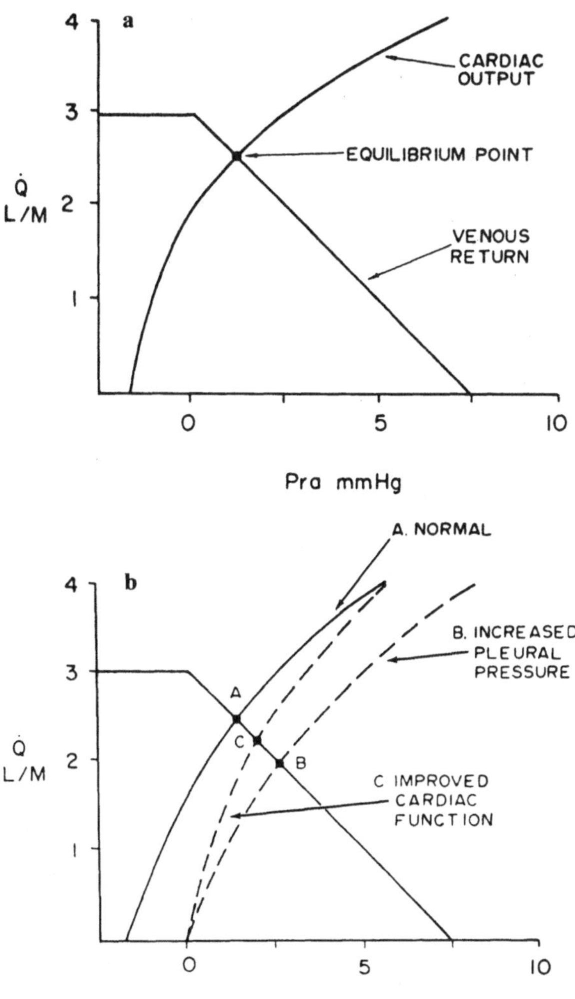

auch das Herzminutenvolumen. Da im Gleichgewicht venöser Rückstrom und Herzminutenvolumen identisch sein müssen, schneiden sich beide Kurven im sogenannten Äquilibriumpunkt. **b** Effekt einer Erhöhung des Pleuradrucks. Zum Vergleich sind die Ausgangskurven eingezeichnet, die sich im Punkt A schneiden. Eine Erhöhung des Pleuradrucks führt zu einer Verschiebung des Arbeitspunktes zu Punkt B, da die Erhöhung des Pleuradrucks den rechten Vorhofdruck steigen läßt und den Rückstrom damit vermindert. Die HZV-Kurve ist parallel nach rechts verschoben. Wird nun die HZV-Kurve durch zusätzliche Infusion von Katecholaminen steiler, d.h. steigt die Kontraktilität, so rutscht der Arbeitspunkt der Zirkulation (Punkt C) wieder in Richtung Ausgangswert. Trotz erheblicher Kontraktilitätssteigerung wird aber der Ausgangswert nicht erreicht. Selbst wenn das Herz durch eine ideale Pumpe mit senkrechter HZV-Kurve ersetzt würde, würde gerade der Ausgangswert vor Erhöhung des Pleuradrucks wieder erreicht. Eine reine Kontraktilitätssteigerung ist also kein sinnvolles Mittel, um die Abnahme des HZV unter Überdruckbeatmung zu kompensieren.

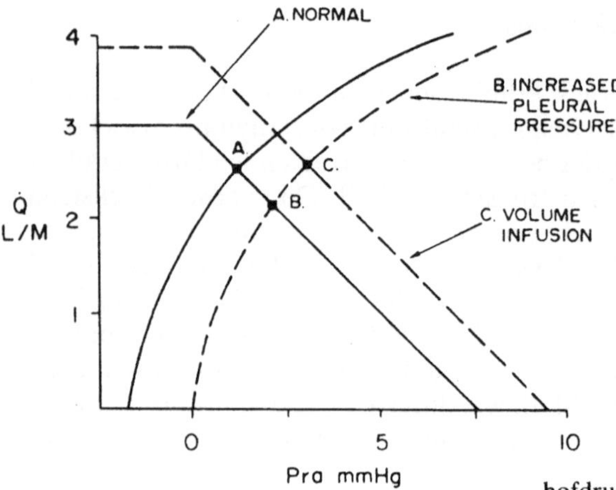

Abb. 3c. Zusätzliche Blutvolumenexpansion. Die Funktionskurven und Arbeitspunkte vor (Punkt A) und nach Erhöhung des Pleuradrucks (Punkt B) sind ebenfalls eingezeichnet. Blutvolumenzunahme verändert durch Erhöhung des mittleren Füllungsdrucks der Zirkulation die Kurve des venösen Rückstroms, so daß nun für den gleichen Vorhofdruck der Rückstrom höher ist. Der Arbeitspunkt der Zirkulation rutscht daher nach Punkt C, d.h. das HZV bleibt nach Blutvolumenexpansion unter Inkaufnahme eines höheren Vorhofdrucks bei Erhöhung des Pleuradrucks konstant (Nach [52])

Aktivierung von Reflexen, Blutvolumenexpansion oder Konstriktion der Kapazitätsgefäße durch vasopressorische Pharmaka der venöse Rückstrom wiederhergestellt werden kann, nimmt auch das HZV wieder zu bzw. weniger stark ab. Im Gegensatz dazu führen Faktoren, die zu einer Verminderung des verfügbaren Blutvolumens führen, wie z.B. Hypovolämie, Sympathikusblockade (Spinal- oder Periduralanästhesie) oder Alphablockade, zu einer Akzentuierung des HZV-Abfalls unter positiven intrathorakalen Drucken. Dies erklärt, warum Patienten mit Hypovolämie oder eingeschränkter Fähigkeit zur Vasokonstriktion bei Beginn einer Überdruckbeatmung oder Beatmung mit PEEP oft starke Blutdruck- und HZV-Abfälle zeigen. Von besonderer Bedeutung ist andererseits auch, daß klinisch eine relative Hypovolämie unter Beatmung nicht selten reflektorisch maskiert wird. Erst Sedierung, Narkoseeinleitung oder Umlagerung des Patienten führt zu einem dann aber um so deutlicheren Blutdruckabfall.

Verschiebung von Blutvolumen in die Körperperipherie

Eine Erhöhung des mittleren intrathorakalen Drucks führt zu einer Verkleinerung des intrathorakalen Blutvolumens mit Blutvolumenverschiebung in die extrathorakale Körperperipherie [9] und Zunahme des Extremitätenvolumens (Abb. 4). Da entsprechend auch der periphervenöse Druck unter Überdruckatmung ansteigt, kommt es eventuell auch zu einer erhöhten Flüssigkeitsfiltration ins Gewebe. Dies wiederum könnte die bei prolongierter Beatmung nicht selten zu beobachtende Neigung zu peripheren Ödemen erklären. Eine Verschiebung von Blutvolumen in die Körperperipherie durch Überdruckbeatmung kann im Einzelfall therapeutisch erwünscht sein (Herzinsuffizienz, Lungenödem) oder eine ernste Nebenwirkung (Schlagvolumen- und HZV-Abfall) darstellen.

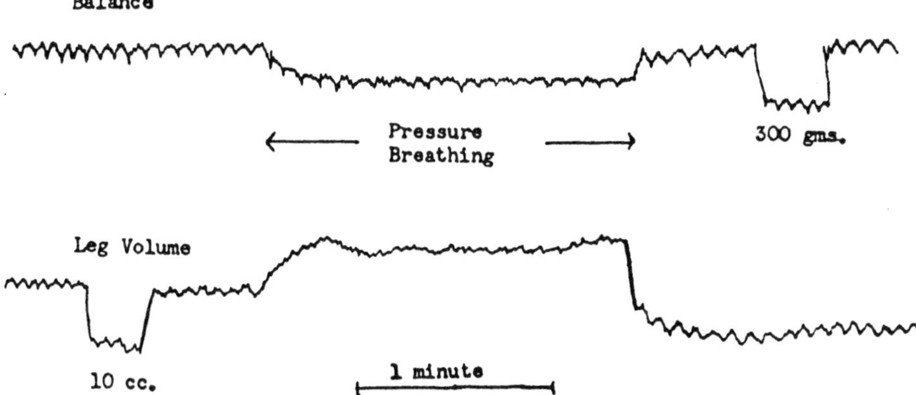

Abb. 4. Verschiebung des Schwerpunkts des Körpergewichts unter spontaner Überdruckatmung (30 cm H_2O) beim Mensch. Der Freiwillige liegt dabei waagerecht auf einer Waage, deren Auslenkung auf der oberen Kurve wiedergegeben ist. Überdruckatmung („Pressure breathing") führt zu einer Verlagerung des Körperschwerpunktes in Richtung auf die Beine. Zum Vergleich Auslenkung der Waage bei Plazierung eines Gewichts von 300 g auf die Beine. Untere Kurve: Plethysmographisch registriertes Beinvolumen. Überdruckatmung führt zu einer reversiblen Zunahme des Beinvolumens. Da der Ausgangswert des Beinvolumens nach Beendigung der Überdruckatmung sogar unterschritten wird, vermuten die Autoren, daß eine kompensatorische Vasokonstriktion stattgefunden hat (Nach [9])

Lungenvolumenzunahme und rechtsventrikuläre Nachlast

Eine Veränderung des Lungenvolumens führt zu einer Änderung von Kapazität und Flußwiderstand im pulmonalen Gefäßbett. Alveoläre Kapillaren, die vom alveolären Druck umgeben sind, werden bei Zunahme des transpulmonalen Drucks und Lungenvolumens komprimiert. Im Gegensatz dazu werden extraalveoläre intrapulmonale Gefäße bei Zunahme des Lungenvolumens erweitert. Bei Zunahme des Lungenvolumens können also alveoläre Gefäße Blut entleeren, während extraalveoläre Gefäße Blut aufnehmen. Der Nettoeffekt auf das intrapulmonale Blutvolumen und den pulmonalvenösen Rückstrom zum linken Vorhof hängt von dem vorherrschenden Füllungszustand der Lunge ab. Befindet sich die Lunge überwiegend in einer Zone III (linker Vorhofdruck $P_{LA} > P_{alv}$), z.B. bei Hypervolämie oder Herzinsuffizienz, so führt eine Zunahme des Lungenvolumens zu einer transienten Zunahme des pulmonalvenösen Rückstroms, ist sie überwiegend in einer Zone II ($P_{LA} < P_{alv}$), z.B. bei ausgeprägter Hypovolämie, so kommt es eher zu einer Abnahme des Rückstroms [3]. Eine Veränderung des pulmonalvenösen Rückstroms ist wahrscheinlich einer der Mechanismen, die für die transiente Schwankung des arteriellen Drucks mit dem Beatmungszyklus verantwortlich sind.

Der pulmonale Gefäßwiderstand wird üblicherweise aus dem Quotienten von Perfusionsdruck [Pulmonalarterieller Mitteldruck minus linker Vorhof- (P_{LA})

bzw. Wedge-Druck] und Fluß (Herzminutenvolumen) berechnet. Allgemein wird angenommen, daß der Flußwiderstand bei normaler FRC sein Minimum hat und sowohl bei Atelektase wie auch insbesondere bei Lungenüberblähung zunimmt [51]. Entsprechend den klassischen Arbeiten von West [50] und Permutt [31] besteht die Lunge jedoch aus drei funktionell unterschiedlichen Gefäßabschnitten, den Zonen I bis III (vgl. Abb. 5a und b). Zone I bezeichnet das Lungengefäßbett, in dem der pulmonalarterielle Druck kleiner als der alveoläre Druck ist und dementsprechend kein Blut fließt (Totraumeffekt, unendliches V/Q-Verhältnis). In Zone II ist der pulmonalarterielle Druck zwar höher als der alveoläre Druck, letzterer jedoch wiederum höher als der linke Vorhofdruck. Dies bedeutet, daß die Kapillaren hier partiell kollabiert sind und der alveoläre Druck, nicht der linke Vorhofdruck, den effektiven Ausflußdruck der Gefäße dieser Lungenzone beschreibt („Wasserfalleffekt", Starling-Widerstand). In Zone III schließlich ist der linke Vorhofdruck größer als der alveoläre Druck, die Gefäße sind kontinuierlich offen, und der linke Vorhofdruck ist der korrekte Abflußdruck der Lunge (Poiseuille-Widerstand).

Beim Anstieg des linken Vorhofdrucks steigt daher theoretisch bei konstantem Blutfluß in einer Zone II der Pulmonalarteriendruck erst dann, wenn der Spiegel des Wasserfalls ($P_{LA} = P_{alv}$) erreicht ist. In einer Zone III führt dagegen bei konstantem Fluß jeder Anstieg des linken Vorhofdrucks zu einer Erhöhung des Pulmonalarteriendrucks. Es versteht sich, daß unter diesen Umständen die Berechnung eines „pulmonalvaskulären Widerstands" ein recht sinnloses Unterfangen ist, da der sich ergebende Zahlenwert kein Hinweis auf eine aktive Gefäßtonusänderung oder auf die Effekte pharmakologischer Vasodilatatoren ist, sondern bestenfalls einen druckpassiven Effekt reflektiert. Außerdem ist es schon aus theoretischen Gründen nicht zulässig, da gleichzeitig zwei (Zone II und III) oder mehr Flußmodelle existieren, eine abgeleitete Größe zu benutzen, die auf nur einem dieser Modelle basiert [47]. Hinzu kommt, daß die Beziehung zwischen Perfusionsdruck und Fluß weder linear ist noch durch den Ursprung des Druck-Fluß-Koordinatensystems geht. Manche Autoren haben daher vorgeschlagen, die klassische Berechnung des pulmonalen Gefäßwiderstandes als biologisch irrelevant und falsch zu betrachten, aufzugeben und durch die graphische Betrachtung der kompletten Druck-Fluß-Beziehung zu ersetzen [27].

Überdruckbeatmung und insbesondere PEEP führt zu einer Ausdehnung der Zone I (Totraumeffekt mit Vergrößerung der Partialdruckdifferenz zwischen arteriellem und endexspiratorischem CO_2) und wahrscheinlich auch der Zone II [8]. Gerade unter diesen Bedingungen ist die Berechnung eines „pulmonalvaskulären Widerstandes" klinisch noch fragwürdiger und sollte aufgegeben werden.

Für einen vorgegebenen pulmonalen Blutfluß erhöht sich mit Zunahme des alveolären Drucks der pulmonalarterielle Druck [16], und zwar um so stärker, je größer der Anteil der Zone II ist. Um bei Zunahme des Lungenvolumens durch Überdruckbeatmung ein konstantes HZV zu pumpen, muß also der rechte Ventrikel u. U. einen höheren transmuralen systolischen Druck aufbringen. Dies bedeutet, daß insbesondere supranormale Lungenvolumina oder eine Überblähung einzelner Lungenareale eine Nachlasterhöhung für den rechten

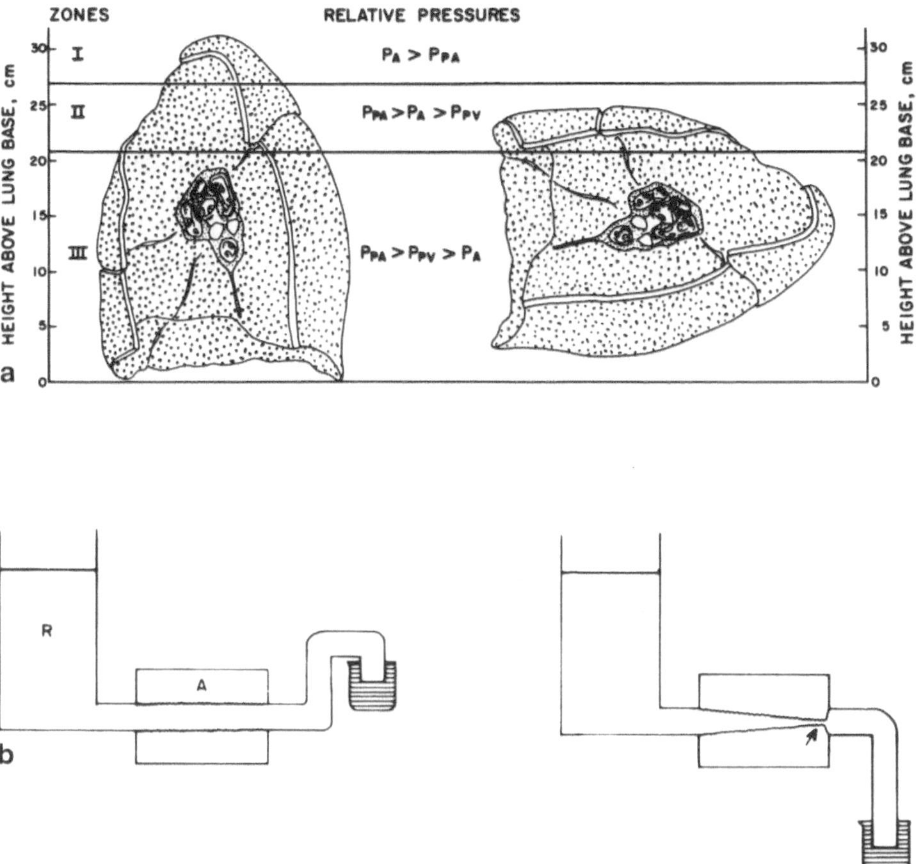

Abb. 5a–b. Schematische Einteilung der Lungenzirkulation in Zone I, II und III entsprechend den hydrostatischen Drucken in der Pulmonalarterie (P_{PA}), Alveole (P_A) und Pulmonalvene (P_{PV}). Links stehend, rechts liegend. Y-Achse: Höhe über der Lungenbasis in Zentimetern. In Zone I, wo der pulmonalarterielle Druck kleiner als der alveoläre Druck ist, sind die Gefäße kollabiert (Totraum, kein Blutfluß). In Zone II ist der pulmonalarterielle Druck größer als der Alveolardruck, letzterer jedoch wiederum größer als der pulmonalvenöse Druck. Der Ausfluß aus den pulmonalen Kapillaren wird daher behindert, die Kapillaren sind stromabwärts wahrscheinlich stenosiert. In Zone III, der größten Zone, ist der Alveolardruck kleiner als beide vaskulären Drucke, so daß die Gefäße nicht kollabiert sind. **b** Prinzip des Starling-Widerstands als Modell der Lungenzirkulation. Ein flüssigkeitsgefüllter, dünnwandiger, kollabierbarer Latexschlauch durchquert eine Kammer A (Alveolarraum), deren Druck frei variiert werden kann, um dann in ein Becherglas zu münden, dessen Höhe bzw. Druck ebenfalls variabel ist. Das System wird von einem Reservoir R mit konstantem Druck durchströmt. Wenn der Ausflußdruck im Becherglas den Druck in der Kammer A übersteigt (links), so wird der Fluß durch das System nur von der Druckdifferenz zwischen Einstromdruck des Reservoirs R und dem Ausflußdruck im Becherglas bestimmt. Dies entspricht einer Zone III. Übersteigt der Kammerdruck A dagegen den Ausflußdruck (rechts), so kollabiert der Schlauch zunehmend an seinem stromabwärts gelegenen Ende, und der Fluß durch das System wird durch die Differenz zwischen dem Druck im Reservoir und dem Druck in der Kammer A bestimmt (Zone II).
Da beide Zustände schon in der normalen Lunge gleichzeitig vorliegen, erscheint die Berechnung eines Widerstandes der Lungenzirkulation wenig sinnvoll (Nach [11])

Ventrikel darstellen können. Kombiniert sich nun beim beatmeten Patienten eine durch ARDS bedingte Rarefizierung der pulmonalen Gefäße mit einer starken Überblähung noch normaler Lungenareale, so kann dies zum Rechtsherzversagen führen.

Abschließend sei betont, daß nur die ausgeprägte Erhöhung des Lungen*volumens* eine Nachlasterhöhung für den rechten Ventrikel bedeutet, nicht jedoch die Erhöhung des intrathorakalen *Drucks* per se. Letzterer führt wegen der Verkleinerung des rechten Ventrikels infolge des verminderten venösen Rückstroms eher zu einer Nachlastsenkung. Es ist die Kombination beider Effekte, ggf. zusätzlich modifiziert durch eine therapeutische Blutvolumenexpansion, die letztlich die Nachlaständerung des rechten Ventrikels durch Überdruckbeatmung bestimmt.

Ventrikuläre Interdependenz

Die rechte und linke Seite des Herzens sind über die Lungenstrombahn nicht nur in Serie geschaltet, sondern wegen eines gemeinsamen interatrialen bzw. interventrikulären Septums sowie durch das alle vier Herzkammern umgebende Perikard auch parallel. Eine Vergrößerung der rechten Seite des Herzens könnte also durch Verlagerung des Septums nach links [21] und/oder einen Anstieg des intraperikardialen Drucks [22, 44, 45] zumindest akut eine Füllungsbeeinträchtigung des linken Ventrikels bewirken. Experimentell beeinflussen Veränderungen des rechtsventrikulären Volumens die linksventrikuläre Druck-Volumen-Beziehung [14, 19, 38, 43]. Inwieweit dieser Mechanismus klinisch bei Überdruckbeatmung eine Rolle spielt, ist unbekannt. Die überwiegende Zahl der diesbezüglichen Arbeiten berichtet über eine Verkleinerung des rechtsventrikulären Volumens unter Beatmung mit PEEP bei Patienten mit ARDS [7, 48]. Allerdings ist die Schätzung rechtsventrikulärer Volumina durch Radionuklidventrikulographie, Angiokardiographie und speziell durch Echokardiographie [21] wegen der komplizierten Geometrie des rechten Ventrikels ein recht unsicheres Verfahren.

Kompression des Herzens durch die Lunge

Das Herz ist in der „Fossa cardiaca" eng vom Lungengewebe umgeben. Daß eine starke Zunahme des Lungenvolumens das Herz selbst bei offenem Thorax komprimieren kann, ist jedem Herzanästhesisten oder Herzchirurgen bekannt. Tierexperimentelle Befunde zeigen, daß eine sich ausdehnende Lunge insbesondere bei hohem Lungenvolumen am Ende der mechanischen Inspiration, bei PEEP-Beatmung und bei großem Herzen einen direkten Oberflächendruck auf das Herz ausüben kann [25, 49]. Dieser direkte Oberflächendruck auf das Herz ist demnach durch Messung des intrathorakalen Drucks in der lateralen Pleurahöhle oder im Ösophagus nicht zu messen. Inwieweit eine direkte Herzkompression bei der hämodynamischen Wirkung von Überdruckbeatmung mit PEEP insbesondere beim Patienten mit hohem Lungenvolumen (Emphysem) eine Rolle spielt, ist unbekannt.

Linksventrikuläre Nachlast

Negativer intrathorakaler Druck fördert den Einstrom venösen Blutes in den Thorax. Sollte nicht der analoge Mechanismus auch auf der Hochdruckseite wirksam sein, d.h. sollte nicht ein negativer intrathorakaler Druck zu einer Behinderung des Blutausstroms aus dem Thorax führen?

Der arterielle Druck ist ein Faktor, der die linksventrikuläre Nachlast („Afterload") beeinflußt. Wenn nun theoretisch der (extrathorakale) arterielle Druck durch pharmakologische Vasodilatation mit Nitroprussid gesenkt wird und alle anderen Faktoren (Preload, Herzfrequenz, Kontraktilität etc.) konstant bleiben, so nimmt für ein gegebenes enddiastolisches linksventrikuläres Volumen das endsystolische Volumen ab, d.h. das Schlagvolumen nimmt bei abnehmender Nachlast zu. Mechanisch gesehen könnte der analoge Effekt auftreten, wenn der extrathorakale arterielle Druck konstant gehalten würde, während der Druck, welcher den linken Ventrikel umgibt, während der Systole erhöht würde. Positiver intrathorakaler Druck hat dann eine nachlastsenkende, negativer intrathorakaler Druck eine nachlasterhöhende Wirkung auf das linke Herz (Abb. 6). Während sowohl positiver wie auch negativer intrathorakaler Druck nicht den Druckgradienten zwischen linkem Ventrikel und Aortenbogen beeinflussen, wird der Gradient zwischen intrathorakalem und extrathorakalem arteriellen Kompartment verändert. Negativer intrathorakaler Druck hat deshalb den gleichen Effekt wie eine simultane Konstriktion aller Arterien am Übergang vom Thorax ins Abdomen bzw. in den Hals. Ein anderes, vielleicht einfacheres Beispiel ist, sich das intra- und extrathorakale Kompartment als elastische blutgefüllte Behälter vorzustellen, die durch einen Schlauch verbunden sind. Erhöhung des Drucks um den einen Behälter herum erhöht das Volumen in dem anderen Behälter. Schließlich muß das Herz, um bei negativem intrathorakalem Druck ein gegebenes Schlagvolumen aus dem Thorax zu befördern, eine erhöhte Kraft aufwenden.

Gibt es Beweise für die Hypothese, daß negativer intrathorakaler Druck einer Nachlasterhöhung, positiver Druck einer Nachlastsenkung äquivalent sind?

Im Einklang mit dieser Hypothese zeigten Scharf et al. eine Herabsetzung der Ejektionsfraktion und Entwicklung regionaler Herzwanddyskinesien bei Patienten mit koronarer Herzerkrankung während eines Müller-Manövers (starke Inspiration bei geschlossener Glottis), nicht jedoch bei gesunden Probanden [39, 40]. Ebenso bewirkte ein Müller-Manöver im Tierexperiment auch dann eine Abnahme des linksventrikulären Schlagvolumens, wenn das Volumen des rechten Herzens und der pulmonale Bluteinstrom durch einen Rechtsherzbypass konstant gehalten wurden [36]. Neuere Untersuchungen zeigen schließlich eine Verminderung des linksventrikulären Schlagvolumens, wenn bei unveränderter Vorlast ein negativer intrathorakaler Druck durch EKG-gesteuerte Phrenikusstimulation auf die Systole beschränkt wurde [32, 33]. Da der normale Herzmuskel über weite Druckbereiche weitgehend nachlastunabhängig arbei-

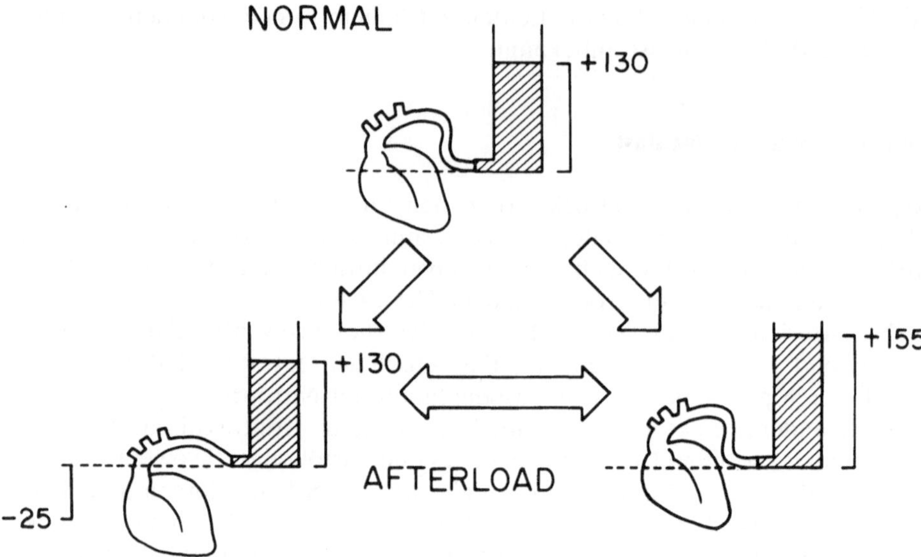

Abb. 6. Analogie zwischen Anstieg des extrathorakalen arteriellen Drucks und Verringerung des Umgebungsdrucks des linken Ventrikels. Im Normalzustand (oben) soll der linke Ventrikel in ein extrathorakales Reservoir pumpen, dessen Druck konstant bei +130 mm Hg gehalten wird. Die gestrichelte horizontale Linie repräsentiert den Umgebungsdruck für den linken Ventrikel, in diesem Fall im Ausgangszustand 0 mm Hg. Wird nun unter Konstanz aller anderen Faktoren (Vorlast, Kontraktilität) der Druck im Reservoir um +25 mm Hg auf + 155 mm Hg erhöht (rechts unten), so bedeutet dies eine höhere Nachlast für den linken Ventrikel, d.h. bei zunehmendem endsystolischem Druck wird das Schlagvolumen kleiner. Die analoge Situation, nämlich ebenfalls eine Erhöhung der linksventrikulären Nachlast, liegt vor, wenn der Umgebungsdruck des linken Ventrikels um den Betrag von 25 mm Hg gesenkt wird (links unten), während der extrathorakale arterielle Druck konstant bleibt. Ein negativer intrathorakaler Druck ist also einer effektiven Nachlasterhöhung äquivalent, ein positiver intrathorakaler Druck einer Nachlastsenkung. Diese Drucke werden sich um so stärker auf die Pumpfunktion des linken Ventrikels auswirken, je flacher die endsystolische Druck-Volumen-Beziehung ist, d.h. um so insuffizienter das Myokard (Nach [32])

tet, ist wahrscheinlich, daß eine Senkung der linksventrikulären Nachlast durch positiven intrathorakalen Druck bei normalem Myokard von untergeordneter Bedeutung ist und durch die vorlastsenkenden Effekte der Beatmung überdeckt wird. Bei sehr ausgeprägten intrathorakalen Druckerhöhungen (Reanimation) oder bei insuffizientem Myokard, welches relativ vorlastunabhängig arbeitet, könnte jedoch die nachlastsenkende Komponente einer Überdruckbeatmung überwiegen und die Herzfunktion verbessern. Hinweise in diese Richtung ergeben sich in einer Arbeit von Grace et al., wonach die Applikation von PEEP bei hohem Wedge-Druck das HZV erhöhte, bei niedrigem Wedge-Druck jedoch senkte [15]. Darüber hinaus wurde an Patienten mit schwer geschädigtem Myokard unmittelbar vor einer Herztransplantation gezeigt, daß die Applikation positiver intrathorakaler Drucke während Systole durch Hochfrequenz-Jetbeatmung gegenüber einer unsynchronisierten Jetbeatmung mit gleicher Atemfrequenz zu einer HZV-Erhöhung führt [34].

Tabelle 1. Faktoren kardiopulmonaler Interaktionen bei Überdruckbeatmung

Intraabdomineller Druck
Venöser Rückstrom
Rechtsventrikuläre Vorlast (enddiastolisches Volumen)
Rechtsventrikuläre Nachlast
Pulmonalvaskulärer Strömungswiderstand
Pulmonalvaskuläre Kapazität
Pulmonalvenöser Rückstrom
Linksventrikuläre Vorlast (enddiastolisches Volumen)
Linksventrikuläre Kontraktilität
Linksventrikuläre Nachlast
Aortale Compliance
Kardiovaskuläre autonome Reflexe

Alle Mechanismen werden wiederum erheblich beeinflußt vom intravaskulären Blutvolumen, dem Suffizienzgrad des Myokards, der Reflexaktivität (Sedierung, Narkose) und der Lungen- bzw. Thoraxcompliance

Nebenwirkungen der Überdruckbeatmung auf Herzminutenvolumen und Oxygenation

Bis auf den nachlastsenkenden Effekt sollte positiver intrathorakaler Druck über die meisten oben diskutierten Mechanismen zu einer Senkung des HZV führen (Tabelle 1). In der Tat zeigen nahezu alle Studien, daß es insbesondere bei Überdruckbeatmung mit PEEP unbehandelt über eine Senkung der diastolischen Herzfüllung zu einer Senkung des Herzminutenvolumens (Abb. 7) kommt [5, 7, 48]. Ausnahmen sind eventuell bei Patienten mit

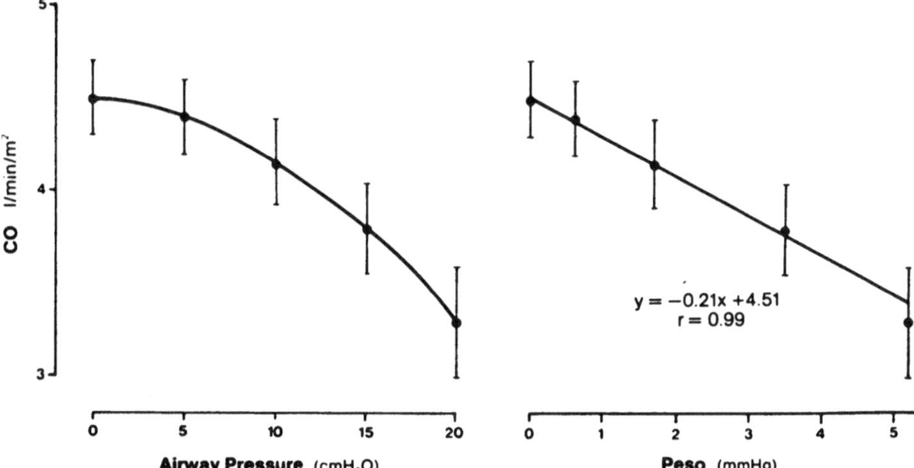

Abb. 7. Abhängigkeit des Herzzeitvolumens (CO) vom Luftwegsdruck (Airway pressure, links) und Ösophagusdruck (Peso, rechts) bei Patienten mit mittelgradigem ARDS. Mit Zunahme des Atemwegs- bzw. Ösophagusdrucks fällt das Herzminutenvolumen mehr oder weniger linear ab. Dieser Abfall ist in erster Linie bedingt durch eine Füllungsverminderung von rechtem und linkem Ventrikel (Nach [7])

Herzinsuffizienz und/oder hohen Füllungsdrucken gegeben. Hier kann das HZV konstant bleiben oder sogar ansteigen [15, 26]. Bei der Interpretation eines HZV-Abfalls mit Beginn einer kontrollierten Beatmung sollte jedoch auch bedacht werden, daß unter Umständen das HZV auch einmal deshalb fallen kann, weil der manchmal exzessive Sauerstoffbedarf einer zuvor insuffizienten Atmung nach Übernahme der Atmung durch das Beatmungsgerät nun wegfällt.

Zu bedenken ist auch, daß sich eine Senkung des Herzminutenvolumens bei großem pulmonalem Shunt infolge einer erhöhten peripheren Sauerstoffausschöpfung mit Abfall des gemischtvenösen Sauerstoffgehaltes bzw. der Sättigung auch in erheblichem Maß auf die arterielle Oxygenation auswirken kann. Häufig sind Veränderungen des arteriellen Sauerstoffpartialdrucks bei beatmeten Patienten mit akutem Lungenversagen Folgen einer Veränderung des Herzminutenvolumens, werden aber fälschlicherweise als primäre Veränderungen des pulmonalen Gasaustauschs interpretiert.

Überdruckbeatmung und Koronarzirkulation

Überdruckbeatmung mit hohem PEEP führt tierexperimentell in der Regel zu einer Senkung des Koronarflusses, aber auch des myokardialen Sauerstoffverbrauchs. Hinweise auf eine myokardiale Ischämie fanden sich nicht. Dennoch ist beim Patienten mit koronarer Herzerkrankung grundsätzlich dann mit einer Ischämie zu rechnen, wenn durch die Beatmung der diastolische arterielle Druck wesentlich abfällt oder, reflektorisch bedingt, die Herzfrequenz wesentlich ansteigt. Spezielle Regeln lassen sich nicht aufstellen, und es gilt, auch und gerade unter Beatmung den allgemeinen Regeln der hämodynamischen Führung von koronarkranken Patienten zu folgen.

Überdruckbeatmung und Barotrauma

Über die kausale Verknüpfung zwischen pulmonalem Barotrauma (Mediastinalemphysem, Hautemphysem, Pneumothorax, Spannungspneumothorax) und positiven Atemwegsdrucken bzw. transpulmonalen Drucken ist immer wieder spekuliert worden. Während eine Schule an eine direkte Schädigung der Lunge durch hohe Atemwegsdrucke glaubt, wird von anderen Autoren geäußert, daß es eher der Parenchymschaden selbst und nicht die Beatmung ist, welcher für ein Barotrauma verantwortlich ist. Da sich in einer prospektiven Studie, bei der zum Teil mit Hochfrequenztechnik, zum Teil mit IMV behandelt wurde, in der IMV-Gruppe trotz deutlich höherer Atemwegsdrucke keine erhöhte Inzidenz eines Barotrauma zeigte, scheint es, daß ein Barotrauma in der Tat in erster Linie Folge des Lungenschadens per se ist. Der an dieser Thematik speziell interessierte Leser sei auf die Übersicht von Haake et al. verwiesen [17].

Endpunkte der Überdruckbeatmung und PEEP-Therapie

PEEP führt beim Patienten mit akutem Lungenversagen zu einer meist deutlichen, oft dramatischen Verbesserung der arteriellen Oxygenation, aber bei Ausbleiben therapeutischer Maßnahmen in der Regel auch zu einer Verminderung des Herzzeitvolumens, die wiederum auf die Oxygenation und Organperfusion zurückwirkt. Es wurden deshalb verschiedene Endpunkte einer PEEP-Titration empfohlen: Optimierung der pulmonalen Compliance, Minimierung der venösen Beimischung oder Maximierung des Sauerstofftransportes (Konzepte des „Optimal PEEP“ und „Best PEEP“). Andererseits steht jeder Beweis aus, daß PEEP über die Verbesserung der arteriellen Oxygenation hinaus einen prophylaktischen oder kurativen Einfluß auf die Entwicklung bzw. Heilung eines akuten Lungenversagens hat. Empfohlen wurde deshalb auch, PEEP nur solange zu erhöhen, bis bei einem $PaO_2 > 60$ mm Hg eine Senkung inspiratorischer Sauerstoffkonzentrationen unter die langfristig als lungentoxisch angesehene Grenze von 40–50 % möglich ist („Enough PEEP“). Im Einzelfall wird also der positive Effekt von PEEP auf den Gasaustausch stets gegen die negativen Auswirkungen auf Herzminutenvolumen und Organperfusion abzuwägen sein.

Infusionstherapie und Kreislaufmonitoring unter Beatmung

Liegt nicht eine Herzinsuffizienz und/oder eine Hypervolämie vor, so führt eine Erhöhung des intrathorakalen Drucks durch Überdruckbeatmung mit PEEP meist zu einer deutlichen Verminderung des Herzminutenvolumens. Eine ausgeprägte Abnahme des Herzminutenvolumens unter den Normbereich sollte klinisch nicht toleriert werden, da es keinen Nutzen einer Therapie zur Verbesserung des Gasaustausches geben kann, welche durch eine Verschlechterung der Organperfusion erkauft wird. In den allermeisten Fällen wird die Erniedrigung des HZV durch eine Blutvolumenexpansion zu therapieren sein [35]. Die Furcht, bei bestehendem Kapillarschaden in der Lunge durch zusätzliche Volumengabe das interstitielle Lungenödem zu verstärken und die Oxygenation zu verschlechtern, ist meist unbegründet. Häufiger ist vielmehr, daß sich mit Wiederanstieg des HZV mit steigender gemischtvenöser Sättigung auch die arterielle Oxygenation verbessert und eine Reduktion der FIO_2 erlaubt.

Die Gabe kleinerer Dosen von Dopamin (3–5 μg/kg/min) ist ebenfalls geeignet, negative Effekte der Überdruckbeatmung auf das HZV zu kompensieren. Eine prolongierte Behandlung mit hohen Katecholamindosen kann und sollte jedoch nie eine adäquate Blutvolumentherapie ersetzen. Über den angegebenen Dosisbereich sollte man daher nicht ohne zwingende Gründe hinausgehen.

Es wurde bereits darauf hingewiesen, daß eine Erhöhung des intrathorakalen Drucks relativ zum Atmosphärendruck zu einem Anstieg von ZVD und PCWP führt, obwohl transmuraler Druck und Volumen der rechten bzw. linken

Herzkammer meist abnehmen. Dies bedeutet, daß die Verläßlichkeit der Druckmessung stark eingeschränkt ist bzw. nur im Licht weiterer Überlegungen bewertet werden sollte. Im Zweifelsfall sollte man sich daher nicht scheuen, eine Volumentherapie an klinischen Kriterien (Hautdurchblutung, Grad der „Zentralisation", Urinausscheidung, Hautturgor, Auskultation etc.) zu orientieren, anstatt u. U. bedeutungslosen Meßwerten zu vertrauen. Bedeutet dies nun, daß eine Messung von ZVD oder PCWP unter Beatmung sinnlos ist? Sicher nicht. Auch unter den Bedingungen erhöhter oder sich ändernder intrathorakaler Drucke liefern diese Meßwerte bei einiger Überlegung eine sinnvolle Zusatzinformation.

Eine einfache Grenzwertbetrachtung macht dies deutlich. Normalerweise sind Lungen- und Thoraxcompliance gleich groß. Dies bedeutet auch, daß sich ein Atemwegsdruck- bzw. PEEP-Anstieg zu ca. 50 % auf den intrathorakalen Druck überträgt. Wird also der PEEP z.B. von 0 auf 10 cm H_2O erhöht, so wäre ein Anstieg des endexspiratorisch gemessenen ZVD um ca. 5 cm H_2O zu erwarten. Zustände, die die Lungencompliance erhöhen (Emphysem) oder die Thoraxwandcompliance erniedrigen (Fettsucht, Aszites), vergrößern diesen Druckanstieg, Zustände, die die Lungencompliance vermindern (ARDS, Fibrose) oder die Thoraxwandcompliance erhöhen (Relaxation), verringern den ZVD-Anstieg. Steigt nun der ZVD weit über den hier skizzierten Rahmen hinaus an, so hat diese Erhöhung grundsätzlich den gleichen Stellenwert wie beim nicht beatmeten Patienten, ist nämlich ein Hinweis auf Herzinsuffizienz, Hypervolämie, Perikardtamponade oder Katheterfehllage. Ebenso folgt die Bewertung eines ZVD-Abfalls bei konstantem PEEP üblichen Kriterien und spricht für eine Blutvolumenverminderung. Analoge Aussagen ergeben sich bei Reduktion der Atemwegsdrucke.

Prinzipiell ähnliche Zusammenhänge gelten auch für die Bewertung des PCWP. Gelegentlich liegt jedoch die Spitze des Swan-Ganz-Katheters in einer Lungeneinheit, die offenbar durch Applikation von PEEP von einer Zone III in eine Zone I oder II transformiert wurde. In diesem Fall wird ein falsch hoher „Wedge-Druck", nämlich der regionale Alveolardruck gemessen, der natürlich nicht den Füllungszustand des Kreislaufs repräsentiert. Gegen solche Fehlmessungen schützt nur ein stetes Mißtrauen gegenüber der Messung, insbesondere dann, wenn aus klinischer Sicht unerwartete, nicht plausible Werte gemessen werden oder sich die Differenz zwischen PCWP und ZVD drastisch verändert. Oft hilft es in dieser Situation, den Pulmonaliskatheter einige Zentimeter oder ggf. bis in den rechten Ventrikel zurückzuziehen und neu einzuschwemmen. Auf die Problematik des Intrinsic PEEP wurde bereits eingegangen.

Schließlich muß nachdrücklich darauf hingewiesen werden, daß insbesondere bei Beatmung mit hohen *inspiratorischen* Atemwegsdrucken die Messung von ZVD oder PCWP nicht durch Ablesen einer digitalen Anzeige an einem Druckeinschub erfolgen darf, da die Integratorfunktion dieser Schaltungen bei kontrollierter Beatmung immer falsch hohe Werte, bei Spontanatmung falsch niedrige Werte liefert. Hier muß das korrekte Ablesen der Werte von einem kalibrierten Oszilloskop oder Analogschreiber gefordert werden. Aus dem gleichen Grund ist auch die Messung des ZVD ohne Druckwandler mittels U-Rohr beim beatmeten Patienten problematisch.

Mancher Kliniker versucht Schwierigkeiten beim Ablesen und bei der Interpretation der ZVD- oder PCWP-Messung dadurch zu umgehen, indem er das Beatmungssystem während der Messung kurzfristig dekonnektiert. Wir lehnen dieses Manöver ab, weil es zur Unsicherheit der Interpretation eher beiträgt. Einmal führt nämlich die Erniedrigung des intrathorakalen Drucks nach Dekonnektion zu einem erhöhten venösen Rückstrom, d.h. einer „Autotransfusion" mit Erhöhung des intrathorakalen Blutvolumens, zum anderen kann sich auch das Atemmuster bzw. die Hämodynamik des Patienten substantiell verändern, wenn das Beatmungsgerät plötzlich nicht mehr benutzt wird. Schließlich birgt ein solches Manöver beim Patienten mit schwerem Lungenversagen ein nicht unerhebliches Hypoxämie- und Atelektaserisiko. Allerdings muß konzediert werden, daß ein normaler Füllungsdruck nach Dekonnektion nahelegt, daß die Ventrikeldrucke bzw. -füllung unter Beatmung zumindest nicht erhöht, sondern eher normal oder vermindert sind. Der Umkehrschluß gilt allerdings nicht. Im Hinblick auf die Interpretation von Messungen des Füllungsdrucks sei im übrigen auf den ausgezeichneten Artikel von O'Quin und Marini [29] verwiesen.

Eine ähnliche Problematik wie bei der Messung der Füllungsdrucke nach Dekonnektion des Beatmungsgerätes ergibt sich bei der Messung des Herzminutenvolumens. Hier würde eine Messung nach Dekonnektion mit hoher Wahrscheinlichkeit zwar technisch korrekte, physiologisch jedoch falsch hohe Werte („Autotransfusion", Hypoxämie und Hyperkarbie bei wiederholter Dekonnektion) ergeben. Klinisch relevant ist schließlich nicht das HZV unter den Bedingungen einer Beatmungsdekonnektion, sondern die mittlere im Organismus herrschende Blutströmung. Aus dem gleichen Grund lehnt der Autor auch die Atemzyklus-getriggerte Injektion des Indikators zur HZV-Messung ab. Zwar erhöht dieses Vorgehen die Reproduzierbarkeit und vermindert die Streuung der Messung [20], scheint jedoch physiologisch weniger relevant als ein sich aus dem Mittelwert von mehreren randomisiert über den Atemzyklus verteilten Indikatorinjektionen ergebendes HZV.

Literatur

1. Ashton JH, Cassidy SS (1985) Reflex cardiovascular depression of cardiovascular function during lung inflation. J Appl Physiol 58: 137
2. Bø G, Hauge A, Nicolaysen G (1977) Alveolar pressure and lung volume as determinants of net transvascular fluid filtration. J Appl Physiol 42: 476
3. Brower R, Wise RA, Hassapoyannes C, Bromberger-Barnea B, Permutt S (1985) Effect of lung inflation on lung blood volume and pulmonary venous flow. J Appl Physiol 58: 954
4. Caldini P, Leith JD, Brennan MJ (1975) Effects of continuous positive-pressure ventilation (CPPV) on edema formation in dog lung. J Appl Physiol 39: 672
5. Calvin JE, Driedger AA, Sibbald WJ (1981) Positive end-expiratory pressure (PEEP) does not depress left ventricular function in patients with pulmonary edema. Am Rev Respir Dis 124: 121
6. Criley JM, Blaufuss AH, Kissel GL (1987) Cough-induced cardiac compression. JAMA 11: 1246
7. Dhainaut J, Devaux JY, Monsallier JF, Brunet F, Villemant D, Huyghebaert MF (1986) Mechanisms of decreased left ventricular preload during continuous positive pressure ventilation in ARDS. Chest 90: 74

8. Dueck R, Wagner PD, West JB (1977) Effects of positive end-expiratory pressure on gas exchange in dogs with normal and edematous lungs. Anesthesiology 47: 359
9. Fenn WO, Otis AB, Rahn H, Chadwick LE, Hegnauer AH (1947) Displacement of blood from the lung by pressure breathing. Am J Physiol 151: 258
10. Fermoso JD, Richardson TQ, Guyton AC (1964) Mechanism of decrease in cardiac output caused by opening the chest. Am J Physiol 207: 1112
11. Fishman AP (1985) Pulmonary circulation. In: Fishman AP, Fisher AB, Geiger SR (eds) Handbook of Physiology, section 3: The respiratory system. Volume I: Circulation and nonrespiratory functions. American Physiological Society, Bethesda
12. Fitzgerald RS, Robotham JL, Anand A (1981) Baroreceptor output during normal and obstructed breathing and Mueller maneuvers. Am J Physiol 240: H721
13. Fleury B, Murciano D, Talamo C, Aubier M, Pariente R, Milic-Emili J (1985) Work of breathing in patients with chronic obstructive pulmonary disease in acute respiratory failure. Am Rev Respir Dis 131: 822
14. Glantz SA, Misbach GA, Moores WY, Mathey DG, Lekven J, Stowe DF, Parmley WW, Tyberg JV (1978) The pericardium substantially affects the left ventricular diastolic pressure-volume relationship in the dog. Circ Res 42: 433
15. Grace MP, Greenbaum DM (1982) Cardiac performance in response to PEEP in patients with cardiac dysfunction. Crit Care Med 10: 358
16. Graham R, Skoog C, Oppenheimer L, Rabson J, Goldberg HS (1982) Critical closure in the canine pulmonary vasculature. Circ Res 50: 566
17. Haake R, Schlichtig R, Ulstad DR, Henschen RR (1987) Barotrauma. Pathophysiology, risk factors, and prevention. Chest 91: 608
18. Halperin HR, Tsitlik JE, Guerci AD, Mellits ED, Levin H, Shi AY, Chandra N, Weisfeldt ML (1986) Determinants of blood flow to vital organs during cardiopulmonary resuscitation in dogs. Circulation 73:539
19. Janicki JS, Weber KT (1980) The pericardium and ventricular interaction, distensibility, and function. Am J Physiol 238: H494
20. Jansen JRC, Schreuder JJ, Bogard JM, van Rooyen W, Versprille A (1981) Thermodilution technique for measurement of cardiac output during artificial ventilation. J Appl Physiol 50: 584
21. Jardin F, Farcot JC, Boisante L, Curien N, Margairaz A, Bourdarias JP (1981) Influence of positive end-expiratory pressure on left ventricular performance. N Engl J Med 304: 387
22. Jünemann M, Smiseth OA, Refsum H, Sievers R, Lipton MJ, Carlsson E, Tyberg JV (1987) Quantification of effect of pericardium on LV diastolic PV relation in dogs. Am J Physiol 252: H963
23. Katz JA, Ozanne GM, Zinn SE, Fairley HB (1981) Time course and mechanisms of lung-volume increase with PEEP in acute pulmonary failure. Anesthesiology 54: 9
24. Leith D, Butler JP, Sneddon SL, Brain JD (1986) Mechanics of breathing. In: Handbook of physiology, section 3, volume 3, part 1. American Physiologic Society, Bethesda, p 315
25. Lloyd TC (1982) Respiratory system compliance as seen from the cardiac fossa. J Appl Physiol 53: 57
26. Mathru M, Rao TLK, El-Etr AA, Pifam R (1982) Hemodynamic response to changes in ventilatory patterns in patients with normal and poor left ventricular reserve. Crit Care Med 10: 423
27. Lodato RF, Michael JR, Murray PA (1985) Multipoint pulmonary vascular pressure-cardiac output plots in conscious dogs. Am J Physiol 249: H351
28. Niemann JT, Rosborough J, Hausknecht M, Brown D, Criley JM (1980) Cough-CPR. Documentation of systemic perfusion in man and in an experimental model: a „window“ to the mechanism of blood flow in external CPR. Crit Care Med 8: 141
29. O'Quin R, Marini JJ (1983) Pulmonary artery occlusion pressure: clinical physiology, measurement, and interpretation. Am Rev Respir Dis 128: 319
30. Parsons GB, Green JF (1978) Mechanisms of pulsus paradoxus in upper airway obstruction. J Appl Physiol 45: 598

31. Permutt S, Bromberger-Barnea B, Bane HN (1962) Alveolar pressure, pulmonary venous pressure, and the vascular waterfall. Med Thorac 19: 239
32. Peters J (1988) Respiration within the cardiac cycle. In: Vincent JL (ed) Update in intensive care and emergency medicine, vol 5: Update 1988. Springer, Berlin, p 202
33. Peters J, Kindred MK, Robotham JL (1988) Transient analysis of cardiopulmonary interactions. J Appl Physiol 64: 1506
34. Pinsky MR, Marquez J, Martin D, Klain M (1987) Ventricular assist by cardiac cycle-specific increases in intrathoracic pressure. Chest 91: 709
35. Qvist J, Pontoppidan H, Wilson RS, Lowenstein E, Laver MB (1975) Hemodynamic responses to mechanical ventilation with PEEP: The effect of hypervolemia. Anesthesiology 42: 45
36. Robotham JL, Rabson J, Permutt S, Bromberger-Barnea B (1979) Left ventricular hemodynamics during respiration. J Appl Physiol 47: 1295
37. Rossi A, Gottfried SB, Zocchi L, Higgs BD, Lennox S, Calverley PMA, Begin P, Grassino A, Milic-Emili J (1985) Measurement of static compliance of the total respiratory system in patients with acute respiratory failure during mechanical ventilation. Am Rev Respir Dis 131: 672
38. Santamore WP, Heckman JL, Bove AA (1984) Right and left ventricular pressure-volume response to respiratory maneuvers. J Appl Physiol 57: 1520
39. Scharf SM, Woods BO, Brown R, Parisi A, Miller MM, Tow DE (1987) Effects of the Mueller maneuver on global and regional left ventricular function in angina pectoris with and without previous myocardial infarction. Am J Cardiol 59: 1305
40. Scharf SM, Bianco JA, Tow DE, Brown R (1981) The effects of large negative intrathoracic pressure on left ventricular function in patients with coronary artery disease. Circulation 63: 871
41. Sellden H, Sjövall H, Ricksten SE (1986) Sympathetic nerve activity and central haemodynamics during mechanical ventilation with positive end-expiratory pressure in rats. Acta Physiol Scand 127: 51
42. Shapiro BA, Cane RD, Harrison RA (1984) Positive end-expiratory pressure therapy in adults with special reference to acute lung injury: A review of the literature and suggested clinical correlations. Crit Care Med 12: 127
43. Shirato K, Shabetai R, Bhargava V, Franklin D, Ross J (1978) Alteration of the left ventricular diastolic pressure-segment length relation produced by the pericardium. Circulation 57: 1191
44. Smiseth OA, Frais MA, Kingma I, Smith E, Tyberg JV (1985) Assessment of pericardial constraint in dogs. Circulation 71: 158
45. Smiseth OA, Scott-Douglas NW, Thompson CR, Smith ER, Tyberg JV (1987) Nonuniformity of pericardial surface pressure in dogs. Circulation 75: 1229
46. Stalcup SA, Mellins RB (1977) Mechanical forces producing pulmonary edema in acute asthma. N Engl J Med 297: 592
47. Versprille A (1984) Pulmonary vascular resistance. A meaningless variable (editorial). Intensive Care Med 10: 51
48. Viquerat CE, Righetti A, Suter PM (1983) Biventricular volumes and function in patients with adult respiratory distress syndrome ventilated with PEEP. Chest 83: 509
49. Wallis TW, Robotham JL, Kindred MK (1983) Mechanical heart-lung interaction with positive end-expiratory pressure. J Appl Physiol 54: 1039
50. West JB, Dollery CT, Naimark A (1964) Distribution of blood flow in isolated lung; relation to vascular and alveolar pressures. J Appl Physiol 19: 713
51. Whittenberger JL, McGregor M, Berglund E, Borst HG (1960) Influence of state of inflation of the lung on pulmonary vascular resistance. J Appl Physiol 15: 878
52. Wise RA (1985) Effect of alterations of pleural pressure on cardiac output. South Med J 78: 423
53. Zapol WM, Rie MA, Frikker M, Snider MT, Quinn DA (1985) Pulmonary circulation during adult respiratory distress syndrome. In: Zapol WM, Falke KJ (eds) Acute respiratory failure. Lung biology in health and disease, vol 24. Dekker, New York Basel, p 241

Effekte der Beatmung auf Nieren- und Leberfunktion

J. Peters

Der Einsatz der kontinuierlichen maschinellen Beatmung (CMV) mit oder ohne positiv endexspiratorischem Druck (PEEP) bzw. von kontinuierlichem positivem Atemwegsdruck (CPAP) beim Intensivpatienten hat im Einzelfall unterschiedliche Zielsetzungen. Dabei sind in erster Linie zu nennen: Vermeidung bzw. Behandlung einer Hypoxämie unter Verzicht auf langfristig toxische inspiratorische Sauerstoffkonzentrationen, Aufrechterhaltung der alveolären Ventilation bei Versagen der Atemmuskelpumpe, Vermeidung nachteiliger Kreislaufeffekte bei ausgeprägt negativen intrathorakalen Drucken [35] sowie die partielle oder komplette Übernahme der von den Atemmuskeln zu leistenden mechanischen Arbeit durch das Beatmungsgerät. In dem Maß, in dem dadurch der systemische Sauerstofftransport verbessert oder, bei Übernahme der Atemarbeit durch das Beatmungsgerät, ein gewisser Anteil des Herzzeitvolumens (HZV) nun anderen Organen zur Verfügung steht, kann angenommen werden, daß dies den peripheren Organen zugute kommt. Häufiger, ja fast die Regel ist jedoch, daß die Beatmung bzw. der erhöhte intrathorakale Druck bei Ausbleiben geeigneter therapeutischer Gegenmaßnahmen zu Nebenwirkungen an anderen Organen führt.

Im Mittelpunkt dieses Beitrags steht die Auswirkung der Beatmung auf die Funktion von Niere und Leber. Vorausgeschickt sei allerdings, daß viele in diesem Zusammenhang erhobene Hypothesen und Beobachtungen ursächlich nicht eindeutig gesichert sind, andererseits aber auch die klinische Relevanz vieler eindeutig gesicherter Zusammenhänge unklar ist (Tabelle 1).

Effekte der Beatmung auf die Nierenfunktion

Klinische Problemstellung

In einer retrospektiven Studie an 100 aus den unterschiedlichsten Gründen beatmeten Patienten zeigten Sladen et al., daß es bei 19 % der Patienten zu einer Flüssigkeitsretention kam (positive Bilanz, Gewichtszunahme trotz zu vermutender Katabolie, Hämatokritabfall, Abnahme der Serumnatriumkonzentration), einhergehend mit einer Zunahme der alveoloarteriellen Sauerstoffpartialdruckdifferenz, einer Verminderung der geschätzten Lungencompliance und

Mit Unterstützung der DFG Projekt Pe 301/1-1

Tabelle 1. Erklärung verwendeter Begriffe und Meßgrößen

Abkürzung	Bedeutung	Einheit	Normalwerte und Bemerkungen
U_V	Urinvolumen/Zeit	ml/min	* 0,5–1,0 ml/kg/h
U_{Na}	Natriumausscheidung/Zeit	mval/min	*
RPP	renaler Perfusionsdruck	mm Hg	> 80 mm Hg (Mitteldruck) beim Erwachsenen
RPF	renaler Plasmafluß	ml/min	* ca. 600 ml/min
C_{PAH}	Paraaminohippurat-Clearance	ml/min	* PAH wird bei einer Nierenpassage zu > 90 % durch Sekretion im distalen Tubulus aus dem Plasma extrahiert und ist daher ein Maß für den renalen Plasmafluß und, in Verbindung mit dem Hämatokrit, den renalen Blutfluß
RBF	renaler Blutfluß	ml/min	ca. 1100 ml/min
GFR	glomeruläre Filtrationsrate	ml/min	* ca. 120 ml/min
$C_{Creatinin}$	Kreatininclearance	ml/min	* > 96 ml/min; da Kreatinin überwiegend nur filtriert wird, ist die Clearance in weiten Bereichen (GFR > 50) eng mit der GFR korreliert
C_{Inulin}	Inulinclearance	ml/min	* Da Inulin ausschließlich filtriert wird, ist die C_{Inulin} identisch mit und daher ein Maß für die GFR
FF	Filtrationsfraktion	%	* ca. 19 % (FF = GFR/RPF)
Osmolalität		osmol/kg H_2O	ca. 300 mOsm/kg; Maß für die Anzahl osmotisch wirksamer (dissoziierter) Partikel in einer Lösung (1 osmol = Zahl der dissoziierten Partikel in einem Mol Substanz in Gramm, z.B. 180 g Glukose (nicht dissoziiert) = 1 osmol oder 1 Mol Kochsalz (dissoziiert) = 58,5 g = 2 osmol)
Osmolarität		osmol/l	osmole pro Liter Lösung
C_{osm}	osmolare Clearance	ml/min	* Urinosmole/Zeit/Plasmaosmolarität
C_{H_2O}	freie Wasserclearance	ml/min	* Urinzeitvolumen - C_{osm}

* Normalwerte variieren sehr stark mit dem Funktionszustand der Nieren

der Vitalkapazität sowie den radiologischen Zeichen eines Lungenödems [41]. Alle diese Veränderungen waren durch Flüssigkeitsrestriktion, kombiniert mit Diuretikatherapie, voll und prompt reversibel. Ursächlich diskutiert wird dabei heute in erster Linie eine Einschränkung der Nierenfunktion. Weist diese klassische Studie zwar einige methodische Schwächen auf, so gilt doch als gesichert, daß, gemessen an üblichen Nierenfunktionsparametern, unter kontrollierter Beatmung mit und ohne PEEP eine verminderte exkretorische Nierenfunktion mit Tendenz zur Wasser- und Natriumretention besteht.

Der Übergang von kontrollierter Beatmung mit PEEP über Spontanatmung mit CPAP auf Spontanatmung ohne CPAP geht umgekehrt einher mit negativen Wasser- und Natriumbilanzen (Abb. 1) sowie einer Zunahme von Urinausscheidung und freier Wasserclearance [20]. Eine Verbesserung von Parametern der

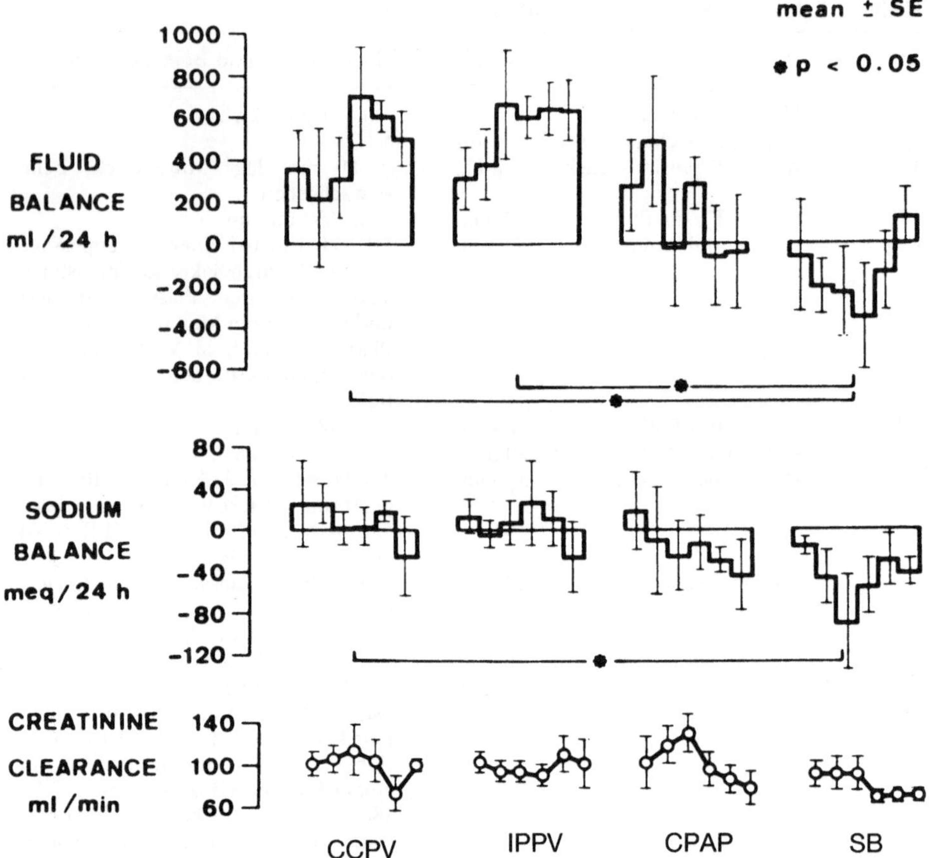

Abb. 1. Flüssigkeitsbilanz, Natriumbilanz und Kreatininclearance beim Übergang von kontrollierter mechanischer Beatmung (CMV) mit bzw. ohne PEEP über CPAP auf reine Spontanatmung. Man erkennt die erst positive, dann – nach Übergang auf Spontanatmung – die zunehmend negative Flüssigkeits- und Natriumbilanz. Die Kreatininclearance zeigt keine gerichteten Veränderungen.
Die Senkung des mittleren intrathorakalen Drucks geht also offenbar mit einer zunehmenden „Ausschwemmung" zuvor unter Beatmung retinierten Wassers und Natriums einher (Nach [20])

exkretorischen Nierenfunktion wurde ebenfalls beim Übergang von kontrollierter Beatmung auf „Intermittent mandatory ventilation (IMV)" berichtet [42, 43].

Damit ist bereits der Rahmen für die klinische Bedeutung von Wechselwirkungen zwischen Lungenfunktion und Beatmung einerseits sowie Nierenfunktion andererseits abgesteckt. Ist die Beatmungsindikation durch ein akutes Lungenversagen bedingt, so ist eine Retention von Flüssigkeit unter der Vorstellung, daß es auch im Lungeninterstitium und den Alveolen zu einer Zunahme des Flüssigkeitsgehaltes kommt, aus theoretischen Gründen von Vorteil. Andererseits ist aber auch bekannt, daß die Entwicklung eines akuten

Nierenversagens im Verlauf der Behandlung einer akuten Ateminsuffizienz die Mortalität verdoppelt [38], wobei allerdings nicht klar ist, ob Beatmung per se ein unabhängiger Risikofaktor für die Entwicklung eines Nierenversagens ist.

Pathophysiologie

Applikation von PEEP [1, 23, 27, 34], aber auch der Übergang von Spontanatmung auf maschinelle Beatmung [25] führt bei Intensivpatienten innerhalb von 30–60 min zu einer Abnahme des Urinvolumens (U_V) und der Natriumexkretion (U_{Na}) pro Zeiteinheit. Weniger einheitlich verhalten sich glomeruläre Filtrationsrate (GFR), renaler Plasmafluß (RPF), osmolare (C_{osm}) und freie Wasser-

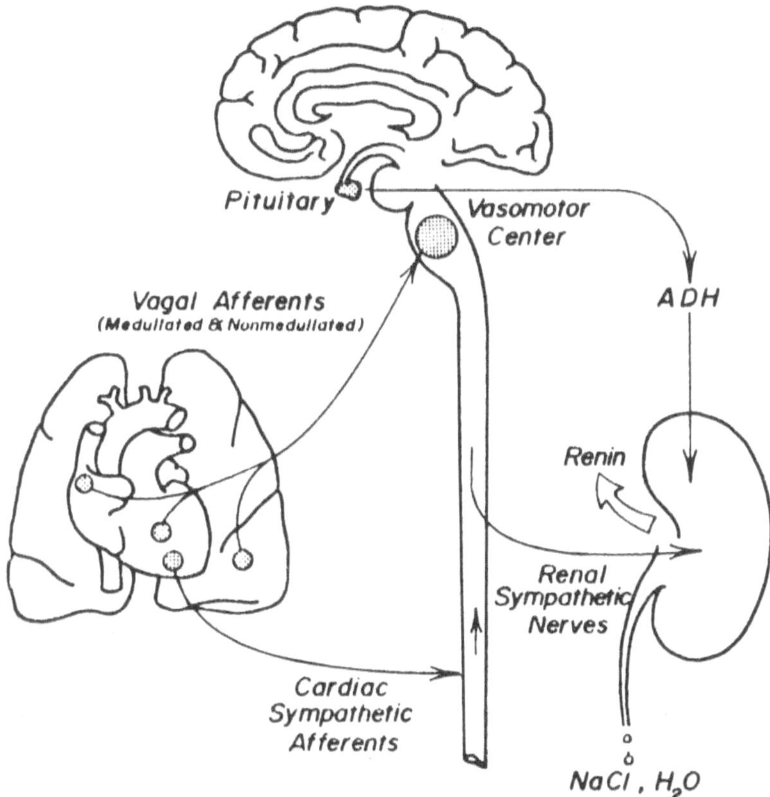

Abb. 2. Reflektorische Einwirkmöglichkeiten verschiedener Rezeptor- und Effektorsysteme auf die Niere. Informationen von kardialen und pulmonalen Dehnungsrezeptoren sowie von arteriellen Barorezeptoren laufen über Fasern des vagalen und sympathischen autonomen Nervensystems zum Vasomotorenzentrum im Hirnstamm. Die Signale werden dort verarbeitet, und je nach Bedarf des Organismus wird die efferente Sympathikusaktivität zur Niere gedrosselt oder verstärkt. Dies wiederum könnte in der Niere eine Veränderung der Rückresorption von Natrium und Wasser sowie der Reninausschüttung bewirken. Schließlich kann auch die Hypophyse durch ADH-Sekretion auf Blutdruckregulation und Nierenfunktion einwirken (Nach [45])

clearance (CH_2O), die unter Beatmung mit PEEP als verringert oder auch unverändert beschrieben werden. Die Mechanismen für die renale Funktionseinschränkung sind nicht genau bekannt. Es existieren jedoch mehrere Arbeitshypothesen, wobei unter anderem auch verschiedene reflektorische, teils humorale, teils nervöse Mechanismen postuliert werden (vgl. Abb. 2).

Hypothese 1: ADH

Ähnlich wie eine Dehnung des linken Vorhofs durch einen Ballon zu einer erhöhten Urin- und Natriumausscheidung sowie einer stärkeren Entladung von kardialen Vagusafferenzen führt [2, 21, 22], könnte ein erhöhter intrathorakaler Druck analog über eine Verkleinerung der Herzvorhöfe eine verringerte Entladung kardialer Dehnungsrezeptoren bewirken. Dadurch wiederum könnte es in der Hypophyse zur Ausschüttung von antidiuretischem Hormon (ADH, Vasopressin) kommen, welches schließlich an der Niere zu einer erhöhten Wasserrückresorption und damit zu einer Abnahme der Urinausscheidung führen kann.

Zwar läßt sich tierexperimentell unter PEEP-Beatmung eine Erhöhung des ADH-Spiegels nachweisen [3, 4], nicht jedoch beim Menschen [1, 34]. Ältere Befunde mit Anstiegen der ADH-Spiegel unter Beatmung beim Menschen [27] mögen ihre Ursache darin haben, daß hier ADH nicht mit dem heute zur Verfügung stehenden Radioimmunoassay, sondern mit Bioassays gemessen wurde. Ebenso scheinen Messungen der ADH-Konzentration im Urin wenig aussagekräftig zu sein, da sich z.B. unter PEEP trotz konstanter ADH-Plasmakonzentrationen Anstiege der ADH-Konzentrationen im Urin fanden [1]. Der gewichtigste Einwand gegen die ADH-Hypothese ist jedoch, daß Beatmung mit PEEP trotz zervikaler Vagotomie von einer Antidiurese und Antinatriurese begleitet ist [3, 4, 13], und zwar auch bei konstantem Nierenperfusionsdruck [13] oder bei intraperikardialer Blockade der Vagusafferenzen durch Lokalanästhetika [42]. Ebenso wurde beschrieben, daß eine Senkung des transmuralen Vorhofdrucks durch selektive Perikardtamponade der Vorhöfe im Tierexperiment zwar zu einer Verminderung der Urin- und Natriumausscheidung führt, nicht jedoch zu einer Erhöhung der Plasma-ADH-Konzentration [15]. Schließlich werden Veränderungen der freien Wasserclearance, welche ja bei einer Verminderung der Urinausscheidung durch erhöhte ADH-Spiegel in erster Linie zu erwarten wären, unter PEEP-Beatmung trotz Abnahme der Urin- und Natriumausscheidung weder beim Menschen [1, 23, 27, 34] noch experimentell [12, 13, 29] regelmäßig gesehen.

Die unter Beatmung zu beobachtende Verminderung der Nierenfunktion kann also durch eine hypophysäre Ausschüttung von ADH allein nicht hinreichend erklärt werden.

Dies bedeutet jedoch nicht, daß eine Entlastung kardiopulmonaler Dehnungsrezeptoren durch Verkleinerung der Vorhöfe unter Überdruckbeatmung keine pathophysiologische Bedeutung hat. Ein direkter reflektorischer Einfluß kardialer Vagusafferenzen auf die efferente sympathische Nervenaktivität in der Niere ist vielmehr gut dokumentiert [28, 44, 45].

Hypothese 2: Druckerhöhung in den Nieren- und/oder Lebervenen

Verschiedentlich wurde spekuliert, ob die Beatmung mit PEEP nicht durch eine Druckerhöhung in den Nierenvenen eine Verschlechterung der Nierenfunktion hervorrufen könne [36, 37]. Richtig ist, daß bei ausgeprägten Anstiegen der intrathorakalen und rechten Vorhofdrucke auch Anstiege des Drucks in der unteren Hohlvene und Nierenvene zu verzeichnen sind [37]. Generell scheinen jedoch moderate Änderungen des Nierenvenendrucks per se keine wesentlichen Effekte auf die Ausscheidungsfunktion zu haben [39]. Zwar vermindert eine Konstriktion der unteren Hohlvenen unter Anstieg des Nierenvenendrucks die Urin- und Natriumausscheidung, GFR, renalen Blutfluß (RBF), osmolare und freie Wasserclearance, jedoch normalisiert sich die Nierenfunktion umgehend, wenn das zuvor durch Kavakonstriktion verminderte HZV durch Bluttransfusion bei dann noch weiter zunehmenden Nierenvenendrucken wieder ansteigt [36].

Schließlich führt Beatmung mit PEEP auch dann zu einer Verminderung der Nierenfunktion, wenn das Pfortadersystem im Tierexperiment durch einen venovenösen Bypass selektiv druckentlastet wird [37].

Auch Anstiege der hydrostatischen Drucke in der venösen Strombahn von Nieren und Leber können also allein die Einschränkung der Nierenfunktion unter Beatmung nicht erklären.

Hypothese 3: Verminderung von Herzzeitvolumen und arteriellem Druck

Der Übergang von Spontanatmung auf Beatmung sowie insbesondere der Übergang auf Beatmung mit PEEP ist sowohl bei Intensivpatienten [1, 27, 34] als auch tierexperimentell meist mit einer Abnahme von Herzzeitvolumen und arteriellem Druck assoziiert [3, 4, 29, 37, 46]. Daher liegt zunächst der Gedanke nahe, daß es sich bei der verminderten Nierenexkretion ursächlich um die unmittelbaren Folgen einer Kreislaufdepression handelt.

Zwei Argumente stehen dieser Betrachtung jedoch entgegen. Einerseits ist bekannt, daß der renale Blutfluß und die GFR beim gesunden Organismus einer Autoregulation unterliegen, d.h. trotz Verminderung des Blutdrucks bzw. des renalen Perfusionsdrucks (RPP) kommt es in weiten Grenzen (ca. 80–200 mm Hg Mitteldruck) zur Aufrechterhaltung von Blutfluß und Filtration [26]. Andererseits wurde eine Einschränkung der Nierenfunktion unter Beatmung auch dann beobachtet, wenn die GFR nicht vermindert war [34] bzw. sich Herzzeitvolumen und arterieller Druck nicht signifikant änderten [42]. Schließlich wurde eine durch PEEP-Beatmung induzierte Verminderung der Urin- und Natriumausscheidung auch dann gesehen, wenn der renale Perfusionsdruck experimentell konstant gehalten wurde und sich der renale Plasmafluß [12] bzw. der direkt gemessene Nierenarterienblutfluß [17] nicht änderte.

Die Einschränkung der Nierenfunktion unter Überdruckbeatmung scheint also durch eine druckpassive, d.h. reflex- und hormonunabhängige Verminderung der Nierendurchblutung und/oder Filtration allein ebenfalls nicht erklärbar, sofern die Kreislaufdepression nicht sehr ausgeprägt ist. Die Feststellung, daß eine Erhöhung von Herzminutenvolumen und arteriellem Druck durch die

Gabe von Vollblut [37] oder Elektrolytlösungen [46] die durch Überdruckbeatmung bedingte Einschränkung der Nierenfunktion im Tierexperiment und wohl auch klinisch wieder normalisiert oder a priori verhütet, ist dabei im Hinblick auf die Kausalverknüpfung kein durchgreifendes Gegenargument. Gerade die Beobachtung, daß eine Vergrößerung des Blutvolumens unter PEEP durch Transfusion zu einer Normalisierung der Nierenfunktion führt, obwohl das Herzminutenvolumen noch auf 70 % der Kontrollwerte vermindert war [37], spricht gegen eine unmittelbare, nicht reflektorisch vermittelte Rolle eines verminderten HZV bei der Genese der Nierenfunktionsstörung unter Beatmung.

Hypothese 4: Intrarenale Umverteilung des Blutflusses zugunsten des Nierenmarks

Hall et al. [17] berichteten nach Injektion von radioaktivem Krypton in die Nierenarterie über eine intrarenale Umverteilung des Blutflusses zugunsten marknaher Zonen, während der gleichzeitig elektromagnetisch gemessene Blutfluß der Gesamtniere unter Beatmung mit PEEP trotz Abnahmen von HZV und Perfusionsdruck konstant blieb und ordneten diesem Befund eine zentrale Rolle bei der beobachteten Nierenfunktionsstörung (U_V −40 %) zu. Eine intrarenale Flußumverteilung konnte jedoch weder von anderen Arbeitsgruppen [6] noch in einer späteren Untersuchung [37] aus dem gleichen Labor unter Verwendung radioaktiv markierter Mikrosphären reproduziert werden. Dieser Mechanismus spielt daher im Zusammenhang mit Überdruckbeatmung vermutlich keine wesentliche Rolle. Der an Fragen der intrarenalen Durchblutungsregulation interessierte Leser sei im übrigen auf die Übersicht von Knox [26] verwiesen.

Hypothese 5: Reflektorische Aktivitätserhöhung sympathischer Nierenefferenzen

Die früher vorherrschende Meinung, daß das autonome Nervensystem für die Regulierung der exkretorischen Nierenfunktion von geringer Bedeutung sei, hat in den letzten Jahren eine Wandlung erfahren [Übersicht: 16, 32, 33]. So scheint heute gesichert, daß Tubuluszellen adrenerg innerviert werden [16] und auch Dopamin eine Funktion als natürlicher intrarenaler Neurotransmitter hat [32]. Schließlich weist die Niere auch afferente Nervenfasern auf, deren Funktion allerdings völlig unklar ist. Als bewiesen kann gelten, daß eine niederfrequente Elektrostimulation von Nierenefferenzen zu einer Antidiurese und Antinatriurese [16, 33] sowie zu einer Reninsekretion führt [33], wobei allerdings GFR und RBF bemerkenswerterweise konstant bleiben. Die Antinatriurese scheint dabei über renale $Alpha_1$-, die Reninsekretion über $Beta_1$-Rezeptoren vermittelt zu werden [33]. Umgekehrt vermindert eine Denervierung bei gleichbleibender GFR sowohl am einzelnen Nephron als auch an der ganzen Niere die Natrium- und Wasserrückresorption am proximalen Tubulus [16]. Da der Organismus täglich ca. 180 l Flüssigkeit in der Niere filtriert, aber zu

99% rückresorbiert, könnten minimale Sollwertverstellungen durch renale Sympathikusefferenzen schon in kürzester Zeit erhebliche Auswirkungen auf den Flüssigkeits- und Natriumbestand des Körpers haben.

Einflüsse des Kreislaufs auf die efferente Aktivität des Nierensympathikus wurden u.a. von Thames zusammengestellt [45]. Eine erhöhte Dehnung der Herzvorhöfe durch Volumenexpansion [44] oder Ballondehnung [28] inhibiert die efferente renale Nervenaktivität, Hypovolämie erhöht sie [45]. Da diese Effekte nach Vagotomie oder Vagusblockade durch Kühlung völlig unterdrückt oder zumindest stark vermindert sind, erscheint eine Inhibition sympathischer Nierenefferenzen durch Stimulation kardiopulmonaler Vagusafferenzen gesichert. Eine Denervation sinuaortaler Baroafferenzen hat dagegen offenbar kaum einen Effekt [44]. Wie ordnen sich diese Zusammenhänge nun bei der Bewertung der Wirkungen der Überdruckbeatmung an der Niere ein?

Fewell et al. [12] zeigten an chronisch instrumentierten Hunden mit einseitiger Denervation der Niere und unter konstanten renalen Perfusionsdrucken, daß Überdruckbeatmung mit PEEP nur an der intakten, innervierten Niere zu einer Antidiurese, Antinatriurese, verminderten osmolaren Clearance, aber auch der GFR führte, nicht jedoch an der denervierten Niere. Darüber hinaus zeigten Bond et al., daß eine denervierte Niere unter Überdruckbeatmung im Gegensatz zur intakten Niere auch nicht mehr in der Lage ist, Renin zu sezernieren [8]. Beide Befunde sind ein klarer Hinweis darauf, daß renale Sympathikusefferenzen eine wichtige, vielleicht sogar dominante Rolle für die Einschränkung der exkretorischen Nierenfunktion unter Beatmung spielen.

Im Hinblick auf die afferente Seite des hier angesprochenen Reflexbogens sind zuletzt die arteriellen Barorezeptoren in den Mittelpunkt der Diskussion gerückt. So wurde mitgeteilt [13], daß Überdruckbeatmung auch bei konstanten renalen Perfusionsdrucken sowohl an intakten als auch vagotomierten Tieren zu einer Verminderung von Diurese, Natriurese, osmolaler Clearance und der GFR führt, nicht jedoch bei sinuaortaler Denervation der Barorezeptoren (Abb. 3).

Weitere Hormonsysteme: Renin, Noradrenalin, atriales natriuretisches Peptid (ANP)

Es wurde bereits erwähnt, daß Überdruckbeatmung zur Freisetzung von Renin aus der Niere führen kann [8, 34], welches wiederum über Angiotensin und Aldosteron kurz- und mittelfristige Effekte auf den Elektrolyt- und Wasserhaushalt ausüben könnte. Ebenso wurde unter Überdruckbeatmung über Anstiege der Noradrenalinspiegel im Blut berichtet [34], vermutlich im Sinn einer allgemeinen Sympathikusaktivierung. Der Stellenwert dieser Befunde ist unbekannt. Ob die jüngst entdeckten, von den Herzvorhöfen synthetisierten und bei Dehnung der Vorhöfe ausgeschütteten diuretischen Vorhofhormone (atrialer natriuretischer Faktor, ANF, atriales natriuretisches Peptid, Atrionatrin) bei Überdruckbeatmung infolge der Herzverkleinerung in geringerem Maße ausgeschüttet werden und es daher zu einer Antinatriurese kommt, bleibt abzuwarten.

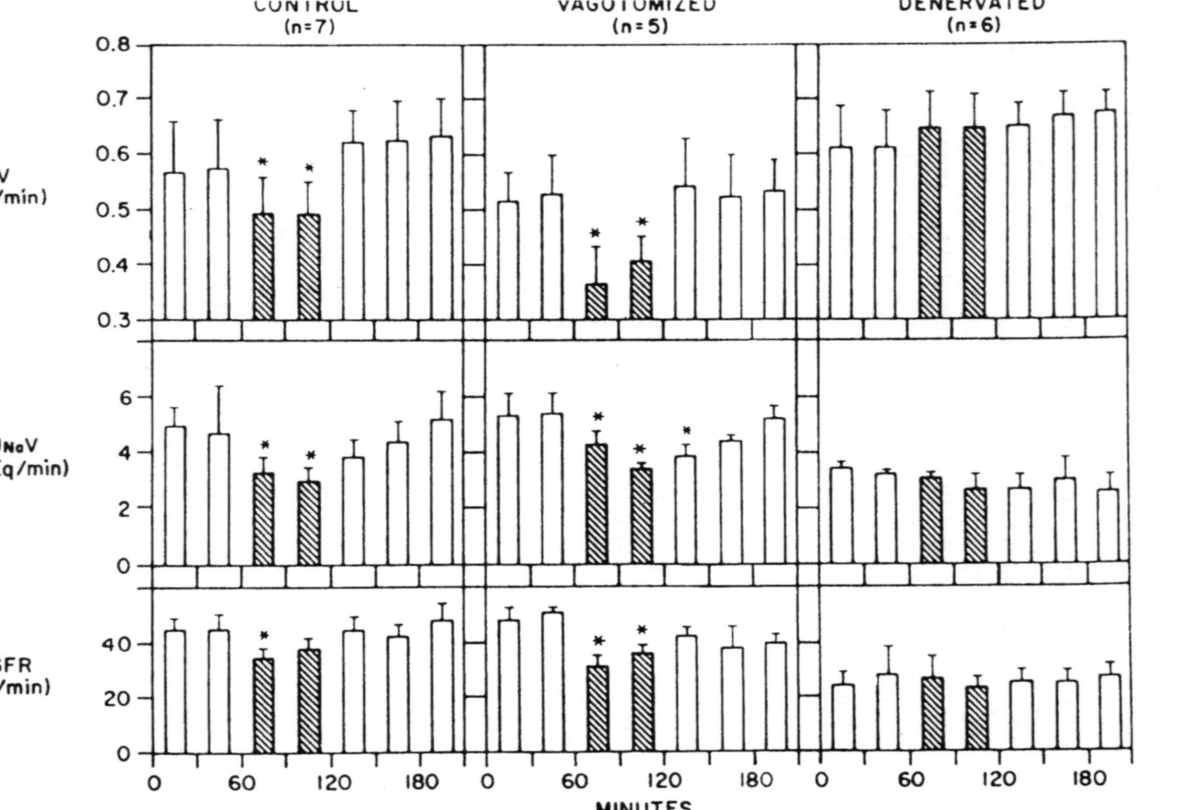

Abb. 3. Nierenfunktion vor, während (schraffierte Säulen) und nach Überdruckbeatmung bei intakten (links), vagotomierten (Mitte) und sinuaortal denervierten (rechts) Tieren in Narkose. Der Perfusionsdruck der Nieren wurde in allen Gruppen konstant gehalten. Sowohl bei intakten als auch bei vagotomierten Tieren fallen unter Überdruckbeatmung die Urinausscheidung, Natriumexkretion und glomeruläre Filtrationsrate signifikant ab. Diese Veränderungen sind nach sinuaortaler Denervation der arteriellen Barorezeptoren nicht nachzuweisen. Die Autoren schließen aus diesem Befund, daß den arteriellen Barorezeptoren eine Schlüsselrolle bei der Vermittlung der durch erhöhten intrathorakalen Druck verursachten Einschränkung der exkretorischen Nierenfunktion zukommt (Nach [13])

Anstieg des intraabdominalen Drucks

Der Vollständigkeit halber sei darauf hingewiesen, daß ein starker Anstieg des intraabdominellen Drucks einen erheblichen Effekt auf die Nierenfunktion haben kann. Während Anstiege des intrathorakalen Drucks in klinisch üblichen Bereichen beim Menschen wahrscheinlich nur geringe Erhöhungen des intraabdominellen Drucks hervorrufen, verursachen experimentelle Anstiege des intraabdominellen Drucks (normal 0–4 mm Hg) auf Werte um 20 bzw. 40 mm Hg auch nach Normalisierung des Herzminutenvolumens durch Volumengabe massive Verminderungen der PAH- und Inulinclearance bis hin zur Anurie [19]. Inwieweit es sich dabei kausal um die Folgen einer direkten Kompression des Nierenparenchyms bzw. einer selektiven passiven Durchblutungsverminderung im gesamten intraabdominellen Kompartment handelt, ist unklar. Es ist zu vermuten, daß diese Mechanismen für die trotz adäquater Flüssigkeitszufuhr oft schlechte Nierenfunktion bei postoperativen Patienten mit prall gespanntem Abdomen verantwortlich sind, welche aus dem einen oder anderen Grund nicht relaparotomiert werden können oder sollen.

Kritische Bewertung und offene Fragen

Keiner der angesprochenen Mechanismen kann für sich genommen die unter erhöhten intrathorakalen Drucken beobachtete Einschränkung der Nierenfunktion eindeutig erklären. Es ist daher wahrscheinlich, daß entweder mehr als nur ein Mechanismus und/oder die Randbedingungen der verschiedenen Untersuchungen (Speziesunterschiede, Narkose, Hydratationszustand etc.) von besonderer Bedeutung sind.

Darüber hinaus stellen sich bei der Bewertung im Hinblick auf die klinische Bedeutung mehrere prinzipielle Fragen.

Zum einen wird stillschweigend vorausgesetzt, daß die bei plötzlicher Erhöhung des intrathorakalen Drucks nachgewiesene Verminderung der renalen Ausscheidungsfunktion in direktem kausalen Zusammenhang mit der klinisch über Tage und Wochen zu beobachtenden Flüssigkeitsretention steht und folglich der pathophysiologische Mechanismus für beide Phänomene identisch ist. Denkbar wäre u.U. aber auch, daß die beim Intensivpatienten mit prolongierter Beatmung assoziierte Flüssigkeitsretention zumindest partiell auch Folge einer unverhältnismäßig hohen intravenösen Flüssigkeitseinfuhr bei totaler parenteraler Ernährung und multipler Pharmakotherapie unter Umgehung der normalen intestinalen Regulation bei der Flüssigkeits- und Elektrolytaufnahme sein könnte oder weitere, außerhalb unseres gegenwärtigen Erkenntnisstandes liegende Faktoren verantwortlich sind.

Zum anderen haben wir die beobachtete positive Flüssigkeitsbilanz und Verminderung von Parametern der Nierenfunktion bei der bisherigen Diskussion stets als ein pathologisches Phänomen eingestuft. Alternativ scheint es jedoch nicht ausgeschlossen, daß eine zeitweise Antidiurese und -natriurese unter Beatmung ein physiologisch und klinisch gesehen durchaus nützliches Phänomen im Sinne eines Regelkreises ist, über den der Körper versucht, die

Kreislaufeffekte des erhöhten intrathorakalen Drucks langfristig zu kompensieren. Tierexperimentelle Untersuchungen von Berry et al. [6] an über eine Zeit von zwei Tagen beatmeten Hunden mit konstanter intravenöser Flüssigkeitszufuhr scheinen diese Hypothese zu stützen. Zwar kam es unter Beatmung initial wie erwartet zu einer Antidiurese und -natriurese mit entsprechender Gewichtszunahme, jedoch stiegen Diurese (und Herzzeitvolumen) über die Versuchsdauer kontinuierlich an, bis schließlich Flüssigkeitszufuhr und -ausfuhr wieder im Gleichgewicht standen [6]. Von besonderem Interesse ist, daß die retinierte Flüssigkeit dabei in erster Linie im Unterhautgewebe und den Muskeln gespeichert wurde, nicht jedoch in der Lunge [30]. Es stellt sich daher auch die Frage, ob temporäre Verminderungen der Urinmenge bei Erhöhung des intrathorakalen Drucks klinisch nicht überbewertet werden.

Therapeutisches Vorgehen beim Intensivpatienten

Da der gegenwärtige Erkenntnisstand keine eindeutige Beantwortung der oben angesprochenen Fragen erlaubt, scheint in der Klinik im Hinblick auf die renale Situation unter Beatmung z.Z. ein rein pragmatisches Vorgehen unvermeidlich.

Tierexperimentell dokumentiert [29, 37, 46] und der klinischen Erfahrung entsprechend ist, daß die unter Überdruckatmung beobachtete Antidiurese und Kreislaufeffekte durch eine Vergrößerung des Blutvolumens durch Gabe von Kolloid- oder Elektrolytlösungen zu normalisieren sind. Da insbesondere bei beatmeten Patienten mit Sepsis die Entwicklung eines partiellen (kompensierte Retention) oder kompletten akuten Nierenversagens nicht selten und prognostisch sehr ungünstig ist, erscheint eine aggressive Volumentherapie auch unter diesem Gesichtspunkt sinnvoll, um hier eine normale oder sogar supranormale Urinproduktion bzw. Glomerulusfiltration aufrechtzuerhalten. Es entbehrt andererseits nicht einer gewissen Ironie, daß gerade durch diese Maßnahme in der Praxis allerdings häufig der Effekt erzielt wird, der am Ausgangspunkt der Diskussion stand, nämlich positive Flüssigkeitsbilanz, Gewichtszunahme und u. U. auch Störungen im pulmonalen Gasaustausch. Der Intensivmediziner kommt also nicht selten in ein therapeutisches Dilemma mit einem Interessenskonflikt zwischen der Behandlung von renalen Problemen einerseits und pulmonalen Problemen andererseits, für das es kein Patentrezept gibt. Grundsätzlich sollte beim beatmeten Intensivpatienten nach dem Motto „soviel Flüssigkeitszufuhr wie für die Niere nötig, aber im Hinblick auf die Lunge so wenig wie möglich" verfahren werden. Die kontinuierliche Gabe von Dopamin in „Nierendosierung" (3–5 $\mu g\ kg^{-1}\ min^{-1}$) zur Förderung der renalen Natriumausscheidung über dopaminerge Rezeptoreffekte und des Herzminutenvolumens über eine $Beta_1$-Stimulation stellt theoretisch eine gewisse Alternative zur aggressiven Infusionstherapie dar, jedoch ist ein vorteilhafter *Langzeiteffekt* ebensowenig dokumentiert wie bei der Kombination einer hohen Flüssigkeitszufuhr mit der Gabe von Diuretika.

Schließlich sind gerade beim Patienten mit schweren Problemen sowohl seitens des Gasaustausches wie auch seitens der Niere extrakorporale Verfahren wie die kontinuierliche Hämofiltration, mit der Flüssigkeitsumsatz und Serumelektrolytkonzentrationen bei gleichzeitiger partieller Übernahme der exkretorischen Nierenfunktion zuverlässig und schnell geregelt werden können, von Vorteil.

Effekte der Beatmung auf die Leberfunktion

Normwertabweichungen von Parametern der Leberfunktion (leberabhängige Enzyme, Bilirubin) bei beatmeten Intensivpatienten sind häufig. So berichten Johnson et al., daß 77 % einer beatmeten Patientenpopulation ein Bilirubin über 2,5 mg/dl zeigten [24]. Die klinische Interpretation und pathophysiologische Wertigkeit dieser Befunde ist dagegen oft völlig unklar. Dies liegt wohl nicht nur an der Vielzahl verschiedener Grunderkrankungen, sondern auch an den gegenwärtig sehr begrenzten diagnostischen Möglichkeiten. Entsprechend ist unbekannt, ob eine Überdruckbeatmung per se spezifische Effekte auf die Leberfunktion ausübt, insbesondere im Hinblick auf chronische Effekte über Tage und Wochen.

Effekte auf die Leberzirkulation

Charakteristika und Regulation der Leberzirkulation sind wegen der doppelten Blutversorgung der Leber (Gesamtdurchblutung ca. 1,2 l min^{-1}, d.h. 25 % des HZV, 20 % des Gesamtkörpersauerstoffverbrauchs) durch Leberarterie und Pfortader, aber gemeinsamen Blutabfluß in die Hohlvene sehr komplex. Vereinfachend kann gesagt werden, daß der Leberarterienfluß (ca. 30 % des Flusses und 50 % des Sauerstoffangebots der Gesamtleber) bei Systemdrucken über 80 mm Hg einer Autoregulation zu unterliegen scheint, während der Pfortaderfluß (entsprechend 70 % des Flusses und 50 % des Sauerstoffangebots) in erster Linie durch das Verhalten der Widerstandsgefäße des stromaufwärts gelegenen Darms bestimmt wird. Auch die isolierte, denervierte und perfundierte Leber zeigt jedoch eine „reziproke Autoregulation" beider Stromgebiete. Der interessierte Leser sei hier auf einschlägige Originalarbeiten verwiesen [5, 18, 31].

Eine Erhöhung des intrathorakalen Drucks beeinflußt nun die Leberzirkulation sowohl auf der arteriellen wie auch der venösen Seite des Kreislaufs.

Eine Verminderung des HZV durch Überdruckbeatmung führt sowohl beim Intensivpatienten [9] als auch experimentell [10, 11, 40] dosisabhängig zu einer Verminderung des Gesamtleberblutflusses um bis zu 30 % bei Beatmung mit 20 cm H_2O PEEP [9]. Dabei enstpricht der relative Abfall der Leberdurchblutung etwa dem des HZV. Wird umgekehrt das HZV durch entsprechende Volumengabe normalisiert, so normalisiert sich auch die Leberdurchblutung [10]. PEEP-Stufen unter 10 cm H_2O scheinen zumindest bei Normovolämie nur einen geringen Effekt auf die Leberdurchblutung zu haben [9]. Von Interesse ist auch, daß unter PEEP trotz einer erheblichen Abnahme des Sauerstofftransports zur Leber deren globaler Sauerstoffverbrauch nicht abfiel [40]. Es ist jedoch wahrscheinlich, daß es bei einer zusätzlichen Verminderung des arteriellen Sauerstoffgehaltes durch Anämie oder Hypoxämie zumindest lokal zu einer Gewebshypoxie kommen kann. Der intravasale Druckanstieg in der intrathorakalen Vena cava bei Erhöhung des intrathorakalen Drucks unter Überdruckbeatmung wird in der Regel in die Lebervenen [24] und eventuell sogar in die Pfortader fortgeleitet. Es scheint daher auf den ersten Blick nicht unwahrscheinlich, daß es dadurch zu einer „Stauungsleber" kommen könnte. Extrapoliert man einmal von einer experimentell gefundenen Lebercompliance von ca. 20 ml/mm Hg/kg Leber für Lebervenendrucke zwischen 0 und 15 mm Hg [5], so würde sich bei einem menschlichen Lebergewicht von 1500 g und einem Druckanstieg von 5 mm Hg in der Lebervene (entsprechend 10 cm H_2O PEEP) (Nach [24]) mit einer Volumenzunahme um 150 ml bzw. 10% des Kontrollwertes eine mäßige Lebervergrößerung ergeben. Hinzu kommt aber, daß auch der intraabdominelle Druck unter PEEP, wenn auch nur gering, zunehmen dürfte. Daher wird der transmurale Füllungsdruck der Leberkapazitätsgefäße mit dieser Modellrechnung eher überschätzt. Eine massive Stauungsleber sollte daher theoretisch durch Überdruckatmung allein nicht verursacht werden.

Andererseits ist experimentell dokumentiert, daß Beatmung mit PEEP zu einer Erhöhung des Flußwiderstandes zwischen Ductus choledochus und Duodenumlumen führen kann [24]. Da dieser Effekt mit einer Erhöhung des Lebervenendrucks assoziiert ist und durch Gabe von hochdosierten Vasokonstriktoren (ADH, Noradrenalin, Phenylephrin) vermieden werden kann, wurde vermutet, daß eine Zunahme der Gefäßfüllung in der Duodenalwand kausal verantwortlich ist [24]. Ob diese Überlegung richtig ist und im Sinn einer extrahepatischen Cholestase durch Beatmung bewertet werden darf, ist fraglich.

Zusammenfassend scheint im Hinblick auf die Leberfunktion unter Beatmung lediglich gesichert, daß eine mögliche Leberischämie bei Überdruckbeatmung durch Stabilisierung des Herzminutenvolumens vermieden werden muß.

Literatur

1. Annat G, Viale JP, Xuan BB, Aissa OH, Benzoni D, Vincent M, Gharib C (1983) Effect of PEEP ventilation on renal function, plasma renin, aldosterone, neurophysins and urinary ADH, and prostaglandins. Anesthesiology 58: 136
2. Arndt JO, Reineck H, Gauer OH (1963) Ausscheidungsfunktion und Hämodynamik der Nieren bei Dehnung des linken Vorhofs am narkotisierten Hund. Pfluegers Arch 277: 1
3. Baratz RA, Philbin DM, Patterson RW (1971) Plasma antidiuretic hormone and urinary output during continuous positive-pressure breathing in dogs. Anesthesiology 34: 510
4. Bark H, Le Roith D, Nyska M, Glick SM (1980) Elevations in plasma ADH levels during PEEP ventilation in the dog: mechanisms involved. Am J Physiol 239: E474
5. Benett TD, Rothe CF (1981) Hepatic capacitance response to changes in flow and hepatic venous pressure in dogs. Am J Physiol 240: H18
6. Berry AJ, Geer RT, Marshall C, Wu WH, Zburek VM, Marshall BE (1984) The effect of long-term controlled mechanical ventilation with positive end-expiratory pressure on renal function in dogs. Anesthesiology 61: 406

7. Beyer J, Beckenlechner P, Messmer K (1982) The influence of PEEP ventilation on organ blood flow and peripheral oxygen delivery. Intensive Care Med 8: 75
8. Bond GC, Lightfoot B (1983) Role of renal nerves in mediating the increased renin secretion during continuous positive-pressure ventilation. Proc Soc Exp Biol Med 173: 104
9. Bonnet F, Glaser P, Lafay M, Guesde R (1982) Changes in hepatic flow induced by continuous positive pressure ventilation in critically ill patients. Crit Care Med 10: 703
10. Bredenberg CE, Paskanik AM (1983) Relation of portal hemodynamics to cardiac output during mechanical ventilation with PEEP. Ann Surg 198: 218
11. Bredenberg CE, Paskanik A, Fromm D (1981) Portal hemodynamics in dogs during mechanical ventilation with positive end-expiratory pressure. Surgery 90: 817
12. Fewell JE, Bond GC (1979) Renal denervation eliminates the renal response to continuous positive-pressure ventilation. Proc Soc Exp Biol Med 161: 574
13. Fewell JE, Bond GC (1980) Role of sinoaortic baroreceptors in initiating the renal response to continuous positive-pressure ventilation in the dog. Anesthesiology 52: 408
14. Goetz KL, Hermreck AS, Slick GL, Starke HS (1970) Atrial receptors and renal function in conscious dogs. Am J Physiol 219: 1417
15. Goetz KL, Bond GC, Hermreck AS, Trank JW (1970) Plasma ADH levels following a decrease in mean atrial transmural pressure in dogs. Am J Physiol 219: 1424
16. Gottschalk CW (1979) Renal nerves and sodium excretion. Annu Rev Physiol 41: 229
17. Hall SV, Johnson EE, Hedley-Whyte J (1974) Renal hemodynamics and function with continuous positive-pressure ventilation in dogs. Anesthesiology 41: 452
18. Hanson KM, Johnson PC (1966) Local control of hepatic arterial and portal venous flow in the dog. Am J Physiol 211: 712
19. Harman PK, Kron IL, McLachlan HD, Freedlender AE, Nolan SP (1982) Elevated intra-abdominal pressure and renal function. Ann Surg 196: 594
20. Hemmer M, Viquerat CE, Suter PM, Vallotton MB (1980) Urinary antidiuretic hormone excretion during mechanical ventilation and weaning in man. Anesthesiology 52: 395
21. Henry JP, Pearce JW (1956) The possible role of cardiac atrial stretch receptors in the induction of changes in urine flow. J Physiol 131: 572
22. Henry JP, Gauer OH, Reeves JL (1956) Evidence of the atrial location of receptors influencing urine flow. Circ Res 4: 85
23. Järnberg PO, Dominguez de Villota E, Eklund J, Granberg PO (1978) Effects of positive end-expiratory pressure on renal function. Acta Anaesthesiol Scand 22: 508
24. Johnson EE, Hedley-Whyte J (1975) Continuous positive-pressure ventilation and choledochoduodenal flow resistance. J Appl Physiol 39: 937
25. Khambatta HJ, Baratz RA (1972) IPPB, plasma ADH, and urine flow in conscious man. J Appl Physiol 33: 362
26. Knox FG, Spielman WS (1983) Renal circulation. In: Shepherd JT, Abboud FM (eds) Handbook of physiology, section 2: The cardiovascular system. Volume III: Peripheral circulation and organ blood flow, part 1. American Physiological Society, Bethesda, p 183
27. Kumar A, Pontoppidan H, Baratz RA, Laver MB (1974) Inappropriate response to increased plasma ADH during mechanical ventilation in acute respiratory failure. Anesthesiology 40: 215
28. Linden RJ, Mary DASG, Weatherrill D (1980) The nature of the atrial receptors responsible for a reflex decrease in activity in renal nerves in the dog. J Physiol 300: 31
29. Marquez JM, Douglas ME, Downs JB, Wu WH, Mantini EL, Kuck EJ, Calderwood HW (1979) Renal function and cardiovascular responses during positive airway pressure. Anesthesiology 50: 393
30. Marshall BE, Berry AJ, Marshall C, Geer RT (1982) Influence of ventilation on response to fluid load in dogs: Body water and albumin distribution. Anesthesiology 57: 103
31. Mitzner W (1974) Hepatic outflow resistance, sinusoid pressure, and the vascular waterfall. Am J Physiol 227: 513
32. Moss NG (1982) Renal function and renal afferent and efferent nerve activity. Am J Physiol 243: F425

33. Osborn JL, Holdaas H, Thames MD, DiBona GF (1983) Renal adrenoceptor mediation of antinatriuretic and renin secretion responses to low frequency renal nerve stimulation in the dog. Circ Res 53: 298
34. Payen DM, Farge D, Beloucif S, Leviel F, de la Coussaye JE, Carli P, Wirquin V (1987) No involvement of antidiuretic hormone in acute antidiuresis. Anesthesiology 66: 17
35. Peters J (1988) Respiration within the cardiac cycle. In: Vincent JL (ed) Update in intensive care and emergency medicine, vol 5: Update 1988. Springer, Berlin, p 202
36. Priebe HJ, Heimann JC, Hedley-Whyte J (1980) Effects of renal and hepatic venous congestion on renal function in the presence of low and normal cardiac output in dogs. Circ Res 47: 883
37. Priebe HJ, Heimann JC, Hedley-Whyte J (1981) Mechanisms of renal dysfunction during positive end-expiratory pressure ventilation. J Appl Physiol 50: 643
38. Priebe HJ (1988) Ventilation and the kidney. In: Vincent JL (ed) Update in intensive care and emergency medicine, vol. 5: Update 1988. Springer, Berlin, p 678
39. Rudolph JR, Ackermann U (1984) Renal venous pressure and volume natriuresis in the rat. Can J Physiol Pharmacol 62: 80
40. Shah M, Saito Y, Yokoyama K, Sawa T, Amaha K (1987) Effects of continuous positive-pressure ventilation on hepatic blood flow and intrahepatic oxygen delivery in dogs. Crit Care Med 15: 1040
41. Sladen A, Laver MB, Pontoppidan H (1968) Pulmonary complications and water retention in prolonged mechanical ventilation. N Engl J Med 279: 448
42. Steinhoff HH (1981) Ausscheidungsfunktion und Hämodynamik der Niere bei intermittierender maschineller Beatmung (IMV) und kontrollierter maschineller Beatmung (CMV). Habilitationsschrift, Düsseldorf
43. Steinhoff HH, Falke K, Schwarzhoff W (1982) Enhanced renal function associated with intermittent mandatory ventilation in acute respiratory failure. Intensive Care Med 8: 69
44. Thames MD, Miller BD, Abboud FM (1982) Baroreflex regulation of renal nerve activity during volume expansion. Am J Physiol 243: H810
45. Thames MD (1978) Contribution of cardiopulmonary baroreceptors to the control of the kidney. Fed Proc 37: 1209
46. Venus B, Mathru M, Smith RA, Pham CG, Shirakawa Y, Sugiura A (1985) Renal function during application of positive end-expiratory pressure in swine: Effects of hydration. Anesthesiology 62: 765

Effekte der Beatmung auf das Gehirn

E. Pfenninger

Die Auswirkungen einer Beatmung auf das Gehirn sind weit weniger definierbar und damit auch weniger bekannt als die Beeinflussung anderer Organe. Oftmals ist in der Literatur vor allem bei vorgeschädigtem Gehirn ein diffuses, nicht exakt wissenschaftlich belegbares Unbehagen zu verspüren, insbesondere, wenn die Frage der PEEP-Beatmung angesprochen wird. Dies hatte zur Folge, daß bis in die 50er Jahre neurochirurgische Operationen vielerorts in Lokalanästhesie durchgeführt wurden und daß noch 1978 Richard und Karimi [26] ausführten: „Soweit es die pulmonalen Aspekte zulassen, beatmen wir in der Regel mit einem negativen endexspiratorischen Druck". Dem stehen neuere Erkenntnisse entgegen, wonach bei gravierender zerebraler Schädigung eine Beatmung geradezu unabdingbar notwendig ist, um durch Hypoxie und Hyperkapnie ausgelöste sekundäre ischämische Schädigungen zu vermeiden. Im folgenden sollen die zerebralen pathophysiologischen Reaktionsabläufe als Ausdruck der Änderung von Atemparametern betrachtet werden sowie näher auf die Auswirkungen von IPPV und PEEP eingegangen werden. Im letzten Abschnitt wird zu Möglichkeiten der therapeutischen Beeinflussung eventueller negativer zerebraler Auswirkungen einer Beatmung Stellung genommen sowie das dafür notwendige Monitoring aufgezeigt.

Faktoren, über die eine Beatmung Einfluß auf die Hirnfunktion nehmen kann, sind einerseits beatmungsinduzierte Änderungen der arteriellen Blutgase und andererseits beatmungsinduzierte Änderungen hämodynamischer Kenngrößen [25]. Hier ist insbesondere eine Veränderung des Herzzeitvolumens, des arteriellen Mitteldrucks sowie des zentralvenösen Drucks anzuführen. Als modifizierende Größen gelten die thorakale und insbesondere die pulmonale Compliance, der Atemwegswiderstand sowie das intravasale Blutvolumen (Tabelle 1).

Auswirkungen des arteriellen PCO_2

Bekanntlich verursacht eine Hyperkapnie eine intensive zerebrale Vasodilatation, während eine Hypokapnie eine Vasokonstriktion bis an die Grenzen der Gehirnhypoxie bewirkt [6]. Im ungeschädigten Gehirn findet sich über einen PCO_2-Bereich von 20–60 Torr eine Blutvolumenzunahme von 0,04 ml/100 g Hirngewebe pro Torr PCO_2-Anstieg [12]. Bei einem durchschnittlichen Hirngewicht von 1 400 g ergibt sich bei 10 Torr PCO_2-Änderung eine Blutvolumenschwankung um 5,6 ml, ein Wert, der bei eingeschränkter Compliance einen

Tabelle 1. Faktoren der Beatmung mit Einfluß auf die Hirnfunktion

- Änderung der Blutgase
- Änderung hämodynamischer Parameter
  MAP
  HZV
  CVP

Störgrößen: pulmonale und thorakale Compliance
Atemwegswiderstand
intravasales Volumen

ganz erheblichen Anstieg oder Abfall des intrakraniellen Drucks zu bewirken vermag. Diese vasomotorisch vermittelte metabolisch-chemische Kontrolle der zerebralen Durchblutung wird durch lokale oder generelle pH-Änderungen in den die Arteriolen umgebenden Zellen bewirkt. Sinn und Zweck dieser manchmal sich sehr schnell ändernden, mitunter lokalisatorisch eng begrenzten Durchblutungsregulation ist der Abtransport von anfallenden Säureäquivalenten und damit die Konstanz des pH in der Astro- und Neuroglia. Da das CO_2-Molekül im Gegensatz zu sauren Valenzen sehr rasch die Blut-Hirn-Schranke passieren kann, führen andererseits rasche intravasale Änderungen des arteriellen PCO_2 sehr schnell zu einer Äquilibrierung in der extravasalen Astro- und Neuroglia und damit über die nachgeordneten myoepithelialen Gefäßzellen zur Veränderung des zerebralen Blutflusses. Bei einer extremen Hyperventilation mit PCO_2-Werten unterhalb von 20 Torr droht zumindest im traumatisch oder sklerotisch vorgeschädigten Zerebrum eine lokale Ischämie, wobei nach Michenfelder [18] nicht einmal so sehr die herabgesetzte Perfusion als vielmehr die alkalosebedingte Linksverschiebung der Sauerstoffdissoziationskurve anzuschuldigen ist. Diese Betrachtungsweise macht aber auch deutlich, daß eine intravasale metabolische Azidose oder Alkalose nur geringe Auswirkungen auf die Hirndurchblutung haben kann, andererseits die Azidosekorrektur mit Bikarbonat durch das entstehende CO_2 problematisch sein kann. Die geschilderten Vorgänge haben allerdings nur im intakten Zerebrum ihre Gültigkeit und werden mit zunehmender Beeinträchtigung des zerebralen Metabolismus weniger relevant. Da der Glia-pH-Wert als eindeutige Steuergröße anzusehen ist, wird verständlich, daß eine regionale oder generalisierte ischämisch bedingte Laktazidose die CO_2-Regulation vollkommen zum Erliegen bringen kann, mit der Folge einer zerebralen Vasodilatation und alleiniger Abhängigkeit der Durchblutung vom Perfusionsdruck, wie dies Gobiet [10] nachweisen konnte.

Störungen der freien Atemwege sind ein wesentlicher Faktor längerdauernder intrakranieller Drucksteigerungen. So konnte Gobiet [11] zeigen, daß ein stark erhöhter intrakranieller Druck allein durch die Intubation des Patienten schon wesentlich gesenkt werden kann. Wird es nicht bei der Intubation belassen, sondern eine kontrollierte Normoventilation begonnen, so ist eine weitere Senkung des intrakraniellen Drucks zu erzielen. Eine kontrollierte Hyperventilation mit PCO_2-Werten zwischen 30 und 35 Torr führte gar zu einer

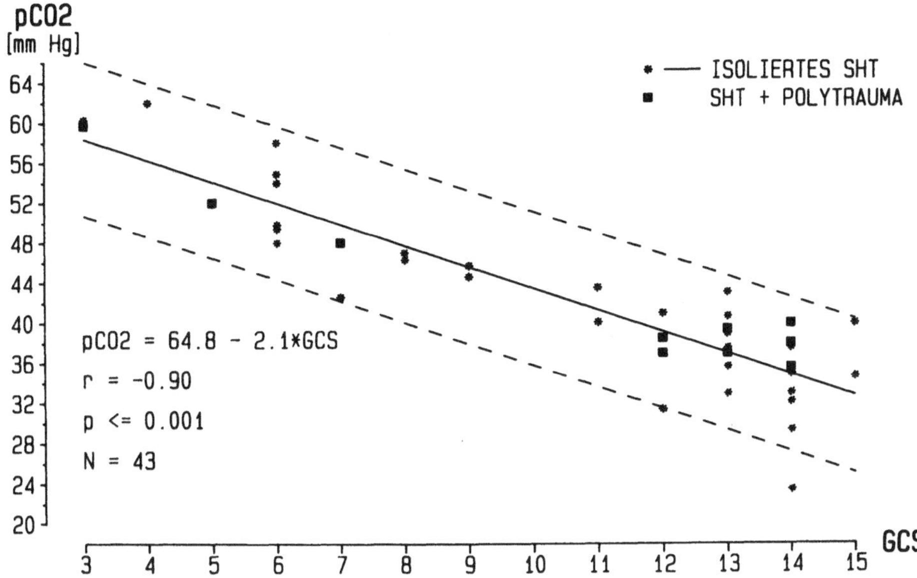

Abb. 1. Abhängigkeit des arteriellen PCO_2 von der Bewußtseinslage, gemessen mit dem Glasgow-Coma-Scale (GCS)

Normalisierung des ICP. Daß Intubation und moderate Hyperventilation beim Verlust der zerebralen Integrität nicht erst im Verlauf der intensivtherapeutischen Versorgung zum Tragen kommen dürfen, belegen unsere eigenen Untersuchungen an Patienten mit gedecktem Schädel-Hirn-Trauma am Notfallort. Wir konnten einen engen Zusammenhang zwischen Schwere der Bewußtseinsstörung – gemessen mit dem Glasgow-Coma-Scale (GCS) – und dem Ausmaß der auftretenden respiratorischen Insuffizienz nachweisen. Patienten mit 14 oder 15 Punkten im GCS wiesen subnormale PCO_2-Werte auf, während bei einer Punktezahl von drei oder vier im GCS mit einer schwersten respiratorischen Azidose gerechnet werden mußte (Abb. 1). Hier kann die unverzügliche Intubation und Beatmung ganz wesentlich zur Vermeidung sekundärer, druckbedingter Hirnschäden beitragen.

Veränderungen metabolischer Kenngrößen des Zerebrums durch die Beatmung

Änderungen des zerebralen Metabolismus durch die Beatmung lassen sich im wesentlichen wieder auf einen Abfall des PCO_2 zurückführen. Während ein mäßig erhöhter arterieller CO_2-Gehalt außer der Vermehrung der zerebralen Durchblutung so gut wie keine Auswirkungen zeigt, führen allenfalls exzessiv erhöhte PCO_2-Spiegel zur Bewußtseinstrübung, der sogenannten CO_2-Narkose, indem CO_2 die oxydative Glukosephosphorilierung entkoppelt und die Energiegewinnung im Zitratzyklus hemmt. Der hyperkapniebedingte Abfall der ATP-Konzentration im Hirngewebe dürfte auf die Verschiebung der Kreatinkinasereaktion zugunsten einer verminderten Bildung des Kreatinphosphats zurückzuführen sein [25]. Viel tiefgreifender sind hingegen die metabolischen Veränderungen im Gehirn, durch eine Hypokapnie hervorgerufen. Nicht nur daß bei entsprechender Prädisposition durch eine extreme Hyperventilation eine fokale Ischämie auftreten kann, sondern eine Hyperventilation vermindert schon bei wachen Patienten die Vigilanz, erhöht die Schmerzschwelle und reduziert in Narkose die notwendige Menge an Narkotika. Bekannt war früher eine exzessive Hyperventilation als sogenannte Liverpool-Methode in der Kinderanästhesie.

Zwar sind die pathophysiologischen Abläufe nicht in allen Einzelheiten bekannt, aber die hypokapnische zerebrale Alkalose stimuliert über die gesteigerte Phosphofruktokinaseaktivität den Glukoseumsatz und bewirkt letztendlich eine Laktatakkumulation. Hypothetisch könnte durch den verminderten Gewebe-CO_2-Gehalt innerhalb des Zitronensäurezyklus im sogenannten GABA-Shunt die Umwandlung von Glutamat in GABA gefördert werden. Ein erhöhter GABA-Gehalt würde die meisten der geschilderten Symptome erklären. Exogene GABA-Zufuhr bewirkt, genau wie eine Hypokapnie, im EEG eine Frequenzverlangsamung und Amplitudenerhöhung im Sinne einer Synchronisation [17].

Eine Hypoxämie führt zwar zu den schwersten metabolischen Veränderungen im Zerebrum, die wir kennen, dagegen scheint die hier relevante Hyperoxämie nur von geringer Bedeutung zu sein. Zwar konnten einige Autoren bei sehr hohen arteriellen Sauerstoffpartialdrücken eine geringe Abnahme der zerebralen Durchblutung registrieren, aber dieser Tatsache kommt wegen des enorm gesteigerten O_2-Angebotes keine Bedeutung zu.

Beeinflussung des Zerebrums durch eine positive Druckbeatmung

Ohne Zweifel bewirken alle Formen der positiven Druckbeatmung einen im Vergleich zur Spontanatmung erhöhten intrapulmonalen Druck, der sich mehr oder minder als intrathorakaler Druck fortpflanzt. Der durch die Beatmung in den positiven Bereich verschobene intrathorakale Druck wird durch drei mögliche Mechanismen in das Gehirn zumindest teilweise fortgeleitet:

- Zunahme des intrazerebralen Blutvolumens als Folge des erhöhten intrathorakalen Drucks und der damit verbundenen venösen Abflußbehinderung.
- Übertragung des intrathorakalen Drucks via Foramina intervertebralia auf den Epiduralraum und damit auf das Verbundsystem Spinalraum-Gehirn. Die damit verbundene Verkleinerung des totalen Liquorraumes vermindert nicht nur die zerebrale Compliance, sondern kann auch als direkte Raumforderung wirken.
- Hämodynamische Alterationen.

Obwohl die hämodynamische Anpassung an die veränderten Druckverhältnisse unter Beatmung relativ wenig Schwierigkeiten zu bereiten scheint, muß doch generell festgehalten werden, daß es zu einem Anstieg des zentralvenösen Drucks und einem Abfall von Herzzeitvolumen und arteriellem Druck kommen kann. Dabei ist das Ausmaß dieser Veränderungen um so gravierender, je höher der mittlere Beatmungsdruck über den Spontanatmungsdruck ansteigt [7]. Palafox et al. [20] zeigten besonders eindrucksvoll, daß die Erhöhung des intrathorakalen Drucks, der bei ihren Versuchstieren durch einen Pneumothorax ausgelöst wurde, den zentralvenösen und den intrakraniellen Druck gleichermaßen erhöht, während der zerebrale Perfusionsdruck bedenklich abfällt. In der älteren Literatur wird deshalb vorgeschlagen, Patienten mit erhöhtem intrakraniellem Druck nicht mit intermittierender positiver Druckbeatmung zu ventilieren, sondern sie einer Wechseldruckbeatmung mit negativem endexspiratorischem Druck zu unterziehen [9]. Cunitz et al. [6] konnten zwar tatsächlich einen geringen intrakraniellen Druckabfall bei Wechseldruckbeatmung nachweisen, dieser Effekt war aber so gering, daß damit keinesfalls die bei längerdauernder Anwendung entstehenden fatalen Auswirkungen auf die Lunge gerechtfertigt wären.

Eine positive Druckbeatmung mit mäßiger Hyperventilation gehört heute zu den Basismaßnahmen bei Schwellungszuständen des Gehirns [22]. Insbesondere eine fokale Laktazidose kann davon profitieren, indem bei Hypokapnie dem ischämischen, vasoparalytischen Gewebe vermehrt oxygeniertes Blut zugeführt wird. In diesem Zusammenhang wurde wiederholt die Frage aufgeworfen, wie lange eine Hyperventilationstherapie fortzusetzen sei, da bekannt ist, daß innerhalb von 16–36 h durch renale Kompensationsmechanismen sowie verändertem Verhalten der Karboanhydrase sich an der Blut-Hirn-Schranke ein neues Gleichgewicht einstellt [16] und sowohl der Glia-pH-Wert als auch der CBF zum Normalwert zurückkehren. Es gibt jedoch Hinweise, daß bei Hirnschädigung durch die andauernde Laktazidose die Einstellung eines neuen Gleichgewichtes überhaupt nicht möglich ist, durch die permanente Penetration saurer Valenzen aus dem Gewebe eine alkalotische Blutstoffwechsellage als kompensatorischer Faktor sogar wünschenswert erscheint. Wir selbst konnten im Tierversuch zeigen, welch extreme Ausmaße eine solche zerebrale Azidose annehmen kann, so daß ohne permanente alkalisierende Zufuhr aus dem Gefäßraum keine Erholung der zellulären enzymatischen Aktivitäten mehr möglich ist. Zu beachten ist aber auf alle Fälle, daß eine plötzliche Beendigung der Hyperventilation zu einem entsprechenden Anstieg der Hirndurchblutung und damit zu einem Wiederanstieg des intrakraniellen Drucks führen kann [21]. Die Hyperventilationsbehandlung sollte daher erst bei normalem ICP ausschleichend beendet werden [10].

Beeinflussung des Zerebrums durch PEEP-Beatmung

Lange Zeit galt als Dogma, daß eine Beatmung mit PEEP den intrakraniellen Druck erhöhe. Daß diese Aussage so pauschal nicht gelten kann, haben Untersuchungen der letzten Jahre gezeigt. Wie schon ausgeführt, pflanzt sich eine intrathorakale Druckerhöhung via Epiduralraum und venöse Gefäße in bestimmtem Maße auf das Cavum cranii fort. Zwar wurde letztere Möglichkeit, die Druckfortpflanzung über die Halsvenen, in einer kürzlichen Publikation aus dem Arbeitskreis um Rogers, Baltimore, bestritten [31], da venöse Klappen am thorakalen Eingang eine Druckübertragung verhindern würden, trotzdem zeigt sich in vielen Tierexperimenten und am Patienten vor allem bei höheren PEEP-Werten ein Anstieg des ICP. Jedoch scheint das Auftreten einer intrakraniellen Druckerhöhung – überhaupt und in welchem Ausmaß – von verschiedenen Vorbedingungen abzuhängen.

In der Tabelle 2 sind die wichtigsten Arbeiten der letzten 12 Jahre zu diesem Problem zusammengefaßt. Es fällt auf, daß die Autoren in ihren Aussagen bezüglich intrakraniellem Druck und zerebralem Perfusionsdruck sehr differieren, vor allem sind die einzelnen Arbeiten meistens weder im Hinblick auf den pathophysiologischen Zustand der Lunge vergleichbar, noch ist die intrakranielle Compliance einheitlich. Der zerebrale Blutfluß ist kaum untersucht, über den noch wichtigeren zerebralen Energieumsatz unter PEEP ist nichts bekannt.

Dennoch lassen sich bei genauerer Analyse der einzelnen Publikationen Faktoren abgrenzen, die offensichtlich einen modifizierenden Einfluß auf die Kopplung zwischen PEEP und zerebraler Beeinflussung ausüben. So konnten Shapiro et al. [29] zeigen, daß ein PEEP von 4–8 cm H_2O bei Patienten mit niedrigen ICP-Werten eher zu einem ICP-Abfall als zu einem Anstieg führte. Lagen die intrakraniellen Druckwerte dagegen höher, so bewirkte die PEEP-Applikation einen mitunter sehr starken ICP-Anstieg. Bemerkenswert war auch der unter Umständen starke Blutdruckabfall, so daß sich eine drastische Verschlechterung des zerebralen Perfusionsdrucks ergab. Ein verminderter zerebraler Perfusionsdruck ist vor allem bei ungenügender Volumensubstitution zu befürchten, diese wird noch durch eine falsch verstandene forcierte dehydrierende Therapie aggraviert. In die gleiche Richtung weisen Untersuchungen von Apuzzo et al. [3], die an Schädel-Hirn-traumatisierten Patienten mit herabgesetzter intrakranieller Compliance Anstiege des ICP um mehr als das Doppelte bei einer PEEP-Beatmung von 10 cm H_2O sahen, wohingegen Patienten mit normaler Elastance keine PEEP-induzierten ICP-Anstiege erkennen ließen. Cotev et al. [5] verglichen die intrakranielle Drucksteigerung unter PEEP-Beatmung mit dem Anstieg des zentralvenösen Drucks als Ausdruck der intrathorakalen Druckzunahme. Sie sahen bei normalen ICP-Ausgangswerten stets eine geringere Zunahme des Gehirndrucks gegenüber dem ZVD, bei primär erhöhten ICP-Werten ergaben sich genau umgekehrte Ergebnisse. Aber auch auf einen ganz anderen Sachverhalt hat diese Autorengruppe hingewiesen: Mit zunehmender PEEP-Applikation stieg durch die Vergrößerung der funktionellen Residualkapazität und des Totraums der arterielle PCO_2 an. Die sich aus der PCO_2-Erhöhung ergebende Blutvolumenvermehrung im Gehirn könnte die intrakranielle Drucksteigerung wesentlich mit beeinflussen. Bei PEEP-Beatmung sollte man deshalb einen möglichen PCO_2-Anstieg berücksichtigen.

Jedoch scheint auch der pathophysiologische Zustand der Lunge selbst einen nicht unerheblichen Einfluß auszuüben. Bei reduzierter Compliance der Lunge erfolgt offensichtlich die Transmission des positiv-endexspiratorischen Drucks in weit geringerem Ausmaße. Aidinis et al. [2] fanden, daß im Tierexperiment

Tabelle 2. Auswirkung von PEEP auf das Zerebrum

Autoren	PEEP (cm H_2O)	ICP (mm Hg)	CPP (mm Hg)	CBF (ml/min/ 100 g)	
Aidinis et al., 1976					
Lunge gesund	15	normal	→ 55 %		EEG-„Veränderungen"
Lunge pathologisch	15	normal	→ 35 %		
Apuzzo et al., 1977					
ICP normal	10	~	~		
ICP ↑	10	↑ ↑	↓ ↓		
Frost, 1977					
Lunge normal und pathologisch	20	20 → 20			
Cotev et al., 1981					
Lunge gesund					
ICP normal	15	11 → 22			
ICP ↑	15	44 → 75			
Doblar et al., 1988					
Lunge gesund	15	10 → 18,4	93 → 51,6	71 → 48	
Beyer und Meßmer, 1982					
Lunge gesund	20	~		38 → 33	O_2del: 6,2 → 5,0
Lunge pathologisch	20	~		44 → 31	O_2del: 8,7 → 5,7
Shuptrine, 1984					
Lunge gesund					
ICP normal	20	10 → 14	145 → 112		
Lunge gesund					
ICP ↑	20	26 → 28	129 → 100		
Lunge pathologisch					
ICP normal	20	10 → 15	119 → 79		
Lunge pathologisch					
ICP ↑	20	26 → 28	103 → 66		
Hoffmann, 1986					
Lunge gesund					
ICP normal	12	~	99 → 80		
ICP ↑	12	↑	96 → 87		
Toung et al., 1988					
Lunge gesund					
ICP normal	15	2,2 → 2,2	120 → 119	29 → 28	$CMRO_2$: 26 → 27

nach einem Ölsäure-induzierten Lungenversagen unter verschiedenen PEEP-Stufen der zentralvenöse Druck weniger stark anstieg als bei lungengesunden Kontrolltieren. Der zerebrale Perfusionsdruck fiel in der letzteren Gruppe bei einem PEEP von 15 cm H_2O um nahezu 60 % ab, während die Ölsäure-geschädigten Tiere nur CPP-Abfälle um 40 % aufwiesen. Die Autoren disku-

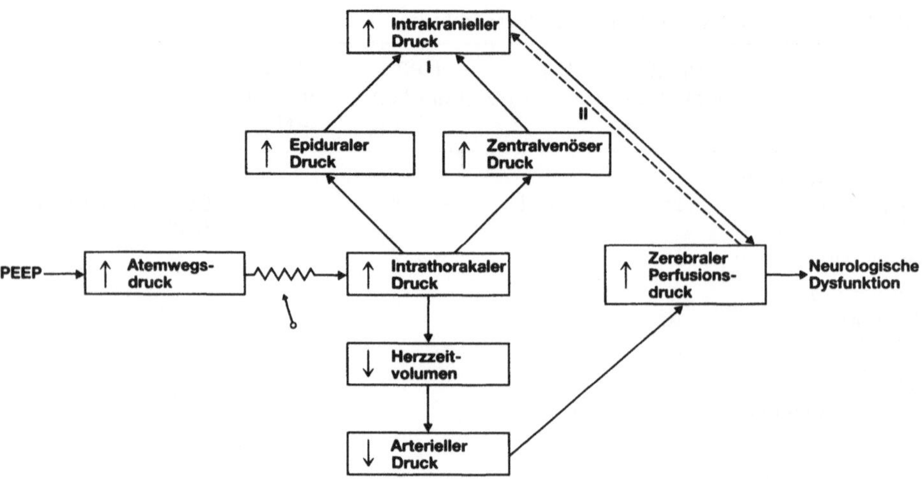

Abb. 2. Pathophysiologie der intrakraniellen Drucksteigerung durch PEEP (Nach [2]). Einzelheiten siehe Text

tieren grundsätzlich zwei Möglichkeiten der zerebralen Funktionsminderung durch PEEP und nennen sie Typ-I- und Typ-II-Reaktion. Bei der Typ-I-Reaktion ist der intrakranielle Druck gleich oder kleiner dem Atemwegsdruckanstieg und dürfte die direkte Fortleitung des Drucks via Venen und vor allem Epiduralraum darstellen. Bei der Typ-II-Reaktion hingegen bewirkt ein verminderter Cardiac-output mit einem MAP-Abfall eine zerebrale Minderperfusion. Die dabei entstehenden Säureäquivalente erhöhen den intrakraniellen Druck über eine massive Vasodilatation, die immer einen ICP-Anstieg zur Folge hat, dieser fällt höher aus als der applizierte PEEP (Abb. 2). Die Autoren [2] versuchten diese Zuordnung in Gruppen auf die klinische Praxis auszudehnen, konnten aber keine prospektiven Kriterien dafür finden. Sie resümierten deshalb: „......we are not able to predict when reflex type II ICP responses would occur. This is similar to our clinical experience and remains a problem in applying PEEP to patients who have intracranial mass lesions or hydrocephalus.“ Nur bei den lungengesunden Versuchstieren traten unter 15 cm PEEP EEG-Abnormalitäten und einseitige Pupillendilatationen auf, die lungengeschädigten Tiere zeigten keine EEG-Veränderungen. Diese Ergebnisse konnten jedoch in einer neueren Untersuchung von Shuptrine und Mitarbeitern [30] nicht bestätigt werden. Mit und ohne Lungenvorschädigung war das Verhalten des ICP gleich, der zerebrale Perfusionsdruck war am niedrigsten bei den lungengeschädigten Tieren. Es sind in dieser Hinsicht weitere abklärende Untersuchungen notwendig.

Die zum zerebralen Blutfluß vorgelegten Untersuchungen scheinen durch PEEP keine negative Beeinflussung aufzuzeigen, allerdings muß sowohl zu den Untersuchungen von Beyer und Meßmer von 1982 [4] als auch denen von Toung et al. von 1988 [31] kritisch angemerkt werden, daß sie nur bei normaler intrakranieller Compliance durchgeführt wurden. Zu bedenken ist auch, daß alle vorgelegten Ergebnisse über PEEP-bedingte Veränderungen unter sehr kurzfristiger Anwendung gewonnen wurden, überhaupt keine Erkenntnisse liegen vor, welche Auswirkungen eine Tage andauernde PEEP-Beatmung hat. Immerhin fanden Cuypers et al. [7], daß ein über 30 min erhöhter zentralvenöser Druck bei geschädigter Blut-Hirn-Schranke nicht nur zu einer Hirndrucksteigerung, sondern auch zu einer deutlichen Wasserzunahme im Hirngewebe führt.

Nach allgemeiner Überzeugung hat eine PEEP-Beatmung bei normaler zerebraler Compliance keine negativen zerebralen Auswirkungen, und es scheinen niedrige PEEP-Werte bis 5 cm H_2O auch bei vorgeschädigtem Gehirn keine oder doch nur sehr geringe Alterationen des ICP zu bewirken. Sind hohe PEEP-Werte notwendig, so muß individuell unter sorgfältigster Überwachung von ICP und CPP ein Mittelweg zwischen hoher inspiratorischer Sauerstoffkonzentration und PEEP-Niveau gesucht werden.

Beeinflussung des Zerebrums durch beatmungsadjuvierende Maßnahmen

Zwar ist auf der einen Seite bei erhöhtem ICP jede Verlegung der Atemwege zu vermeiden, andererseits sind aber gerade Absaugemanöver in der Lage, den ICP zu erhöhen [28]. Während der endotrachealen Absaugung droht nicht nur innerhalb kurzer Zeit ein PCO_2-Anstieg, sondern die Manipulation stellt auch einen gewissen Weckreiz mit der Folge einer zerebralen Blutvolumenzunahme dar [27]. Bedacht werden muß auch, daß bei Verwendung eines hohen PEEP-Niveaus die plötzliche Diskonnektion des Tubus durch den vermehrten venösen Rückstrom zum Herzen eine autotransfusionsbedingte Blutdruckerhöhung mit entsprechenden Folgen nach sich ziehen kann. Shapiro [28] empfiehlt deshalb bei besonders gefährdeten Patienten vor der Tubusdiskonnektion eine schrittweise PEEP-Reduktion. Auf das gleiche Problem haben auch Aidinis et al. [2] hingewiesen.

Möglichkeiten zur Kompensation der Auswirkung von IPPV und PEEP

Tabelle 3 faßt die denkbaren Möglichkeiten zur Kompensation negativer Auswirkungen einer PEEP-Beatmung zusammen. Sicherlich senken eine ausreichende Sedierung und Analgesie per se einen erhöhten intrakraniellen

Tabelle 3. Kompensationsmöglichkeiten einer PEEP-Beatmung

- Sedierung und Analgesie
- Lagerung
- Hyperventilation
- Langsame Änderung der Beatmungsparameter?
- Relaxierung?

Druck, zudem gelten Husten und Pressen als ganz wesentliche Faktoren, die über eine Behinderung des venösen Abflusses aus dem Schädelinnenraum zu einer retrograden Blutvolumenvermehrung und damit ICP-Anstieg führen. Hoffmann und Mitarbeiter [14] wiesen aber auch darauf hin, daß die Auswahl des Narkotikums die intrakranielle Druckantwort auf eine PEEP-Beatmung eventuell modifizieren kann.

Nach Abbushi [1] können die Auswirkungen einer PEEP-Beatmung auf den intrakraniellen Druck durch eine leichte Oberkörperhochlagerung kompensiert werden. Wie wir in eigenen Untersuchungen nachweisen konnten, erbringt zwar die Oberkörperhochlagerung um 15–30° ein Absinken des ICP, da jedoch mit der Oberkörperanhebung im Zerebrum eine Reduktion des arteriellen Drucks stattfindet, ist schon bei 30° Oberkörperhochlagerung eine Verminderung des zerebralen Perfusionsdrucks zu beobachten [23]. Wenn man die nach Aidinis [2] definierte PEEP-bedingte Typ-II-Reaktion zugrunde legt, so scheint der Wert dieser Maßnahme im Sinne einer „PEEP-Prophylaxe" doch kritisch gewürdigt werden zu müssen.

Wie schon erwähnt, ist zur Vermeidung vor allem eines CPP-Abfalles durch die PEEP-induzierte Herzzeitvolumenverminderung eine adäquate intravasale Volumenauffüllung anzustreben. Doblar et al. [8] konnten zeigen, daß unter Verwendung von Mannitol im Gegensatz zu einer Elektrolytlösung nicht nur kein CPP-Abfall zu finden war, sondern auch bei einem PEEP von 15 cm H_2O der ICP im Normbereich verblieb. Ob die von Hoffmann et al. [14] vorgeschlagene langsame Änderung der Beatmungsparameter auf längere Sicht gesehen wirklich eine Kompensationsmöglichkeit darstellt, muß sehr bezweifelt werden. In verzweifelten Fällen mit deletär hohen intrakraniellen Drücken erbrachte eine Relaxierung mit nichtdepolarisierenden Muskelrelaxanzien mitunter überraschende Erfolge [28].

Zerebrales Monitoring während der Beatmung (Tabelle 4)

Da letztendlich die Reduktion des zerebralen Blutflusses, sei es durch eine Erhöhung des intrakraniellen Drucks oder durch den Abfall des zerebralen Perfusionsdrucks, die entscheidende Größe für eine beatmungsbedingte Beeinträchtigung der zerebralen Funktion darstellt, ist der Blutfluß die eigentliche Zielgröße der zerebralen Überwachung. Da der CBF einer direkten Messung in

Tabelle 4. Zerebrales Monitoring während Beatmung

Ohne zerebrale Vorschädigung
- „Bewußtseinszustand"

Mit zerebraler Vorschädigung
- Intrakranieller Druck
- Zerebraler Perfusionsdruck
- Evozierte Potentiale
- EEG

der klinischen Routine nicht zugänglich ist, kann nur indirekt aus der Erhebung anderer Meßgrößen auf ihn geschlossen werden. Dabei ist zu berücksichtigen, daß nach den bisher angestellten physiologischen und pathophysiologischen Überlegungen ein Patient mit normaler zerebraler Integrität durch eine sachgerecht durchgeführte Beatmung keine zerebrale Einschränkung erfährt; ihm stehen ausreichende Kompensationsmöglichkeiten zur Verfügung, um beatmungsbedingte hämodynamische und blutgasseitige Veränderungen zu tolerieren. Eine über die allgemeine intensivmedizinische Praxis hinausgehende zerebrale Überwachung ist deshalb nicht nötig. Bei zerebraler Vorschädigung hingegen ist insbesondere unter PEEP-Beatmung ein sorgfältiges zusätzliches Monitoring notwendig. Daß der intrakranielle Druck bei allen potentiell hirndrucksteigernden zerebralen Prozessen gemessen werden sollte, darf als Selbstverständlichkeit gelten. Vielfach ist aber nicht so sehr der ICP-Anstieg als vielmehr ein Abfall des zerebralen Perfusionsdrucks unter PEEP-Beatmung zu beobachten. Da der CPP nur rechnerisch erfaßt werden kann, ist seine kontinuierliche Messung noch sehr wenig verbreitet. Er sollte unter PEEP-Beatmung in kritischen Situationen zumindest halbstündlich erhoben werden. Als unterer Grenzwert sind 50 Torr, besser 60 Torr anzusetzen.

Zur Funktionsanalyse des Gehirns kommt der Untersuchung der bioelektrischen Aktivität besondere Bedeutung zu. Unter bioelektrischer Aktivität verstehen wir zum einen die Spontanaktivität der Neurone, ablesbar als EEG, zum anderen die Antwort bestimmter, topographisch festgelegter Neurone auf einen externen Reiz, die sogenannten evozierten Potentiale. In beiden Parametern manifestiert sich ein Abfall der zerebralen Durchblutung. Bei einer arteriellen Sauerstoffsättigung von 70 % tritt eine Alpha- und Thetaaktivierung, bei Sättigung von 50 % die elektrische Stille ein. Wir selbst konnten an Schädel-Hirn-traumatisierten Tieren einen hochsignifikanten Zusammenhang zwischen der mit der Spektralanalyse aufgearbeiteten EEG-Aktivität und dem zerebralen Blutfluß nachweisen. Insbesondere die relativ einfach zu bestimmende spektrale Eckfrequenz (SEF) korrelierte gut mit dem Abfall der zerebralen Durchblutung unter kritische Werte. Das gleiche galt für die elektrische Hirnleistung, „Power" genannt [24]. In einer anderen tierexperimentellen Anordnung konnten wir durch die Applikation von PEEP mit einem ICP-Anstieg von 5 auf 20 Torr eine charakteristische Desynchronisationserscheinung mit einer Verschiebung zu niedrigen Frequenzen beobachten. Prien und Mitarbeiter [25] beschrieben bei einem PEEP von 10 cm H_2O passagere Spannungsschwankungen. Limitierend wirkt sich jedoch aus, daß die meisten beatmeten Patienten einer mehr oder minder starken Sedierung bedürfen, so daß a priori eine EEG-Reduktion anzutreffen ist. Mehr Unabhängigkeit gegenüber den eingesetzten Medikamenten zeigen die evozierten Potentiale, hier insbesondere die zerebrale Überleitungszeit. Sie stellt einen sehr empfindlichen Parameter zur Erkennung einer zerebralen Ischämie dar. Obwohl der Stellenwert der beiden letztgenannten Überwachungsverfahren in der Klinik noch genauerer Evaluierung bedarf, glaube ich jedoch, daß gerade bei einer Beatmung mit hohen PEEP-Werten eine drohende sekundäre zerebrale Schädigung damit rechtzeitig erkennbar ist.

Da die Erhaltung einer intakten Hirnfunktion letztendlich über den Erfolg oder Mißerfolg einer Intensivtherapie entscheidet, hat die Beatmung sicher einen enormen Fortschritt bei der Prävention sekundärer zerebraler Schäden gebracht, wir müssen jedoch die aus pulmonaler Sicht mitunter notwendigen aggressiven Interventionen immer auch auf ihre möglicherweise zerebralschädigenden Auswirkungen überprüfen.

Literatur

1. Abbushi W, Herkt G, Speckner E, Birk M (1980) Beeinflussung des Hirndruckes bei Patienten mit Schädel-Hirn-Trauma durch PEEP-Beatmung und Oberkörper-Hochlagerung. Anaesthesist 29: 521
2. Aidinis SJ, Lafferty J, Shapiro HM (1976) Intracranial responses to PEEP. Anesthesiology 45: 275
3. Apuzzo MLJ, Weiss MH, Peterson V, Small RB, Kurze Th, Heiden JS (1977) Effect of positive endexpiratory pressure ventilation on intracranial pressure in man. J Neurosurg 46: 227
4. Beyer J, Meßmer K (1982) Organdurchblutung und Sauerstoffversorgung bei PEEP. Springer, Berlin Heidelberg New York
5. Cotev S, Paul WL, Ruiz BC, Kuck EJ, Modell JH (1981) Positive endexpiratory pressure (PEEP) and cerebrospinal fluid pressure during normal and elevated intracranial pressure in dogs. Intensive Care Med 7: 187
6. Cunitz G, Danhauser I, Gruss P (1979) Beeinflussung des intracraniellen Druckes bei neurochirurgischen Operationen durch Hyperventilation, positiv-negative Druckbeatmung und PEEP. Anaesthesist 28: 142
7. Cuypers J, Matakas F, Potolicchio SJ (1976) Effect of central venous pressure on brain tissue pressure and brain volume. J Neurosurg 45: 89
8. Doblar DD, Santiago TV, Kahn AU, Edelmann NH (1981) The effect of positive end-expiratory pressure ventilation (PEEP) on cerebral blood flow and cerebrospinal fluid pressure in goats. Anesthesiology 55: 244
9. Furness DN (1957) Controlled respiration in neurosurgery. Br J Anaesth 29: 415
10. Gobiet W, Grote W, Bock WJ (1975) The relation between intracranial pressure, mean arterial pressure and cerebral blood flow in patients with severe head injury. Acta Neurochir 32: 13
11. Gobiet W (1980) Grundlagen der neurologischen Intensivmedizin. Springer, Berlin Heidelberg New York
12. Grubb RL, Raichle ME, Eichling JO (1974) The effect of changes in $PaCO_2$ on cerebral blood volume, blood flow, and vascular mean transit time. Stroke 5: 630
13. Heuser D, Guggenberger H (1985) Zerebroprotektive Anästhesietechniken. In: Menzel H (Hrsg) Zerebrale Protektion in Anästhesie, Intensiv- und Notfalltherapie. Zuckschwerdt, München Bern Wien, p 60
14. Hoffmann P, Schockenhoff B, Wauquier A (1986) Intrakranieller Druck und Kreislaufparameter bei erhöhtem endexspiratorischen Druck (PEEP). Anaesthesist 35: 721
15. Kolbow H, Winkelmüller W, Hüsch M (1978) Der hirnverletzte Polytraumatisierte – Probleme der Indikation, Diagnostik und Therapie. Hefte Unfallheilk 132: 223
16. Lassen NA, Christensen MS (1976) Physiology of cerebral blood flow. Br J Anaesth 48: 719
17. Meyer JS, Gotah F (1960) Metabolic and enzephalographic effects of hyperventilation. Arch Neurol 3: 339
18. Michenfelder JD, Theyer A (1969) The effects of profund hypocapnia and dilutional anemia on canine cerebral metabolism and blood flow. Anesthesiology 31: 449
19. Morgan BC, Martin WE, Hornbein TF, Crawford EW, Guntheroth G (1966) Hemodynamic effects of intermittent positive pressure respiration. Anesthesiology 27: 597

20. Palafox BA, Johnson MN, McEwen DK, Gazzaniga AB (1981) ICP changes following application of the MAST suit. J Trauma 21: 55
21. Papio I, Caruselli G (1978) The effect of intracranial pressure of stopping controlled ventilation in patients with head injuries. Neurochirurgia (Stuttg) 21: 157
22. Pfenninger E, Dell U, Kilian J, Neugebauer R (1986) Die Frühmessung des intrakraniellen Druckes beim Polytrauma mit assoziiertem Schädel-Hirn-Trauma. Acta Traumatol 16: 1
23. Pfenninger E, Kilian J (1984) Die Oberkörper-Hochlagerung bei akutem Schädel-Hirn-Trauma. Anaesthesist 33: 115
24. Pfenninger E (1988) Das Schädel-Hirn-Trauma. Springer, Berlin Heidelberg New York London Paris Tokyo
25. Prien Th, Lawin P, Schoeppner H (1984) Hirnfunktion und Beatmung. Anästh Intensivther Notfallmed 19: 289
26. Richard KE, Karimi-Nejad A (1978) Intrakranielle Druckänderung unter Atemtherapie. Hefte Unfallheilk 132: 208
27. Risberg J, Ingvar DH (1968) Regional changes in cerebral blood volume during mental activity. Exp Brain Res 5: 72
28. Shapiro HM (1975) Intracranial hypertension: Therapeutic and anesthetic considerations. Anesthesiology 43: 445
29. Shapiro HM, Marshall LF (1978) Intracranial pressure responses to PEEP in head-injured patients. J Trauma 18: 254
30. Shuptrine JR, Auffant RA, Gal TJ (1984) Cerebral and cardiopulmonary responses to high-frequency jet ventilation and conventional mechanical ventilation in a model of brain and lung injury. Anesth Analg (Cleve) 63: 1065
31. Toung TJK, Miyabe M, McShane AJ, Rogers MC, Traystman RJ (1988) Effect of PEEP and jugular venous compression on canine cerebral blood flow and oxygen consumption in the head elevated position. Anesthesiology 68: 53

VII Spezielle Techniken

Hochfrequenzbeatmung

N. Mutz und *M. Baum*

Definition der Hochfrequenzbeatmung (HFV)

Der Begriff „Hochfrequenzbeatmung“ (HFV) wird als deskriptives Synonym für eine Vielzahl in technischem Aufbau, Wirkungsmechanismen und Anwendungsweise oftmals sehr unterschiedliche Beatmungsverfahren angewendet. Als verbindende Charakteristika für diese Methoden können vorrangig angeführt werden:

- hohe Frequenzbereiche (bis zum Vierfachen der Spontanatemfrequenz),
- minimierte Einzelgasportionen (Tidalvolumina),
- gänzlich oder zumindest partiell alternative Gastransportmechanismen.

Insbesondere die Bedingungen des alternativen Gastransports, welche im Gegensatz zu herkömmlichen Gasaustauschmechanismen stehen, ermöglichen die deutliche Abgrenzung hochfrequenter Beatmungsverfahren gegenüber konventionellen Methoden zur Beatmung.

Während intermittierender Überdruckbeatmung befüllen und verlassen Atemgasportionen, welche das Volumen der konduktiven Atemwege übersteigen, periodisch die Alveolarkompartimente. Infolgedessen kommt es zu einer rhythmischen Expansion bzw. Reduktion des Alveolarraums. Zur Sicherstellung eines adäquaten Gasaustausches ist es daher unabdingbar notwendig, daß der respiratorische Zyklus (determiniert durch In- und Exhalation) in der Dauer seiner Phasen die Zeitkonstante der Lunge überschreitet. Daher sind die entscheidenden Mechanismen für den Gasaustausch (Oxygenation, CO_2-Elimination) während intermittierender Positiv-Druck Beatmung (IPPV) vorrangig durch konvektive Prozesse zu erklären.

Allerdings ist dieses Prinzip der periodischen Gasverschiebung durch einige gravierende Nachteile belastet:

- repetitive Druckbelastung als Folge der phasischen Volumenapplikation und dadurch Dehnung peripherer Atemwege,
- negative Beeinflussung der Lungenperfusion und der systemischen Zirkulation (dadurch auch Beeinträchtigung anderer Organfunktionen wie Niere, Leber, Zerebrum etc.).

Solche Nachteile könnten u. U. dann minimiert werden, wenn alternative Konzepte zur Aufrechterhaltung des Gasaustausches angewendet werden. Es ist vorstellbar, daß unter besonderen Bedingungen Atemgas die konduktive Zone überschreitet und somit direkt an die respiratorische Zone herangebracht wird und umgekehrt. Damit könnte ein „quasi-kontinuierlicher Auswaschprozeß“ ohne Verschiebung von nennenswerten Tidalvolumina („Bulk flow“) erzielt werden. Die Volumina der Einzelgasportionen, welche zum Aufrechterhalten der alveolären Ventilation notwendig sind, verringern sich unter diesen Bedingungen unter das Volumen des Totraums. Darüber hinaus verringert sich die Phasendauer des respiratorischen Zyklus um ein Vielfaches der Zeitkonstante der Lunge. Unter diesen Bedingungen müssen alternative Mechanismen für den Gastransport verantwortlich gemacht werden (z. B. asymmetrische Flow-Profile, Taylor-Dispersion etc.).

Als direkte Konsequenz der Minimierung der zur Beatmung erforderlichen Einzelgasportionen ist eine Verringerung der Lungenbewegungen während künstlicher Beatmung zu erwarten. Daher waren zunächst die Erwartungen, welche in hoch- und höchstfrequente Beatmungsverfahren als Alternative zu konventionellen Methoden zur Beatmung gesetzt wurden, durch folgende Punkte umschrieben:

- Beatmung ohne extensive phasische Dehnung peripherer Lungenstrukturen,
- Minimierung negativer Rückwirkungen exzessiver Druckwechsel auf primär und sekundär durch die Beatmung beeinflußte Organsysteme,
- Annäherung an das Konzept der Beatmung im „Equilibrium value“, also der Ruhigstellung der schwer geschädigten Lunge (ARDS).

Basierend auf den oben angeführten Überlegungen kam es zur Entwicklung, technischen Realisierung und klinischen Anwendung einer Vielzahl von Methoden zur Hochfrequenzbeatmung. Infolge unterschiedlicher technischer Merkmale der einzelnen Systeme sind es charakteristische und spezifische Eigenschaften, welche als Klassifikationskriterien herangezogen werden können.

Klassifikation verschiedener klinisch anwendbarer HFV-Techniken

Klassifikation nach Gerätekonfiguration (Abb. 1)

Das üblicherweise angewendete Kriterium zur Unterscheidung verschiedener HFV-Methoden ist ein technischer Gesichtspunkt: die jeweils vorliegende Systemkonfiguration (Abb. 1).

Bei „High frequency positive pressure ventilation“ (HFPPV) ist ein Y-Stück unmittelbar am Ende des Endotrachealtubus angebracht. Über einen Schenkel des Y-Stückes wird in der Inspirationsphase Atemgas in die Lunge eingebracht. Während dieser Zeit schließt ein pneumatisches Ventil den anderen Schenkel. In der Exhalationsphase wird die Frischgaszufuhr unterbrochen und gleichzeitig das Ventil geöffnet.

Gänzlich anderen Prinzipien folgen die sogenannten „Jet-Techniken“. „High frequency jet ventilation“ (HFJV) wird über einen Katheter durchgeführt,

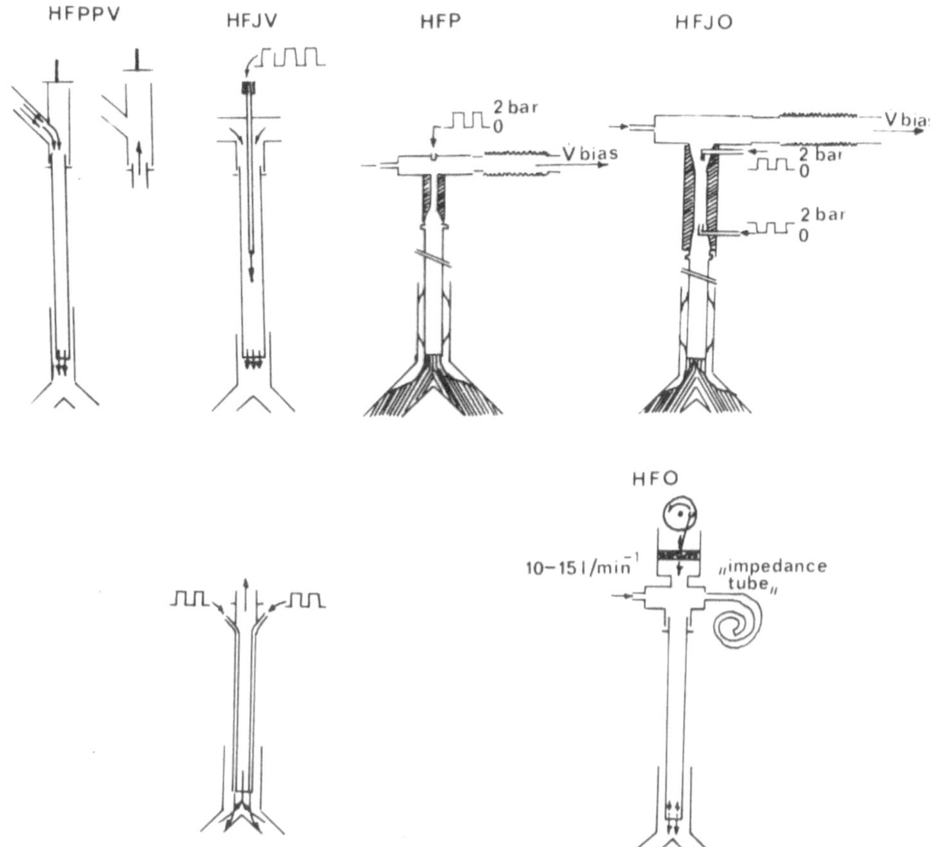

Abb. 1. Derzeit angewendete Systemkonfigurationen zur Hochfrequenzbeatmung (HFPPV, HFJV, HFP, HFJO, FDV, HFO)

welcher entweder in einen Endotrachealtubus direkt eingebracht wird oder in die Wand eines speziellen Tubus integriert ist („Hi-Lo Tube"). Hochdruckgasimpulse werden diesem Katheter zugeführt, welche sich als „Jet" an dessen Spitze entspannen. Dieses System ähnelt in seinem Wirkmechanismus einem Injektor; die Einzelgasportionen werden infolge „Entrainment" aus den oberen Anteilen in ihrem Volumen augmentiert. Während der „Exhalationsphase" (Unterbrechung des Gasstrahles) entweicht verbrauchtes Gas unbehindert durch den gegen Atmosphäre offenen Tubus.

Bei High frequency pulsation (HFP), im Prinzip eine Modifikation der HFJV, werden Hochdruckgasimpulse einer Düse zugeleitet, welche am Dach eines am Tubus angebrachten T-Stückes angeordnet ist. Im Gegensatz zu HFJV entspannt sich der Jet bereits im oberen Anteil des Endotrachealtubus als „Bulk flow"-Impuls. Zur Abdeckung des Gas-Entrainment und gleichzeitig zur Verbesserung der CO_2-Elimination wird ein „Bias flow" mit der dem Jet entsprechenden FIO_2 eingesetzt. Dieser Gasstrom wird durch die seitlichen Schenkel des T-Stückes geleitet.

Während forcierter Diffusionsventilation (FDV) werden Hochdruckgasimpulse zwei in einen speziellen Endotrachealtubus integrierten Schlauchleitungen zugeleitet, welche bis an die Tubusspitze geführt werden und in Düsen münden. Die Positionierung des „FDV-Tubus" muß so erfolgen, daß die Düsen in Sagittalebene angeordnet ca. 2 cm über der Carina plaziert sind. Unter diesen Bedingungen verbleiben die Jets fokussiert und penetrieren entlang der Bronchialwand bis hin in die respiratorische Zone. Gleichzeitig verläßt verbrauchtes Gas die Lunge über das Hauptlumen des Tubus („kontinuierlicher Auswaschprozeß"). Infolge der besonderen Konfiguration der FDV kommt es bei dieser Methode im Gegensatz zu HFJV und HFP zu keiner zusätzlichen Augmentierung des Atemgasvolumens („Gas entrainment").

Auf Prinzipien der Venturi-Effekte, welche bei HFJV und HFP auftreten, wurde ein Oszillationssystem entwickelt. Bei High frequency jet oscillation (HFJO) werden Hochdruckgasimpulse alternierend einem einander entgegengesetzt angeordneten Düsenpaar zugeleitet. Zwischen den beiden Düsen ist eine Venturi-Taille plaziert. Während diejenige Düse, welche in Richtung auf die Lunge gerichtet ist, als Injektor wirkt, wird die andere als Ejektor verwendet. Auf diese Weise kommen positive und negative Druckimpulse zur Anwendung, welche ein „Oszillieren" erzeugen. Um das auftretende „Gas entrainment" abzudecken, wird ein Bias-flow-System in das Equipment integriert.

Anders als bei den oben angeführten „Jet"-Systemen ist die Funktionsweise von High frequency oscillation (HFO). Über eine Kolbenpumpe, welche mit einem 4-Wege-Adapter an der Spitze eines Endotrachealtubus angebracht ist, werden Gasvolumenportionen verschoben. Bei Betrieb des Systems wird ein Oszillationsstrom in Richtung auf die Lungen hin erzeugt.

Klassifikation nach Frequenzbereichen (Abb. 2)

Bei Anwendung der angeführten verschiedenen HFV-Systemkonfigurationen ist eine unterschiedliche Steigerung der Beatmungsfrequenzen möglich. Abb. 2 zeigt die möglichen jeweiligen Frequenzbereiche bei erwachsenen Patienten unter klinischen Bedingungen. Während bei HFPPV der Frequenzbereich bei 60–100/min liegt, steigen die möglichen Beatmungsfrequenzen analog zum speziellen System und den damit verbundenen besonderen Gastransportmechanismen (z. B. bei FDV oder HFO bis zu 1800/min).

Der hauptsächlich verantwortliche Faktor, weitere Steigerungen der Beatmungsfrequenzen über die angegebenen Bereiche hinaus nicht zu erlauben, ist die jeweilige Grenze der CO_2-Eliminationskapazität der einzelnen Systeme. Diese korreliert mit der jeweiligen metabolischen Rate, mechanischen Eigenschaften der Lunge, aber auch mit dem angewendeten HFV-System.

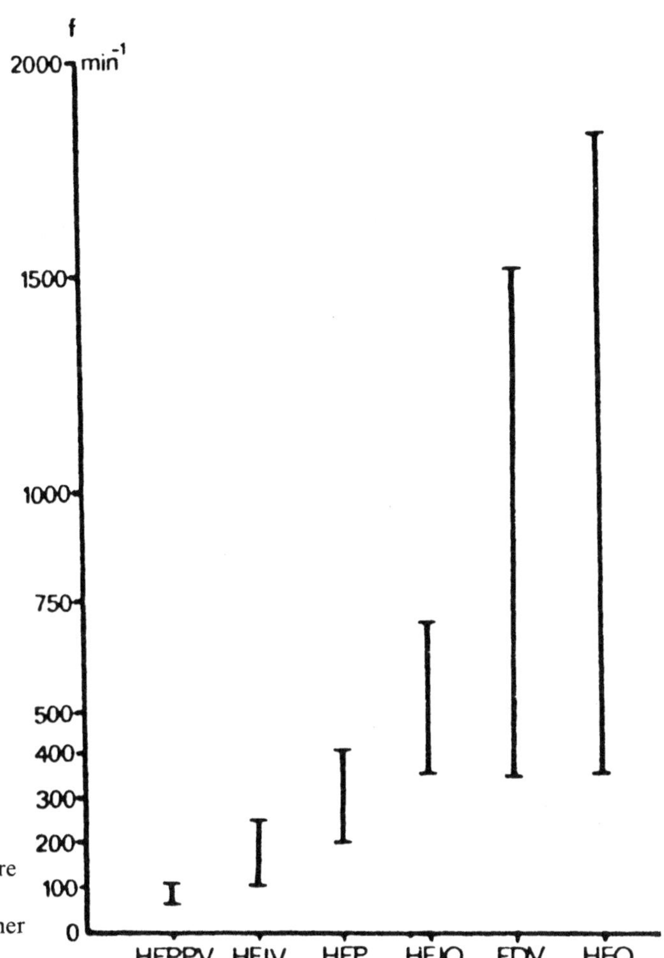

Abb. 2. Klinisch anwendbare Frequenzbereiche unter Verwendung unterschiedlicher HFV-Systeme

Klassifikation nach applizierten Tidalvolumina

Bei der Menge der zur Beatmung notwendigen Einzelgasportionen ist ein invers proportionales Verhalten gegenüber den Frequenzbereichen zu beobachten. Diejenigen Methoden, bei welchen höchste Frequenzen angewendet werden können (FDV, HFJO, HFO), benötigen geringste, weit unter dem Volumen des Totraums anzusiedelnde Tidalvolumina. Allerdings steigen (mit Ausnahme der FDV – andere Gastransportmechanismen) mit Frequenzerhöhung die Atemminutenvolumina beträchtlich an ($AMV = f \times V_T$).

Klassifikation nach Volumenkonstanz

Prinzipiell können zwei unterschiedliche Reaktionen auf Frequenzvariation bei gleichzeitig unveränderten sonstigen Einstellparametern beobachtet werden:

konstantes Minutenvolumen,
konstantes Einzelgasvolumen.

Sämtliche gasbetriebenen Systeme weisen ein konstantes Minutenvolumen auf (HFPPV, HFJO, HFP, HFJO, FDV), hingegen ist bei mechanisch betriebener HFO das AMV eine Funktion der gewählten Frequenz (starre Adjustierung der Einzelgasportionen).

Klassifikation nach der Art der Exhalation

Bei einigen HF-Respiratoren ist es lediglich möglich, die Inspirationsphase zu aktivieren. Bei diesen Systemen erfolgt die Exhalation passiv. Bei anderen, namentlich HFO, HFJO und FDV, wird der Exhalationsprozeß infolge spezieller Mechanismen aktiviert. Die Unterstützung der Exhalation erfolgt entweder durch phasische Anwendung von Sog (HFO, HFJO) oder durch einen besonderen methodikimmanenten Spülprozeß (FDV).

Klinische Anwendung der Hochfrequenzbeatmung

Derzeit werden hochfrequente Beatmungsverfahren intraoperativ, postoperativ, zur Atemtherapie und beim Intensivpatienten (mit und ohne Lungenpathologie) angewendet. Allerdings wurde infolge der rasanten Entwicklungen bei „konventionellen" Methoden der Beatmung das Einsatzgebiet für diese Methoden in den letzten Jahren, bedingt insbesondere durch wesentliche Unsicherheitsfaktoren (Systemeinstellungen, Monitoring etc.), immer mehr eingeengt. Das Rationale für die klinische Anwendung hochfrequenter Beatmungsverfahren ist aber nach wie vor im wesentlichen durch folgende Wirkungen begründet:

- weitgehend mögliche Immobilisation der Lunge. Diese resultiert in verbessertem intraoperativen Komfort (Lungen-, Oberbauchoperationen) und der Ruhigstellung des erkrankten Organsystems (Thorax-Lunge) beim Intensivpatienten.
- Als Folge der Minimierung der Volumina der Einzelgasportionen kann eine entsprechende Druckentlastung der Lunge erzielt werden.
- Eine besondere Wirkung der HFV auf die Atemwege führt zu vermehrter Sekretmobilisation. Dadurch eignen sich einfache HF-Respiratoren besonders zur Durchführung von atemtherapeutischen Maßnahmen („innere Vibration").

Einstellparameter

Für die Variation der Beatmung stehen bei HF-Systemen eine Reihe von Einstellgrößen zur Verfügung: Beatmungsfrequenz, Antriebsdruck, Impuls-

Pause-Verhältnis, PEEP, Adjustierung des „Bias flow", Kombinationen mit konventionellen Techniken. Jede Veränderung dieser Parameter und deren Kombinationen haben rasche funktionelle Auswirkungen. Allerdings sind, infolge fehlender Leitparameter, keine exakten Richtlinien für allgemein gültige Systemeinstellungen möglich, was ein wesentliches Limit für einen breiteren klinischen Einsatz dieser Methoden darstellt.

Monitoring (Orientierungshilfen für die klinische Anwendung der HFV)

Die hauptsächliche Schwierigkeit bei der Verfügbarkeit adäquaten Monitorings für HFV besteht darin, daß es derzeit keine methodenspezifischen Überwachungsmöglichkeiten gibt. Die derzeit bei der HFV angewendeten Überwachungsmethoden leiten sich direkt von konventionellen Beatmungstechniken ab und sind auf diese abgestimmt (Reagibilität, Alarme etc.). Daher sind alle zur Überwachung bei HFV-Betrieb angewendeten Techniken weitestgehend als Kompromisse anzusehen.

Ausgehend von der klinischen Praxis ist beim Einsatz von hochfrequenten Beatmungsmethoden die Anwendung folgender Überwachungsmodalitäten für die Patientensicherheit eine Conditio sine qua non:

+ laufende persönliche Kontrollen (d. h. physische Anwesenheit),
+ laufende Erhebung physikalischer Befunde (Perkussion, Auskultation),
+ repetitive Röntgenkontrollen der Lunge,
+ engmaschige Erhebung von Blutgasanalysen,
+ kontinuierliche Bestimmung der O_2-Sättigung,
+ kontinuierliche Atemgasanalytik (CO_2-Elimination!!), allerdings nicht bei allen Systemen möglich,
+ Bestimmung der Atemwegsdrucke (Okklusion „offener" Systeme!!),
+ umfangreiches Kreislaufmonitoring (kleiner Kreislauf!).

Als zusätzliches Monitoring (derzeit allerdings nicht vorhanden) wäre darüber hinaus zu fordern:

+ Möglichkeit zur Bestimmung aktueller Lungenvolumina,
+ Einrichtungen zum Erkennen tatsächlich auftretender Druckbelastungen (Atemwegs-, Alveolardruck),
+ differenziertes Gerätedysfunktionsmonitoring,
+ kontinuierliche Bestimmung von arteriellem PCO_2,
+ kontinuierliches Monitoring CO_2-Produktion/CO_2-Elimination.

Probleme bei der klinischen Anwendung von HFV-Systemen

Die klinische Anwendung von HFV-Systemen ist derzeit sicher nicht unproblematisch. Wesentliche Ursachen dafür liegen in nach wie vor ungelösten technischen Problemen begründet. Diese beziehen sich hauptsächlich auf:

+ inadäquate Befeuchtungsmöglichkeiten des Atemgases während HFV,
+ Mangel an schnell, sensitiv und automatisch wirksamen Sicherheitsmechanismen (Gefahr von Barotraumen durch höchste Gasvolumendurchsätze während HFV).

Darüber hinaus stellen auch Mängel in Lehr- und Lernbarkeit von Einstellparametern und deren unmittelbare und mittelbare Wirkungen eine wichtige Grenze für einen breiten klinischen Einsatz der HFV dar.

Zusammenfassung und Zukunftsaspekte

Die Entwicklung von neuen, „konventionellen" Überlegungen folgenden Beatmungstechniken und deren gezielte, bedarfsadaptierte Anwendung hat den Einsatzbereich der HFV in den letzten Jahren weitgehend eingeschränkt. Die Forderung nach HFV ist allerdings auch heute im perioperativen Bereich (intraoperativer Komfort) und beim Intensivpatienten mit ARDS („Ruhigstellung" der schwer geschädigten Lunge, Mukolyse) noch aktuell. Es muß daher die Aufgabe für die Zukunft sein, durch entsprechende Verbesserungen des Wissens (physiologische, pathophysiologische Grundlagen, Rückwirkungen von Geräteeinstellungen etc.) und der Gerätetechnik (Monitoring, Sicherheitseinrichtungen) die Grundlage für einen gezielten und koordinierten Einsatz der HFV zu schaffen.

Literatur

1. Barzilay E, Lev A, Ibrahim M, Lesmes C (1987) Traumatic respiratory insufficiency: Comparison of conventional mechanical ventilation to high-frequency positive pressure with low-rate ventilation. Crit Care Med 15: 118
2. Baum M, Benzer H, Geyer A, Haider W, Mutz N (1980) Forcierte Diffusionsventilation (FDV). Anaesthesist 29: 586
3. Baum M, Benzer H, Goldschmied W, Mutz N (1983) Pressure flow pattern and gas transport using various types of high frequency ventilation. In: Scheck PA, Sjöstrand UH, Smith RB (eds) Perspectives in high frequency ventilation. Nijhoff Publ., Boston, p 51
4. Baum ML, Benzer HR, Geyer AM, Mutz NJ (1985) I. Characteristics of gas flow and factors influencing CO_2-elimination. In: Carlon GC, Howland WS (eds) High-frequency ventilation in intensive care and during surgery. Marcel Dekker, New York Basel, p 25
5. Benzer H, Baum M, Duma St, Geyer A, Mutz N (1983) Peri- and postoperative application of various types of high frequency ventilation (HFV). In: Scheck PA, Sjöstrand UH, Smith RB (eds) Perspectives in high frequency ventilation. Nijhoff Publ., Boston, p 240
6. Calkins JM, Waterson CK, Hameroff SR, Kanel J (1982) Jet pulse characteristics for high-frequency jet ventilation in dogs. Anesth Analg 61: 293
7. Carlon G (1988) Letter to the editor. Crit Care Med 16: 204
8. Eliasen K, Mogensen T, Andersen JB (1986) Peripheral airway pressure during high frequency ventilation. Acta Anaesthesiol Scand 30: 97
9. Froese AB (1987) High frequency ventilation. Can J Anaesth 34: S37
10. Froese AB, Bryan ACh (1987) State of art. High frequency ventilation. Am Rev Respir Dis 135: 1363

11. Glenski JA, Crawford M, Rehder K (1986) High-frequency, small-volume ventilation during thoracic surgery. Anesthesiology 64: 211
12. Hachenberg T, Wendt M, Deitmer T, Lawin P (1987) Viscoelasticity of tracheobronchial secretions in high-frequency ventilation. Crit Care Med 15: 95
13. Klain M, Smith RB (1977) High frequency percutaneous transtracheal jet ventilation. Crit Care Med 5: 280
14. Kroesen G (1983) Effekte hochfrequenter Beatmung auf das pulmonale Klärsystem. Anästh Intensivther Notfallmed 18: 169
15. Kroesen GA, Koller WF, Putz G, Baum ML, Benzer HR (1988) Ventilation with high-frequency techniques during and after resections of the trachea and the main bronchi. Abstract. May 1988 WFSA
16. Mogensen T, Eliasen K, Nielsen L, Gravesen H, Rygard H, Andersen JB (1987) Hemodynamic effects of high frequency ventilation superimposed on intermittent positive pressure ventilation in dogs. Acta Anaesthesiol Scand 31: 620
17. Mutz N (1984) Hochfrequenzbeatmung. Entwicklung neuer Beatmungssysteme – experimentelle und klinische Ergebnisse. Wien Klin Wochenschr 96, Suppl 146
18. Mutz N, Baum M, Benzer H, Duma St, Moritz E (1982) Intraoperative Anwendung der forcierten Diffusions-Ventilation (FDV). Anaesthesist 31: 427
19. Mutz N, Baum M, Benzer H, Goldschmied W, Schedl R, Koller W (1984) Beatmung mit hohen Frequenzen in der Intensivmedizin. In: Lawin P, Peter K, Scherer R (eds) Maschinelle Beatmung gestern – heute – morgen. Thieme, Stuttgart New York, p 340
20. Mutz N, Baum M, Benzer H, Koller W, Moritz E, Pauser G (1984) Intraoperative application of high-frequency ventilation. Crit Care Med 12: 800
21. Pinsky MR, Marquez J, Martin D, Klain M (1987) Ventricular assist by cardiac cycle-specific increases in intrathoracic pressure. Chest 91: 709
22. Pinsky MR, Matuschak GM, Bernardi L, Klain M (1986) Hemodynamic effects of cardiac cycle-specific increases in intrathoracic pressure. J Appl Physiol 60: 604
23. Schedl R (1985) Spezielle Beatmungsverfahren und intrakranieller Druck. Tierexperimentelle Untersuchungen, Entwicklung und Anwendung eines neuen Druckmeßprinzips, Klinik. Wien Klin Wochenschr 97: 1

Blutreinigende Verfahren in der Intensivmedizin

W. Koller, T. H. Luger, Ch. Putensen und *G. Putz*

Einleitung

Überbrückung von reversiblen Funktionsdefiziten lebenswichtiger Organe ist eines der definierten Ziele der Intensivmedizin. Vor allem die technische Substitution von Ausscheidungsfunktionen der Stoffwechselendprodukte und damit die Aufrechterhaltung der Homöostase kann eine weitere progrediente Verschlechterung beim Einzel- oder Multiorganversagen zumindest zeitlich begrenzt verhindern. Darüber hinaus wird versucht, durch die Entlastung des entsprechenden Organsystems einen kurativen Effekt zu erzielen.

Die physiologische Leistung des Körpers unterscheidet sich bezüglich der Ausscheidungsfunktionen wesentlich darin, ob Gase (CO_2) oder feste Substanzen (Eiweiß- und Nukleinsäuremetabolismus) ausgeschieden werden müssen. Das Blut als Transportmedium für alle ausscheidungspflichtigen Substanzen muß aufgrund der schlechteren Löslichkeit für Gase in Flüssigkeiten trotz raffinierter Transportsysteme etwa die zehnfache Perfusion an die Lunge bringen, um Kohlendioxyd auszuscheiden, als an die Niere, um Metaboliten, Elektrolyte und Flüssigkeit unter Kontrolle zu halten. Daher ergeben sich für die extrakorporalen Blutreinigungsverfahren zwar ähnliche Grundbedingungen – der Austausch von Substanzen aus dem Blut an künstlichen permeablen Membranen –, die Realisierung bietet jedoch total unterschiedliche Schwierigkeiten organisatorischer, personeller und technischer Natur.

Die extrakorporale CO_2-Elimination benötigt Blutflußraten von etwa 50 % des Herzzeitvolumens; daraus ergeben sich massive Folgeprobleme, begonnen bei ausreichender Kanülierung, rasch beeinflußbarer Kreislauffunktion, Wärmeverlust, Schädigung geformter Blutelemente durch Pumpe und künstliche Oberflächen und diffiziles Know-how der einzustellenden Regelsysteme. Nur speziell ausgerüstete Zentren sind in der Lage, alle Bedingungen, vor allem auch sicherheitstechnische Aspekte, zu erfüllen. Die Hämofiltration benötigt je nach Situation 2–5 % des Herzzeitvolumens, das System ist daher bezüglich Akutstörungen wesentlich „gutmütiger“ und für eine breite klinisch-routinemäßige Anwendung an Intensivstationen geeignet.

Extrakorporale CO_2-Elimination ($ECCO_2$ – LFPPV)

Entwicklung und Zielsetzung

Nachdem eine multizentrische Studie über den Einsatz von extrakorporaler Membranoxygenierung (ECMO) keinen Vorteil für die Patienten zeigte (ECMO Study), wurde von Kolobow und Gattinoni ein neues Konzept entwickelt. Neuentwickelte Membranen sowie entsprechend gehandhabte Einstellparameter sollen bewirken, daß über den extrakorporalen Austauscher nur CO_2 eliminiert wird. Die Oxygenierung erfolgt nach wie vor über die Lunge, die über ein CPAP-System konstant gebläht bleibt. Ein dünner Katheter im Carinaniveau liefert Sauerstoff, und etwa fünf druckbegrenzte Atemhübe pro Minute sorgen für die Durchmischung dieses Atemgases. Dieses Verfahren trägt den Namen Low frequency positive pressure ventilation (LFPPV) und ist untrennbar mit der $ECCO_2$ verbunden.

Neben der Sicherstellung des Gasaustausches sollen damit noch zwei Ziele erreicht werden:

Zum einen wird die Lunge ruhiggestellt, die wenigen druckbegrenzten Atemhübe sichern ein Pendeln der Atemwegsdrucke weit unterhalb der Vitalkapazität und reduzieren so die mechanische Beanspruchung complianter Strukturen. Eine Erholung des Lungenparenchyms soll dadurch besser möglich sein.

Zum anderen wird durch die Anlieferung von relativ stickstoffreichem und kohlendioxydarmem Blut in die Lungenstrombahn ein Sauerstoffgradient aufgebaut, der auch in schlecht belüfteten Alveolen vom Atemweg über die Alveole in die Blutbahn zielt. Dies zum Unterschied von ECMO, wo der pulmonalvenöse Sauerstoffpartialdruck im Blut höher ist als in den gasführenden Anteilen des Lungengewebes. Darüber hinaus wird auf dem Weg Blut-Alveole Stickstoff in die Alveole diffundieren, dies könnte Resorptionsatelektasen verhindern oder vermindern. Die beiden letzten Überlegungen würden nicht nur die gestörte Funktion Gasaustausch überbrücken, sondern auch einen „kurativen" Effekt für das geschädigte Lungenparenchym bedeuten.

Allerdings wird diese Annahme von anderen Autoren bestritten. Im Tierexperiment konnten diese Verschiebungen im Gasaustausch nur beobachtet werden, wenn längere Zeit reine Apnoe herrscht, also keine LFPPV angewendet wird. Klinisch ist das allerdings nicht durchführbar.

Technische Realisierung

Großlumige Katheter müssen in das zentrale Venensystem eingeführt werden, um entsprechende Blutflußraten zuzuführen. Prinzipiell können entweder zwei Venen getrennt kanüliert oder eine Vene mit einem Doppellumenkatheter versehen werden. Wichtig ist, daß die Spitze des Katheters extrathorakal bleibt, ansonsten ist mit massiven Stauphänomenen in das Pfortadersystem und das obere Hohlvenensystem zu rechnen.

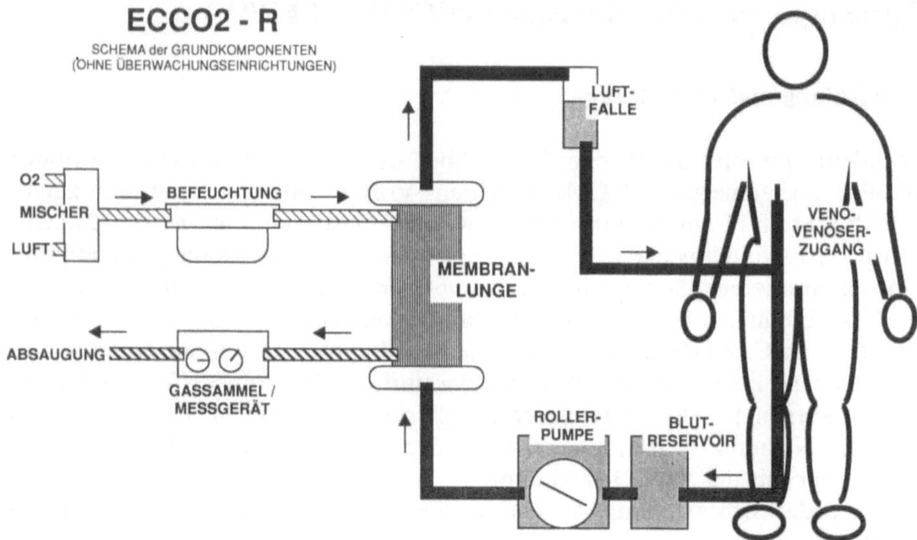

Abb. 1. Schema des technischen Aufbaus von $ECCO_2R$. In der klinischen Routine werden zwei Gasaustauscheinheiten in Serie perfundiert, das gesamte Gehäuse ist thermostatisiert. Kontinuierliche Antikoagulanzientherapie und Überwachungseinrichtungen sind nicht abgebildet

Das Schlauchsystem ist entsprechend den in der Kardiochirurgie üblichen Dimensionen zu wählen, gerinnungshemmend beschichtete innere Oberflächen gewinnen zunehmend an Bedeutung. Dennoch ist eine systemische Gerinnungshemmung meist mit Heparin nach Gerinnungsparametern eingestellt derzeit noch unerläßlich. Eine Rollerpumpe sorgt für die Umwälzung des Blutes, das gesamte Gehäuse muß thermostatisiert sein, ansonsten ist eine Hypothermie des Patienten die Folge (Abb. 1).

Das Kernstück ist die gasaustauschende Einheit. Meist wird die von Kolobow entwickelte Membran in zwei Patronen verwendet, die parallel geschaltet sind. Auf der Luftseite der gasdurchlässigen Membran wird ein Sauerstoff-Luft-Gemisch vorbeigeblasen, in das CO_2 gewissermaßen im Gegenstromverfahren diffundiert. Die Luftaufbereitung muß frei regelbar sein, die Luft muß befeuchtet und thermostatisiert sein, und am luftabführenden System sollte eine Gassammeleinrichtung angebracht sein.

Das gesamte System sollte in zuführendem und abführendem Schenkel kontinuierlich über Oxygenierung und Flowraten überwacht sein. Alarme über mangelnde Blutdrainage und drohende Luftinsufflation sind verpflichtend. Zusätzlich müssen natürlich sämtliche verfügbaren Kreislaufparameter, vor allem aber die Drucke im kleinen Kreislauf überwacht werden, kurzfristige Kontrollen von geformten Blutbestandteilen, Elektrolyten und Gerinnungsstatus mit entsprechender genauer Korrektur sind selbstverständlich.

Komplikationen und Gefahren

Neben Blutungen bei der Kanülierung und den Risiken, die bei einer Diskonnektion im Schlauchsystem drohen, ist ein kontinuierlicher „Blutbedarf“ von etwa 1–2 l Vollblut täglich die Regel. Außerdem sind bei nicht genauester Kenntnis der pathophysiologischen Grundlagen und entsprechender Überwachung und Führung im Verlauf Kreislaufkomplikationen zu erwarten. Die Folgen der Langzeitheparinisierung sind ein ständig steigender Heparinbedarf im Lauf von Tagen und eine damit zunehmende Neigung des Patienten zu systemischen Blutungen. Dieses Faktum ist in der Lage, die Langzeitanwendung der Methode gelegentlich zu verhindern, Lösungsmöglichkeiten werden gesucht (Prostazykline, niedrigmolekulares Heparin, beschichtete innere Oberflächen).

Indikation und Epidemiologie

In den letzten Jahren wurden in wenigen großen Zentren über 100 Fälle behandelt. Vor allem die Gruppe um Gattinoni berichtet von Überlebensraten um 60% bei schwersten Formen von ARDS. Auch Patienten mit sonst nicht durchbrechbarem Status asthmaticus wurden mit guten Erfolgen an die $ECCO_2R$ angeschlossen. Ungeklärt bleibt die Frage der zeitlichen Indikation. Verwendet man die Methode als „Ultima ratio“ bei komplettem Versagen sonstiger Beatmungsverfahren, so ist eine schlechte Überlebensrate unter $ECCO_2$ zu erwarten, besitzt aber keine Aussagekraft über ihren Wert. Es ist also der Indikationspunkt innerhalb einer Strategie des respiratorischen Managements beim schwersten akuten Lungenversagen (ALF) noch nicht exakt definiert, derzeit wird im Rahmen einer Multicenterstudie versucht, eine Indikationsstellung zu erarbeiten. $ECCO_2R$-LFPPV wird durch seine technische Aufwendigkeit und die schwierige ärztliche und pflegerische Führung immer großen Zentren vorbehalten bleiben, eine räumliche Nachbarschaft zu einem kardiochirurgischen Zentrum ist günstig. Die wesentliche Aufgabe des Arztes, der solche Krankheitsbilder außerhalb solcher Zentralkrankenhäuser oder Kliniken behandelt, ist es, Indikation und Organisation zur Verlegung zu kennen und bei Notwendigkeit durchzuführen.

Kontinuierliche Hämofiltration

Grundprinzip

Um beim akuten Nierenversagen des Intensivpatienten die Homöostase von Flüssigkeitshaushalt und Metaboliten aufrechtzuerhalten, wurden im letzten Jahrzehnt punktuelle Hämodialysesitzungen von kontinuierlichen Hämofiltrationsverfahren verdrängt. Nebst dem Vorteil der Kontinuität (Vermeidung von großen Fluktuationen an gelösten Substanzen im Serum, optimales „Match“ zu kontinuierlichen intravenösen Therapien, langsamer Flüssigkeitsentzug aus dem Extrazellulärraum) zeigte sich kardiovaskulär und pulmonal eine wesentlich geringere Nebenwirkungsrate. Blut wird an einer Membran vorbeigepumpt, die Filtration von Plasmawasser folgt dem Druckgradienten an beiden Seiten der Membran, und gelöste Substanzen werden je nach Molekulargewicht und Porengröße ohne Diffusion (kein Gegenstromverfahren) durch reine Konvektion „mitgenommen".

Begriffe, Definitionen

Eine Vielzahl an Verfahren und technischen Varianten wurde in den letzten Jahren entwickelt, die meisten Verfahren allerdings kommen für den chronisch niereninsuffizienten Patienten in Frage und wurden als Alternative zur Hämodialyse erprobt und eingeführt. Nur wenige Verfahren kommen in der Intensivmedizin zur Anwendung. Terminologie und Abkürzungen werden auch im deutschen Sprachraum einheitlich englisch verwendet:

UF Ultrafiltration:
Abfiltrieren von Plasmawasser ohne Substitution

HF Hemofiltration:
Abfiltrieren von Plasmawasser mit Substitution

CAVH Continuous arteriovenous hemofiltration:
Hämofiltration ohne Pumpe, der Blutfluß erfolgt spontan von Arterie zu Vene

CVVH Continuous venovenous hemofiltration:
Hämofiltration mit Pumpe, der Blutfluß erfolgt pumpengetrieben von Vene zu Vene

SCUF Slow continuous ultrafiltration:
Langsame Ultrafiltration (AV oder VV), meist als Flüssigkeitsentzug und kardiale Therapie indiziert (Paganini)

CAVHD Continuous arteriovenous hemodiafiltration:
wie CAVH nur mit geringem „Gegenstrom" innerhalb der Filtrationspatrone (Abb. 2).

Technische Realisierung

Gefäßzugang

Nach chirurgisch angelegten Fisteln wurde bald die perkutane Katheterisierung mit Seldinger-Technik „State of the art". Olbricht konnte nachweisen, daß neben der sofortigen Verwendbarkeit die Blutflußraten und damit die Filtrationsleistung durch diese Katheter besser waren. Durch Zufall (venovenös

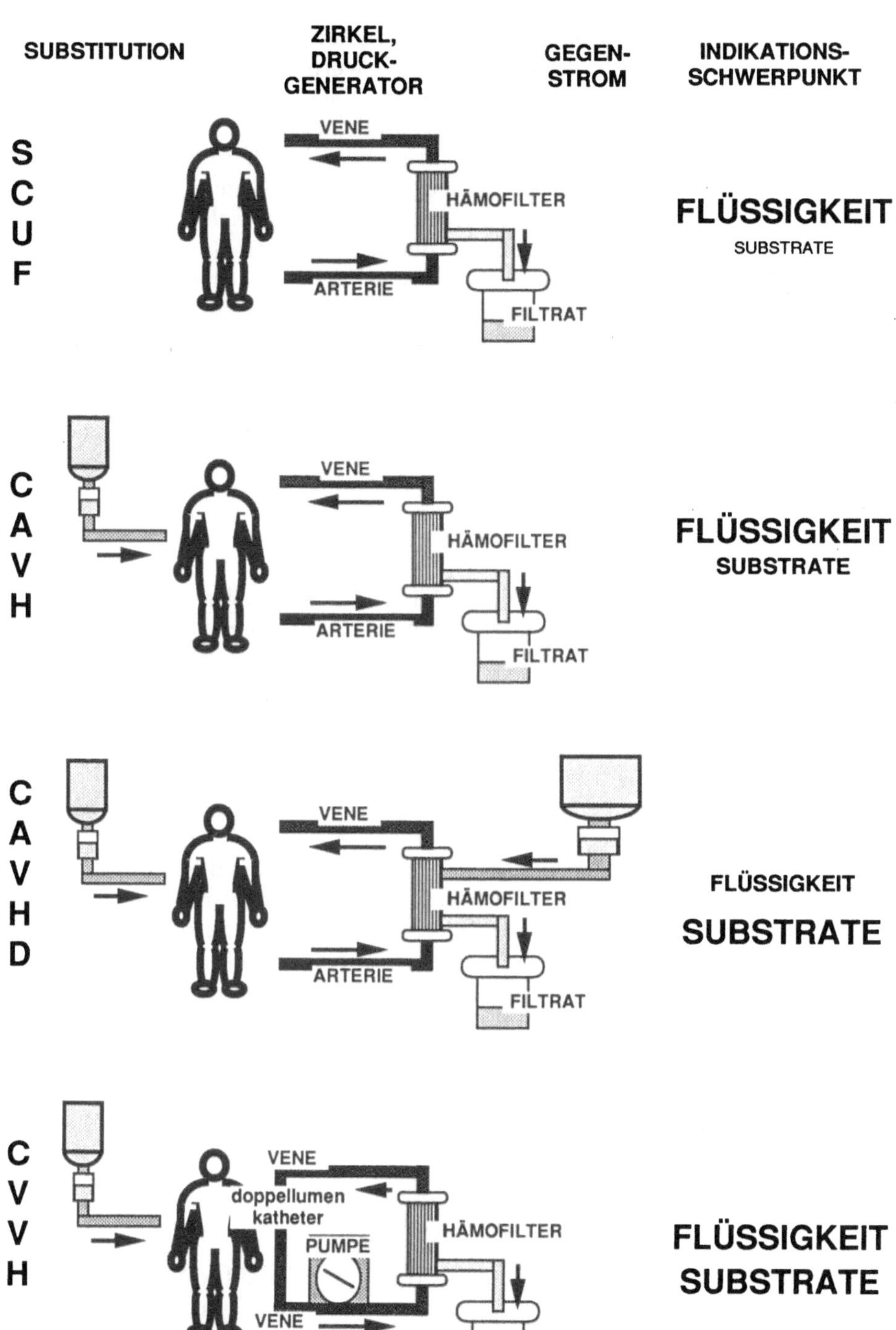

Abb. 2. Grundtypen an technischer Realisierung von kontinuierlichen „Nierenersatz"therapien mit Indikationsschwerpunkten

geplant, venoarteriell gestochen) entdeckte Kramer, daß der Hämofiltrationszirkel auch ohne Pumpe funktionierte. Damit wurde CAVH entdeckt. Nach anfänglicher Euphorie wurden die wesentlichen Nachteile evident: ungenügende Metabolitenclearance wegen zu geringer Filtratmengen in der Katabolie, Probleme und Komplikationen bei der arteriellen Kanülierung, „Verharmlosung" der Methode. CVVH mit Pumpe war der logische Nachfolger, die Entwicklung eines doppellumigen Katheters (Quinton) half eine zweifache Punktion zu vermeiden. Da allerdings bei den enorm hohen Umsätzen dennoch immer wieder vor allem im Bilanzmanagement Fehler und klinische Probleme auftreten und die notwendige Antikoagulanzientherapie im Langzeitbetrieb problematisch ist, wurde nach neuen Wegen gesucht. CAVHD scheint eine mögliche Alternative: Vom Gefäßzugang wie CAVH, versucht man das Problem mit verbesserter Clearance zu lösen. Durch einen Gegenstrom in der Patrone selbst (ca. 5 l pro Tag) soll die Clearance so weit verbessert werden, daß die Flowraten bei CAVH ausreichend werden.

Schläuche, Heparin

Während bei CVVH Konfiguration und Länge des Schlauchsystems meist mit den zur Verfügung stehenden Pumpen abgestimmt werden müssen, sind bei CAVH andere Kriterien maßgeblich. Die Schlauchlängen müssen möglichst kurz gehalten werden, innerhalb des Schlauchsystems dürfen keine Engstellen auftreten (Dreiwegehähne), die eventuell den zur Verfügung stehenden Filtrationsdruck reduzieren. Ein kurzes Schlauchsystem ist wegen des geringeren Füllvolumens günstiger als ein längeres.

Um die Betriebsdauer der Filtratpatronen zu verlängern und Koagulierung innerhalb des extrakorporalen Zirkels zu vermeiden, ist bis heute eine kontinuierliche Antikoagulanzientherapie nötig. Routinemäßig wird Heparin (bei CVVH nach der Pumpe!) appliziert, die Dosierung schwankt von etwa drei bis 15 Einheiten pro kg KG und Stunde. Ein deutlicher Trend zur Dosissteigerung und Blutungsneigung ist nach einigen Tagen zu beobachten. Versuche mit Prostazyklin und niedrigmolekularem Heparin haben bis jetzt noch keinen Eingang in die Routine gefunden. Interessant ist die Entwicklung von oberflächenbeschichteten Schlauchsystemen mit geometrisch neu geformten Patronen für CAVH, die möglicherweise eine systemische Antikoagulanzientherapie überflüssig werden lassen. Die Betriebsdauer der Kapillaren soll dabei etwa der bisherigen Größenordnung entsprechen.

Pumpe

Die Blutpumpe, die bei CVVH den Blutstrom bewegt und für den Filtrationsdruck sorgt, ist üblicherweise eine Rollerpumpe. Neben Überwachungsmöglichkeiten für Vor- und Nachpumpendruck sollte auch die Blutflußmenge mit ausreichender Genauigkeit einstellbar sein. Automatische Abschalteinrichtungen bei Überschreiten kritischer Druckwerte (Filtratpatrone) und bei Absinken des Blutniveaus in der venösen Tropfkammer (Luftfalle) sind obligat. Auf eine gute Kompatibilität des Schlauchsystems zur Pumpe ist zu achten, oftmals verformen sich die von den Schenkeln der Rollerpumpe ständig gequetschten Teile des Schlauchsystems exzentrisch und liefern nach längerer Betriebsdauer abweichende Blutflußraten.

Die Pumpen, die zur Substitution verwendet werden, müssen ebenso exakt arbeiten, dürfen nicht hitzelabil sein (unterschiedliche Förderraten nach längerer Betriebsdauer) und müssen in der Lage sein, auch Volumina über 1000 ml pro Stunde zu fördern. Die Steuerung erfolgt meist manuell nach Bilanz (Filtratmenge) oder über einen Mikroprozessor, wobei die Filtratmenge kombiniert mit der gewünschten Bilanz die ausschlaggebenden Rechengrößen sind.

Spule

Das Kernstück der Filtrationspatrone ist die Filtrationsmembran. Die derzeit gebräuchlichste Membran ist aus Polysulfon und wurde ursprünglich in der Lebensmittelindustrie verwendet, um Milcheiweiß und Molke zu trennen. Sie hat einen sehr hohen „Cut-off-Punkt", etwa um 10000 Dalton MG, und einen asymmetrischen Aufbau. Die Membran ist in Form eines Bündels an Kapillaren angeordnet. Durch die Kapillaren strömt das Blut, Filtrat tritt in den Raum außerhalb der Hohlfasern über und wird in einem das Kapillarbündel umgebenden Kunststoffmantel gesammelt und bei einem Filtratauslaß abgelassen.

Filtrat

Das so gewonnene plasmaisotone Filtrat wird in Sammelgefäßen aufgefangen (Sterilsysteme) und stündlich notiert. Verschiedene Sammelperioden an Filtrat können auf Elektrolytgehalt und niedermolekulare Substanzen untersucht werden. Die erwünschte Filtratmenge muß sich nach der Ausscheidungsnotwendigkeit an gelösten Substanzen richten (5–50 l in 24 h). Sie kann durch Blutflußrate, Spulenwiderstand (nicht bei spontan filtrierenden Methoden), Blutviskosität und Zellgehalt (Hämatokrit) beeinflußt werden. Als Regulativ wird bei gepumpten Systemen meist der Blutfluß verwendet, es ist jedoch auch möglich, die Filtrationsrate durch Gegendruck auf der Filtratseite (Reservoir und Infusionspumpe) zu steuern. Bei Spontanmethoden (CAVH, CAVHD) bleibt neben einer Optimierung des Blutsystems (Kanülen, Schlauchsystem, Spule) nur die Regulation über den arteriellen Druck oder über den Schwerkraftsog, den die Filtratsäule im Filtratableitschlauch ausbildet, übrig (Abb. 3).

Bilanz, Substitution

Es ist zielführend, die Hämofiltration als in sich geschlossenes Einzelverfahren bezüglich Bilanzierung zu betrachten. Ist die Filtratmenge (täglicher Umsatz) ausschlaggebend für die Ausscheidung an gelösten Substanzen, so ist die Menge

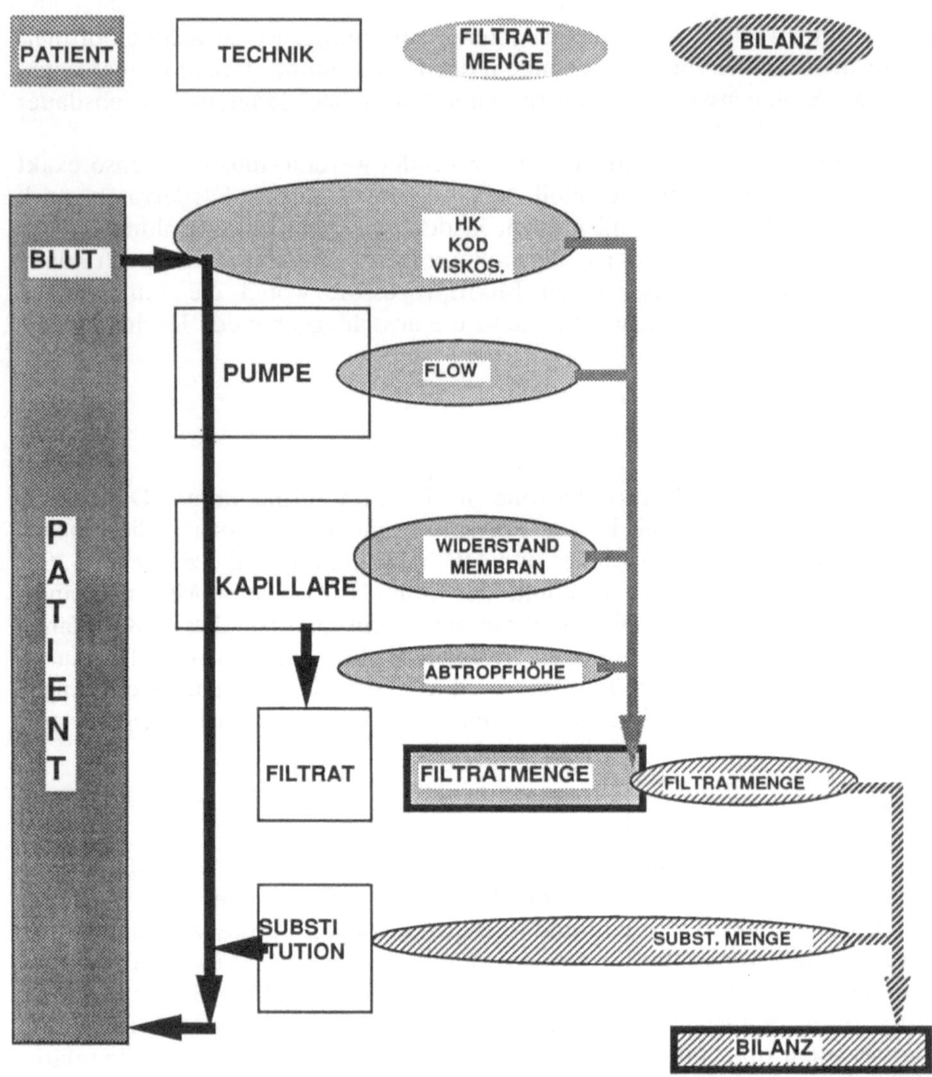

Abb. 3. Abhängigkeitsgefüge in technischer Anordnung und „Einstellparametern" bei der Hämofiltration. Getrennte Steuerungsmöglichkeiten und Ziele für Filtratmenge (Metabolitenelimination) bzw. Bilanz (extrazelluläre Hydratation)

an zugeführter Substitutionslösung ausschlaggebend für den Flüssigkeitshaushalt des Patienten. Exakteste Erfassung sowohl der Filtratmenge als auch der Menge an zugeführter Substitutionslösung und deren Aufzeichnung in leicht faßlicher Form sind Voraussetzungen für eine sichere Führung des Flüssigkeitshaushalts. Ob diese Steuerung manuell, durch Gleichgewichtssysteme oder mit automatischen Meßgeräten und elektronisch erfolgt, ist sekundär, solange sich kleine ständige Fehler bei großen Umsätzen zu lebensbedrohlichen Komplikationen summieren können.

Klinisch bewährt hat sich, die Einfuhrmengen stündlich nach folgender Gleichung zu berechnen:

Einfuhrmenge für die kommende Stunde = Filtratmenge der vorangegangenen Stunde minus Korrekturgröße.

Diese Korrekturgröße, die stündlich abzuziehen ist, kann alle sonstigen zugeführten Flüssigkeiten berücksichtigen. Weiters kann sie als Regulativ für die gewünschte Flüssigkeitsveränderung benutzt werden. Man muß sich allerdings darüber im klaren sein, daß aufgrund der systemischen Fehlermöglichkeiten diese Bilanzierungsart über längere Zeiträume selten korrekt ist. Sie kann als Regime angegeben werden, muß aber anhand von anderen Größen (Füllungsdrucke, klinische Hydratationszeichen) überwacht werden.

Komplikationen und Vermeidung durch Überwachung

Hämofiltrationsverfahren welcher Technik auch immer sind in der Lage, in kürzester Zeit große Veränderungen in lebenswichtigen Körpersystemen hervorzurufen. Daher sollte ihre Anwendung – wenn nicht ohnehin durch andere Gründe vorgegeben – an einer Intensivbehandlungsstation erfolgen. Damit ist auch eine Basis an Überwachungsvorgängen gegeben. Darüber hinaus sind bei Filtrationsverfahren folgende Schwerpunkte besonders zu berücksichtigen:

Spontane Verfahren (CAVH, CAVHD, SCUF) sind technisch schwierig zu monitieren. Der gesamte Zirkel sollte nicht zugedeckt werden, und eine ständige Kontrolle auf undichte Stellen (arterielle Blutung) muß gewährleistet sein. Gepumpte Verfahren (CVVH) müssen technisch überwacht werden. Neben Drucküberwachung (vor und nach der Pumpe) muß ein Luftdetektor vorhanden sein. Alle automatischen Überwachungssysteme müssen alarmiert und selbstabschaltend sein. Außerdem ist das gesamte System, vor allem aber die Filtrationspatrone, regelmäßig auf das Vorhandensein von Gerinnseln oder Luftbläschen zu kontrollieren.

Die Notwendigkeit, kontinuierlich Antikoagulanzien zu applizieren, zwingt zu einer regelmäßigen Kontrolle eines heparinsensitiven Gerinnungsparameters (ACT, pT, pTT). In der Anfangsphase ist eine Kontrolle drei- bis viermal täglich nötig, um das notwendige Niveau der Heparingabe zu finden. Kontrollen von weiteren Gerinnungswerten, Thrombozyten und Antithrombin III sind ebenso mindestens zweimal täglich indiziert.

Wegen des guten Zugriffs auf die extrazellulären Kompartimente sind vor allem die Elektrolyte (Natrium) großen Schwankungen unterworfen. Phosphatverluste sind beschrieben und müssen gegebenenfalls substituiert werden. Stickstoffmetaboliten sind neben Oligo-Anurie als häufigste Indikation zur Hämofiltration überwachungspflichtig und dienen als Effektparameter, ob die Filtratmenge ausreicht, um sie abzusenken, oder ein Gleichgewicht zwischen Produktion und Ausscheidung eingestellt ist.

Die enorm raschen Veränderungen des Flüssigkeitshaushalts und die oft unvermeidlichen Fehlermöglichkeiten in der Bilanzierung zwingen in der Anfangsphase zum Kreislaufmonitoring mit Füllungsdrucken und Herzzeitvolumen. Eine kontinuierliche Überwachung des Körpergewichtes wäre wünschenswert, wobei die Absolutwerte weniger von Bedeutung sind als die Trendveränderungen. Klinische und röntgenologische Kriterien (Lungenröntgen) können die Beurteilung abrunden, sind aber zu unsensibel, um frühe Veränderungen fassen zu können.

Antibiotika und andere Pharmaka werden durch die Hämofiltration entsprechend ihrer frei im Plasma vorkommenden Konzentration ausgeschieden. Es hängt also von der Eiweißbindung der Substanz und der Filtratmenge ab, wieviel der verabreichten Tagesdosis abfiltriert wird. Dies ist in der Höhe der Einzeldosis oder im Dosierungsintervall zu berücksichtigen. Die Vorausberechnungen sind allerdings meist so ungenau, daß sich laufende Blutbestimmungen der wichtigsten Pharmaka als notwendig erwiesen haben, um ausreichende Wirkspiegel zu erzielen und toxische Konzentrationen zu vermeiden. Vor allem bei Medikamenten, die nicht sofort durch ihre klinische Wirksamkeit beurteilt werden können, ist die Blutspiegelbestimmung die einzige Bestätigung der richtigen Dosierung.

Indikationen

Die Indikationen zu kontinuierlichen Hämofiltrationsverfahren setzen einen weitgehend immobilen und unter „intensivmedizinischen" Bedingungen betreuten Patienten voraus. Allerdings sind es gerade diese Patienten (der „kritisch" Kranke), die von dem kreislaufschonenden Verfahren profitieren. Zwei Indikationskreise, die sich meist überschneiden, sind als Hauptgruppen zu sehen:

Nierenersatztherapie,
kurative Therapie beim Multiorganversagen (MOFS).

Nierenersatztherapie

Die Niere ist das Organ, das im wesentlichen das „innere Meer" (= Extrazellulärraum), in dem die Zelle lebt, bezüglich Menge und Zusammensetzung exakt regelt. Können akut schlechter werdende renale Subfunktionen (akutes Nierenversagen) diese Regelung nicht mehr bewerkstelligen, hat das beim Intensivpatienten auch für alle anderen Organsysteme weitreichende Folgen, da die Zellen des Organismus nicht mehr in ihrem optimalen Milieu arbeiten können. Diese Störungen der Subfunktionen

Hydratation des Extrazellulärraums und Substratkontrolle

können gemeinsam oder getrennt auftreten.

Hydratation

Überwässerungszustände des Extrazellulärraums sind vor allem dann eine Indikation für Hämofiltration, wenn sie Vitalfunktionen beeinträchtigen. In der klinischen Praxis ist dies meist das Lungenödem, aber auch Ödemformationen im Bereich des Gastrointestinaltrakts, die ohne klinisch erkennbar zu sein, zum Ausbruch eines Multiorganversagens beitragen können. Darüber hinaus können auch massive periphere Ödeme, die oft Wegbereiter für Dekubitalulzera sind, auf diesem Wege ausgeschwemmt werden.

Oft ist das Therapieziel der adäquaten Hydratation des Extrazellulärraums noch durch medikamentöse Therapie zu erreichen (Osmo- oder Schleifendiuretika). Hier gilt (relative Indikation) abzuwägen, wieweit eine schlecht steuerbare „forcierte Diurese" zu unkontrollierten Schaukeltherapien (Massivdiurese – Hypovolämie – Reinfusion) führt oder tolerabel ist. Der Vorteil der Hämofiltration liegt darin, daß ein Bilanzziel (Hämofiltrationsbilanz) über mehrere Stunden anvisierbar ist und in kleinen stündlichen Schritten erreicht wird. Flüssigkeit als Trägersubstanz für Ernährungskomponenten und Pharmaka kann unter Hämofiltration ohne Restriktion verwendet werden, sofern die Menge in den Korrekturfaktor einbezogen wird. Die Korrektur der Hyperhydratationszustände (Bilanzziel) erfolgt daher über die Flußgeschwindigkeit der Substitutionslösung.

Substratausscheidung

Da Hämofiltrationstechniken nur einen rein konvektiven Stofftransport ermöglichen, ist die Substratausscheidung für Moleküle mit einem Siebkoeffizienten um 1 (je nach Filtrationsmembran) von der Konzentration der Substanzen im Plasma und von der Filtratmenge abhängig (Menge = Konzentration × Volumen). Für Stoffe, die an Eiweißkörper gebunden sind, gilt diese Beziehung naturgemäß nur für den frei im Plasma verfügbaren Anteil.

Als therapeutisch beeinflußbare Stellgröße zur Metabolitenkontrolle verbleibt also nur die ausgeschiedene Filtratmenge. Die auszuscheidenden Mengen variieren von 5–50 l, im Extremfall bis 80 l in 24 h, abhängig von Körperoberfläche, Restfunktion der Nieren und „Nachschub" an ausscheidungspflichtigen Stoffen (Harnstoffproduktionsrate). Bei vielen klinischen Zustandsbildern (Sepsis, MOFS, Zellzerfall) sind hohe Ausscheidungsraten nötig. Diese Tatsache war einer der Hauptgründe für das beinahe völlige Verschwinden der spontanen Methoden (CAVH), da ausreichende Filtratmengen allein durch den arteriellen Triebdruck kaum zu erzielen waren. Die spontane CAVH hat allerdings unter der Voraussetzung schonender Stichtechniken bei Hyperhydratationsproblemen noch ihre Indikation.

Mit CAVHD (siehe oben) als spontanes Verfahren kann allerdings bei den meisten Patienten eine ausreichende Clearance erzielt werden. Derzeit ist CVVH in Europa das gängigste Verfahren, CAVHD (propagiert von Geronimus) wird allerdings in zunehmendem Maß auch in Europa verwendet.

Bei CVVH oder CAVH bestimmt also die Filtratmenge die Metabolitenclearance. Je nach klinischem und laborchemischem Bild wird initial eine Schätzung für die erste 12-Stunden-Periode notwendig sein, dann sind laufende Korrekturen nach laborchemischem Effekt nötig.

Kurative MOFS-Therapie

Über mehr als ein Jahrzehnt werden kontinuierliche Hämofiltrationsverfahren in Europa an Intensivstationen routinemäßig benutzt. Klinische Beobachtungen, daß sich Vitalfunktionen von Patienten ohne wesentliche Veränderungen von Flüssigkeits- und Metabolithaushalt unter Hämofiltration bessern, gab und gibt es unzählige. Ein wissenschaftlicher Beweis (multizentrische, prospektive, kontrollierte, randomisierte Studie) wurde bis jetzt nicht erbracht.

Allerdings gibt es sehr konkrete Anhaltspunkte, vor allem im Zusammenhang mit Grundlagenforschung auf dem Mediatorensektor, daß durch Hämofiltration (Membranen mit hoher Durchlässigkeit) toxische Agenzien ausgeschieden werden. Obwohl biologisch aktive Substanzen im Hämofiltrat gefunden wurden, steht der Nachweis über deren Kausalität zum Multiorganversagen noch in Frage. Als „Ultima-ratio"-Therapie kann Hämofiltration in diesen Situationen nach momentanem Stand des Wissens empfohlen werden, sofern die Voraussetzungen für eine sichere Durchführung des Verfahrens gegeben sind (Technik, Personal, Know-how). Naturgemäß wird diese Indikation aufgrund der schlechten Ausgangsbedingungen von wenigen Erfolgen begleitet sein und kann daher zu falschen Schlußfolgerungen über Wirksamkeit oder Unwirksamkeit Anlaß geben.

Epidemiologie

Exakte Vergleichszahlen über Indikationsanzahl zur Hämofiltration oder Inzidenz des akuten Nierenversagens sind kaum erhebbar. Die gegenläufigen Trends – Zunahme an Schwerstverletzten, Zunahme der „großen" Chirurgie im Alter versus Verbesserungen in Notfallmedizin und Anästhesie (Vitalfunktionen) – sind im einzelnen kaum extrapolierbar. Die Auflistung von Inzidenzen in verschiedenen Zeiträumen beinhaltet kaum eine ähnliche Bewertung der Patienten (Scoring).

Bei länger als 48 h beatmungspflichtigen Schwerstverletzten liegt an unserem Klinikum (pro Jahr 40000 Frischverletzte, 4000 stationäre Aufnahmen mit operativer Versorgung, 550 Schockraumeinsätze, 400 Intensivpatienten) die Hämofiltrationsinzidenz bei 3%, d.h. etwa 10 Hämofiltrationsbehandlungen pro Jahr mit durchschnittlich neun Tagen Dauer. Nach sogenannter großer Chirurgie (Herz, Transplant, Thorax, Abdomen) mit 700 langzeitbeatmeten Intensivpatienten pro Jahr liegt die Inzidenz bei 6%, d.h. 40 Behandlungen mit acht Tagen Dauer pro Jahr (Abb. 4).

Insgesamt sind an unserer chirurgisch-traumatischen Intensivstation mit 16 Betten (keine Aufwachpatienten, restriktive Aufnahmepolitik) im Durchschnitt ein bis zwei Patienten pro Tag mit einem kontinuierlichen Hämofiltrationsverfahren in Behandlung. Diese Zahlen liegen in den Größenordnungen, wie sie von anderen Trauma- und Chirurgie-Zentren berichtet werden. Über 90% der Patienten, bei denen Hämofiltration indiziert war, hatten ein Versagen mehrerer Organsysteme (MOFS), 85% wurden als „septisch" gescort (nach Montgomery), 50% hatten einen nosokomialen Infekt. Das isolierte Nieren-

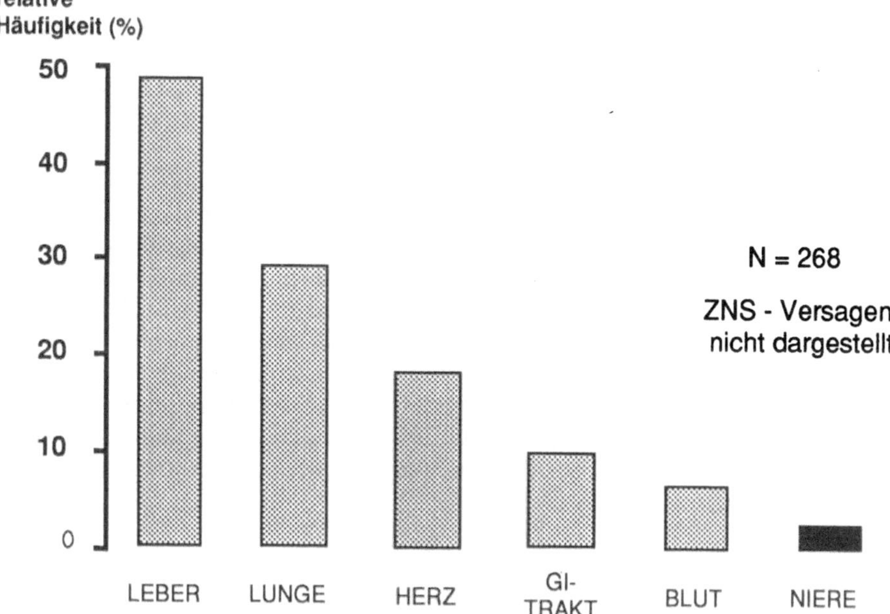

Abb. 4. Inzidenz des akuten Nierenversagens und damit der Indikation zur Hämofiltration beim Organversagen nach Polytrauma

versagen ist in diesem Krankengut seltener geworden, möglicherweise spielen verbesserte Möglichkeiten der Stabilisierung von Vitalsystemen dabei eine entscheidende Rolle (stabile Hämodynamik, Frühbeatmung, optimierte Flüssigkeitstherapie). Eine vorsichtige Hochrechnung dürfte im deutschen Sprachraum eine jährliche Inzidenz von etwa 3000–5000 kontinuierlichen Hämofiltrationsbehandlungen, für ganz Europa um 10000 ergeben.

Zusammenfassung

Der strukturelle und funktionelle Aufwand des menschlichen Organismus, sein inneres Milieu zu erhalten, ist für Gase etwa zehnmal so hoch wie für Flüssigkeit und gelöste Substanzen. Ein ähnlicher Koeffizient ergibt sich auch für den personellen, technischen und logistischen Aufwand, diese Systeme bei Akutausfall in der Intensivmedizin zu überbrücken. Extrakorporale Nierenersatztherapien werden jedoch mehr als hundertfach öfter angewandt als extrakorporale Gasaustauschverfahren.

Führt eine medikamentöse Unterstützung der Nierenfunktion nicht zum Erfolg, ist als nächste Behandlungsstufe bereits die extrakorporale Blutreinigung indiziert. Bei medikamentös nicht beeinflußbaren Gasaustauschstörungen ist die Therapie erster Wahl meist eine Form an technischer Atemhilfe (Beatmungstechniken), nur wenige Patienten müssen extrakorporal dekontaminiert werden. Die Existenz bereits technologisch und organisatorisch ausgereifter Beatmungsvarianten dürfte als mittlere Therapiestufe diese Diskrepanz in den Inzidenzzahlen erklären. Eine analoge Therapieform existiert für die renalen Ausscheidungsfunktionen nicht, das Organ Niere ist physikalisch-technisch schlechter zugänglich als das respiratorische System mit seinen Atemwegen und dem großen Luft-Blut-Interface.

Kontinuierliche Hämofiltrationsverfahren in der Intensivmedizin sind heute intensivmedizinische Basisleistungen, diese Tatsache hat vor allem didaktische Konsequenzen. Indikationen, Techniken, Komplikationen, Zielsetzungen, Führung und Überwachung müssen als Lehrziele formuliert und in Lehrzielkatalogen eingebaut Basiselemente der intensivmedizinischen Ausbildung sein.

Extrakorporale Gasaustauschverfahren sind intensivmedizinische Spitzenleistungen, sie werden immer hochspezialisierten Zentren vorbehalten bleiben. Medizinisches Personal an eher peripheren Intensivbehandlungseinheiten sollte die Grundzüge des Verfahrens und vor allem die Indikationen kennen, um eine entsprechende Versorgung der behandelten Patienten zu gewährleisten.

Literatur

1. Bartlett M, Mault J, Dechert R, Palmer J, Swartz R, Port F (1986) Continuous arteriovenous hemofiltration: improved survival in surgical acute renal failure. Surgery 100: 400
2. Barzilay E, Kessler D, Berlot G, Gullo A, Geber D, Ben Zeev I (1989) Use of extracorporeal supportive techniques as additional treatment for septic-induced multiple organ failure patients. Crit Care Med 17: 634
3. Bickley KS (1988) Drug dosing during continuous arteriovenous hemofiltration. Clin Pharmacy 7: 198
4. Bindslev L (1987) Treatment of acute respiratory failure by extracorporeal carbon dioxide elimination performed with a surface heparinized artificial lung. Anesthesiology 67: 117
5. Dorrington KL, Mc Rae KM, Gardaz JP, Dunnill MS, Sykes MK, Wilkinson AR (1989) A randomized comparison of total extracorporeal CO_2 removal with conventional mechanical ventilation in experimental hyaline membrane disease. Intensive Care Med 15: 184
6. Falke K, Schulte HD (1985) Extrakorporale CO_2-Elimination mit niedrigfrequenter Beatmung zur Behandlung des schweren akuten Lungenversagens. Dtsch Med Wochenschr 17: 663
7. Gattinoni L, Agostoni A, Pesenti A (1980) Treatment of acute respiratory failure with low frequency positive pressure ventilation and extracorporeal removal of CO_2. Lancet 1980 II, 292
8. Geronimus R, Schneider N (1984) Continuous arteriovenous hemodialysis: A new modality for treatment of acute renal failure. Trans Am Soc Artif Intern Organs 30: 610
9. Golper TA (1985) Continuous arteriovenous hemofiltration in acute renal failure. Am J Kidney Dis 6: 373
10. Golper TA, Pulliam J, Bennett WM (1985) Removal of therapeutic drugs by continuous arteriovenous hemofiltration. Arch Intern Med 145: 1651
11. Hickling KG (1986) Extracorporeal CO_2 removal in severe adult respiratory distress syndrome. Anaesth Intensive Care 14: 46
12. Kaplan AA (1984) Procedure manual: Continuous arteriovenous hemofiltration. Clinical protocol from the John Dempsey Hospital University of Connecticut Health Center. Farmington, Connecticut, 1–27

13. Kobolow T, Gattinoni L, Tomlinson T, Pierce JE (1978) An alternative to breathing. J Thorac Cardiovasc Surg 75: 261
14. Kolobow T, Borelli M, Spatola R, Tsuno K, Prato P (1988) Single catheter veno-venous membrane lung bypass in the treatment of experimental ARDS. Trans Am Soc Artif Intern Organs 34: 35
15. Kramer P (1985) Arteriovenous hemofiltration. A kidney replacement therapy for the intensive care unit. Springer, Berlin Heidelberg New York
16. Kramer P, Wigger W, Rieger J, Matthaei D, Scheler F (1977) Arteriovenous hemofiltration: A new and simple method for treatment of overhydrated patients resistent to diuretics. Klin Wochenschr 55: 1121
17. Morris AH, Menlove RL, Rollins RJ, Wallace CJ, Beck E (1988) A controlled clinical trial of a new 3-step therapy that includes extracorporeal CO_2 removal for ARDS. Trans Am Soc Artif Intern Organs 34: 48
18. Paganini EP, Nakamotot S (1980) Continuous slow ultrafiltration in oliguric renal failure. Trans Am Soc Artif Intern Organs 26: 201
19. Pesenti A, Gattinoni L, Kolobow T, Damia G (1988) Extracorporeal circulation in adult respiratory failure. Trans Am Soc Artif Intern Organs 34: 43
20. Schetz M, Lauwers PM, Ferdinande P (1989) Extracorporeal treatment of acute renal failure in the intensive care unit: a critical view. Intensive Care Med 15: 349
21. Stein B, Maucher H, Wiedeck H, Born B, Ahnfeld FW (1989) Die Steuerung der Ultrafiltrationsrate als Hauptkomponente eines neuen Bilanzierungssystems während kontinuierlicher Hämofiltration. Anaesthesist 38: 536
22. Wendon J, Smithies M, Sheppard M, Bullen K, Tinker J, Bihari D (1989) Continuous high volume venous-venous hemofiltration in acute renal failure. Intensive Care Med 15: 358
23. Zapol WM, Snider MT, Hill JD (1979) Extracorporeal membrane oxygenation in severe acute respiratory failure: a randomized prospective study. JAMA 242: 2193

Zusammenfassung der Diskussion zu den Themen: „Hochfrequenzbeatmung, Hämofiltration und zerebrale Auswirkungen"

Hochfrequenzbeatmung

Frage:

Es wurden verschiedene Arten der Hochfrequenzbeatmung vorgestellt, die sich sowohl in Frequenz, Tidalvolumen als auch Minutenvolumen unterscheiden. Gibt es spezielle Indikationen für die einzelnen Verfahren?

Antwort:

Differentialindikationen sind sehr schwierig abzugrenzen. Im wesentlichen hängt die Anwendung eines bestimmten Verfahrens von der Erfahrung der einzelnen Klinik sowie auch von den Forschungsintentionen der Anwender ab. Als gezielte Indikation ist allenfalls zu sehen, daß mit oszillierenden Frequenzen eine bessere CO_2-Elimination zu erzielen ist, so daß bei erhöhter CO_2-Produktion den oszillierenden Methoden eventuell der Vorzug zu geben ist. Im Rahmen des akuten Lungenversagens könnte dem oszillierenden Verfahren ebenfalls ein gewisser Stellenwert zugeordnet werden, da hierdurch bei einem relativ niedrigen mittleren Atemwegsdruck mit nur sehr geringen Dehnungsschwankungen des Lungenparenchyms ein Gasaustausch bewerkstelligt werden könnte. Allerdings müssen für eine breitere Anwendung Fragen, wie z. B. eine optimale Anfeuchtung der Atemgase sowie ein verbessertes Monitoring, beantwortet werden.

Frage:

Nach Klain stellt die bronchopleurale Fistel die klassische Indikation zur Hochfrequenzbeatmung dar. Haben sich hierzu neue Gesichtspunkte ergeben?

Antwort:

Die bronchopleurale Fistel ist nach wie vor eine der gesicherten Indikationen zur Beatmung mit oszillierender Hochfrequenz. Die Grundidee dabei ist darin zu sehen, daß durch die Oszillation das anfallende CO_2 entfernt wird und durch die fast völlige Ruhigstellung der Lunge ein besseres Ausheilen der Fistel möglich sei. Baum gibt zu bedenken, daß auch unter Hochfrequenzbeatmung zur Vermeidung von Atelektasen derselbe mittlere intrabronchiale Druck wie bei der herkömmlichen Beatmung erforderlich sei. Werde der mittlere Atemwegsdruck zu niedrig gewählt, so käme es gerade bei vorgeschädigter Lunge zu einem Kollaps von Alveolen. Unter diesem Gesichtspunkt käme es auch unter Hochfrequenzbeatmung zu einem Gasverlust über die bronchopleurale Fistel. Allerdings sei dieser geringer als unter konventioneller Beatmung, da keine Spitzendrücke auftreten würden.

Frage:

Ist die Hochfrequenzbeatmung heute schon so weit bezüglich pathophysiologischer Auswirkung und Indikationsstellung definiert, daß eine Anwendung auch außerhalb von Forschungszentren zulässig wäre, oder sollte sie bis auf weiteres auf Kliniken mit entsprechender Erfahrung beschränkt bleiben?

Antwort:

Manche Gesichtspunkte der Hochfrequenzbeatmung lassen sich heute schon in die klinische Praxis transferieren. Es sind dies atemtherapeutische Gesichtspunkte, z. B. die verbesserte Sekretolyse. Andere Anwendungsindikationen sollten vorläufig auf Forschungszentren beschränkt bleiben.

Seitengetrennte Beatmung

Frage:

Ist die seitengetrennte Lungenbeatmung durch einen Doppellumentubus eine Methode, die noch mehr als die Hochfrequenzbeatmung Kliniken vorbehalten sein muß, die hier spezielle Erfahrung besitzen?

Antwort:

Die Gefahren der Beatmung über einen Doppellumentubus sind sicher nicht zu unterschätzen. Der Doppellumentubus muß extrem gut gegen jegliche Dislokation gesichert werden. Gewisse Schwierigkeiten ergaben sich auch bei dem Absaugen durch die kleinen Lumina. Bei extrem seitendifferenter Lungenschädigung kann die seitengetrennte Beatmung in der Hand des Erfahrenen eine gute therapeutische Möglichkeit darstellen.

Frage:

Ist bei einer seitengetrennten Beatmung eine Synchronisation der Respiratoren notwendig, um eine Mediastinalverschiebung zu verhindern?

Antwort:

Eine Synchronisation der Respiratoren ist technisch aufwendig und nimmt zudem die Möglichkeit, unterschiedliche Beatmungsmodi für jede einzelne Lungenhälfte zu verwenden. Eine Verschiebung des Mediastinums spielt keine wesentliche Rolle. Koller weist darauf hin, daß man deutlich zwischen der Intubation mit einem Doppellumentubus allein zur Durchführung einer Narkose und der Langzeitbeatmung über einen Doppellumentubus unterscheiden müsse. Während die Beatmung über einen Doppellumentubus bei bestimmten Operationen, wie z. B. Bronchusresektion, Ösophagusresektion, Lungenteilresektion usw., durchaus ein weit verbreitetes Verfahren darstellt, ist die Indikation zur seitengetrennten Beatmung über längere Zeit sehr zurückhaltend zu stellen. Die Komplikationen würden mit der Zeitdauer der Anwendung überproportional zunehmen.

Hämofiltration

Frage:

Auf einer Intensivstation stehen zur Entfernung harnpflichtiger Substanzen die Hämodialyse und die Hämofiltration zur Verfügung. Gibt es einen quantitativen oder qualitativen Unterschied zwischen beiden Verfahren?

Antwort:

Gerade beim Patienten mit Multiorganversagen stellt die Hämofiltration heute das Verfahren der ersten Wahl dar. Sie ist sicher schonender als die Hämodialyse. Wichtig ist auch, daß das Transportproblem entfällt.

Frage:

Gibt es Kriterien, wonach die Hämofiltration nicht nur zur Elimination harnpflichtiger Substanzen, sondern auch als adjuvierende Maßnahme bei der Beatmung von Intensivpatienten geeignet ist?

Antwort:

Wenn die Elimination von Flüssigkeit ein Zeitproblem ist, so gibt es Indikationen, um auch bei einer noch intakten Nierenfunktion durch die Hämofiltration eine schnellere Flüssigkeitselimination zu erreichen. Hiermit läßt sich oftmals die Lungenfunktion drastisch verbessern. Die Anwendung der Hämofiltration zur Elimination von „toxischen Substanzen“ ist bis heute nicht bewiesen.

Zerebrale Auswirkungen einer Beatmung

Frage:

Um den Einfluß einer Beatmung auf das Zerebrum zu quantifizieren, ist die Messung des intrakraniellen Drucks unerläßlich. Hierzu stehen verschiedene Verfahren zur Verfügung, die epidurale oder die intraventrikuläre Messung. Gibt es Indikationen für eine intraventrikuläre Druckmessung insbesondere unter dem Gesichtspunkt der Liquordrainage sowie der Messung der intrakraniellen Compliance?

Antwort:

Bei einer Erhöhung des intrakraniellen Drucks kann es zur Kompression der Liquorräume kommen. In dieser Situation ist eine intraventrikuläre Druckmessung oftmals nicht hilfreich, da die flüssigkeitsvermittelte Drucktransmission nicht mehr wirksam wird. Zudem ist zu beachten, daß die Dura eine sehr wichtige Infektionsbarriere darstellt; in der Literatur [1] werden bei der intraventrikulären Druckmessung 1–4 % Infektionen beschrieben. Viele Zentren geben deshalb der epiduralen Druckmessung den Vorzug. Allerdings soll dabei nicht unerwähnt bleiben, daß die zur epiduralen Druckmessung zur Verfügung stehenden Systeme teilweise sehr empfindlich und auch sehr teuer sind. Pasch betont, daß in Zürich die subdurale Druckmessung nach Wilkinson [3] bevorzugt werde. Sie sei einfacher durchzuführen, billiger und liefere exzellente Meßwerte. Die Infektionsrate sei kaum höher als bei der epiduralen Druckmessung. Eingelegt wird der „Intracranial Pressure Monitoring Cup Catheter“ der Firma Cordis.

Frage:

Es wurde gezeigt, daß beim schweren Schädel-Hirn-Trauma eine frühzeitige kontrollierte Beatmung essentiell ist. Gilt dies nur für das schwere Schädel-Hirn-Trauma oder sind in diese Überlegung auch schwere Thoraxtraumen – vorausgesetzt die nötige notärztliche Infrastruktur ist vorhanden – einzubeziehen?

Antwort:

Bezüglich eines schweren Schädel-Hirn-Traumas gibt es eindeutige Kriterien für die frühzeitige Intubation und Beatmung. Dies ist insbesondere der Fall, wenn der Patient am Unfallort im Glasgow-Coma-Scale 7 oder weniger Punkte erreicht. Für ein akutes Thoraxtrauma läßt sich die Indikation zur Intubation und Beatmung nicht so klar abgrenzen. Es gilt jedoch, daß bei einem schweren Thoraxtrauma, bis zum Beweis des Gegenteils, immer eine Hypoxie angenommen werden muß. Die Untersuchungen von Schmitz und Mitarbeitern [2] belegen, daß auch erfahrene Notärzte am Unfallort das Ausmaß einer Hypoxie bei einem Thoraxtrauma nicht sicher beurteilen können.

Frage:

Ist ein Schädel-Hirn-traumatisierter Patient immer zu hyperventilieren, oder sind hierfür Indikationen abzugrenzen?

Antwort:

Wenn man die Möglichkeit zur intrakraniellen Druckmessung besitzt, so lassen sich eindeutige Kriterien für eine Hyperventilationsbeatmung abgrenzen. Bei normalem intrakraniellem Druck ist eine routinemäßige Hyperventilationstherapie nicht erforderlich. Steigt der intrakranielle Druck beim Erwachsenen über 20 mm Hg bzw. bei Kindern über 15 mm Hg, so ist als erste therapeutische Maßnahme eine leichte Hyperventilation ($PaCO_2$ 28–35 mm Hg) einzuleiten. Führt diese Hyperventilationsbehandlung nicht zum Erfolg, so sind weitere therapeutische Maßnahmen zu ergreifen.

Frage:

Wie lange ist beim akuten Schädel-Hirn-Trauma eine Hyperventilationstherapie durchzuführen?

Antwort:

Beim ungeschädigten Gehirn ist bekannt, daß nach 16–36 h eine Hyperventilation durch zerebrale metabolische Anpassungsmechanismen unwirksam wird. Es gibt Hinweise, daß die Hyperventilation bei geschädigtem Zerebrum länger wirksam ist. Genauere Untersuchungen hierzu liegen jedoch noch nicht vor. Es empfiehlt sich, eine Hyperventilation so lange fortzusetzen, bis die Reduktion des Minutenvolumens zu keiner intrakraniellen Druckerhöhung mehr führt.

Literatur

1. Lundberg N, Troupp H, Lorin H (1965) Continuous recording of the ventricular-fluid pressure in patients with severe acute traumatic brain injury. J. Neurosurg. 22, 581
2. Schmitz J. E, Ahnefeld F. W, Grünert A, Kilian J, Dick W (1982) Verringert frühzeitige Intubation am Unfallort posttraumatische respiratorische Komplikationen? Notfallmed. 8, 892
3. Wilkinson HA (1977) The intracranial pressure monitoring cup catheter: Technical note. Neurosurgery 1, 139

Anhang

Symbole, Terminologie, Formeln

P. Lotz

Terminus	Symbol	Einheit
Totalkapazität	TLC	l
Vitalkapazität	VK	l
Forcierte Vitalkapazität	FVK	l
Residualvolumen	RV	l
Funktionelle Residualkapazität	FRC	l
Inspiratorisches Reservevolumen	IRV	l
Exspiratorisches Reservevolumen	ERV	l
Sekundenkapazität, forciertes exspiratorisches Volumen	FEV_1	l
Tiffeneau-Index	FEV_1/FVK	l
Atemminutenvolumen	AMV oder V_E	l/min
Alveoläre Ventilation	V_A	l/min
Atemzugvolumen	V_T	l
Totraumvolumen	V_D	l
Compliance	C	l/mbar
Atemwegsdruck	P_{aw}	mbar
Pleuradruck	P_{pl}	mbar
Transpulmonaler Druck	P_{tp}	mbar
Resistance	R	$\frac{\text{mbar}}{\text{l/s}}$
Partialdruck	P	mm Hg
O_2-Partialdruck	PO_2	mm Hg
CO_2-Partialdruck	PCO_2	mm Hg
Arterieller O_2-Partialdruck	PaO_2	mm Hg
Gemischtvenöser O_2-Partialdruck	$P\bar{v}O_2$	mm Hg
Wasserdampfpartialdruck	PH_2O	mm Hg
Gehalt	C	ml/dl
O_2-Gehalt	$C\ O_2$	ml/dl
CO_2-Gehalt	$C\ CO_2$	ml/dl
O_2-Sättigung	SaO_2	% HbO_2
Pulmonalarterieller Druck	PAP	mm Hg
Pulmonalkapillärer Verschlußdruck (Wedge pressure)	PCWP	mm Hg
Linker Vorhofdruck	LAP	mm Hg
Zentralvenöser Druck	CVP	mm Hg
Diffusionskapazität	D_LO_2	ml/min · mm Hg
Ventilations-Perfusions-Verhältnis	V_A/Q	–
Shuntfraktion	Q_S/Q	–
Totraumfraktion	V_D/V_T	–
Pulmonaler Gefäßwiderstand	PVR	$\frac{\text{mm Hg}}{\text{l/min}}$
	oder	dyn · s · cm^{-5}

Compliance

$$C\ (l/mbar) = \frac{\Delta V}{\Delta P}$$

$$\frac{1}{C_{ges}} = \frac{1}{C_{Lunge}} + \frac{1}{C_{Thorax}}$$

Resistance

$$R\ (mbar/l/s) = \frac{\Delta P}{\dot{V}}$$

Altersabhängigkeit des PaO_2

PaO_2 (mm Hg) = 103,5 − 0,42 · Alter (Jahre)

Sollwert der Vitalkapazität

Männer:
VK (l) = 0,0481 · Größe (cm) − 0,020 · Alter (Jahre) − 2,81

Frauen:
VK (l) = 0,0404 · Größe (cm) − 0,022 · Alter (Jahre) − 2,35

Totraumfraktion

$$V_D/V_T = \frac{PaCO_2 - P_{\bar{E}}CO_2}{PaCO_2}$$

Shuntfraktion

$$\dot{Q}_S/\dot{Q} = \frac{Cc'O_2 - CaO_2}{Cc'O_2 - C\bar{v}O_2}$$

Alveoläre Ventilation

$$\dot{V}_A\ (l/min) = \frac{\dot{V}CO_2}{PaCO_2} \cdot k$$

k = 863

Diffusionskapazität

$$D_LO_2\ (ml/mm\ Hg \times min) = \frac{\dot{V}O_2}{\bar{P}_A\ O_2 - \bar{P}_c\ O_2}$$

Alveolärer O_2-Partialdruck

$$P_AO_2\ (mm\ Hg) = FIO_2\ (P_{Bar} - PH_2O) - PaCO_2 \left(FIO_2 + \frac{1 - FIO_2}{RQ}\right)$$

Sachverzeichnis